新版

ポケット
MRI解剖アトラス

河野 敦 編著
［癌研有明病院画像診断部部長］

中外医学社

●執筆者一覧 (執筆順)

小山 眞道	癌研有明病院核医学部医長
山本 弥生	癌研有明病院画像診断部
山田 恵子	癌研有明病院超音波検査部部長
田中 宏子	癌研有明病院画像診断部医長
藤原 良将	癌研有明病院超音波検査部医長
松枝　清	癌研有明病院画像診断部副部長
河野　敦	癌研有明病院画像診断部部長
五味 直哉	癌研有明病院画像診断部医長
遠藤 寛子	癌研有明病院画像診断部 (現 県立静岡がんセンター画像診断科)
行澤 斉悟	癌研有明病院画像診断部
植野 映子	癌研有明病院画像診断部

序

　MRIの臨床応用が始まってから，すでに30年弱が経過しました．初期の装置が0.15 T（1500 gause）で20分余りの撮像時間を掛けて解像力の悪い画像のみしか得られなかったことを考えると現在の撮像時間，画質の向上は隔世の感があります．しかし，初期においてもCTとは異なる因子で人体（最初は頭部のみでしたが）の断層像が得られることには驚きがあり，画像診断法として新たなる展開を期待させました．その後，プロトンから得られる信号により画像を構成するという特徴に加え，高いコントラスト分解能，撮像方向の多様性，放射線被曝がない，骨によるアーチファクトがないなどの利点があり，さらに長い検査時間，低い空間分解能などの欠点が克服されることにより脳，脊髄，骨・関節，子宮・卵巣，前立腺など多くの部位，疾患で画像診断に欠くべからざる検査法となりました．

　どの画像検査法にも言えることですが，原理や異常所見を知らなければ画像診断を行うことはできません．しかし，それ以前に正常解剖を判っていなければ診断の端緒にもつけないというのが事実です．したがって，正常解剖を熟知していることがMRI診断を行うためには必須です．とは言っても小生のように不勉強で記憶力も良くない者にとっては全ての部位の正常解剖を良く知っておくというのは容易なことではなく，特に日頃みない部位では忘れてしまったり，正確に理解できていないということも少なからずあります．これを補うために思いついたのが，本書の姉妹書である「ポケット

CT 解剖アトラス」であり，その利便性，有用性から MRI でも同様に役に立つであろうと企画したのが「ポケット MRI 解剖アトラス」です．その意図は達成され MRI に携わる諸氏には有用な 1 冊となったと自負しています．しかし，刊行から 12 年を経過し，MRI の画質も改善されたため新たな書として作成いたしました．基本的には「ポケット MRI 解剖アトラス」に準じたものですが，画質が向上したためより判り易いものになっています．

　日々の MRI 臨床の場で役立つ本であると言われることを期待しています．

2008 年 8 月

河野　敦

●目　次

1. 頭　部 …………………………〈小山眞道〉　1
2. 下垂体 …………………………〈山本弥生〉　41
3. 側頭骨，内耳道 ………………〈山田恵子〉　55
4. 眼窩，副鼻腔 …………………〈山本弥生〉　77
5. 頸　部 …………………………〈田中宏子〉　95
6. 胸　部 …………………………〈藤原良将〉　131
7. 上腹部 …………………………〈松枝　清〉　171
8. 男性骨盤 ………………………〈河野　敦〉　221
9. 女性骨盤 ………………………〈五味直哉〉　245
10. 脊椎，脊髄 …………………………………　265
    A. 頸　椎 ……………………〈遠藤寛子〉　268
    B. 胸　椎 ……………………〈遠藤寛子〉　285
    C. 腰　椎 ……………………〈行澤斉悟〉　294
11. 上肢，下肢 …………………〈植野映子〉　311
    A. 上　肢 …………………………………　314
        肩 ………………………………………　318
        肘 ………………………………………　330
        手 ………………………………………　343

B. 下　肢 ……………………………………… 351
　　　　股関節 ………………………………… 355
　　　　大腿下腿 ……………………………… 363
　　　　膝 ……………………………………… 366
　　　　足 ……………………………………… 381

■ 和文索引 ………………………………………… 393
■ 欧文索引 ………………………………………… 410

頭部 1

■ 検査のポイント ■

施設により，ルーチンの撮像は様々と思われる．従来は，横断面のT1強調像，T2強調像，FLAIR像を基本とすることが多かった．

各断面像をカバーする意味では，横断面のT2強調像，冠状断のFLAIR像，矢状断のT1強調像を含めて撮像するのがよいと思われる．

微小な出血（ヘモジデリン）の検出には，磁化率の変化に鋭敏なT2*強調像（主にgradient-echo法）を追加する．

Gd造影剤による造影検査は，腫瘍性病変，感染症，多発性硬化症などの場合に行う．

拡散強調像，apparent diffusion coefficient（ADC）mapは，超急性期脳梗塞をはじめ，各疾患に応用されている．

横断像は，MRI正中矢状断像での鼻根部最陥凹点―橋延髄移行部を結んだ線が，外眼角耳孔線 canthomeatal line（CML）にほぼ平行とされ，基準として用いられる．標準脳図譜などで基準となるAC-PC線（前交連と後交連を結ぶ線）は，CMLと平均 $-4.3°$ の角度をなす．

以下に当施設（1.5T装置）の一般的な撮像条件を示す．

■T1強調像：SE 420-500/12（TR/TE, msec），5 mm thickness, 1 mm gap, NEX 2

■T2強調像：FSE 4000/100（TR/TE, msec），5 mm thickness, 1 mm gap, NEX 1

■FLAIR像：10000/105/2500（TR/TE/TI, msec），5 mm thickness, 1 mm gap, NEX 1

■ 解剖のポイント ■

　脳実質を灰白質（皮質，基底核など）と白質に分けると，T1強調像では灰白質が白質より低信号となる．また，T2強調像，FLAIR像では，灰白質は白質より高信号となる．

　淡蒼球，黒質，赤核など，鉄の沈着する部分では，T2強調像で白質よりも低信号となる．加齢に伴い，歯状核，尾状核，被殻，一次運動皮質でも，T2強調像での低信号がみられるようになる．

　脳脊髄液（cerebrospinal fluid: CSF）は，T1強調像では脳実質より低信号，T2強調像では高信号を示す．いずれの画像でも，脳実質との信号強度の差が大きいため，脳溝，脳回，脳槽，脳室は明瞭に描出される．

　血管は，T1強調像，T2強調像とも血流の速い部分では無信号となる．T2強調像では，脳溝・脳表・脳室のCSFの高信号と，血管の無信号とのコントラストが明瞭である．

　皮下，眼窩内などの脂肪は，T1強調像・T2強調像とも高信号にみられる．

　骨皮質はいずれの画像でも無信号であるが，髄質は脂肪に富むため，T1強調像・T2強調像とも高信号（T2強調像ではCSFよりは低信号）を示す層として認められる．ただし，若年者における造血髄は，T1強調像では脂肪より低信号を示す．

頭部 MRA（頭部 29-31）

▌検査のポイント▌

頭部では，通常，gradient-echo 法による，非造影 3D time-of-flight（TOF）MRA が施行される．当施設の撮影条件は以下のとおりである．

- ■ 3D-TOF：GRE 32/6.8（TR/TE, msec），FA 20°，1 mm thickness，70 mm slab，0.8 mm reconstruction

撮像位置決めのときなど，血流の概観をみるためには，短時間でデータ収集が可能な 2D phase contrast（PC）法が用いられる．

▌解剖のポイント▌

Willis 動脈輪には，バリエーションが多い．図に示した例は，両側後交通動脈が低形成である．後交通動脈がよく発達し，後大脳動脈が内頚動脈から直接起始する場合（胎児型）は，後交通動脈の交通前部（P1 segment）が低形成となる．

前大脳動脈の水平部（A1 segment）の左右差もしばしばみられる．

■ 解剖項目一覧

1. 側頭葉 — temporal lobe
2. 上側頭回 — superior temporal gyrus
3. 中側頭回 — middle temporal gyrus
4. 下側頭回 — inferior temporal gyrus
5. 前頭葉 — frontal lobe
6. 上前頭回 — superior frontal gyrus
7. 中前頭回 — middle frontal gyrus
8. 下前頭回 — inferior frontal gyrus
9. 中心前回 — precentral gyrus
10. 頭頂葉 — parietal lobe
11. 中心後回 — postcentral gyrus
12. 中心傍小葉 — paracentral lobule
13. 縁上回 — supramarginal gyrus

14. 角　回　　　　　　　　angular gyrus
15. 後頭葉　　　　　　　　occipital lobe
16. 帯状回　　　　　　　　cingulate gyrus
17. 楔前部　　　　　　　　precuneus
18. 楔　部　　　　　　　　cuneus
19. 直　回　　　　　　　　rectal gyrus
20. 梁下野　　　　　　　　subcallosal area
21. 舌状回　　　　　　　　lingual gyrus
22. 海馬傍回　　　　　　　parahippocampal gyrus
23. 眼窩回　　　　　　　　orbital gyrus
24. 内側後頭側頭（紡錘状回）
　　　　　　　　　　　　　medial occipitotemporal gyrus（fusiform gyrus）
25. 島　　　　　　　　　　insula
26. 外側後頭側頭回　　　　lateral occipitotemporal gyrus
27. 下頭頂小葉　　　　　　inferior parietal lobule
28. 上頭頂小葉　　　　　　superior parietal lobule
29. 大脳縦裂　　　　　　　longitudinal fissure
30. 脈絡裂　　　　　　　　choroidal fissure
31. 外側溝前枝　　　　　　anterior branch of lateral sulcus
32. 外側溝　　　　　　　　lateral sulcus
33. 外側溝後枝　　　　　　posterior branch of lateral sulcus
34. 鳥距溝　　　　　　　　calcarine sulcus
35. 中心溝　　　　　　　　central sulcus
36. 中心後溝　　　　　　　postcentral sulcus
37. 頭頂後頭溝　　　　　　parieto-occipital sulcus
38. 頭頂間溝　　　　　　　intraparietal sulcus
39. 帯状溝　　　　　　　　cingulate sulcus
40. 帯状溝縁部　　　　　　pars marginalis of cingulate sulcus
41. 横頭頂溝（非恒常的な脳溝）
　　　　　　　　　　　　　transverse parietal sulcus

42.	脳梁溝	callosal sulcus
43.	上前頭溝	superior frontal sulcus
44.	下前頭溝	inferior frontal sulcus
45.	中心前溝	precentral sulcus
46.	側副溝	collateral sulcus
47.	後頭側頭溝	occipitotemporal sulcus
48.	海馬溝	hippocampal sulcus
49.	嗅 溝	olfactory sulcus
50.	側脳室前角	anterior horn of lateral ventricle
51.	側脳室三角部	trigone of lateral ventricle
52.	側脳室体部	body of lateral ventricle
53.	側脳室下角	inferior horn of lateral ventricle
54.	側脳室後角	posterior horn of lateral ventricle
55.	第3脳室	third ventricle
56.	第4脳室	fourth ventricle
57.	モンロー孔	foramen of Monro
58.	中脳水道	cerebral aqueduct
59.	大 槽	cisterna magna
60.	橋前槽	prepontine cistern
61.	小脳橋角槽	cerebellopontine cistern
62.	鞍上槽	suprasellar cistern
63.	四丘体槽	quadrigeminal cistern
64.	迂回槽	ambient cistern
65.	上小脳槽	superior cerebellar cistern
66.	脚間槽	interpeduncular cistern
67.	尾状核頭	head of caudate nucleus
68.	尾状核体	body of caudate nucleus
69.	鈎	uncus
70.	海 馬	hippocampus
71.	扁桃体	amygdaloid body

72.	淡蒼球	globus pallidus
73.	被　殻	putamen
74.	前　障	claustrum
75.	内包前脚	anterior limb of internal capsule
76.	内包膝	genu of internal capsule
77.	内包後脚	posterior limb of internal capsule
78.	外　包	external capsule
79.	透明中隔	pellucid septum
80.	脳　弓	fornix
81.	脳弓前柱	anterior column of fornix
82.	松果体陥凹	pineal recess
83.	乳頭体	mamillary body
84.	後交連	posterior commissure
85.	視　床	thalamus
86.	視床間橋	massa intermedia, interthalamic adhesion
87.	視床下部	hypothalamus
88.	脳梁膝	genu of corpus callosum
89.	脳梁体	body of corpus callosum
90.	脳梁膨大	splenium of corpus callosum
91.	大脳鎌	falx cerebri
92.	小脳天幕	tentrium of cerebellum
93.	放射冠	corona radiata
94.	半卵円中心	centrum semiovale
95.	松果体	pineal gland
96.	下垂体茎（柄）	pituitary stalk
97.	下垂体	pituitary gland
98.	小脳半球	cerebellar hemisphere
99.	小脳扁桃	cerebellar tonsil
100.	小脳虫部	cerebellar vermis
101.	歯状核	dentate nucleus

102.	小脳水平裂	horizontal fissure
103.	小脳第一裂	primary fissure
104.	大脳脚	cerebral peduncle
105.	赤　核	red nucleus
106.	黒　質	substantia nigra
107.	上小脳脚	superior cerebellar peduncle
108.	中小脳脚	middle cerebellar peduncle
109.	中　脳	midbrain
110.	橋	pons
111.	延　髄	medulla oblongata
112.	上　丘	superior colliculus
113.	下　丘	inferior colliculus
114.	眼　球	ocular bulb
115.	眼　窩	orbit
116.	視神経	optic n.

117.	視交叉	optic chiasm
118.	視　索	optic tract

119.	側頭筋	temporalis m.
120.	上直筋	superior rectus m.
121.	外直筋	lateral rectus m.
122.	下直筋	inferior rectus m.
123.	内直筋	medial rectus m.

124	脳底動脈	basilar a.
125	内頸動脈	internal carotid a.
126	中大脳動脈	middle cerebral a.
127	前大脳動脈	anterior cerebral a.
128	後大脳動脈	posterior cerebral a.

129	脳梁周囲動脈	pericallosal a.
130	S状静脈洞	sigmoid sinus
131	横静脈洞	transverse sinus
132	上矢状静脈洞	superior sagittal sinus
133	直静脈洞	straight sinus
134	静脈洞交会	confluens sinuum（forcular herophili）
135	後頭静脈洞	occipital sinus
136	ガレン大静脈	great vein of Galen
137	内大脳静脈	internal cerebral v.

138.	篩骨洞	ethmoid sinus
139.	蝶形骨洞	sphenoid sinus
140.	上顎洞	maxillary sinus
141.	中鼻甲介	middle turbinate
142.	下鼻甲介	inferior turbinate
143.	鞍　背	dorsum sellae
144.	斜　台	clivus
145.	下顎顆	mandibular condyle
146.	三叉神経	trigeminal n.

頭部 1

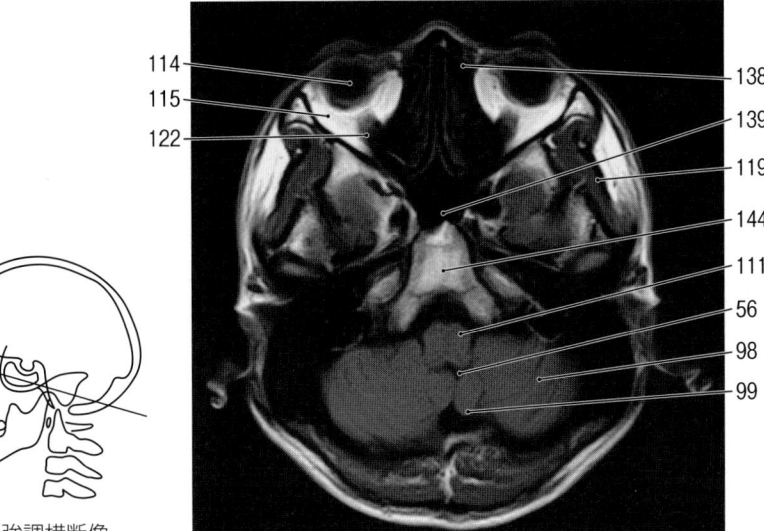

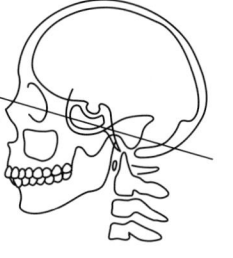

T1 強調横断像

56: 第4脳室　fourth ventricle
98: 小脳半球　cerebellar hemisphere
99: 小脳扁桃　cerebellar tonsil
111: 延　髄　medulla oblongata
114: 眼　球　ocular bulb
115: 眼　窩　orbit
119: 側頭筋　temporalis m.
122: 下直筋　inferior rectus m.
138: 篩骨洞　ethmoid sinus
139: 蝶形骨洞　sphenoid sinus
144: 斜　台　clivus

頭部 2

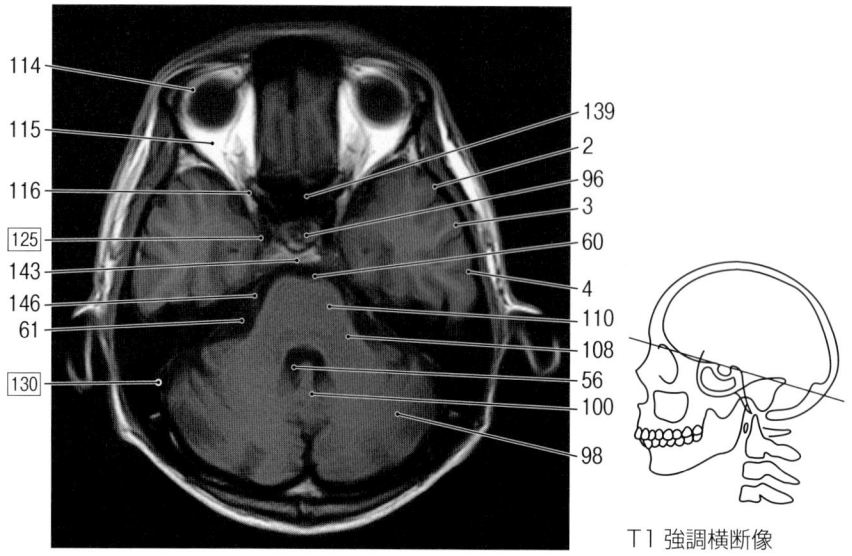

T1強調横断像

2: 上側頭回 superior temporal gyrus
3: 中側頭回 middle temporal gyrus
4: 下側頭回 inferior temporal gyrus
56: 第4脳室 fourth ventricle
60: 橋前槽 prepontine cistern
61: 小脳橋角槽 cerebellopontine cistern
96: 下垂体茎（柄） pituitary stalk
98: 小脳半球 cerebellar hemisphere
100: 小脳虫部 cerebellar vermis
108: 中小脳脚 middle cerebellar peduncle
110: 橋 pons
114: 眼球 ocular bulb
115: 眼窩 orbit
116: 視神経 optic n.
125: 内頸動脈 internal carotid a.
130: S状静脈洞 sigmoid sinus
139: 蝶形骨洞 sphenoid sinus
143: 鞍背 dorsum sellae
146: 三叉神経 trigeminal n.

頭部 3

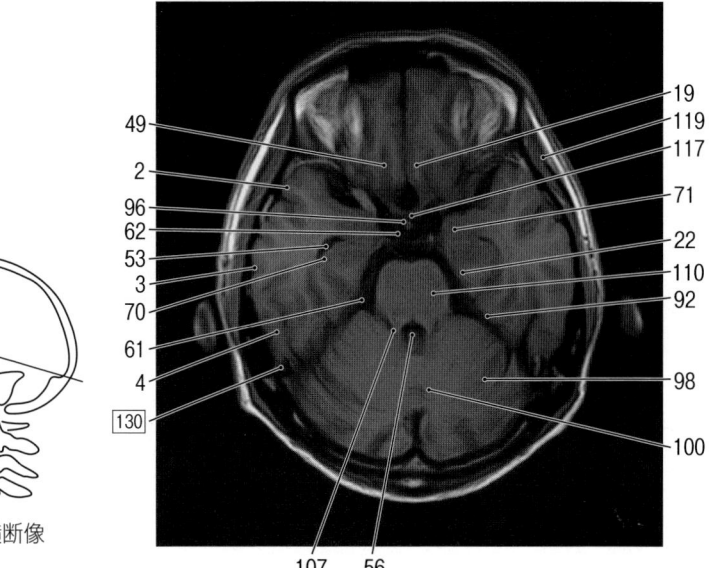

T1 強調横断像

- 2: 上側頭回 superior temporal gyrus
- 3: 中側頭回 middle temporal gyrus
- 4: 下側頭回 inferior temporal gyrus
- 19: 直回 rectal gyrus
- 22: 海馬傍回 parahippocampal gyrus
- 49: 嗅溝 olfactory sulcus
- 53: 側脳室下角 inferior horn of lateral ventricle
- 56: 第4脳室 fourth ventricle
- 61: 小脳橋角槽 cerebellopontine cistern
- 62: 鞍上槽 suprasellar cistern
- 70: 海馬 hippocampus
- 71: 扁桃体 amygdaloid body
- 92: 小脳天幕 tentrium of cerebellum
- 96: 下垂体茎（柄） pituitary stalk
- 98: 小脳半球 cerebellar hemisphere
- 100: 小脳虫部 cerebellar vermis
- 107: 上小脳脚 superior cerebellar peduncle
- 110: 橋 pons
- 117: 視交叉 optic chiasm
- 119: 側頭筋 temporalis m.
- 130: S状静脈洞 sigmoid sinus

頭部 4

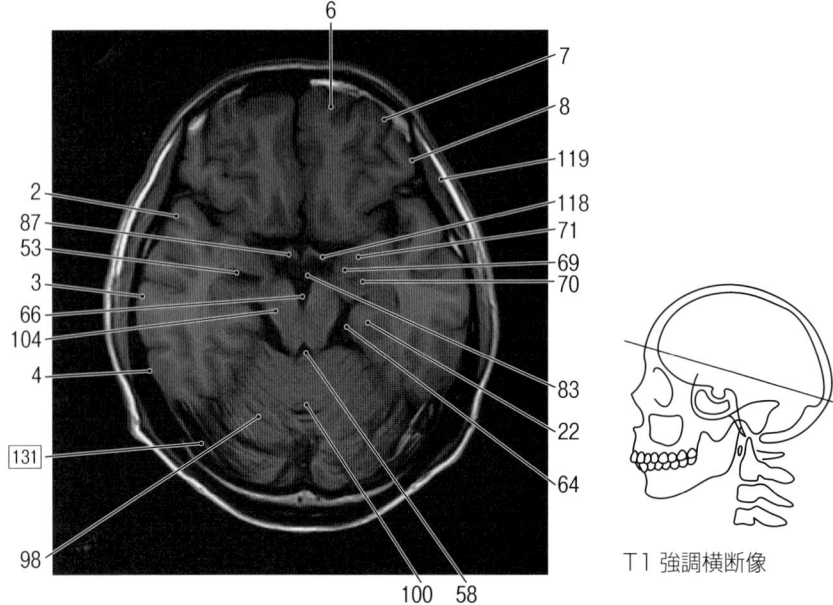

T1強調横断像

- 2: 上側頭回 superior temporal gyrus
- 3: 中側頭回 middle temporal gyrus
- 4: 下側頭回 inferior temporal gyrus
- 6: 上前頭回 superior frontal gyrus
- 7: 中前頭回 middle frontal gyrus
- 8: 下前頭回 inferior frontal gyrus
- 22: 海馬傍回 parahippocampal gyrus
- 53: 側脳室下角 inferior horn of lateral ventricle
- 58: 中脳水道 cerebral aqueduct
- 64: 迂回槽 ambient cistern
- 66: 脚間槽 interpeduncular cistern
- 69: 鉤 uncus
- 70: 海馬 hippocampus
- 71: 扁桃体 amygdaloid body
- 83: 乳頭体 mamillary body
- 87: 視床下部 hypothalamus
- 98: 小脳半球 cerebellar hemisphere
- 100: 小脳虫部 cerebellar vermis
- 104: 大脳脚 cerebral peduncle
- 118: 視索 optic tract
- 119: 側頭筋 temporalis m.
- 131: 横静脈洞 transverse sinus

頭 部 5

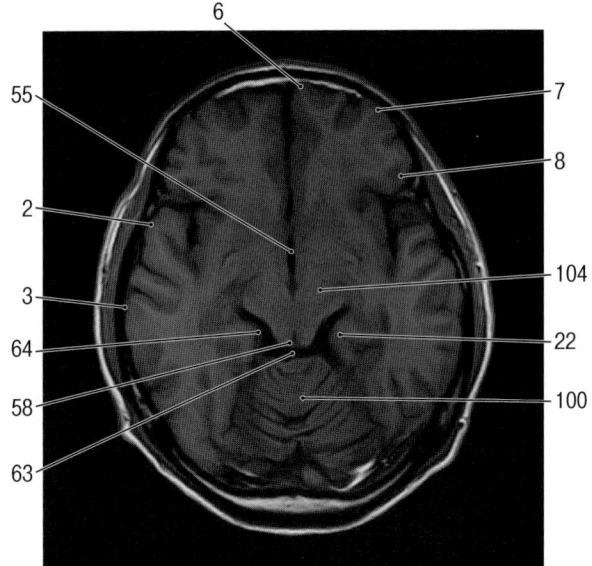

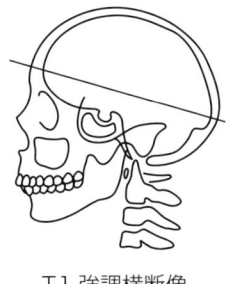

T1強調横断像

2: 上側頭回　superior temporal gyrus
3: 中側頭回　middle temporal gyrus
6: 上前頭回　superior frontal gyrus
7: 中前頭回　middle frontal gyrus
8: 下前頭回　inferior frontal gyrus
22: 海馬傍回　parahippocampal gyrus
55: 第3脳室　third ventricle
58: 中脳水道　cerebral aqueduct
63: 四丘体槽　quadrigeminal cistern
64: 迂回槽　ambient cistern
100: 小脳虫部　cerebellar vermis
104: 大脳脚　cerebral peduncle

頭部 6

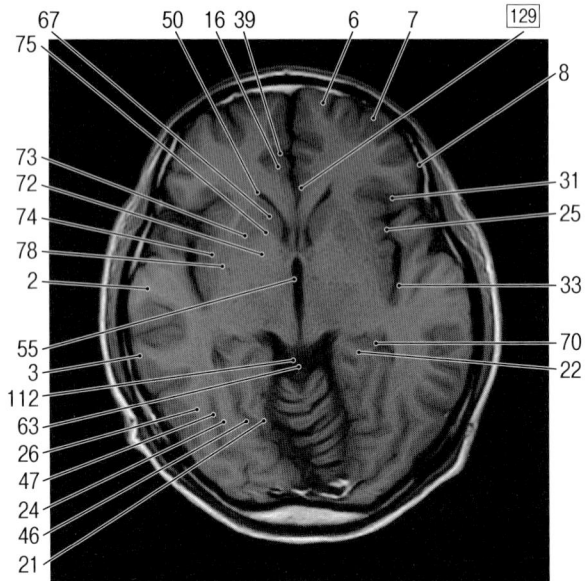

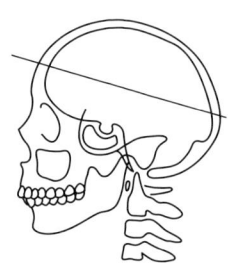

T1強調横断像

- 2: 上側頭回　superior temporal gyrus
- 3: 中側頭回　middle temporal gyrus
- 6: 上前頭回　superior frontal gyrus
- 7: 中前頭回　middle frontal gyrus
- 8: 下前頭回　inferior frontal gyrus
- 16: 帯状回　cingulate gyrus
- 21: 舌状回　lingual gyrus
- 22: 海馬傍回　parahippocampal gyrus
- 24: 内側後頭側頭回（紡錘状回）
    medial occipitotemporal gyrus
    (fusiform gyrus)
- 25: 島　insula
- 26: 外側後頭側頭回
    lateral occipitotemporal gyrus
- 31: 外側溝前枝
    anterior branch of lateral sulcus
- 33: 外側溝後枝
    posterior branch of lateral sulcus
- 39: 帯状溝　cingulate sulcus
- 46: 側副溝　collateral sulcus
- 47: 後頭側頭溝
    occipitotemporal sulcus
- 50: 側脳室前角
    anterior horn of lateral ventricle
- 55: 第3脳室　third ventricle
- 63: 四丘体槽　quadrigeminal cistern
- 67: 尾状核頭
    head of caudate nucleus
- 70: 海　馬　hippocampus
- 72: 淡蒼球　globus pallidus
- 73: 被　殻　putamen
- 74: 前　障　claustrum
- 75: 内包前脚
    anterior limb of internal capsule
- 78: 外　包　external capsule
- 112: 上　丘　superior colliculus
- 129: 脳梁周囲動脈　pericallosal a.

頭 部 7

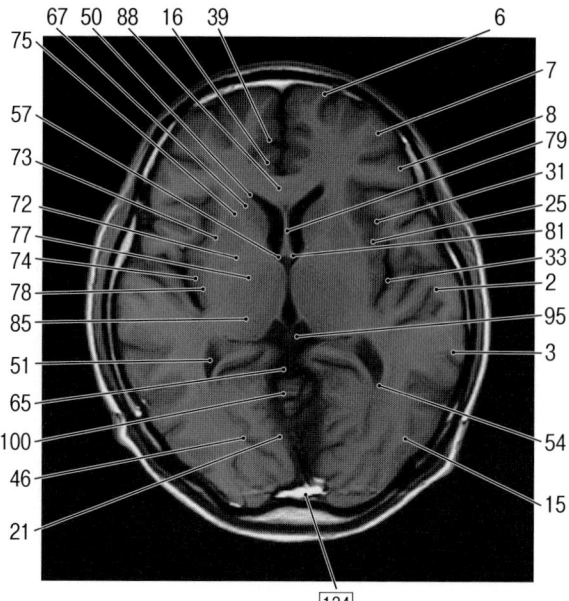

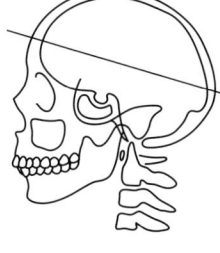

T1強調横断像

- 2: 上側頭回 superior temporal gyrus
- 3: 中側頭回 middle temporal gyrus
- 6: 上前頭回 superior frontal gyrus
- 7: 中前頭回 middle frontal gyrus
- 8: 下前頭回 inferior frontal gyrus
- 15: 後頭葉 occipital lobe
- 16: 帯状回 cingulate gyrus
- 21: 舌状回 lingual gyrus
- 25: 島 insula
- 31: 外側溝前枝 anterior branch of lateral sulcus
- 33: 外側溝後枝 posterior branch of lateral sulcus
- 39: 帯状溝 cingulate sulcus
- 46: 側副溝 collateral sulcus
- 50: 側脳室前角 anterior horn of lateral ventricle
- 51: 側脳室三角部 trigone of lateral ventricle
- 54: 側脳室後角 posterior horn of lateral ventricle
- 57: モンロー孔 foramen of Monro
- 65: 上小脳槽 superior cerebellar cistern
- 67: 尾状核頭 head of caudate nucleus
- 72: 淡蒼球 globus pallidus
- 73: 被殻 putamen
- 74: 前障 claustrum
- 75: 内包前脚 anterior limb of internal capsule
- 77: 内包後脚 posterior limb of internal capsule
- 78: 外包 external capsule
- 79: 透明中隔 pellucid septum
- 81: 脳弓前柱 anterior column of fornix
- 85: 視床 thalamus
- 88: 脳梁膝 genu of corpus callosum
- 95: 松果体 pineal gland
- 100: 小脳虫部 cerebellar vermis
- 134: 静脈洞交会 confluens sinuum (forcular herophili)

頭部 8

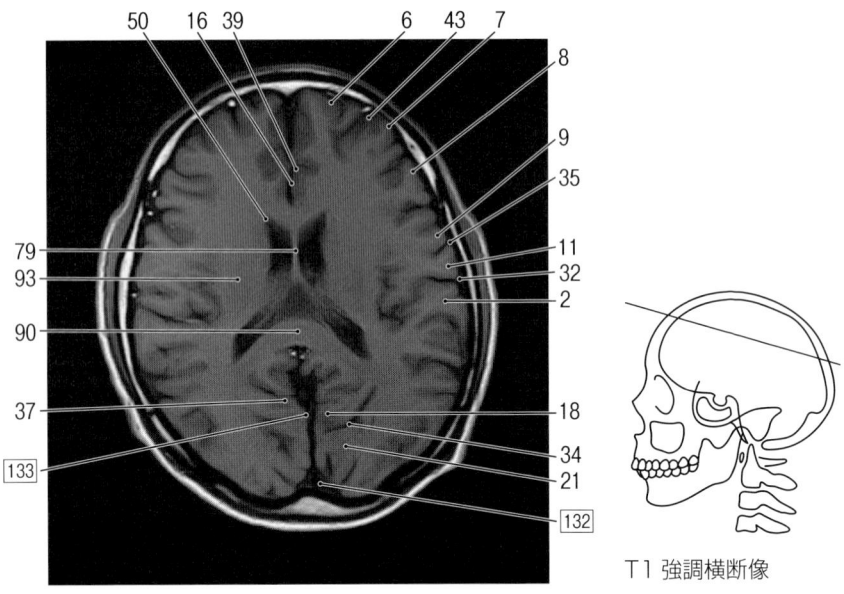

T1強調横断像

- 2: 上側頭回 superior temporal gyrus
- 6: 上前頭回 superior frontal gyrus
- 7: 中前頭回 middle frontal gyrus
- 8: 下前頭回 inferior frontal gyrus
- 9: 中心前回 precentral gyrus
- 11: 中心後回 postcentral gyrus
- 16: 帯状回 cingulate gyrus
- 18: 楔 部 cuneus
- 21: 舌状回 lingual gyrus
- 32: 外側溝 lateral sulcus
- 34: 鳥距溝 calcarine sulcus
- 35: 中心溝 central sulcus
- 37: 頭頂後頭溝 parieto-occipital sulcus
- 39: 帯状溝 cingulate sulcus
- 43: 上前頭溝 superior frontal sulcus
- 50: 側脳室前角 anterior horn of lateral ventricle
- 79: 透明中隔 pellucid septum
- 90: 脳梁膨大 splenium of corpus callosum
- 93: 放射冠 corona radiata
- 132: 上矢状静脈洞 superior sagittal sinus
- 133: 直静脈洞 straight sinus

頭 部 9

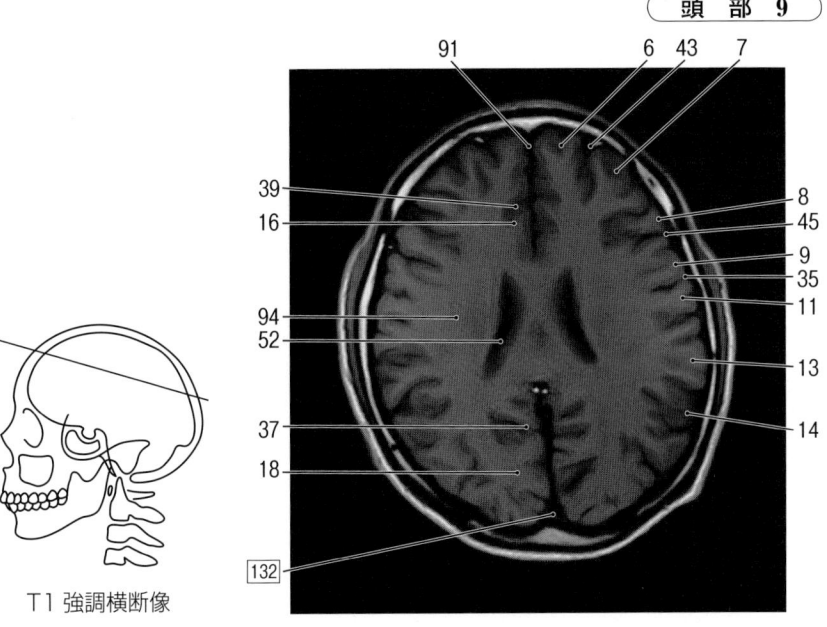

T1強調横断像

11: 中心後回　postcentral gyrus
13: 縁上回　supramarginal gyrus
14: 角　回　angular gyrus
16: 帯状回　cingulate gyrus
18: 楔　部　cuneus
35: 中心溝　central sulcus
37: 頭頂後頭溝
　　　parieto-occipital sulcus
39: 帯状溝　cingulate sulcus
43: 上前頭溝　superior frontal sulcus
45: 中心前溝　precentral sulcus
52: 側脳室体部
　　　body of lateral ventricle
91: 大脳鎌　falx cerebri
94: 半卵円中心　centrum semiovale
132: 上矢状静脈洞
　　　superior sagittal sinus

6: 上前頭回　superior frontal gyrus
7: 中前頭回　middle frontal gyrus
8: 下前頭回　inferior frontal gyrus
9: 中心前回　precentral gyrus

頭部 10

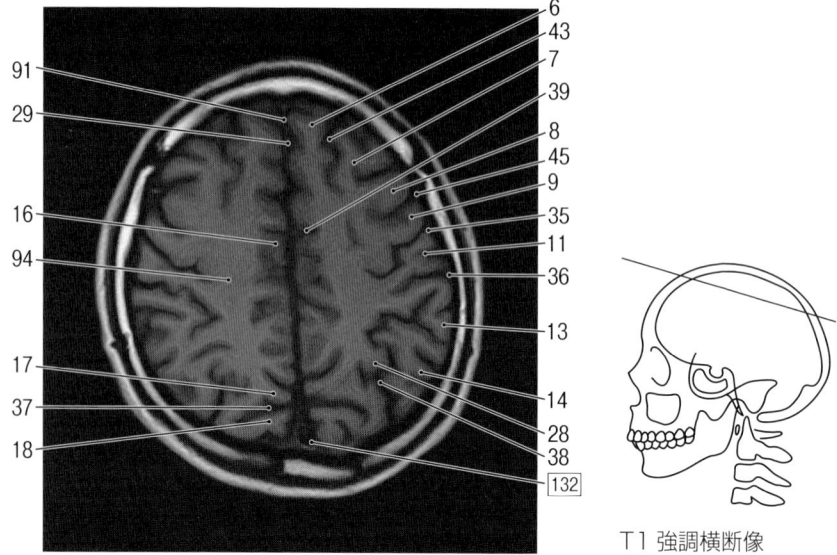

T1強調横断像

- 6： 上前頭回　superior frontal gyrus
- 7： 中前頭回　middle frontal gyrus
- 8： 下前頭回　inferior frontal gyrus
- 9： 中心前回　precentral gyrus
- 11： 中心後回　postcentral gyrus
- 13： 縁上回　supramarginal gyrus
- 14： 角　回　angular gyrus
- 16： 帯状回　cingulate gyrus
- 17： 楔前部　precuneus
- 18： 楔　部　cuneus
- 28： 上頭頂小葉
　　　superior parietal lobule
- 29： 大脳縦裂　longitudinal fissure
- 35： 中心溝　central sulcus
- 36： 中心後溝　postcentral sulcus
- 37： 頭頂後頭溝
　　　parieto-occipital sulcus
- 38： 頭頂間溝　intraparietal sulcus
- 39： 帯状溝　cingulate sulcus
- 43： 上前頭溝　superior frontal sulcus
- 45： 中心前溝　precentral sulcus
- 91： 大脳鎌　falx cerebri
- 94： 半卵円中心　centrum semiovale
- 132： 上矢状静脈洞
　　　superior sagittal sinus

頭 部 11

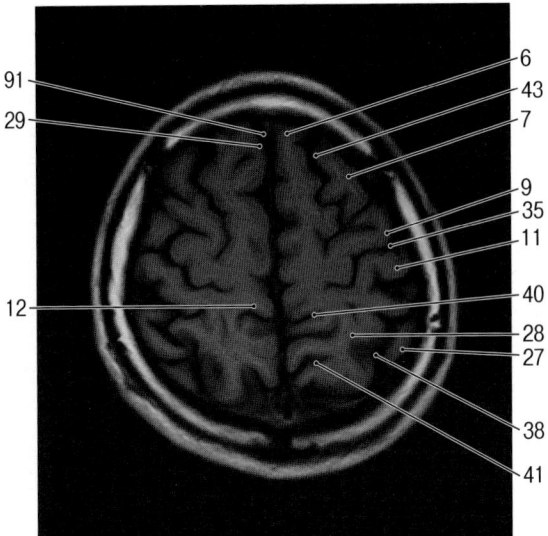

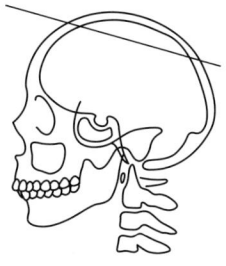

T1強調横断像

- 6: 上前頭回　superior frontal gyrus
- 7: 中前頭回　middle frontal gyrus
- 9: 中心前回　precentral gyrus
- 11: 中心後回　postcentral gyrus
- 12: 中心傍小葉　paracentral lobule
- 27: 下頭頂小葉
     inferior parietal lobule
- 28: 上頭頂小葉
     superior parietal lobule
- 29: 大脳縦裂　longitudinal fissure
- 35: 中心溝　central sulcus
- 38: 頭頂間溝　intraparietal sulcus
- 40: 帯状溝縁部
     pars marginalis of cingulate sulcus
- 41: 横頭頂溝（非恒常的な脳溝）
     transverse parietal sulcus
- 43: 上前頭溝　superior frontal sulcus
- 91: 大脳鎌　falx cerebri

頭部 12

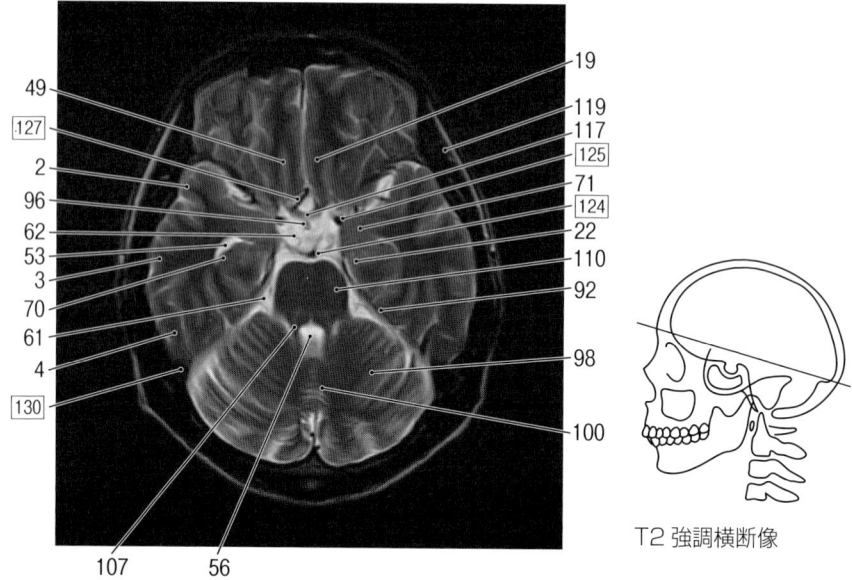

T2 強調横断像

2: 上側頭回　superior temporal gyrus
3: 中側頭回　middle temporal gyrus
4: 下側頭回　inferior temporal gyrus
19: 直　回　rectal gyrus
22: 海馬傍回　parahippocampal gyrus
49: 嗅　溝　olfactory sulcus
53: 側脳室下角
　　inferior horn of lateral ventricle
56: 第4脳室　fourth ventricle
61: 小脳橋角槽
　　cerebellopontine cistern
62: 鞍上槽　suprasellar cistern
70: 海　馬　hippocampus
71: 扁桃体　amygdaloid body
92: 小脳天幕　tentrium of cerebellum
96: 下垂体茎（柄）pituitary stalk

98: 小脳半球　cerebellar hemisphere
100: 小脳虫部　cerebellar vermis
107: 上小脳脚
　　superior cerebellar peduncle
110: 橋　pons
117: 視交叉　optic chiasm
119: 側頭筋　temporalis m.
124: 脳底動脈　basilar a.
125: 内頸動脈　internal carotid a.
127: 前大脳動脈　anterior cerebral a.
130: S状静脈洞　sigmoid sinus

頭部 13

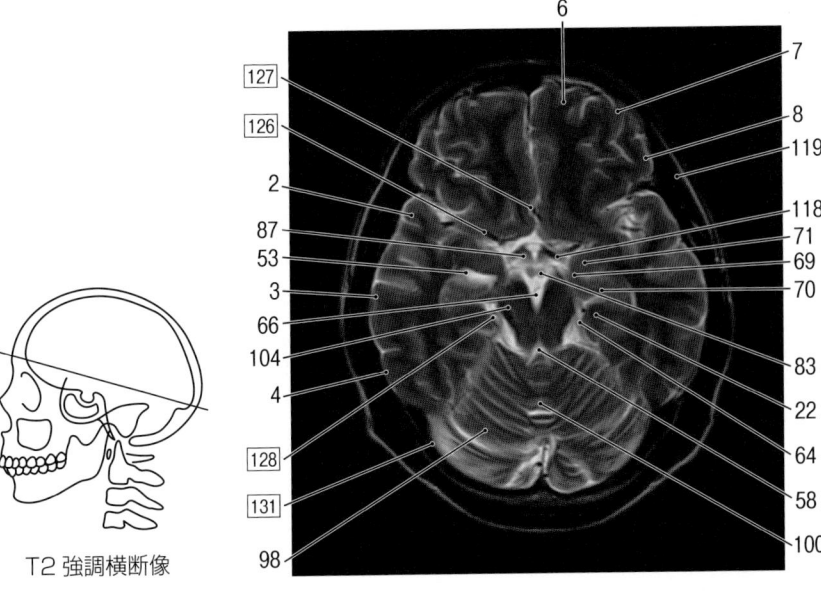

T2 強調横断像

- 2: 上側頭回 superior temporal gyrus
- 3: 中側頭回 middle temporal gyrus
- 4: 下側頭回 inferior temporal gyrus
- 6: 上前頭回 superior frontal gyrus
- 7: 中前頭回 middle frontal gyrus
- 8: 下前頭回 inferior frontal gyrus
- 22: 海馬傍回 parahippocampal gyrus
- 53: 側脳室下角 inferior horn of lateral ventricle
- 58: 中脳水道 cerebral aqueduct
- 64: 迂回槽 ambient cistern
- 66: 脚間槽 interpeduncular cistern
- 69: 鉤 uncus
- 70: 海馬 hippocampus
- 71: 扁桃体 amygdaloid body
- 83: 乳頭体 mamillary body
- 87: 視床下部 hypothalamus
- 98: 小脳半球 cerebellar hemisphere
- 100: 小脳虫部 cerebellar vermis
- 104: 大脳脚 cerebral peduncle
- 118: 視索 optic tract
- 119: 側頭筋 temporalis m.
- 126: 中大脳動脈 middle cerebral a.
- 127: 前大脳動脈 anterior cerebral a.
- 128: 後大脳動脈 posterior cerebral a.
- 131: 横静脈洞 transverse sinus

頭部 14

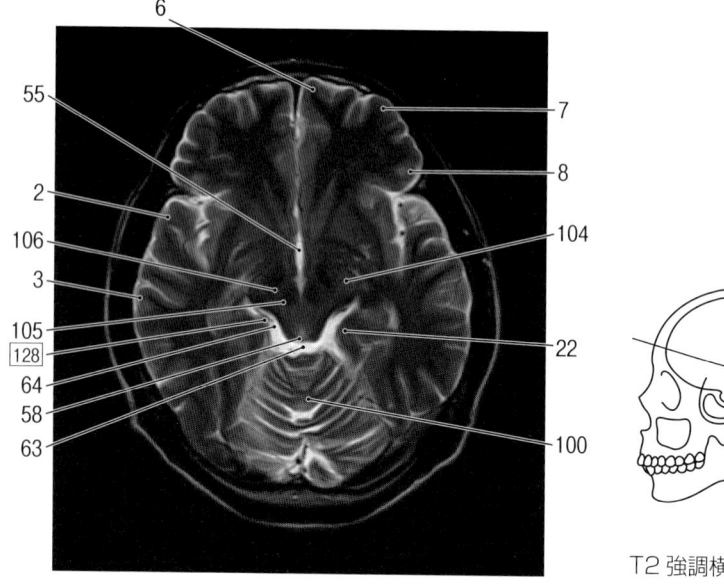

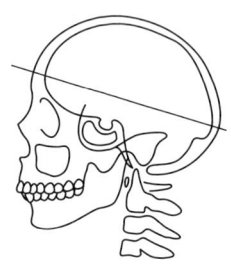

T2強調横断像

- 2: 上側頭回　superior temporal gyrus
- 3: 中側頭回　middle temporal gyrus
- 6: 上前頭回　superior frontal gyrus
- 7: 中前頭回　middle frontal gyrus
- 8: 下前頭回　inferior frontal gyrus
- 22: 海馬傍回　parahippocampal gyrus
- 55: 第3脳室　third ventricle
- 58: 中脳水道　cerebral aqueduct
- 63: 四丘体槽　quadrigeminal cistern
- 64: 迂回槽　ambient cistern
- 100: 小脳虫部　cerebellar vermis
- 104: 大脳脚　cerebral peduncle
- 105: 赤　核　red nucleus
- 106: 黒　質　substantia nigra
- 128: 後大脳動脈　posterior cerebral a.

頭部 15

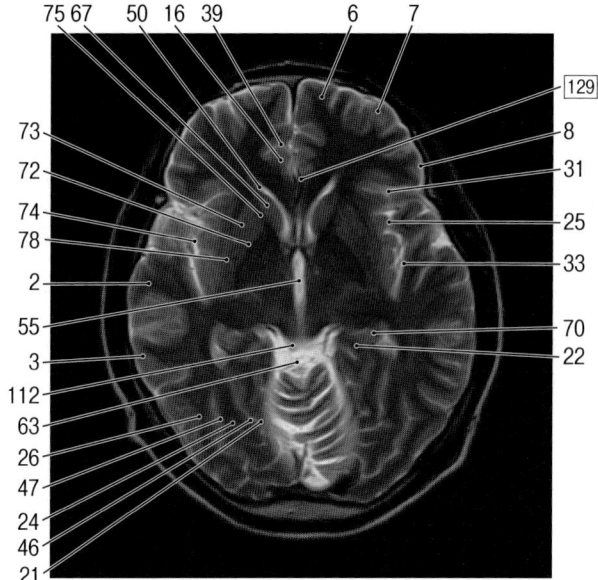

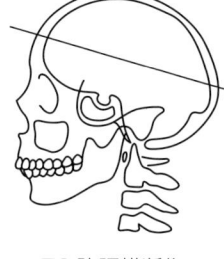

T2 強調横断像

- 2: 上側頭回 superior temporal gyrus
- 3: 中側頭回 middle temporal gyrus
- 6: 上前頭回 superior frontal gyrus
- 7: 中前頭回 middle frontal gyrus
- 8: 下前頭回 inferior frontal gyrus
- 16: 帯状回 cingulate gyrus
- 21: 舌状回 lingual gyrus
- 22: 海馬傍回 parahippocampal gyrus
- 24: 内側後頭側頭回（紡錘状回） medial occipitotemporal gyrus (fusiform gyrus)
- 25: 島 insula
- 26: 外側後頭側頭回 lateral occipitotemporal gyrus
- 31: 外側溝前枝 anterior branch of lateral sulcus
- 33: 外側溝後枝 posterior branch of lateral sulcus
- 39: 帯状溝 cingulate sulcus
- 46: 側副溝 collateral sulcus
- 47: 後頭側頭溝 occipitotemporal sulcus
- 50: 側脳室前角 anterior horn of lateral ventricle
- 55: 第3脳室 third ventricle
- 63: 四丘体槽 quadrigeminal cistern
- 67: 尾状核頭 head of caudate nucleus
- 70: 海馬 hippocampus
- 72: 淡蒼球 globus pallidus
- 73: 被殻 putamen
- 74: 前障 claustrum
- 75: 内包前脚 anterior limb of internal capsule
- 78: 外包 external capsule
- 112: 上丘 superior colliculus
- 129: 脳梁周囲動脈 pericallosal a.

頭部 16

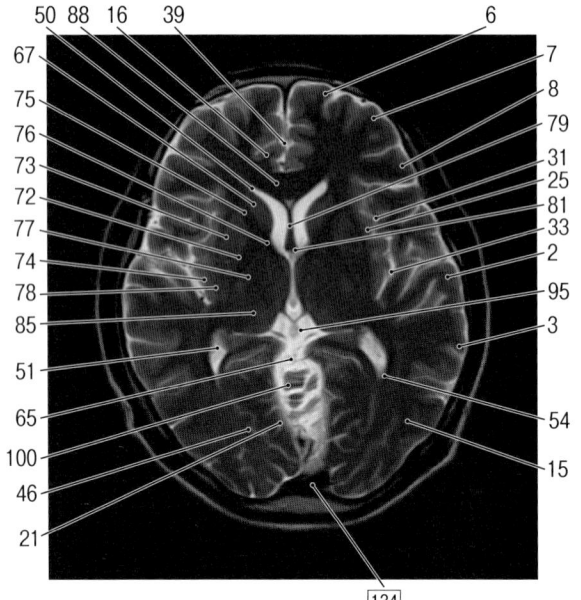

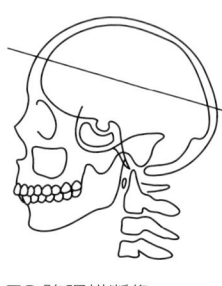

T2強調横断像

- 2: 上側頭回 superior temporal gyrus
- 3: 中側頭回 middle temporal gyrus
- 6: 上前頭回 superior frontal gyrus
- 7: 中前頭回 middle frontal gyrus
- 8: 下前頭回 inferior frontal gyrus
- 15: 後頭葉 occipital lobe
- 16: 帯状回 cingulate gyrus
- 21: 舌状回 lingual gyrus
- 25: 島 insula
- 31: 外側溝前枝 anterior branch of lateral sulcus
- 33: 外側溝後枝 posterior branch of lateral sulcus
- 39: 帯状溝 cingulate sulcus
- 46: 側副溝 collateral sulcus
- 50: 側脳室前角 anterior horn of lateral ventricle
- 51: 側脳室三角部 trigone of lateral ventricle
- 54: 側脳室後角 posterior horn of lateral ventricle
- 65: 上小脳槽 superior cerebellar cistern
- 67: 尾状核頭 head of caudate nucleus
- 72: 淡蒼球 globus pallidus
- 73: 被殻 putamen
- 74: 前障 claustrum
- 75: 内包前脚 anterior limb of internal capsule
- 76: 内包膝 genu of internal capsule
- 77: 内包後脚 posterior limb of internal capsule
- 78: 外包 external capsule
- 79: 透明中隔 pellucid septum
- 81: 脳弓前柱 anterior column of fornix
- 85: 視床 thalamus
- 88: 脳梁膝 genu of corpus callosum
- 95: 松果体 pineal gland
- 100: 小脳虫部 cerebellar vermis
- 134: 静脈洞交会 confluens sinuum (forcular herophili)

頭 部 17

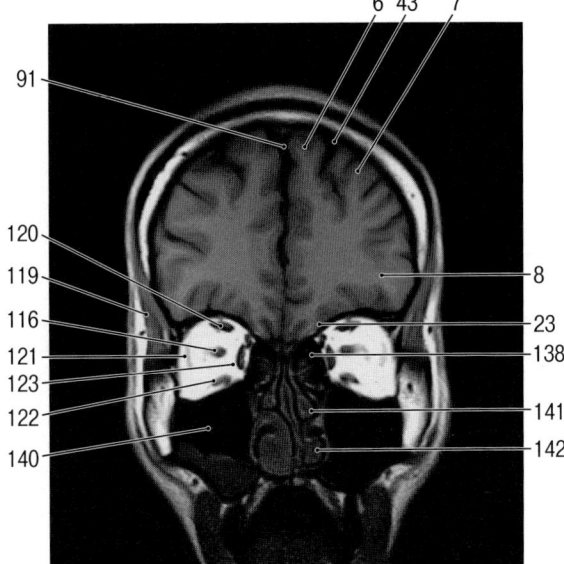

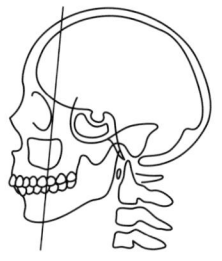

T1強調冠状断像

- 6: 上前頭回　superior frontal gyrus
- 7: 中前頭回　middle frontal gyrus
- 8: 下前頭回　inferior frontal gyrus
- 23: 眼窩回　orbital gyrus
- 43: 上前頭溝　superior frontal sulcus
- 91: 大脳鎌　falx cerebri
- 116: 視神経　optic n.
- 119: 側頭筋　temporalis m.
- 120: 上直筋　superior rectus m.
- 121: 外直筋　lateral rectus m.
- 122: 下直筋　inferior rectus m.
- 123: 内直筋　medial rectus m.
- 138: 篩骨洞　ethmoid sinus
- 140: 上顎洞　maxillary sinus
- 141: 中鼻甲介　middle turbinate
- 142: 下鼻甲介　inferior turbinate

頭 部 18

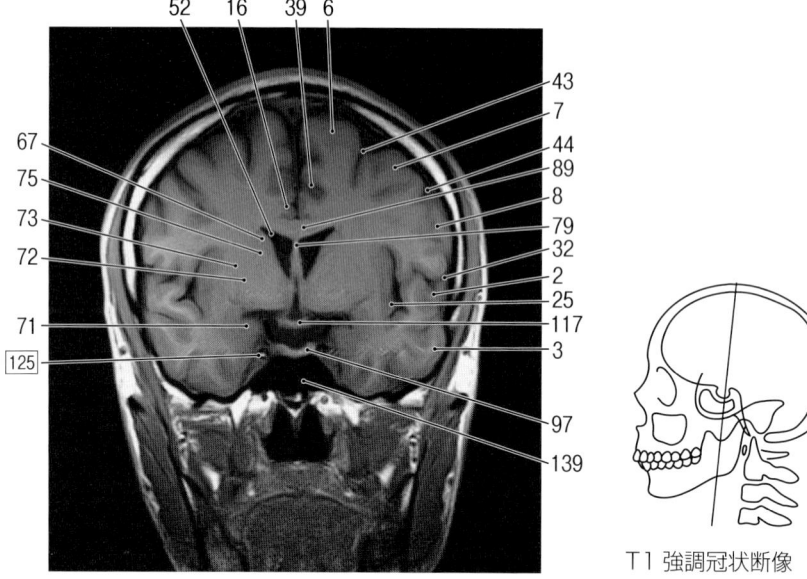

T1強調冠状断像

- 2: 上側頭回　superior temporal gyrus
- 3: 中側頭回　middle temporal gyrus
- 6: 上前頭回　superior frontal gyrus
- 7: 中前頭回　middle frontal gyrus
- 8: 下前頭回　inferior frontal gyrus
- 16: 帯状回　cingulate gyrus
- 25: 島　insula
- 32: 外側溝　lateral sulcus
- 39: 帯状溝　cingulate sulcus
- 43: 上前頭溝　superior frontal sulcus
- 44: 下前頭溝　inferior frontal sulcus
- 52: 側脳室体部　body of lateral ventricle
- 67: 尾状核頭　head of caudate nucleus
- 71: 扁桃体　amygdaloid body
- 72: 淡蒼球　globus pallidus
- 73: 被　殻　putamen
- 75: 内包前脚　anterior limb of internal capsule
- 79: 透明中隔　pellucid septum
- 89: 脳梁体　body of corpus callosum
- 97: 下垂体　pituitary gland
- 117: 視交叉　optic chiasm
- 125: 内頸動脈　internal carotid a.
- 139: 蝶形骨洞　sphenoid sinus

頭部 19

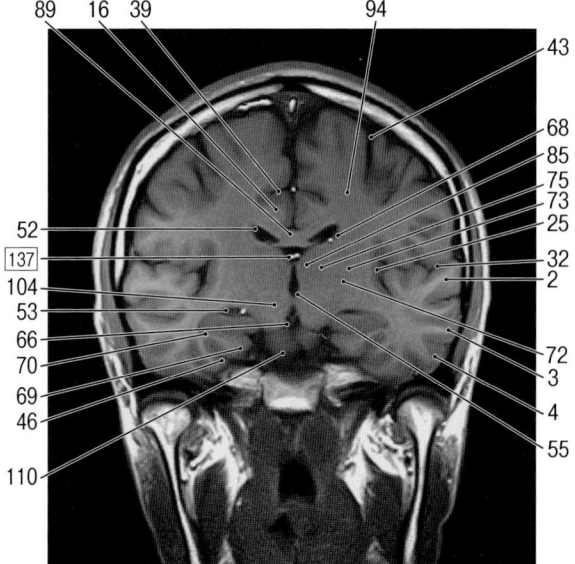

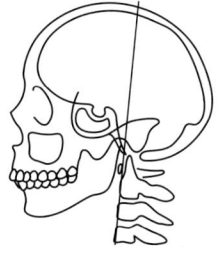

T1強調冠状断像

2: 上側頭回 superior temporal gyrus
3: 中側頭回 middle temporal gyrus
4: 下側頭回 inferior temporal gyrus
16: 帯状回 cingulate gyrus
25: 島 insula
32: 外側溝 lateral sulcus
39: 帯状溝 cingulate sulcus
43: 上前頭溝 superior frontal sulcus
46: 側副溝 collateral sulcus
52: 側脳室体部
　　 body of lateral ventricle
53: 側脳室下角
　　 inferior horn of lateral ventricle
55: 第3脳室 third ventricle
66: 脚間槽 interpeduncular cistern
68: 尾状核体
　　 body of caudate nucleus
69: 鉤 uncus
70: 海馬 hippocampus
72: 淡蒼球 globus pallidus
73: 被殻 putamen
75: 内包前脚
　　 anterior limb of internal capsule
85: 視床 thalamus
89: 脳梁体 body of corpus callosum
94: 半卵円中心 centrum semiovale
104: 大脳脚 cerebral peduncle
110: 橋 pons
137: 内大脳静脈 internal cerebral v.

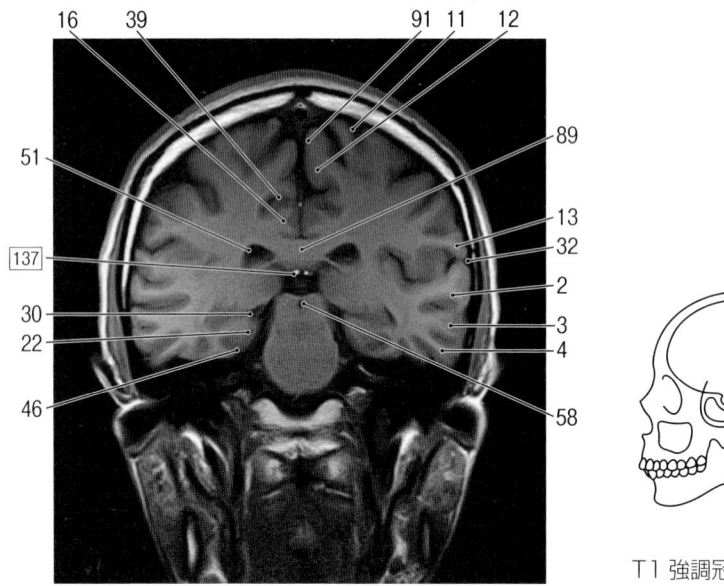

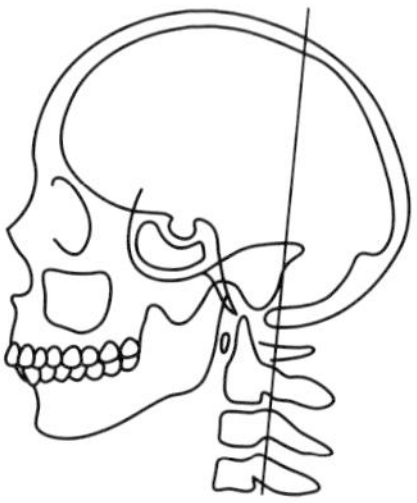

T1強調冠状断像

- 2: 上側頭回 superior temporal gyrus
- 3: 中側頭回 middle temporal gyrus
- 4: 下側頭回 inferior temporal gyrus
- 11: 中心後回 postcentral gyrus
- 12: 中心傍小葉 paracentral lobule
- 13: 縁上回 supramarginal gyrus
- 16: 帯状回 cingulate gyrus
- 22: 海馬傍回 parahippocampal gyrus
- 30: 脈絡裂 choroidal fissure
- 32: 外側溝 lateral sulcus
- 39: 帯状溝 cingulate sulcus
- 46: 側副溝 collateral sulcus
- 51: 側脳室三角部 trigone of lateral ventricle
- 58: 中脳水道 cerebral aqueduct
- 89: 脳梁体 body of corpus callosum
- 91: 大脳鎌 falx cerebri
- 137: 内大脳静脈 internal cerebral v.

頭 部 21

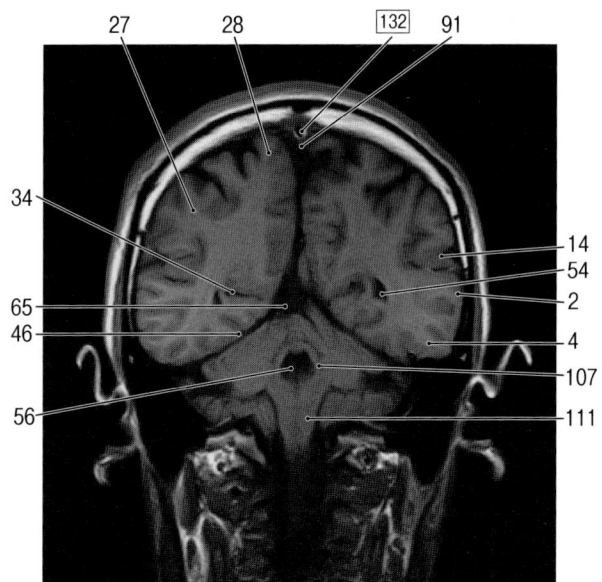

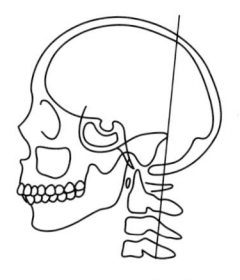

T1強調冠状断像

27: 下頭頂小葉
　　inferior parietal lobule
28: 上頭頂小葉
　　superior parietal lobule
34: 鳥距溝　calcarine sulcus
46: 側副溝　collateral sulcus
54: 側脳室後角
　　posterior horn of lateral ventricle
56: 第4脳室　fourth ventricle
65: 上小脳槽
　　superior cerebellar cistern
91: 大脳鎌　falx cerebri
107: 上小脳脚
　　superior cerebellar peduncle
111: 延　髄　medulla oblongata
132: 上矢状静脈洞
　　superior sagittal sinus

2: 上側頭回
　　superior temporal gyrus
4: 下側頭回　inferior temporal gyrus
14: 角　回　angular gyrus

頭部 22

T1強調冠状断像

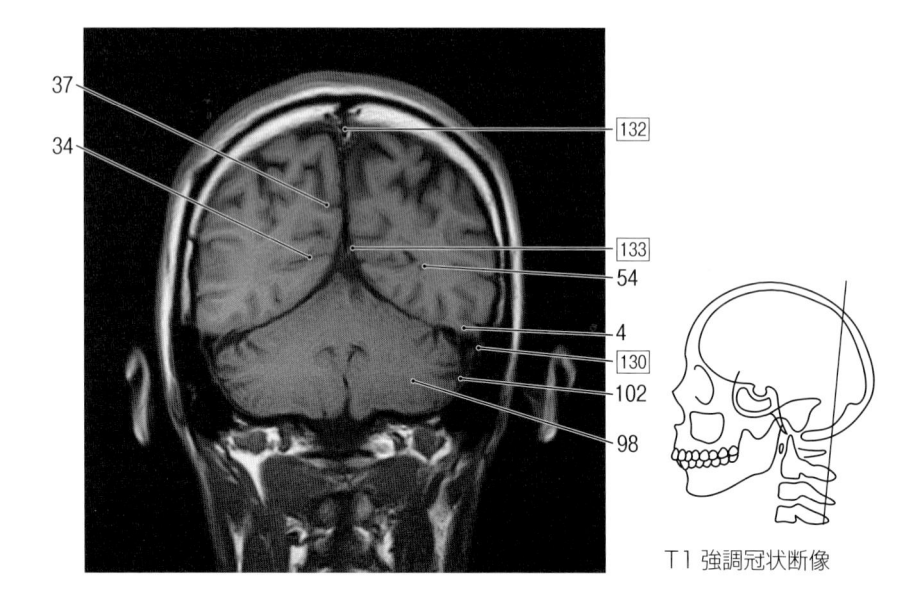

- 4: 下側頭回　inferior temporal gyrus
- 34: 鳥距溝　calcarine sulcus
- 37: 頭頂後頭溝
　　　parieto-occipital sulcus
- 54: 側脳室後角
　　　posterior horn of lateral ventricle
- 98: 小脳半球　cerebellar hemisphere
- 102: 小脳水平裂　horizontal fissure
- 130: S状静脈洞　sigmoid sinus
- 132: 上矢状静脈洞
　　　superior sagittal sinus
- 133: 直静脈洞　straight sinus

頭部 23

T1強調矢状断像

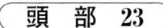

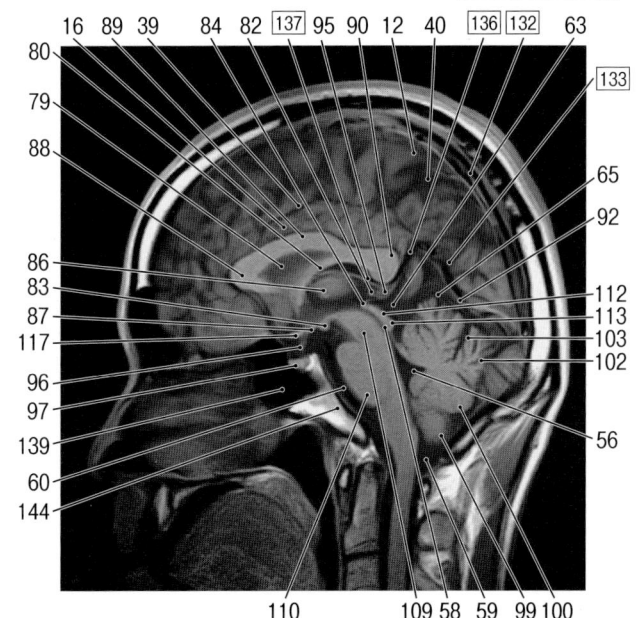

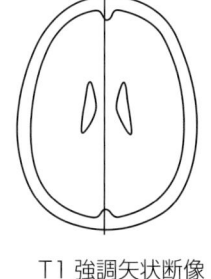

- 12: 中心傍小葉　paracentral lobule
- 16: 帯状回　cingulate gyrus
- 39: 帯状溝　cingulate sulcus
- 40: 帯状溝縁部
　　　pars marginalis of cingulate sulcus
- 56: 第4脳室　fourth ventricle
- 58: 中脳水道　cerebral aqueduct
- 59: 大　槽　cisterna magna
- 60: 橋前槽　prepontine cistern
- 63: 四丘体槽　quadrigeminal cistern
- 65: 上小脳槽
　　　superior cerebellar cistern
- 79: 透明中隔　pellucid septum
- 80: 脳　弓　fornix
- 82: 松果体陥凹　pineal recess
- 83: 乳頭体　mamillary body
- 84: 後交連　posterior commissure
- 86: 視床間橋
　　　massa intermedia, interthalamic adhesion
- 87: 視床下部　hypothalamus
- 88: 脳梁膝　genu of corpus callosum
- 89: 脳梁体　body of corpus callosum
- 90: 脳梁膨大
　　　splenium of corpus callosum
- 92: 小脳天幕　tentrium of cerebellum
- 95: 松果体　pineal gland
- 96: 下垂体茎（柄）　pituitary stalk
- 97: 下垂体　pituitary gland
- 99: 小脳扁桃　cerebellar tonsil
- 100: 小脳虫部　cerebellar vermis
- 102 小脳水平裂　horizontal fissure
- 103: 小脳第一裂　primary fissure
- 109: 中　脳　midbrain
- 110: 橋　pons
- 112: 上　丘　superior colliculus
- 113: 下　丘　inferior colliculus
- 117: 視交叉　optic chiasm
- 132: 上矢状静脈洞
　　　superior sagittal sinus
- 133: 直静脈洞　straight sinus
- 136: ガレン大静脈
　　　great vein of Galen
- 137: 内大脳静脈　internal cerebral v.
- 139: 蝶形骨洞　sphenoid sinus
- 144: 斜　台　clivus

頭 部 24

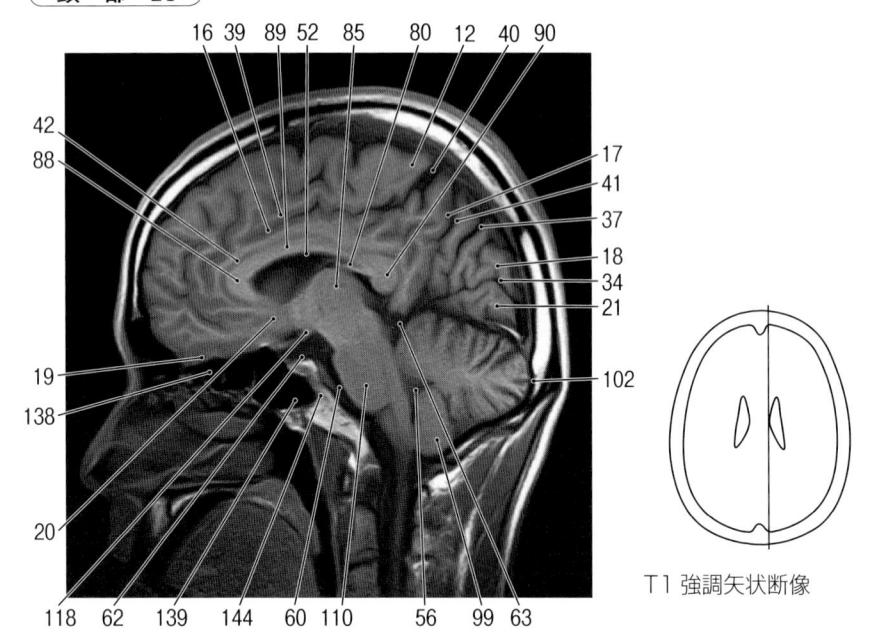

T1強調矢状断像

- 12: 中心傍小葉　paracentral lobule
- 16: 帯状回　cingulate gyrus
- 17: 楔前部　precuneus
- 18: 楔　部　cuneus
- 19: 直　回　rectal gyrus
- 20: 梁下野　subcallosal area
- 21: 舌状回　lingual gyrus
- 34: 鳥距溝　calcarine sulcus
- 37: 頭頂後頭溝
　　　parieto-occipital sulcus
- 39: 帯状溝　cingulate sulcus
- 40: 帯状溝縁部
　　　pars marginalis of cingulate sulcus
- 41: 横頭頂溝（非恒常的な脳溝）
　　　transverse parietal sulcus
- 42: 脳梁溝　callosal sulcus
- 52: 側脳室体部
　　　body of lateral ventricle
- 56: 第4脳室　fourth ventricle
- 60: 橋前槽　prepontine cistern
- 62: 鞍上槽　suprasellar cistern
- 63: 四丘体槽　quadrigeminal cistern
- 80: 脳　弓　fornix
- 85: 視　床　thalamus
- 88: 脳梁膝　genu of corpus callosum
- 89: 脳梁体　body of corpus callosum
- 90: 脳梁膨大
　　　splenium of corpus callosum
- 99: 小脳扁桃　cerebellar tonsil
- 102: 小脳水平裂　horizontal fissure
- 110: 橋　pons
- 118: 視　索　optic tract
- 138: 篩骨洞　ethmoid sinus
- 139: 蝶形骨洞　sphenoid sinus
- 144: 斜　台　clivus

頭 部 25

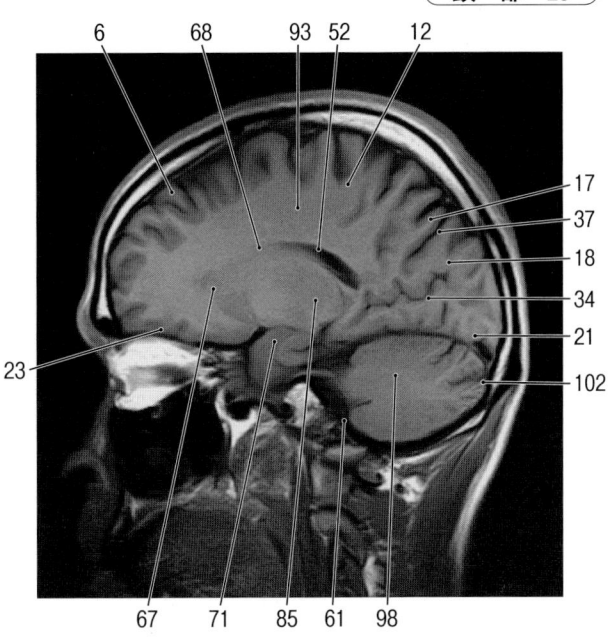

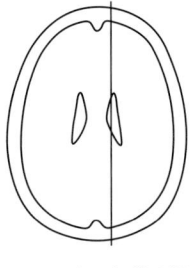

T1 強調矢状断像

- 6: 上前頭回　superior frontal gyrus
- 12: 中心傍小葉　paracentral lobule
- 17: 楔前部　precuneus
- 18: 楔　部　cuneus
- 21: 舌状回　lingual gyrus
- 23: 眼窩回　orbital gyrus
- 34: 鳥距溝　calcarine sulcus
- 37: 頭頂後頭溝　parieto-occipital sulcus
- 52: 側脳室体部　body of lateral ventricle
- 61: 小脳橋角槽　cerebellopontine cistern
- 67: 尾状核頭　head of caudate nucleus
- 68: 尾状核体　body of caudate nucleus
- 71: 扁桃体　amygdaloid body
- 85: 視　床　thalamus
- 93: 放射冠　corona radiata
- 98: 小脳半球　cerebellar hemisphere
- 102: 小脳水平裂　horizontal fissure

頭部 26

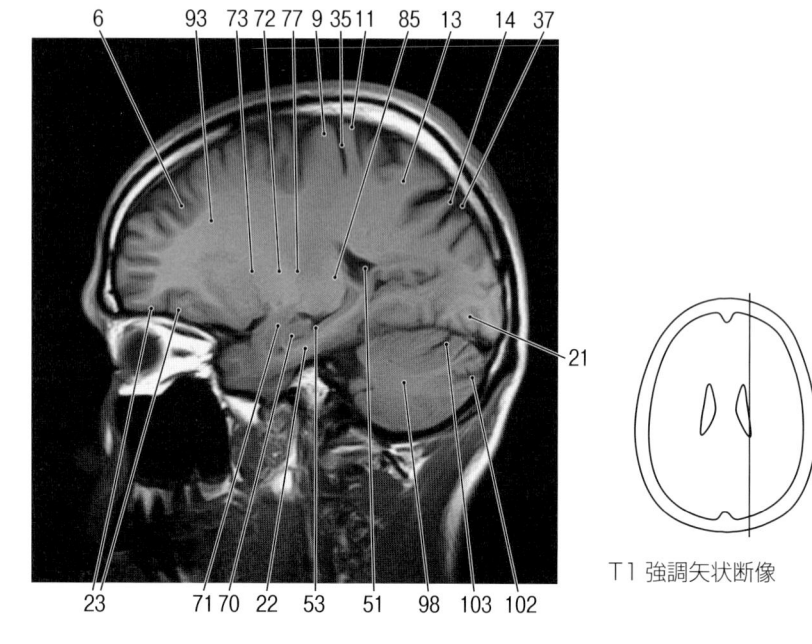

6: 上前頭回　superior frontal gyrus
9: 中心前回　precentral gyrus
11: 中心後回　postcentral gyrus
13: 縁上回　supramarginal gyrus
14: 角回　angular gyrus
21: 舌状回　lingual gyrus
22: 海馬傍回　parahippocampal gyrus
23: 眼窩回　orbital gyrus
35: 中心溝　central sulcus
37: 頭頂後頭溝
　　parieto-occipital sulcus
51: 側脳室三角部
　　trigone of lateral ventricle
53: 側脳室下角
　　inferior horn of lateral ventricle
70: 海馬　hippocampus
71: 扁桃体　amygdaloid body
72: 淡蒼球　globus pallidus
73: 被殻　putamen
77: 内包後脚
　　posterior limb of internal capsule
85: 視床　thalamus
93: 放射冠　corona radiata
98: 小脳半球　cerebellar hemisphere
102: 小脳水平裂　horizontal fissure
103: 小脳第一裂　primary fissure

T1強調矢状断像

34

頭 部 27

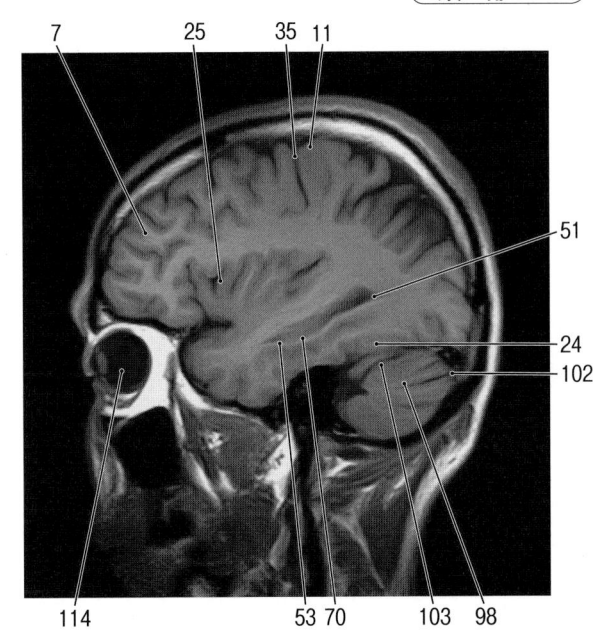

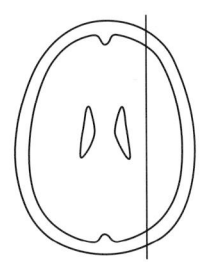

T1強調矢状断像

- 7: 中前頭回　middle frontal gyrus
- 11: 中心後回　postcentral gyrus
- 24: 内側後頭側頭（紡錘状回）
    medial occipitotemporal gyrus
    (fusiform gyrus)
- 25: 島　insula
- 35: 中心溝　central sulcus
- 51: 側脳室三角部
    trigone of lateral ventricle
- 53: 側脳室下角
    inferior horn of lateral ventricle
- 70: 海　馬　hippocampus
- 98: 小脳半球　cerebellar hemisphere
- 102: 小脳水平裂　horizontal fissure
- 103: 小脳第一裂　primary fissure
- 114: 眼　球　ocular bulb

頭部 28

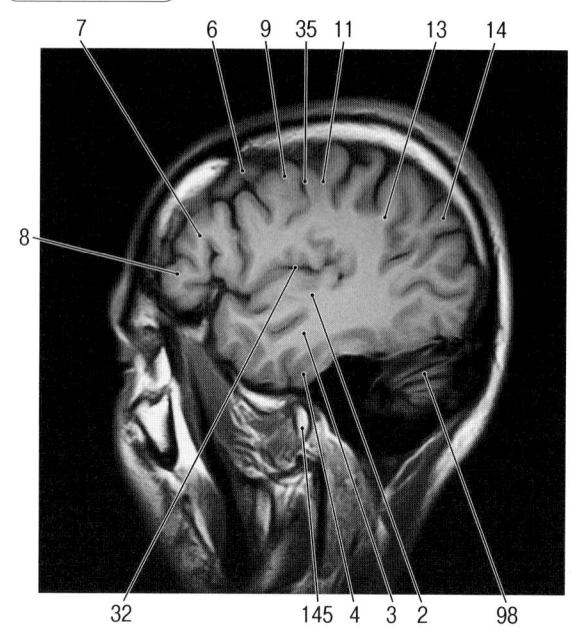

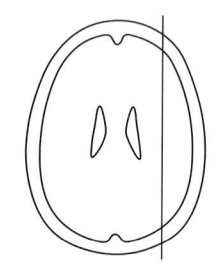

T1強調矢状断像

- 2: 上側頭回　superior temporal gyrus
- 3: 中側頭回　middle temporal gyrus
- 4: 下側頭回　inferior temporal gyrus
- 6: 上前頭回　superior frontal gyrus
- 7: 中前頭回　middle frontal gyrus
- 8: 下前頭回　inferior frontal gyrus
- 9: 中心前回　precentral gyrus
- 11: 中心後回　postcentral gyrus
- 13: 縁上回　supramarginal gyrus
- 14: 角　回　angular gyrus
- 32: 外側溝　lateral sulcus
- 35: 中心溝　central sulcus
- 98: 小脳半球　cerebellar hemisphere
- 145: 下顎顆　mandibular condyle

頭 部 29

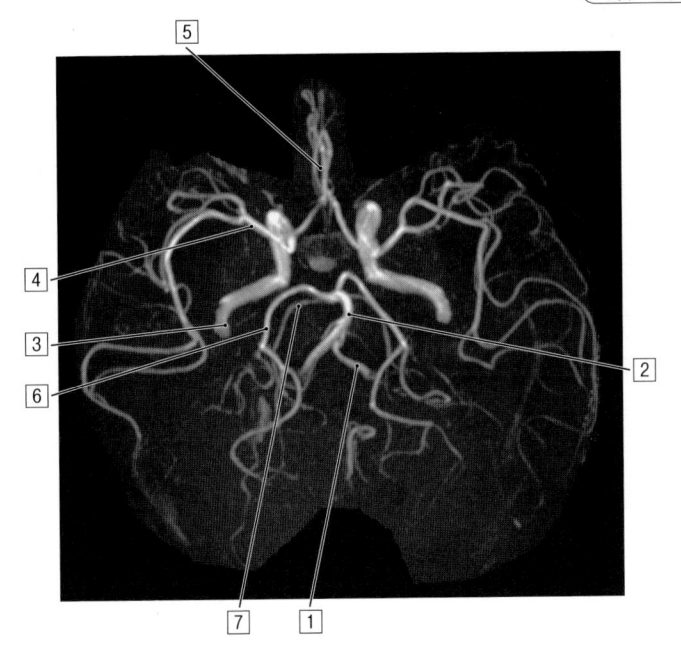

1: 椎骨動脈　vertebral a.
2: 脳底動脈　basilar a.
3: 内頸動脈　internal carotid a.
4: 中大脳動脈　middle cerebral a.
5: 前大脳動脈　anterior cerebral a.
6: 後大脳動脈　posterior cerebral a.
7: 上小脳動脈　superior cerebellar a.

頭部 30

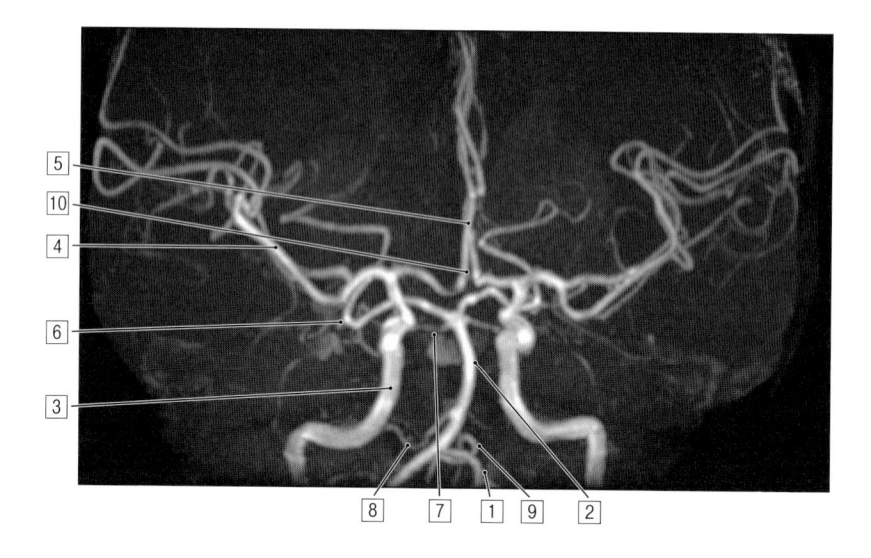

1: 椎骨動脈　vertebral a.
2: 脳底動脈　basilar a.
3: 内頸動脈　internal carotid a.
4: 中大脳動脈　middle cerebral a.
5: 前大脳動脈　anterior cerebral a.
6: 後大脳動脈　posterior cerebral a.
7: 上小脳動脈　superior cerebellar a.
8: 前下小脳動脈
　　　anterior inferior cerebellar a.
9: 後下小脳動脈
　　　posterior inferior cerebellar a.
10: 前交通動脈
　　　anterior communicating a.

頭部 31

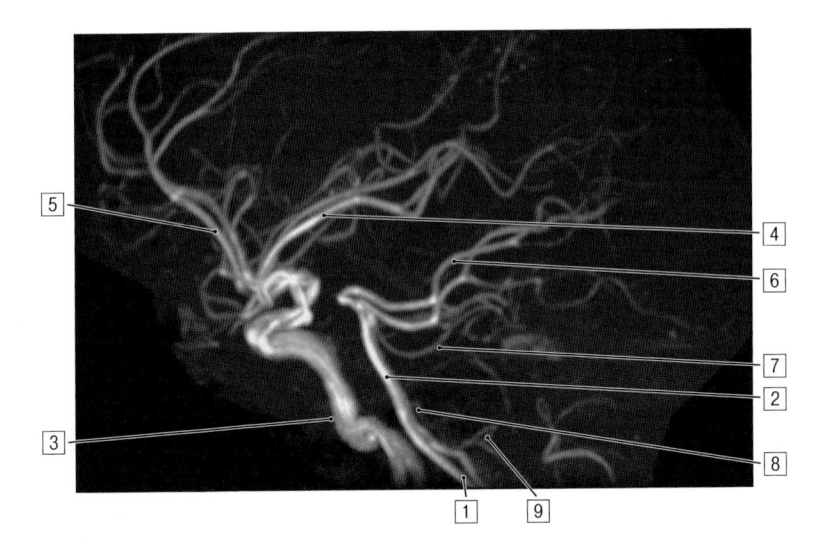

1: 椎骨動脈　vertebral a.
2: 脳底動脈　basilar a.
3: 内頸動脈　internal carotid a.
4: 中大脳動脈　middle cerebral a.
5: 前大脳動脈　anterior cerebral a.
6: 後大脳動脈　posterior cerebral a.
7: 上小脳動脈　superior cerebellar a.
8: 前下小脳動脈
　　　anterior inferior cerebellar a.
9: 後下小脳動脈
　　　posterior inferior cerebellar a.

下垂体 2

▌下垂体のMRI ▌

　下垂体は成人で約 0.5 g の臓器でトルコ鞍内に存在する唯一の臓器である．下垂体のサイズは非常に幅に富んでいるが，横径 12 mm，前後径 8 mm，高さ 3〜8 mm が平均である．小児期，思春期から青年期，妊娠，産褥期などホルモン分泌が盛んな時期には著明に腫大することがあるが，最大でも 12 mm を超えない．

　下垂体は MRI で容易に描出され，T1 強調画像で下垂体前葉・柄は中等信号強度，後葉は高信号を示し，T2 強調像で下垂体前葉・後葉・柄は高信号を示す．

　海綿静脈洞はトルコ鞍の両側に位置しその外側壁には頭側から第Ⅲ・Ⅳ・Ⅴ脳神経が走行する．これらの脳神経はMRIでは結節状の構造として認められる．第Ⅵ脳神経も静脈洞内を走行するが，MRIでは認識できないことが多い．

　下垂体の MRI は通常小さな FOV で薄い断層面を用いた SE 法の T1 強調像を基本とする．

▌解剖項目一覧

1. 第 3 脳室　　　　　third ventricle
2. 透明中隔　　　　　pellucid septum
3. 側脳室　　　　　　lateral ventricle
4. 橋前槽　　　　　　prepontine cistern
5. 鞍上槽　　　　　　suprasellar cistern
6. 迂回槽　　　　　　ambient cistern
7. 四丘体槽　　　　　quadrigeminal cistern
8. 脚間槽　　　　　　interpeduncular cistern

9.	下垂体	pituitary gland
10.	下垂体前葉	anterior lobe of pituitary gland
11.	下垂体後葉	posterior lobe of pituitary gland
12.	下垂体茎（柄）	pituitary stalk
13.	視　索	optic tract
14.	視　床	thalamus
15.	視床下部	hypothalamus
16.	視床下部乳頭体	mammillary body of hypothalamus
17.	中　脳	midbrain
18.	中脳水道	cerebral aqueduct
19.	橋	pons
20.	上咽頭	epiphalynx

21.	視交叉	optic chiasm
22.	第Ⅲ脳（動眼）神経	oculomotor n.
23.	第Ⅳ脳（外転）神経	abducens n.
24.	第Ⅴ脳（三叉）神経	trigeminal n.
25.	視神経	optic n.

26	内頸動脈	internal carotid a.
27	脳底動脈	basilar a.
28	海綿静脈洞	cavernous sinus

29.	トルコ鞍底	sellar floor
30.	前床突起	anterior clinoid process
31.	後床突起	posterior clinoid process
32.	蝶形骨洞	sphenoid sinus
33.	篩骨洞	ethmoid sinus
34.	鞍　背	dorsum sellae
35.	斜　台	clivus

下垂体 1

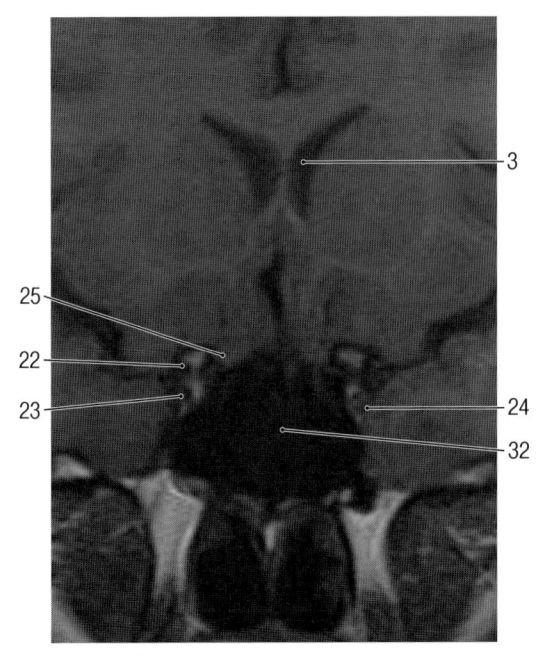

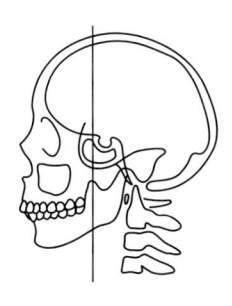

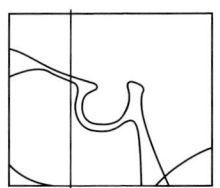

T1強調冠状断像

3: 側脳室　lateral ventricle
22: 第Ⅲ脳（動眼）神経　oculomotor n.
23: 第Ⅳ脳（外転）神経　abducens n.
24: 第Ⅴ脳（三叉）神経　trigeminal n.
25: 視神経　optic n.
32: 蝶形骨洞　sphenoid sinus

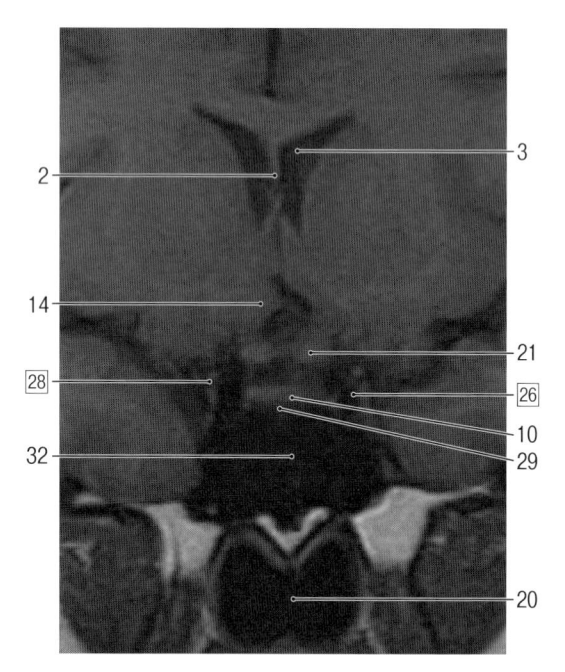

下垂体 2

T1強調冠状断像

- 2: 透明中隔　pellucid septum
- 3: 側脳室　lateral ventricle
- 10: 下垂体前葉　anterior lobe of pituitary gland
- 14: 視　床　thalamus
- 20: 上咽頭　epiphalynx
- 21: 視交叉　optic chiasm
- 26: 内頸動脈　internal carotid a.
- 28: 海綿静脈洞　cavernous sinus
- 29: トルコ鞍底　sellar floor
- 32: 蝶形骨洞　sphenoid sinus

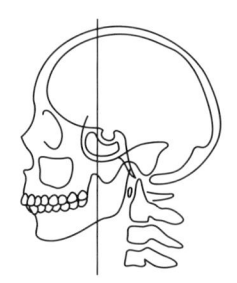

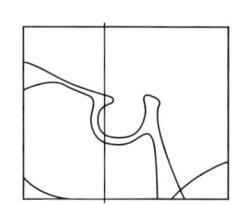

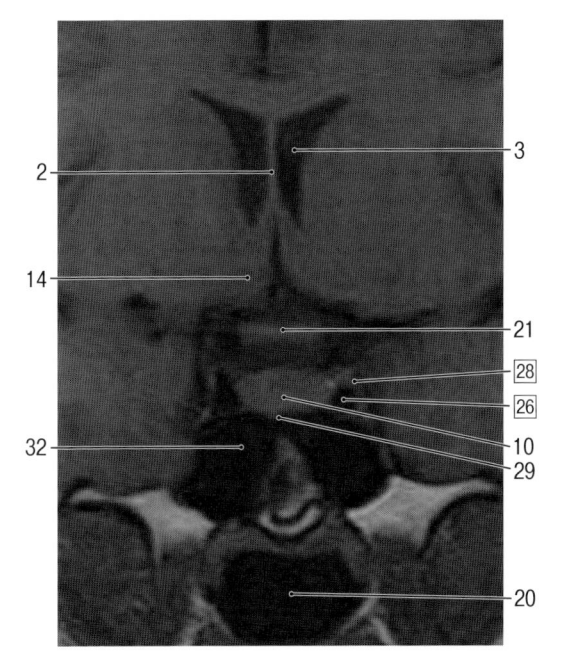

下垂体 3

T1 強調冠状断像

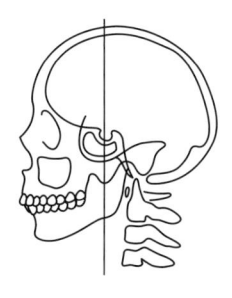

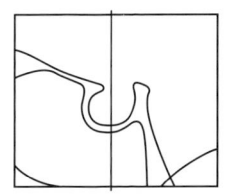

- 2: 透明中隔　pellucid septum
- 3: 側脳室　lateral ventricle
- 10: 下垂体前葉　anterior lobe of pituitary gland
- 14: 視　床　thalamus
- 20: 上咽頭　epiphalynx
- 21: 視交叉　optic chiasm
- 26: 内頸動脈　internal carotid a.
- 28: 海綿静脈洞　cavernous sinus
- 29: トルコ鞍底　sellar floor
- 32: 蝶形骨洞　sphenoid sinus

下垂体 4

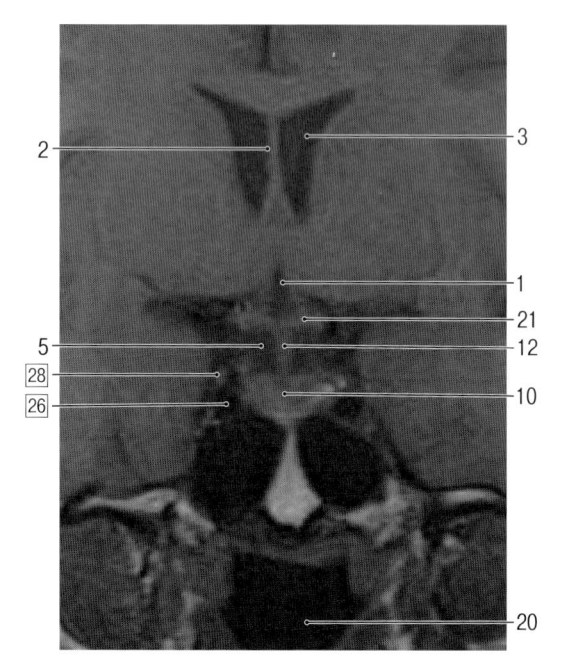

T1強調冠状断像

1: 第3脳室　third ventricle
2: 透明中隔　pellucid septum
3: 側脳室　lateral ventricle
5: 鞍上槽　suprasellar cistern
10: 下垂体前葉
　　　　anterior lobe of pituitary gland
12: 下垂体茎（柄）　pituitary stalk
20: 上咽頭　epiphalynx
21: 視交叉　optic chiasm
26: 内頸動脈　internal carotid a.
28: 海綿静脈洞　cavernous sinus

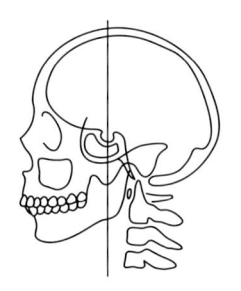

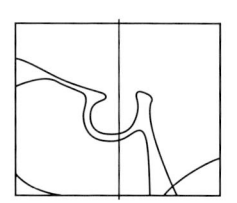

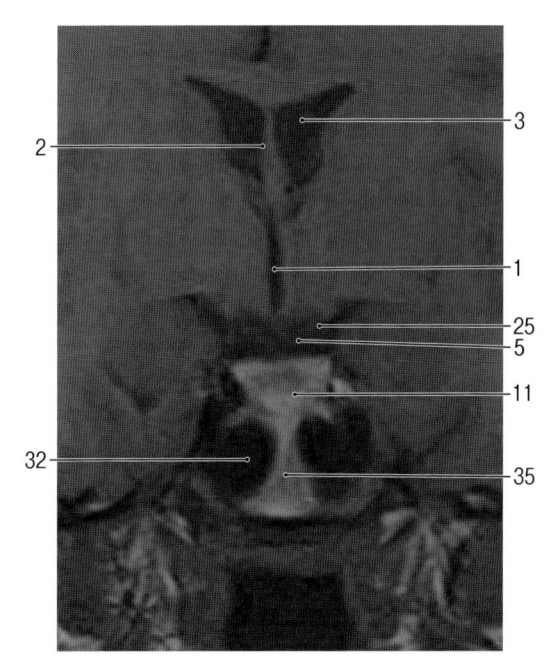

下垂体 5

T1強調冠状断像

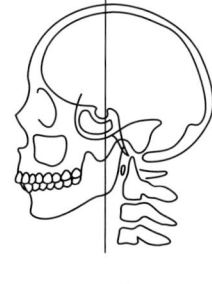

1: 第3脳室　third ventricle
2: 透明中隔　pellucid septum
3: 側脳室　lateral ventricle
5: 鞍上槽　suprasellar cistern
11: 下垂体後葉
　　　　posterior lobe of pituitary gland
25: 視神経　optic n.
32: 蝶形骨洞　sphenoid sinus
35: 斜　台　clivus

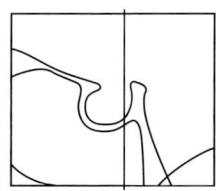

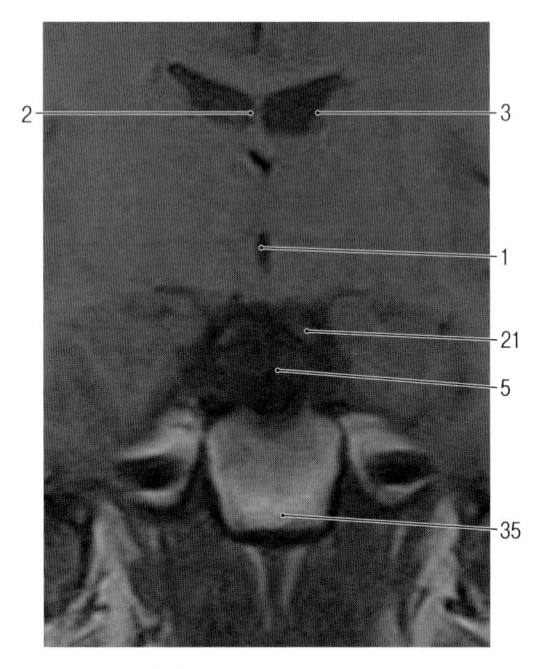

下垂体 6

T1 強調冠状断像

- 1: 第3脳室　third ventricle
- 2: 透明中隔　pellucid septum
- 3: 側脳室　lateral ventricle
- 5: 鞍上槽　suprasellar cistern
- 21: 視交叉　optic chiasm
- 35: 斜　台　clivus

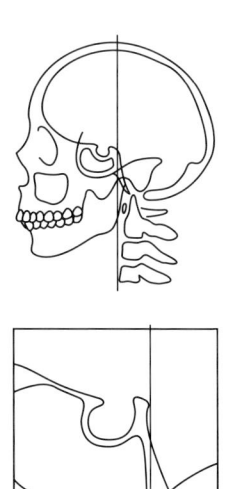

下垂体 7

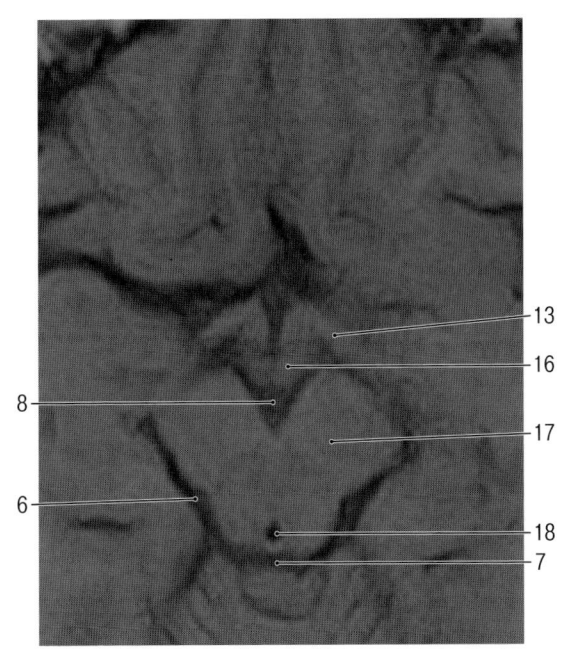

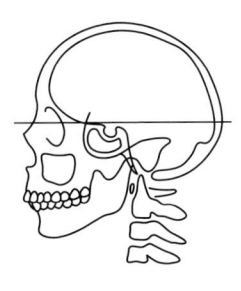

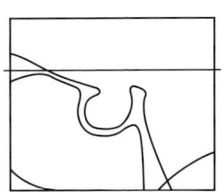

T1強調横断像

6: 迂回槽　ambient cistern
7: 四丘体槽　quadrigeminal cistern
8: 脚間槽　interpeduncular cistern
13: 視　索　optic tract
16: 視床下部乳頭体
　　　mammillary body of hypothalamus
17: 中　脳　midbrain
18: 中脳水道　cerebral aqueduct

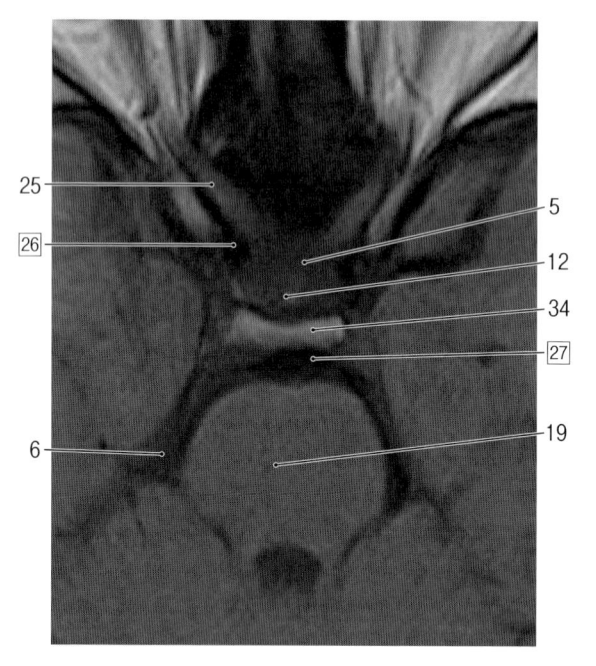

下垂体 8

T1強調横断像

- 5: 鞍上槽　suprasellar cistern
- 6: 迂回槽　ambient cistern
- 12: 下垂体茎（柄）　pituitary stalk
- 19: 橋　pons
- 25: 視神経　optic n.
- 26: 内頸動脈　internal carotid a.
- 27: 脳底動脈　basilar a.
- 34: 鞍背　dorsum sellae

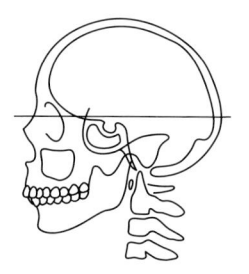

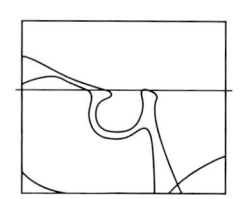

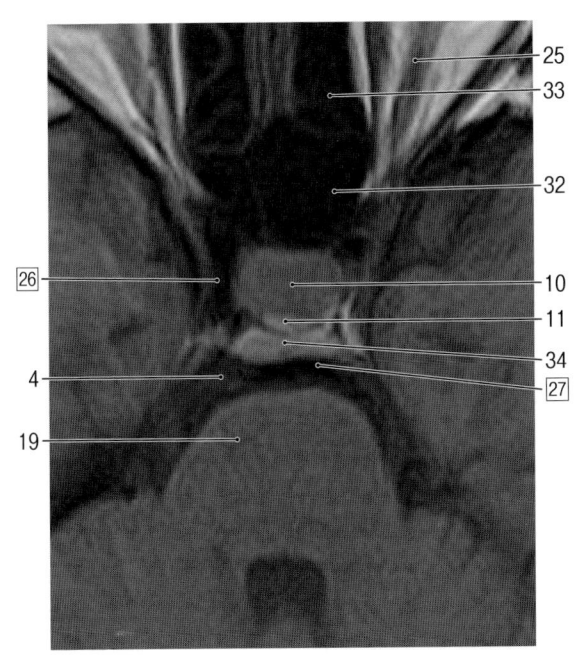

下垂体 9

T1強調横断像

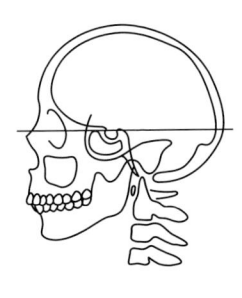

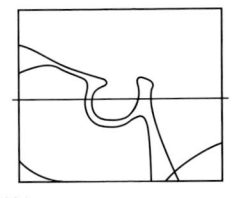

- 4: 橋前槽　prepontine cistern
- 10: 下垂体前葉　anterior lobe of pituitary gland
- 11: 下垂体後葉　posterior lobe of pituitary gland
- 19: 橋　pons
- 25: 視神経　optic n.
- 26: 内頸動脈　internal carotid a.
- 27: 脳底動脈　basilar a.
- 32: 蝶形骨洞　sphenoid sinus
- 33: 篩骨洞　ethmoid sinus
- 34: 鞍背　dorsum sellae

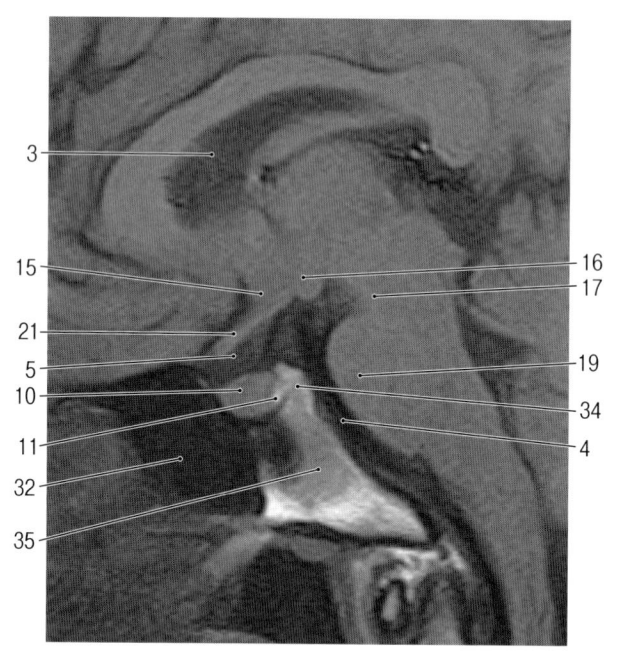

下垂体 10

T1強調矢状断像

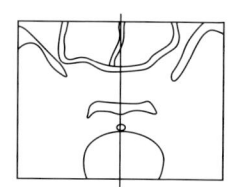

- 3: 側脳室　lateral ventricle
- 4: 橋前槽　prepontine cistern
- 5: 鞍上槽　suprasellar cistern
- 10: 下垂体前葉　anterior lobe of pituitary gland
- 11: 下垂体後葉　posterior lobe of pituitary gland
- 15: 視床下部　hypothalamus
- 16: 視床下部乳頭体　mammillary body of hypothalamus
- 17: 中脳　midbrain
- 19: 橋　pons
- 21: 視交叉　optic chiasm
- 32: 蝶形骨洞　sphenoid sinus
- 34: 鞍背　dorsum sellae
- 35: 斜台　clivus

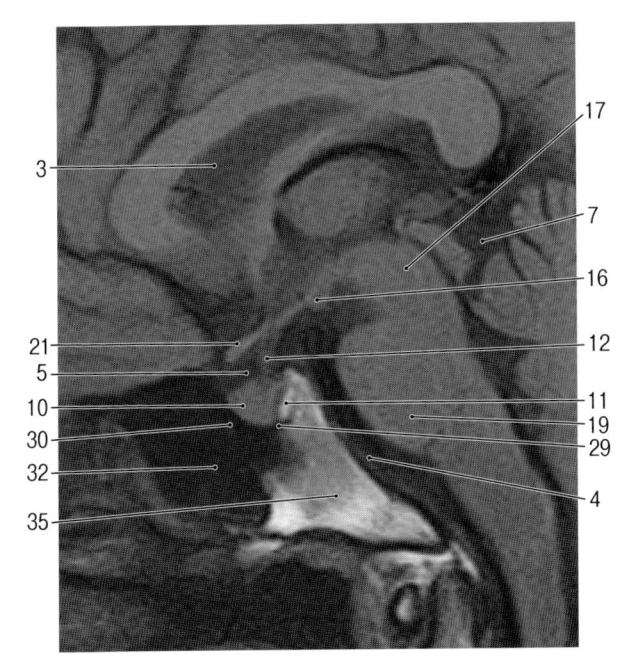

下垂体 11

T1 強調矢状断像

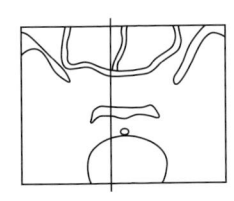

3: 側脳室　lateral ventricle
4: 橋前槽　prepontine cistern
5: 鞍上槽　suprasellar cistern
7: 四丘体槽　quadrigeminal cistern
10: 下垂体前葉　anterior lobe of pituitary gland
11: 下垂体後葉　posterior lobe of pituitary gland
12: 下垂体茎（柄）　pituitary stalk
16: 視床下部乳頭体　mammillary body of hypothalamus
17: 中　脳　midbrain
19: 橋　pons
21: 視交叉　optic chiasm
29: トルコ鞍底　sellar floor
30: 前床突起　anterior clinoid process
32: 蝶形骨洞　sphenoid sinus
35: 斜　台　clivus

側頭骨，内耳道 3

▌側頭骨・内耳道の MRI ▐

　主に緻密骨よりなる側頭骨・耳小骨は，MRI では無信号となる．同様に，含気腔である中耳の鼓室・鼓室陥凹も無信号となる．

　一方，脳脊髄液で満たされている内耳道は T2 強調像で高信号を呈し，内耳道内を走行する神経が相対的低信号として同定される．内耳道の前上部には顔面神経（第Ⅶ脳神経），前下部には蝸牛神経（第Ⅷ脳神経），後上・下部には上・下前庭神経（第Ⅷ脳神経）が通過する．膜迷路（前庭部，半規管，蝸牛管，内リンパ管・嚢）は内リンパ・外リンパを含むため脳脊髄液と同様の信号強度を示す．

　側頭骨内・脳脊髄液内を走行する神経は，T1 強調像で相対的に高信号を示す．内耳道は T1 強調像では顔面神経・蝸牛神経・前庭神経が同定されることにより認識される．

　側頭骨内の顔面神経は T1 強調像・T2 強調像ともに相対的に高信号に描出され，迷路部，膝部，水平部（鼓室部）をそれぞれ同定することができる．

　撮像法は横断像と冠状断像を基本とし，造影前・後の T1 強調像，T2 強調像，3D heavily T2 強調像（MR cisternography）などを用いる．

▌側頭骨・内耳道の MRI の適応 ▐

1. 腫瘍性病変において腫瘍と二次性炎症の区別．
2. 感音性難聴において聴神経腫瘍の除外など．
3. めまいにおいて内耳迷路，内耳道，小脳橋角部・脳幹部・小脳などの後頭蓋窩の評価．
4. 慢性中耳炎・真珠腫において真珠腫と他の軟部組織病変（肉芽腫，コレステリン肉芽腫など）との鑑別．

5. 炎症性疾患の頭蓋内合併症，錐体尖部の病変（コレステリン肉芽腫，類上皮腫）の診断．
6. 末梢性非外傷性の顔面神経麻痺において，主に顔面神経鞘腫などの基礎疾患の除外．

* アトラスの撮像条件

	断層面	撮像方法	TR/TE	FOV (cm)	スライス厚/間隔(mm)	マトリックス	積算	撮像枚数
T1WI	横断像	SE	420/12	16	3/0.6	352×240	1	20
	冠状断像	SE	420/12	16	3/0.6	352×240	1	16
T2WI	横断像	FSE	4300/105	16	3/0.6	352×224	1	20
	冠状断像	FSE	3650/105	16	3/0.6	352×224	1	16
HeavilyT2WI	横断像	FSE	3000/250	18	0.8/0	320×320	1	52

■ 解剖項目一覧

1. 側頭葉 — temporal lobe
2. 上半規管 — superior semicircular canal
3. 後半規管 — posterior semicircular canal
4. 外側半規管 — lateral semicircular canal
5. 前 庭 — vestibule
6. 蝸 牛 — cochlea
7. 内耳道 — internal auditory canal
8. 小脳半球 — cerebellar hemisphere
9. 小脳虫部 — cerebellar vermis
10. 橋 — pons
11. 延 髄 — medulla oblongata
12. 下垂体 — pituitary gland
13. 第3脳室 — third ventricle
14. 第4脳室 — fourth ventricle

15.	側脳室	lateral ventricle
16.	小脳橋槽	cerebello-pontine cistern
17.	前橋槽	prepontine cistern
18.	視　床	thalamus

19.	顔面神経内耳道部	IAC portion of facial n.
20.	顔面神経水平部	horizontal portion of facial n.
21.	顔面神経迷路部	vertical portion of facial n.
22.	顔面神経前膝部	anterior genu of facial n.
23.	顔面神経後膝部	posterior genu of facial n.
24.	蝸牛前庭神経	vestibulocochlear n.
25.	蝸牛神経	cochlear n.
26.	上前庭神経	superior vestibular n.
27.	下前庭神経	inferior vestibular n.
28.	三叉（第Ⅴ脳）神経	trigeminal n.

29	脳底動脈	basilar a.
30	内頸動脈	internal carotid a.
31	海綿静脈洞	cavernous sinus
32	Ｓ状静脈洞	sigmoid sinus

33.	第1頸椎	C1
34.	第2頸椎歯状突起	odontoid process of C2
35.	錐体尖	petrous apex
36.	卵円窓（前庭窓）	oval window
37.	乳突蜂巣	mastoid air cells
38.	斜　台	clivus
39.	蝶形骨洞	sphenoid sinus
40.	卵円孔	foramen ovale
41.	頸動脈管	carotid canal

42.	頸静脈孔	jugular fossa
43.	顎関節窩	temporomandibular joint
44.	外耳道	external auditory canal
45.	内リンパ嚢	endolymphatic sac
46.	内リンパ管	endolymphatic duct

側頭骨，内耳道 1

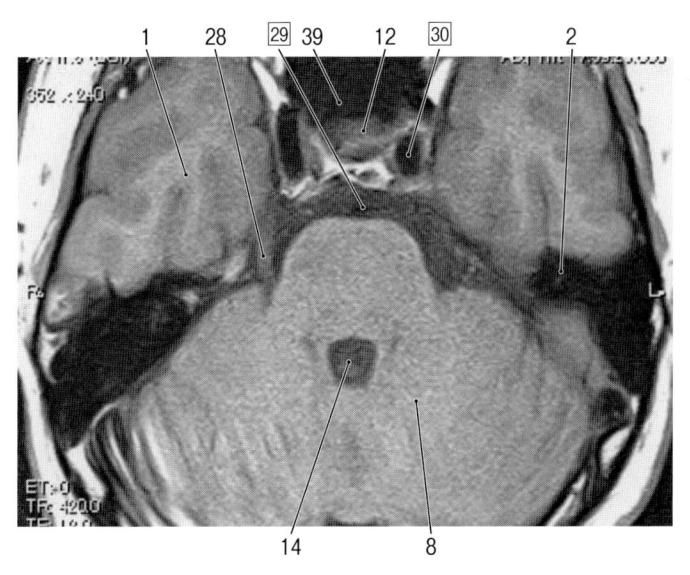

T1強調横断像

- 1: 側頭葉　temporal lobe
- 2: 上半規管　superior semicircular canal
- 8: 小脳半球　cerebellar hemisphere
- 12: 下垂体　pituitary gland
- 14: 第4脳室　fourth ventricle
- 28: 三叉（第V脳）神経　trigeminal n.
- 29: 脳底動脈　basilar a.
- 30: 内頸動脈　internal carotid a.
- 39: 蝶形骨洞　sphenoid sinus

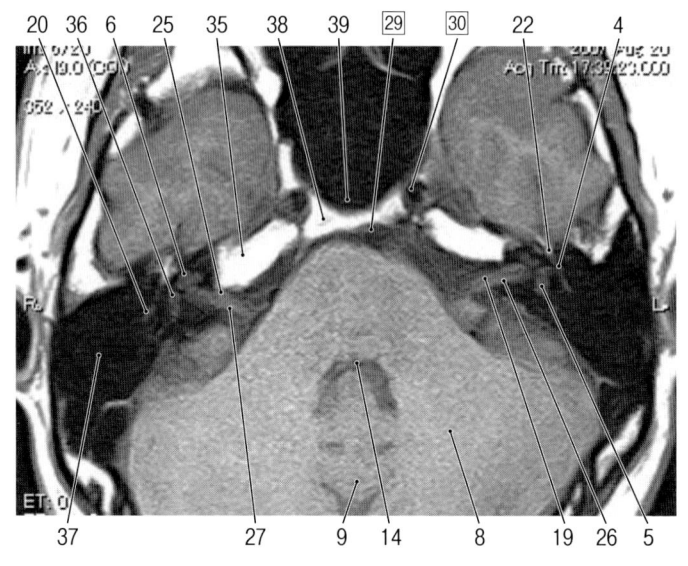

側頭骨，内耳道 2

T1 強調横断像

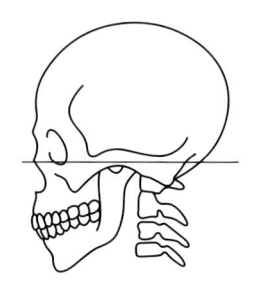

- 4: 外側半規管 lateral semicircular canal
- 5: 前 庭 vestibule
- 6: 蝸 牛 cochlea
- 8: 小脳半球 cerebellar hemisphere
- 9: 小脳虫部 cerebellar vermis
- 14: 第4脳室 fourth ventricle
- 19: 顔面神経内耳道部 IAC portion of facial n.
- 20: 顔面神経水平部 horizontal portion of facial n.
- 22: 顔面神経前膝部 anterior genu of facial n.
- 25: 蝸牛神経 cochlear n.
- 26: 上前庭神経 superior vestibular n.
- 27: 下前庭神経 inferior vestibular n.
- 29: 脳底動脈 basilar a.
- 30: 内頸動脈 internal carotid a.
- 35: 錐体尖 petrous apex
- 36: 卵円窓（前庭窓） oval window
- 37: 乳突蜂巣 mastoid air cells
- 38: 斜 台 clivus
- 39: 蝶形骨洞 sphenoid sinus

側頭骨，内耳道 3

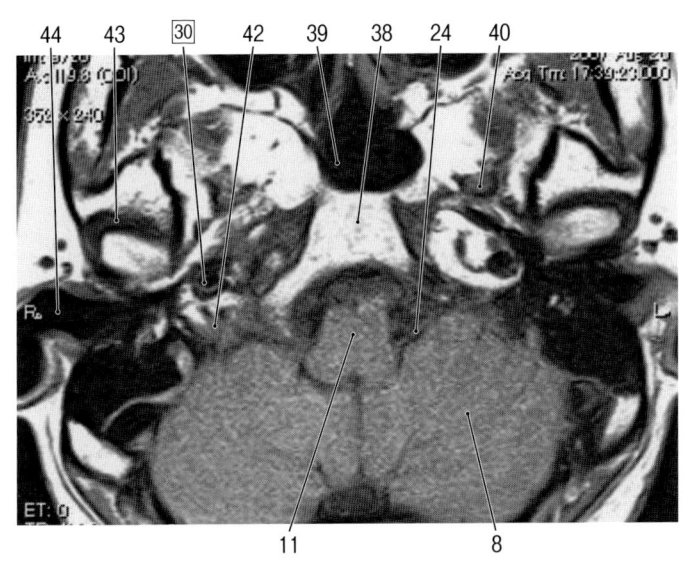

T1強調横断像

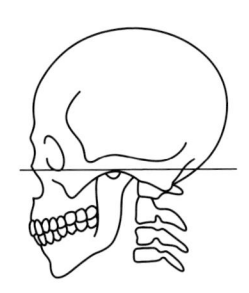

- 8：小脳半球　cerebellar hemisphere
- 11：延　髄　medulla oblongata
- 24：蝸牛前庭神経　vestibulocochlear n.
- 30：内頸動脈　internal carotid a.
- 38：斜　台　clivus
- 39：蝶形骨洞　sphenoid sinus
- 40：卵円孔　foramen ovale
- 42：頸静脈孔　jugular fossa
- 43：顎関節窩
　　　temporomandibular joint
- 44：外耳道　external auditory canal

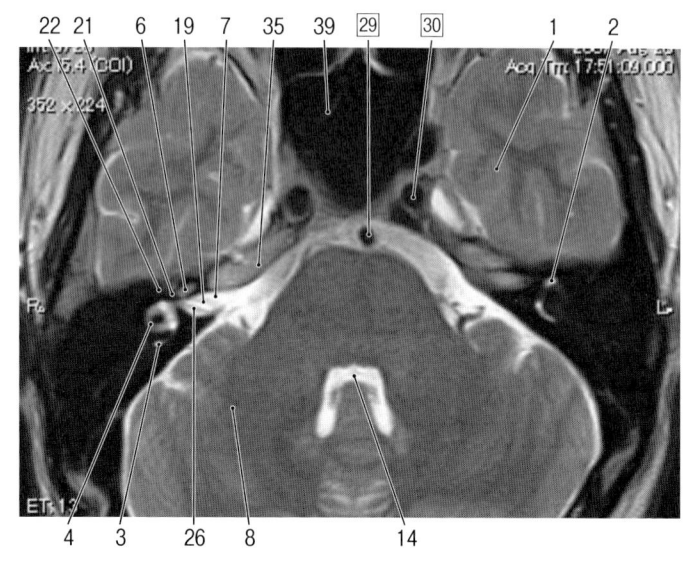

側頭骨，内耳道 4

T2強調横断像

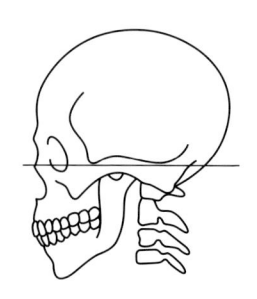

1： 側頭葉　temporal lobe
2： 上半規管
　　　superior semicircular canal
3： 後半規管
　　　posterior semicircular canal
4： 外側半規管
　　　lateral semicircular canal
6： 蝸牛　cochlea
7： 内耳道　internal auditory canal
8： 小脳半球　cerebellar hemisphere
14： 第4脳室　fourth ventricle
19： 顔面神経内耳道部
　　　IAC portion of facial n.
21： 顔面神経迷路部
　　　vertical portion of facial n.
22： 顔面神経前膝部
　　　anterior genu of facial n.
26： 上前庭神経
　　　superior vestibular n.
29： 脳底動脈　basilar a.
30： 内頸動脈　internal carotid a.
35： 錐体尖　petrous apex
39： 蝶形骨洞　sphenoid sinus

側頭骨，内耳道 5

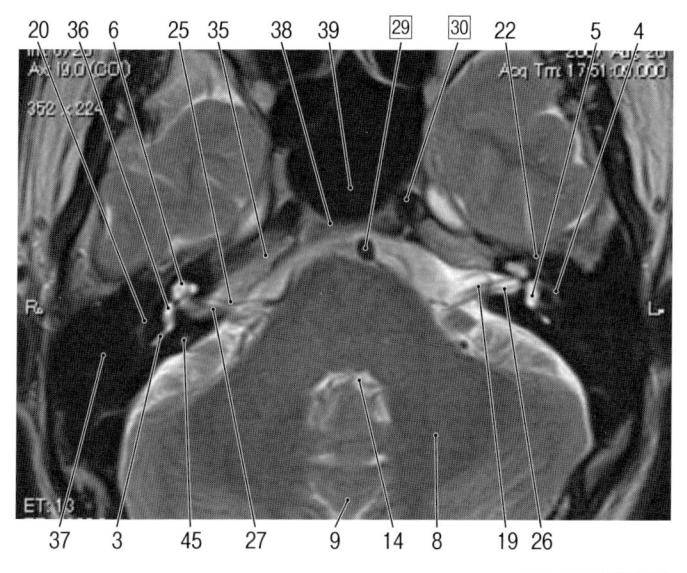

20 36 6 25 35 38 39 29 30 22 5 4

37 3 45 27 9 14 8 19 26

T2 強調横断像

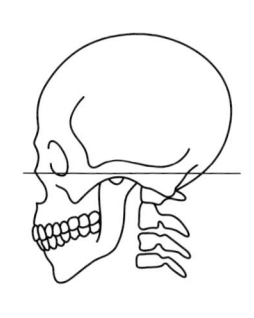

- 3: 後半規管 posterior semicircular canal
- 4: 外側半規管 lateral semicircular canal
- 5: 前庭 vestibule
- 6: 蝸牛 cochlea
- 8: 小脳半球 cerebellar hemisphere
- 9: 小脳虫部 cerebellar vermis
- 14: 第4脳室 fourth ventricle
- 19: 顔面神経内耳道部 IAC portion of facial n.
- 20: 顔面神経水平部 horizontal portion of facial n.
- 22: 顔面神経前膝部 anterior genu of facial n.
- 25: 蝸牛神経 cochlear n.
- 26: 上前庭神経 superior vestibular n.
- 27: 下前庭神経 inferior vestibular n.
- 29: 脳底動脈 basilar a.
- 30: 内頸動脈 internal carotid a.
- 35: 錐体尖 petrous apex
- 36: 卵円窓（前庭窓） oval window
- 37: 乳突蜂巣 mastoid air cells
- 38: 斜台 clivus
- 39: 蝶形骨洞 sphenoid sinus
- 45: 内リンパ嚢 endolymphatic sac

側頭骨，内耳道 6

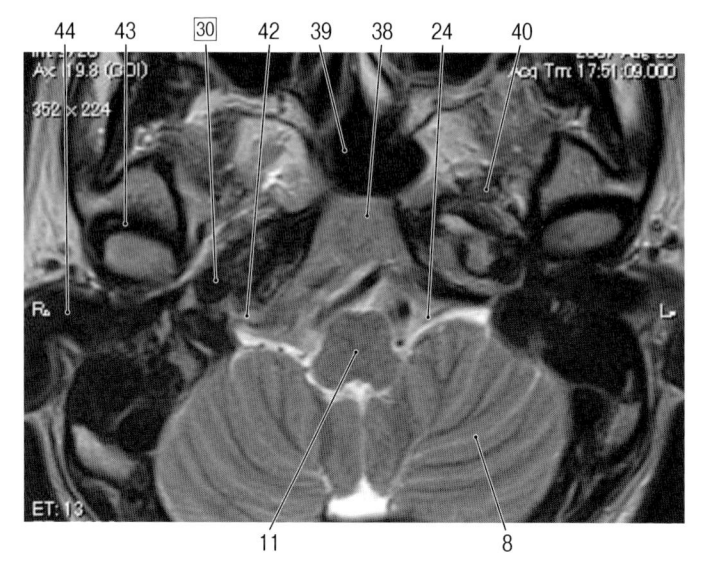

T2強調横断像

- 8：小脳半球　cerebellar hemisphere
- 11：延　髄　medulla oblongata
- 24：蝸牛前庭神経　vestibulocochlear n.
- 30：内頸動脈　internal carotid a.
- 38：斜　台　clivus
- 39：蝶形骨洞　sphenoid sinus
- 40：卵円孔　foramen ovale
- 42：頸静脈孔　jugular fossa
- 43：顎関節窩
　　　temporomandibular joint
- 44：外耳道　external auditory canal

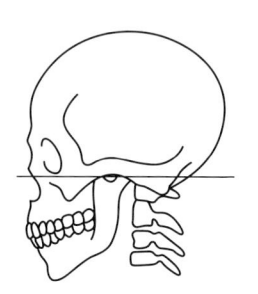

側頭骨，内耳道 **7**

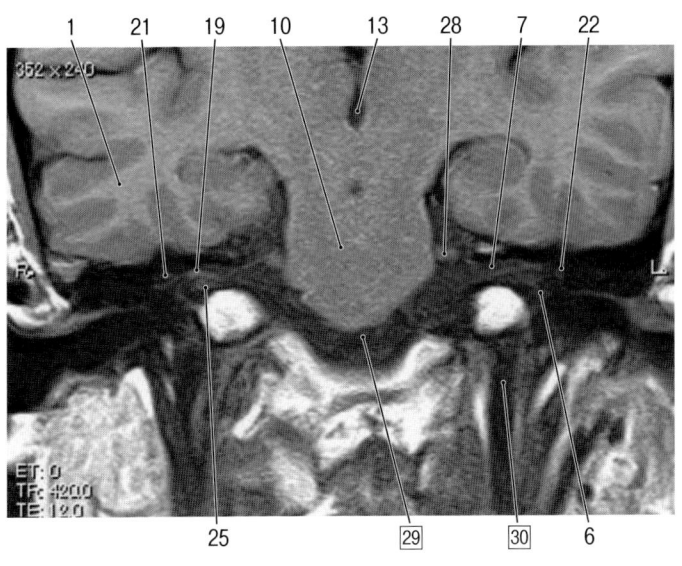

T1強調冠状断像

1: 側頭葉　temporal lobe
6: 蝸　牛　cochlea
7: 内耳道　internal auditory canal
10: 橋　pons
13: 第3脳室　third ventricle
19: 顔面神経内耳道部
　　　IAC portion of facial n.
21: 顔面神経迷路部
　　　vertical portion of facial n.
22: 顔面神経前膝部
　　　anterior genu of facial n.
25: 蝸牛神経　cochlear n.
28: 三叉（第Ⅴ脳）神経　trigeminal n.
29: 脳底動脈　basilar a.
30: 内頸動脈　internal carotid a.

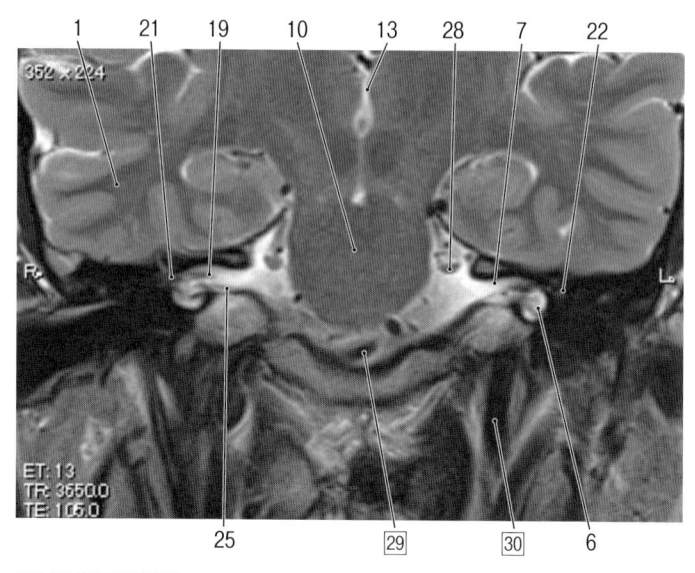

(側頭骨，内耳道 8)

T2強調冠状断像

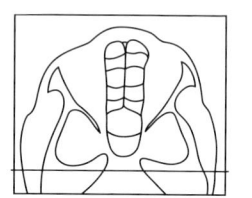

1: 側頭葉　temporal lobe
6: 蝸　牛　cochlea
7: 内耳道　internal auditory canal
10: 橋　pons
13: 第3脳室　third ventricle
19: 顔面神経内耳道部
　　　IAC portion of facial n.
21: 顔面神経迷路部
　　　vertical portion of facial n.
22: 顔面神経前膝部
　　　anterior genu of facial n.
25: 蝸牛神経　cochlear n.
28: 三叉（第V脳）神経　trigeminal n.
29: 脳底動脈　basilar a.
30: 内頚動脈　internal carotid a.

側頭骨，内耳道 9

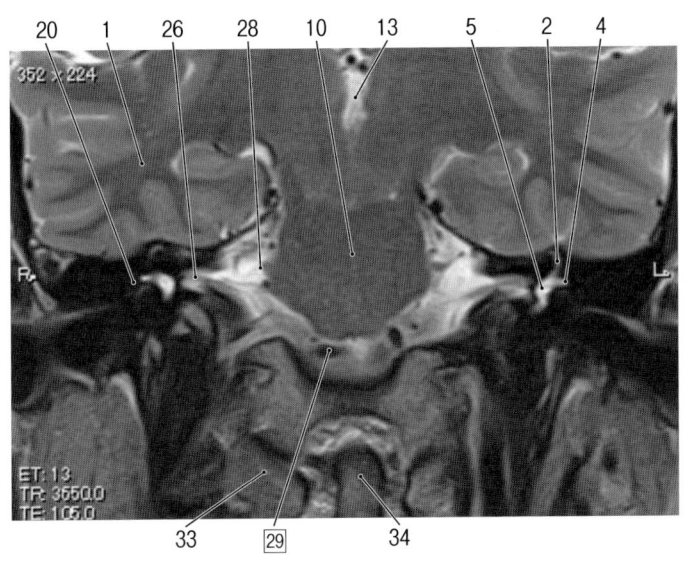

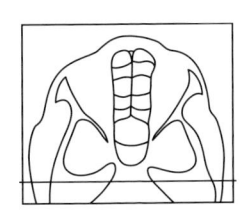

T2強調冠状断像

1: 側頭葉　temporal lobe
2: 上半規管
　　　superior semicircular canal
4: 外側半規管
　　　lateral semicircular canal
5: 前　庭　vestibule
10: 橋　pons
13: 第3脳室　third ventricle
20: 顔面神経水平部
　　　horizontal portion of facial n.
26: 上前庭神経　superior vestibular n.
28: 三叉（第Ⅴ脳）神経　trigeminal n.
29: 脳底動脈　basilar a.
33: 第1頸椎　C1
34: 第2頸椎歯状突起
　　　odontoid process of C2

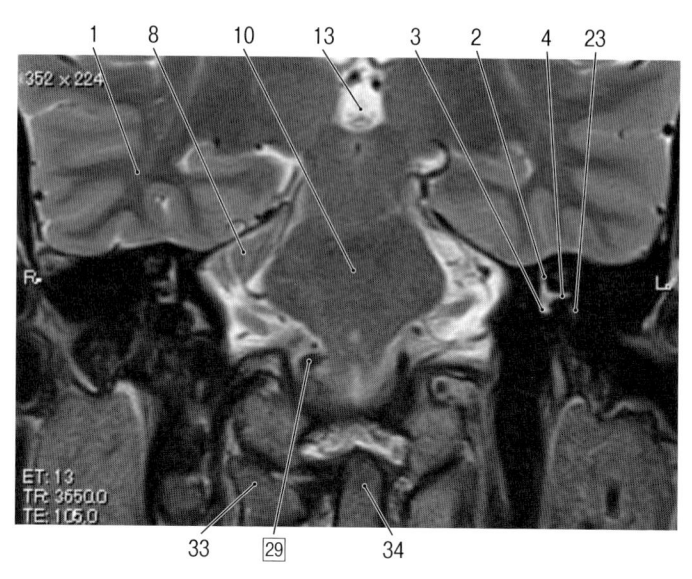

側頭骨，内耳道 10

T2強調冠状断像

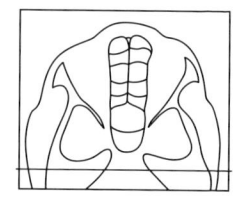

1: 側頭葉　temporal lobe
2: 上半規管
　　superior semicircular canal
3: 後半規管
　　posterior semicircular canal
4: 外側半規管
　　lateral semicircular canal
8: 小脳半球　cerebellar hemisphere
10: 橋　pons
13: 第3脳室　third ventricle
23: 顔面神経後膝部
　　posterior genu of facial n.
29: 脳底動脈　basilar a.
33: 第1頸椎　C1
34: 第2頸椎歯状突起
　　odontoid process of C2

側頭骨，内耳道 11

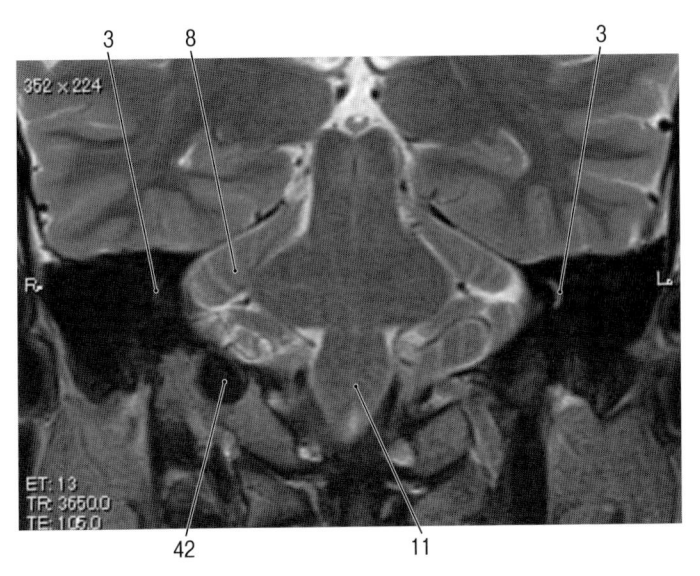

T2 強調冠状断像

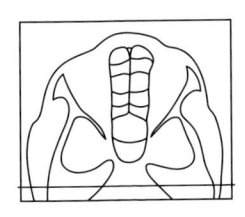

3: 後半規管　posterior semicircular canal
8: 小脳半球　cerebellar hemisphere
11: 延髄　medulla oblongata
42: 頸静脈孔　jugular fossa

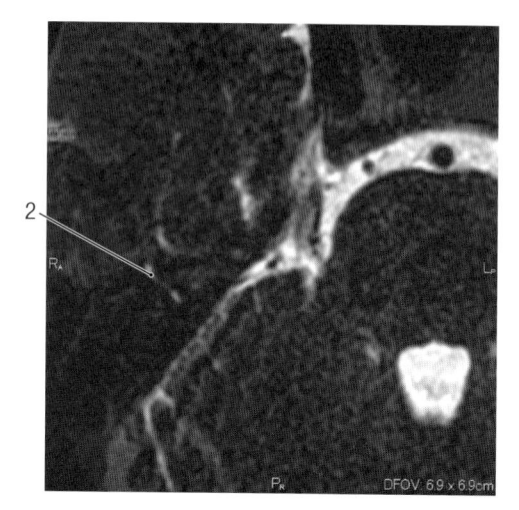

側頭骨，内耳道　12

MR Cisternography

2: 上半規管
　　superior semicircular canal

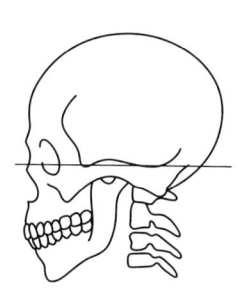

側頭骨,内耳道 13

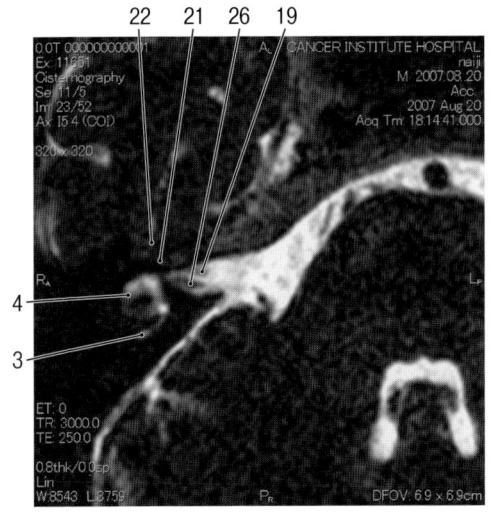

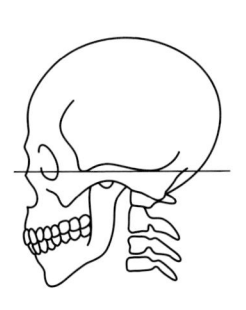

MR Cisternography

3: 後半規管
   posterior semicircular canal
4: 外側半規管
   lateral semicircular canal
19: 顔面神経内耳道部
   IAC portion of facial n.
21: 顔面神経迷路部
   vertical portion of facial n.
22: 顔面神経前膝部
   anterior genu of facial n.
26: 上前庭神経　superior vestibular n.

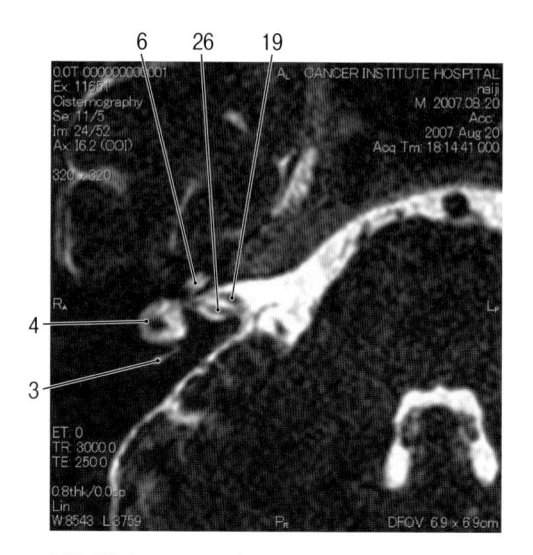

(側頭骨，内耳道 14)

MR Cisternography

3: 後半規管
　　posterior semicircular canal
4: 外側半規管
　　lateral semicircular canal
6: 蝸　牛　cochlea
19: 顔面神経内耳道部
　　IAC portion of facial n.
26: 上前庭神経　superior vestibular n.

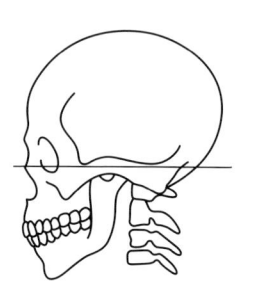

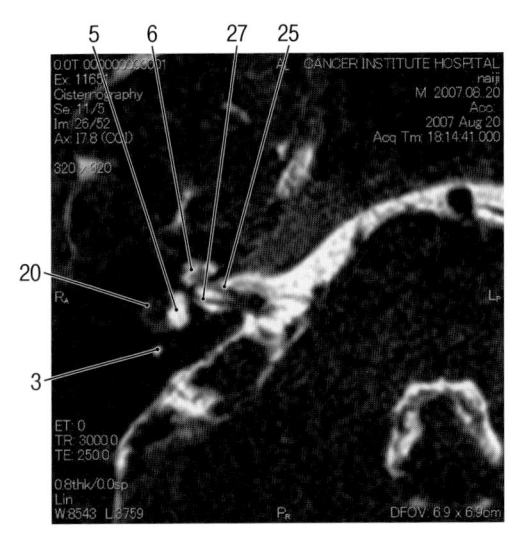

側頭骨，内耳道　15

MR Cisternography

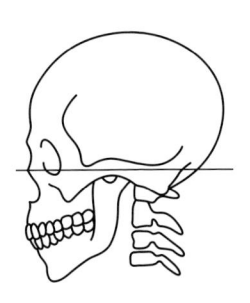

3：後半規管
　　　posterior semicircular canal
5：前　庭　vestibule
6：蝸　牛　cochlea
20：顔面神経水平部
　　　horizontal portion of facial n.
25：蝸牛神経　cochlear n.
27：下前庭神経　inferior vestibular n.

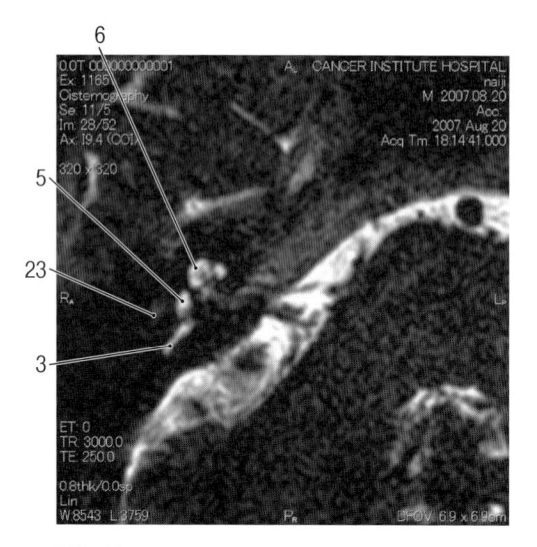

側頭骨，内耳道　16

MR Cisternography

3： 後半規管
　　　posterior semicircular canal
5： 前　庭　vestibule
6： 蝸　牛　cochlea
23： 顔面神経後膝部
　　　posterior genu of facial n.

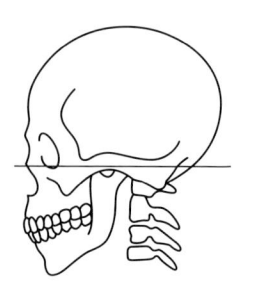

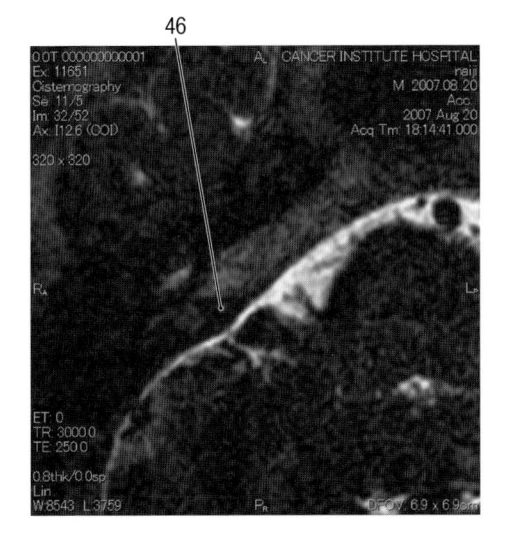

側頭骨，内耳道　17

MR Cisternography

46: 内リンパ管　endolymphatic duct

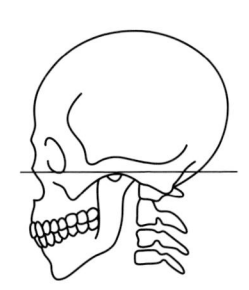

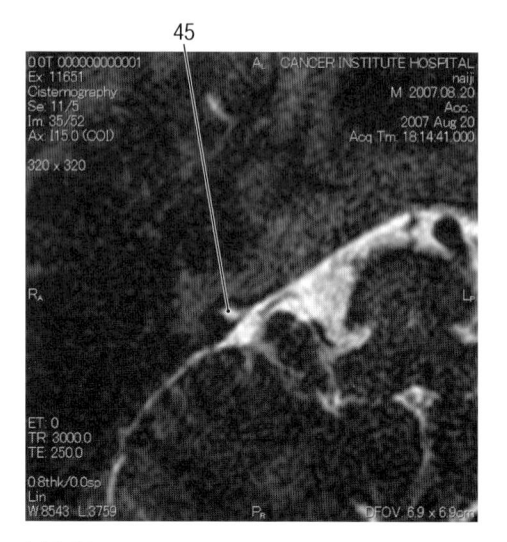

側頭骨，内耳道 18

MR Cisternography

45：内リンパ嚢　endolymphatic sac

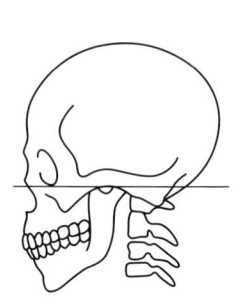

眼窩, 副鼻腔 4

■ 眼窩・副鼻腔の MRI ■

眼窩は全体として円錐型を呈し，眼球とその支持・機能組織を含む．眼窩のMRIでは頭部用，頭頸部用コイルまたは表在用のコイルを使用し，小さなFOVで撮像する．眼球運動によるアーチファクト軽減のため，眼は軽く閉じ眼球を動かさないようにしてもらう．スライス厚は3 mm，スライスギャップは1 mm以下，FOVは180 mm程度が望ましい．

撮像断面は横断を基本とし，視神経にそって設定する．

副鼻腔の重要な役目は加湿・温度調整，気道のフィルター機能である．前頭洞，篩骨洞，蝶形骨洞，上顎洞よりなりそれぞれ固有の排泄口により鼻腔と連続する

副鼻腔のMRIは冠状断像を基本とし，前頭洞の上端から上顎洞の下端まで含めるよう範囲を設定する．スライス厚は5 mm以下，スライスギャップは1 mm以下が望ましい．

■ 解剖項目一覧

1. 前眼房　　　　　　　anterior chamber
2. 網膜/脈絡膜　　　　　retina/choroid
3. 強　膜　　　　　　　sclera
4. 眼窩脂肪体　　　　　retrobulbar fat
5. 水晶体　　　　　　　lens
6. 硝子体　　　　　　　vitreous body
7. 角　膜　　　　　　　cornea
8. 毛様体　　　　　　　ciliary body
9. 上眼瞼　　　　　　　upper eyelid

10.	下眼瞼	lower eyelid
11.	涙　腺	lacrimal gland
12.	視交叉	optic chiasm
13.	視　索	optic tract
14.	視床下部乳頭体	mammillary body of hypothalamus
15.	鼻涙管	nasolacrimal duct
16.	下垂体茎（柄）	pituitary stalk
17.	側脳室	lateral ventricle
18.	橋	pons
19.	下垂体前葉	anterior lobe of pituitary gland
20.	下垂体後葉	posterior lobe of pituitary gland
21.	視神経	optic n.
22.	視神経乳頭	optic papilla
23.	前頭神経	frontal n.
24.	眼窩下神経	infraorbital n.
25.	涙腺神経	lacrimal n.
26.	上斜筋	superior oblique m.
27.	下斜筋	inferior oblique m.
28.	咬　筋	masseter m.
29.	側頭筋	temporalis m.
30.	内側直筋	medial rectus m.
31.	外側直筋	lateral rectus m.
32.	上直筋	superior rectus m.
33.	上眼瞼挙筋	levator palpabrae m.
34.	下直筋	inferior rectus m.
35.	眼輪筋	orbicularis oculi m.
36.	滑　車	trochlea
37	眼動脈	ophthalmic a.

| 38 | 上眼静脈 | superior ophthalmic v. |
| 39 | 内頸動脈 | internal carotid a. |

---

40. 鼻中隔　　　　　　　nasal septum
41. 上顎洞　　　　　　　maxillary sinus
42. 中鼻甲介　　　　　　middle nasal concha
43. 下鼻甲介　　　　　　inferior nasal concha
44. 蝶形骨洞　　　　　　sphenoid sinus
45. 篩骨洞　　　　　　　ethmoid sinus
46. 前頭洞　　　　　　　frontal sinus
47. 斜　台　　　　　　　clivus
48. 鶏　冠　　　　　　　crista galli
49. 前頭骨　　　　　　　frontal bone
50. 上顎骨　　　　　　　maxilla
51. 頬　骨　　　　　　　zygoma
52. 側頭骨　　　　　　　temporal bone

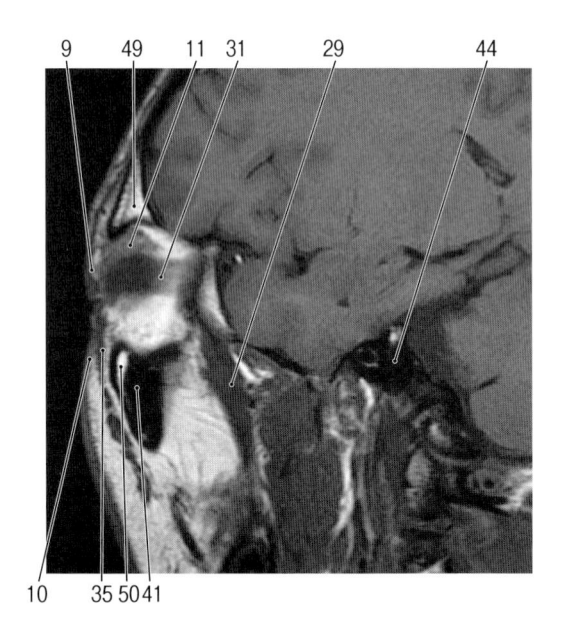

眼窩，副鼻腔 1

T1強調矢状断像

- 9: 上眼瞼　upper eyelid
- 10: 下眼瞼　lower eyelid
- 11: 涙　腺　lacrimal gland
- 29: 側頭筋　temporalis m.
- 31: 外側直筋　lateral rectus m.
- 35: 眼輪筋　orbicularis oculi m.
- 41: 上顎洞　maxillary sinus
- 44: 蝶形骨洞　sphenoid sinus
- 49: 前頭骨　frontal bone
- 50: 上顎骨　maxilla

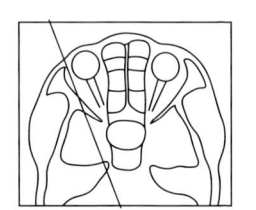

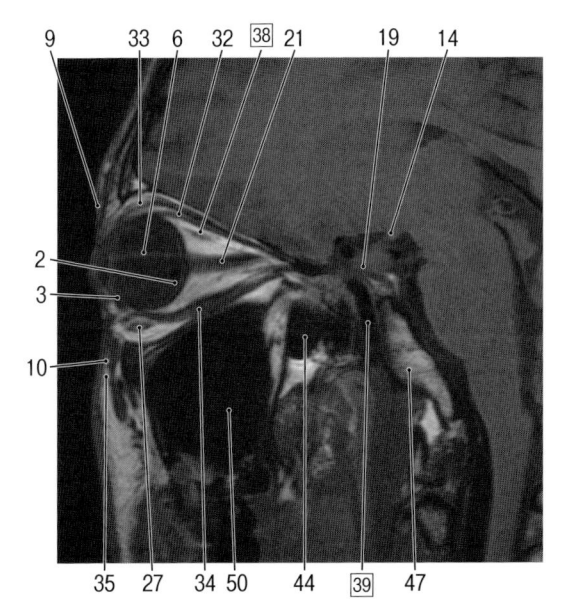

眼窩，副鼻腔 2

T1強調矢状断像

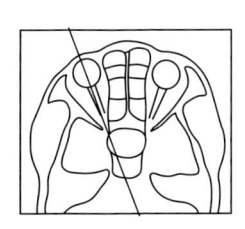

- 2: 網膜/脈絡膜　retina/choroid
- 3: 強　膜　sclera
- 6: 硝子体　vitreous body
- 9: 上眼瞼　upper eyelid
- 10: 下眼瞼　lower eyelid
- 14: 視床下部乳頭体　mammillary body of hypothalamus
- 19: 下垂体前葉　anterior lobe of pituitary gland
- 21: 視神経　optic n.
- 27: 下斜筋　inferior oblique m.
- 32: 上直筋　superior rectus m.
- 33: 上眼瞼挙筋　levator palpabrae m.
- 34: 下直筋　inferior rectus m.
- 35: 眼輪筋　orbicularis oculi m.
- 38: 上眼静脈　superior ophthalmic v.
- 39: 内頸動脈　internal carotid a.
- 44: 蝶形骨洞　sphenoid sinus
- 47: 斜　台　clivus
- 50: 上顎骨　maxilla

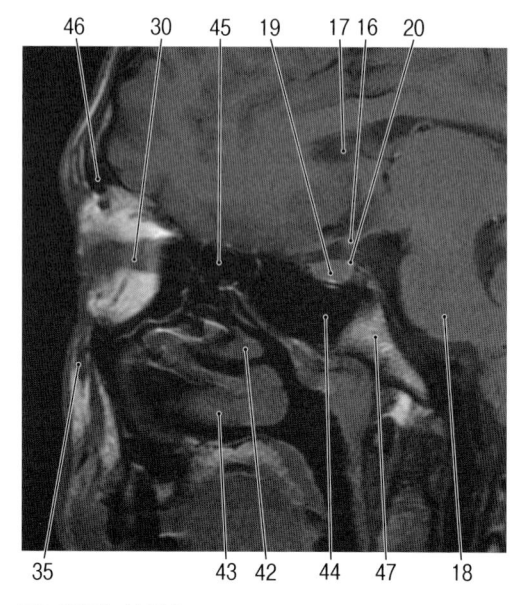

眼窩，副鼻腔 3

T1強調矢状断像

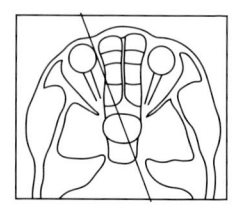

- 16: 下垂体茎（柄） pituitary stalk
- 17: 側脳室 lateral ventricle
- 18: 橋 pons
- 19: 下垂体前葉
       anterior lobe of pituitary gland
- 20: 下垂体後葉
       posterior lobe of pituitary gland
- 30: 内側直筋 medial rectus m.
- 35: 眼輪筋 orbicularis oculi m.
- 42: 中鼻甲介 middle nasal concha
- 43: 下鼻甲介 inferior nasal concha
- 44: 蝶形骨洞 sphenoid sinus
- 45: 篩骨洞 ethmoid sinus
- 46: 前頭洞 frontal sinus
- 47: 斜 台 clivus

眼窩，副鼻腔 4

T1 強調冠状断像

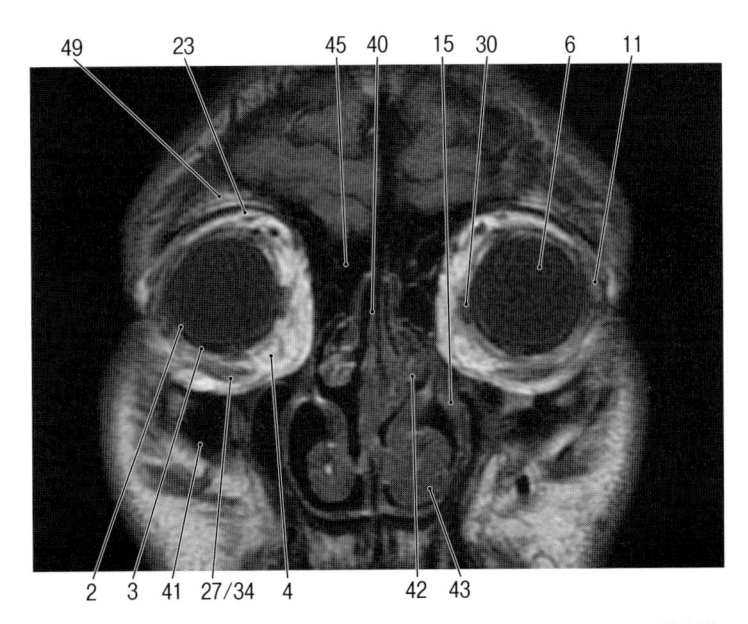

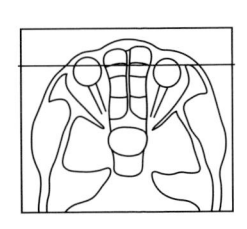

- 2： 網膜/脈絡膜　retina/choroid
- 3： 強　膜　sclera
- 4： 眼窩脂肪体　retrobulbar fat
- 6： 硝子体　vitreous body
- 11： 涙　腺　lacrimal gland
- 15： 鼻涙管　nasolacrimal duct
- 23： 前頭神経　frontal n.
- 27/34： 下斜筋・下直筋
  inferior oblique m.・inferior rectus m.
- 30： 内側直筋　medial rectus m.
- 40： 鼻中隔　nasal septum
- 41： 上顎洞　maxillary sinus
- 42： 中鼻甲介　middle nasal concha
- 43： 下鼻甲介　inferior nasal concha
- 45： 篩骨洞　ethmoid sinus
- 49： 前頭骨　frontal bone

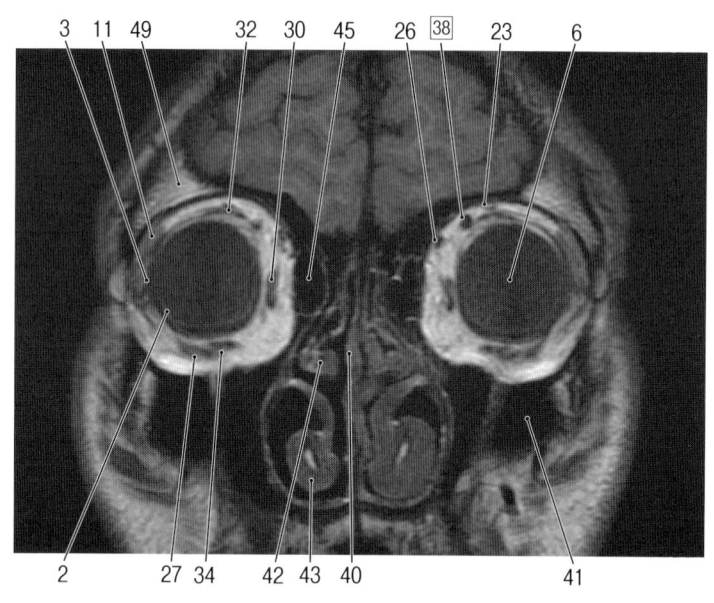

眼窩，副鼻腔 5

T1強調冠状断像

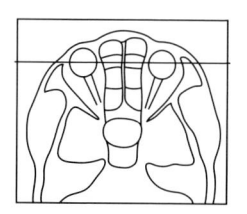

- 2： 網膜/脈絡膜　retina/choroid
- 3： 強　膜　sclera
- 6： 硝子体　vitreous body
- 11： 涙　腺　lacrimal gland
- 23： 前頭神経　frontal n.
- 26： 上斜筋　superior oblique m.
- 27： 下斜筋　inferior oblique m.
- 30： 内側直筋　medial rectus m.
- 32： 上直筋　superior rectus m.
- 34： 下直筋　inferior rectus m.
- 38： 上眼静脈　superior ophthalmic v.
- 40： 鼻中隔　nasal septum
- 41： 上顎洞　maxillary sinus
- 42： 中鼻甲介　middle nasal concha
- 43： 下鼻甲介　inferior nasal concha
- 45： 篩骨洞　ethmoid sinus
- 49： 前頭骨　frontal bone

眼窩，副鼻腔 **6**

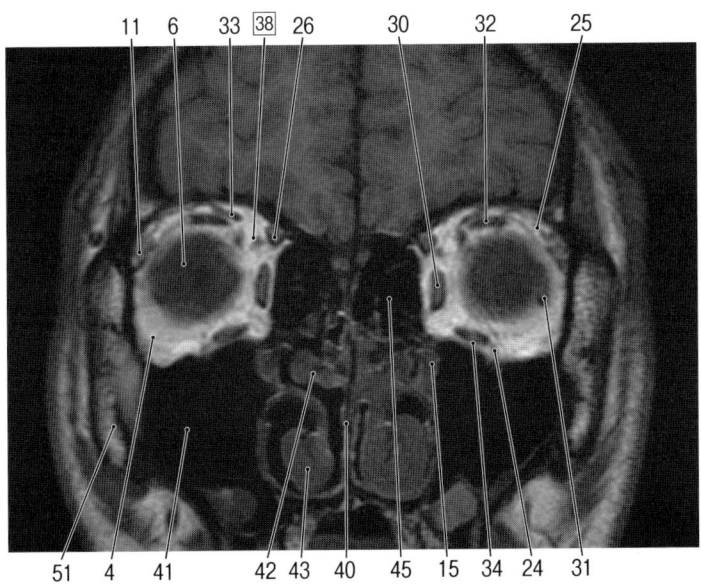

T1強調冠状断像

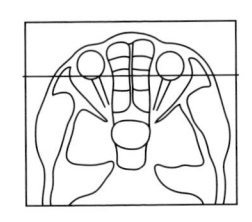

15： 鼻涙管　nasolacrimal duct
24： 眼窩下神経　infraorbital n.
25： 涙腺神経　lacrimal n.
26： 上斜筋　superior oblique m.
30： 内側直筋　medial rectus m.
31： 外側直筋　lateral rectus m.
32： 上直筋　superior rectus m.
33： 上眼瞼挙筋　levator palpabrae m.
34： 下直筋　inferior rectus m.
38： 上眼静脈　superior ophthalmic v.
40： 鼻中隔　nasal septum
41： 上顎洞　maxillary sinus
42： 中鼻甲介　middle nasal concha
43： 下鼻甲介　inferior nasal concha
45： 篩骨洞　ethmoid sinus
51： 頬　骨　zygoma

4： 眼窩脂肪体　retrobulbar fat
6： 硝子体　vitreous body
11： 涙　腺　lacrimal gland

眼窩，副鼻腔 **7**

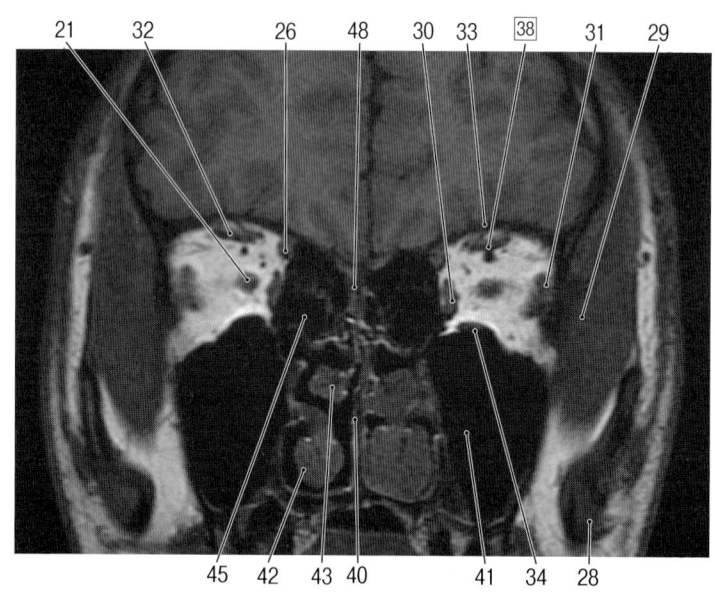

T1強調冠状断像

21：視神経　optic n.
26：上斜筋　superior oblique m.
28：咬　筋　masseter m.
29：側頭筋　temporalis m.
30：内側直筋　medial rectus m.
31：外側直筋　lateral rectus m.
32：上直筋　superior rectus m.
33：上眼瞼挙筋　levator palpabrae m.
34：下直筋　inferior rectus m.
38：上眼静脈　superior ophthalmic v.
40：鼻中隔　nasal septum
41：上顎洞　maxillary sinus
42：中鼻甲介　middle nasal concha
43：下鼻甲介　inferior nasal concha
45：篩骨洞　ethmoid sinus
48：鶏　冠　crista galli

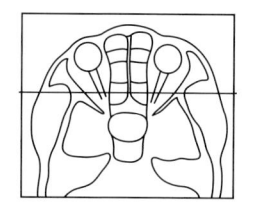

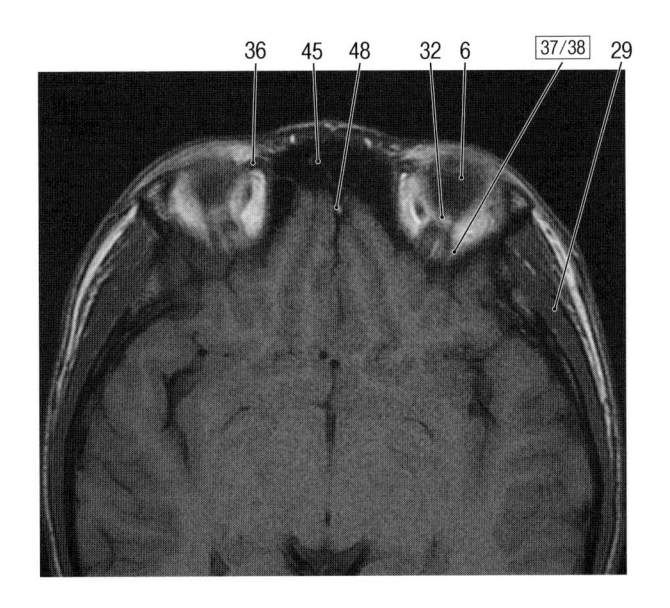

眼窩，副鼻腔 8

T1強調横断像

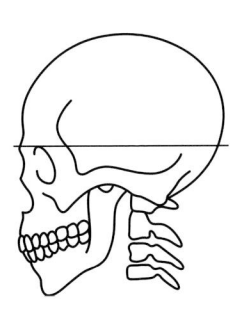

- 6: 硝子体　vitreous body
- 29: 側頭筋　temporalis m.
- 32: 上直筋　superior rectus m.
- 36: 滑　車　trochlea
- 37/38: 眼動脈・上眼静脈
  ophthalmic a.・superior ophthalmic v.
- 45: 篩骨洞　ethmoid sinus
- 48: 鶏　冠　crista galli

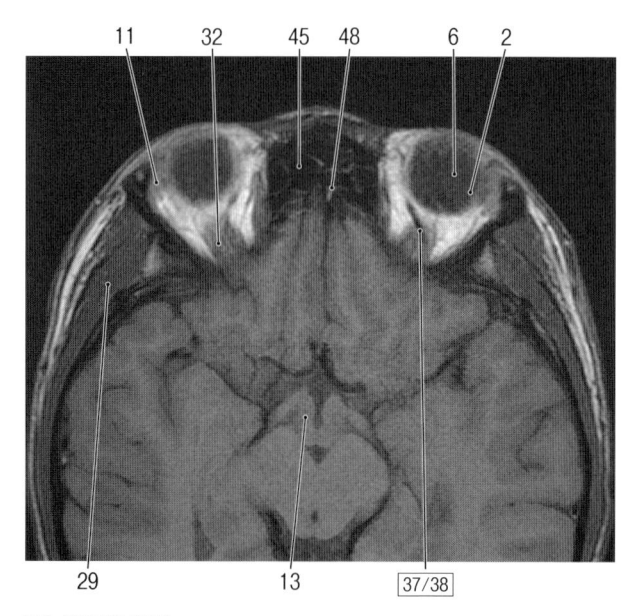

眼窩，副鼻腔 9

T1強調横断像

- 2: 網膜/脈絡膜　retina/choroid
- 6: 硝子体　vitreous body
- 11: 涙　腺　lacrimal gland
- 13: 視　索　optic tract
- 29: 側頭筋　temporalis m.
- 32: 上直筋　superior rectus m.
- 37/38: 眼動脈・上眼静脈
    ophthalmic a.・superior ophthalmic v.
- 45: 篩骨洞　ethmoid sinus
- 48: 鶏　冠　crista galli

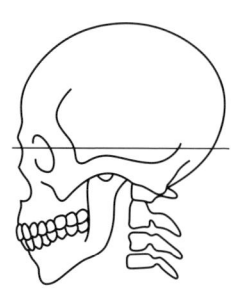

眼窩，副鼻腔　10

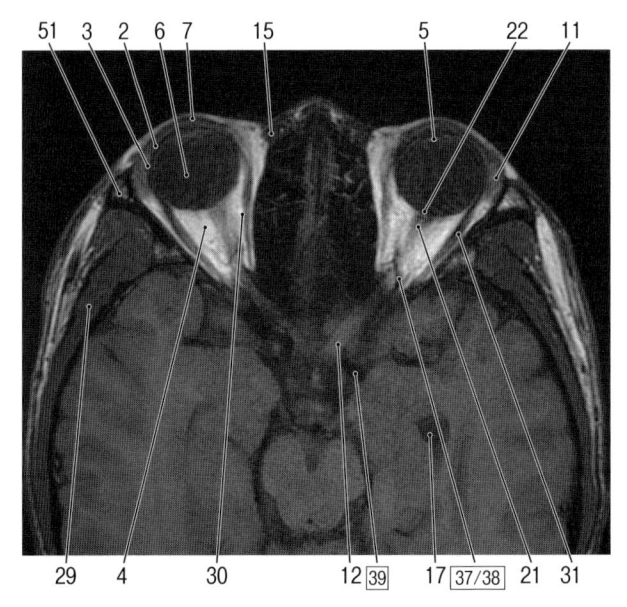

T1強調横断像

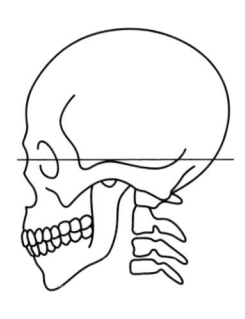

- 5: 水晶体　lens
- 6: 硝子体　vitreous body
- 7: 角　膜　cornea
- 11: 涙　腺　lacrimal gland
- 12: 視交叉　optic chiasm
- 15: 鼻涙管　nasolacrimal duct
- 17: 側脳室　lateral ventricle
- 21: 視神経　optic n.
- 22: 視神経乳頭　optic papilla
- 29: 側頭筋　temporalis m.
- 30: 内側直筋　medial rectus m.
- 31: 外側直筋　lateral rectus m.
- 37/38: 眼動脈・上眼静脈　ophthalmic a.・superior ophthalmic v.
- 39: 内頸動脈　internal carotid a.
- 51: 頬　骨　zygoma

- 2: 網膜/脈絡膜　retina/choroid
- 3: 強　膜　sclera
- 4: 眼窩脂肪体　retrobulbar fat

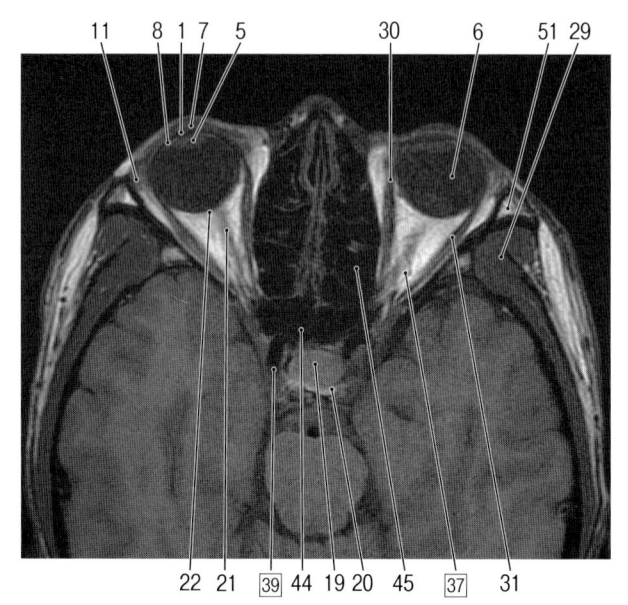

眼窩，副鼻腔 11

T1 強調横断像

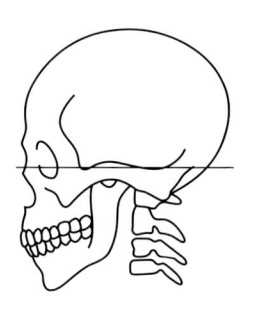

- 1: 前眼房　anterior chamber
- 5: 水晶体　lens
- 6: 硝子体　vitreous body
- 7: 角　膜　cornea
- 8: 毛様体　ciliary body
- 11: 涙　腺　lacrimal gland
- 19: 下垂体前葉　anterior lobe of pituitary gland
- 20: 下垂体後葉　posterior lobe of pituitary gland
- 21: 視神経　optic n.
- 22: 視神経乳頭　optic papilla
- 29: 側頭筋　temporalis m.
- 30: 内側直筋　medial rectus m.
- 31: 外側直筋　lateral rectus m.
- 37: 眼動脈　ophthalmic a.
- 39: 内頸動脈　internal carotid a.
- 44: 蝶形骨洞　sphenoid sinus
- 45: 篩骨洞　ethmoid sinus
- 51: 頬　骨　zygoma

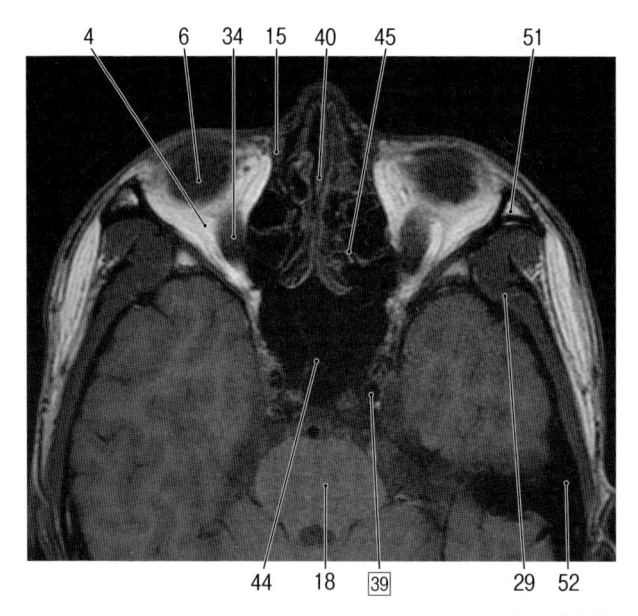

眼窩，副鼻腔 **12**

T1強調横断像

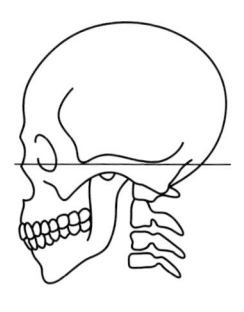

- 4: 眼窩脂肪体　retrobulbar fat
- 6: 硝子体　vitreous body
- 15: 鼻涙管　nasolacrimal duct
- 18: 橋　pons
- 29: 側頭筋　temporalis m.
- 34: 下直筋　inferior rectus m.
- 39: 内頸動脈　internal carotid a.
- 40: 鼻中隔　nasal septum
- 44: 蝶形骨洞　sphenoid sinus
- 45: 篩骨洞　ethmoid sinus
- 51: 頬　骨　zygoma
- 52: 側頭骨　temporal bone

眼窩，副鼻腔　13

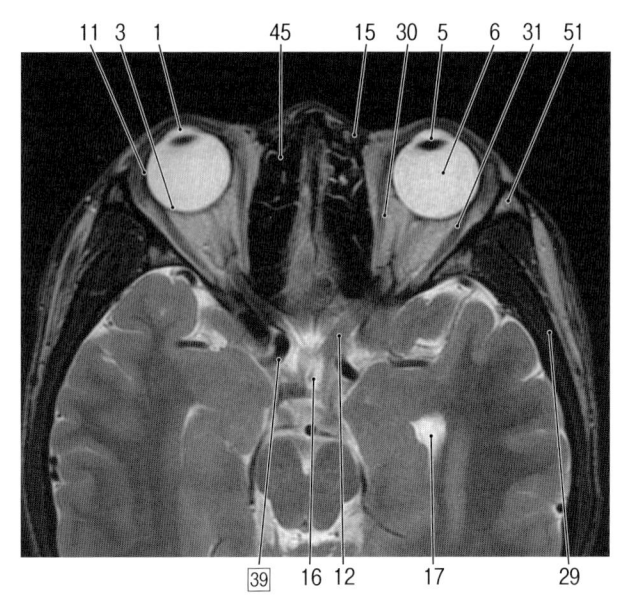

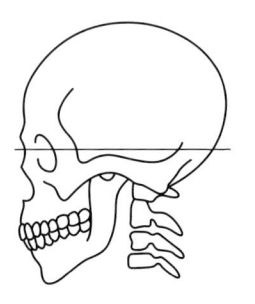

T2 強調横断像

- 1： 前眼房　anterior chamber
- 3： 強　膜　sclera
- 5： 水晶体　lens
- 6： 硝子体　vitreous body
- 11： 涙　腺　lacrimal gland
- 12： 視交叉　optic chiasm
- 15： 鼻涙管　nasolacrimal duct
- 16： 下垂体茎（柄）　pituitary stalk
- 17： 側脳室　lateral ventricle
- 29： 側頭筋　temporalis m.
- 30： 内側直筋　medial rectus m.
- 31： 外側直筋　lateral rectus m.
- 39： 内頸動脈　internal carotid a.
- 45： 篩骨洞　ethmoid sinus
- 51： 頬　骨　zygoma

眼窩，副鼻腔 14

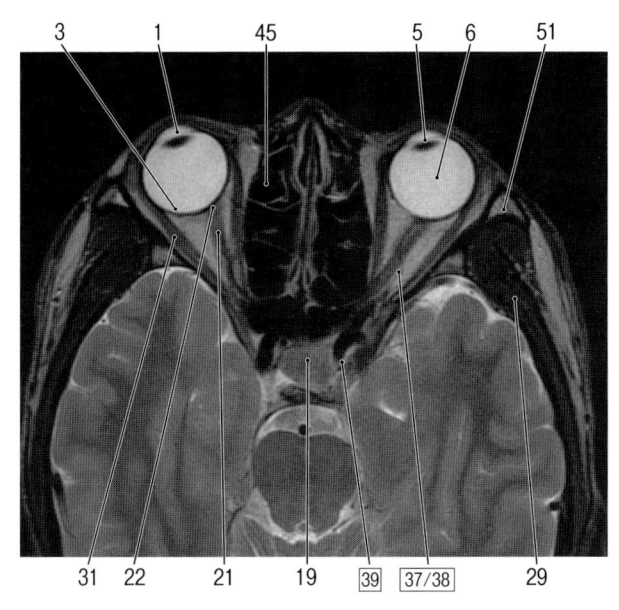

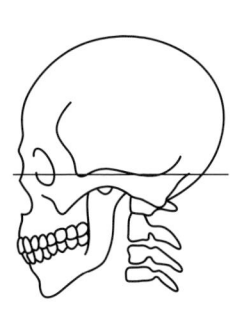

T2 強調横断像

- 1： 前眼房　anterior chamber
- 3： 強　膜　sclera
- 5： 水晶体　lens
- 6： 硝子体　vitreous body
- 19： 下垂体前葉
  　　　anterior lobe of pituitary gland
- 21： 視神経　optic n.
- 22： 視神経乳頭　optic papilla
- 29： 側頭筋　temporalis m.
- 31： 外側直筋　lateral rectus m.
- 37/38： 眼動脈・上眼静脈
  　ophthalmic a.・superior ophthalmic v.
- 39： 内頸動脈　internal carotid a.
- 45： 篩骨洞　ethmoid sinus
- 51： 頬　骨　zygoma

頸 部 5

▌検査のポイント ▌

1) 角度と厚み

頸部は舌骨上と舌骨下に大きく分けられる．本書では側頭骨・眼窩・副鼻腔は別項目のため，舌骨上では主に口腔・上咽頭・中咽頭を対象に図説した．舌骨上を検査目的とする場合は横断像の角度は硬口蓋に平行なスライスが好まれるが，顎骨が対象となる場合は歯根に垂直になる角度が好まれる場合がある．冠状断は頸椎の角度に平行がよく，矢状断は体軸に合わせて設定する．舌骨下では声帯に平行な角度がよい．粗画像で声帯が確認できない場合はC5/6椎間板腔の角度に合わせる．冠状断は気管の角度に合わせるとよい．矢状断は舌骨上と同様である．いずれもスライス厚は3〜5 mmとする．

2) シーケンス

Spin echo系のT2強調像とT1強調像を基本とする．頭頸部領域は体型的に凹凸が多いこと，空気と軟部組織の接する部分が多いことなどにより，アーチファクトを生じやすい．たとえば，gradient系では粘膜面の評価が困難であったり，脂肪抑制法は抑制効果が不良であったりする．これらのアーチファクト軽減のために，頸部周囲にsat padを巻く方法もある．また，頭頸部領域では呼吸によるアーチファクトも画像劣化の大きな要因で，その軽減には検査前の十分な説明が重要である．

▌解剖項目一覧

1. 耳管開口部　　　　　opening of Eustachian tube
2. 耳管隆起　　　　　　torus tubarius
3. ローゼンミュラ窩　　Rosenmüller fossa
4. 耳 介　　　　　　　auricle

5.	乳突蜂巣	mastoid air cells
6.	上顎洞	maxillary sinus
7.	蝶形骨洞	sphenoid sinus
8.	下鼻甲介	inf. nasal concha
9.	中鼻甲介	mid. nasal concha
10.	下鼻道	inf. nasal meatus
11.	中鼻道	mid. nasal meatus
12.	耳下腺	parotid gland
13.	顎下腺	submandibular gland
14.	舌下腺	sublingual gland
15.	ステノン管	Stenon's duct
16.	傍咽頭間隙	parapharyngeal space
17.	咽頭後間隙	retropharyngeal space
18.	オトガイ下間隙	submental space
19.	顎下間隙	submandibular space
20.	後頸間隙	post. cervical space
21.	側頭下窩	infratemporal fossa
22.	舌	tongue
23.	舌中隔	lingual septum
24.	舌根部	tongue base
25.	下口唇	inf. lip
26.	咽頭扁桃	pharyngeal tonsil
27.	口蓋扁桃	palatine tonsil
28.	舌根扁桃	lingual tonsil
29.	軟口蓋	soft palate
30.	口蓋垂	uvula
31.	披裂喉頭蓋ヒダ	aryepiglottic fold
32.	梨状陥凹	pyriform sinus
33.	輪状後部	post. cricoid
34.	喉頭蓋	epiglottis

35.	喉頭蓋谷	valleculla
36.	披裂部	arytenoid
37.	仮声帯	false vocal cord
38.	前交連	ant. comissure
39.	声　帯	glottis
40.	声　門	glottic space
41.	声門下腔	subglottic space
42.	前喉頭蓋間隙	ant. epiglottic space
43.	傍声帯間隙	paraglottic space
44.	甲状舌骨間膜	thyrohyoid membrane
45.	輪状甲状間膜	thyrocricoid membrane
46.	気　管	trachea
47.	甲状腺	thyroid gland
48.	食　道	esophagus
49.	外側咽頭後リンパ節	lateral retropharyngeal LN
50.	オトガイ下リンパ節	submental LN
51.	顎下リンパ節	submandibular LN
52.	顎二腹筋リンパ節	digastric LN
53.	内深頸リンパ節	internal jugular LN
54.	大　槽	cisterna magna
55.	三叉神経第3枝	3rd branch of trigeminal n.
56.	舌下神経	hypoglossus n.
57.	延　髄	medulla oblongata
58.	後頭葉	occipital lobe
59.	小脳半球	cerebellar hemisphere
60.	舌神経	lingual n.
61.	反回神経	recurrent n.
62.	迷走神経	vagus n.
63.	交感神経	sympathetic chain
64.	腕神経叢	brachial plexus

65.	下眼窩神経	inf. orbital n.
66.	下歯槽神経	inf. alveolar n.
67.	大口蓋神経	greater palatine n.
68.	口蓋帆張筋	tensor veli palatini m.
69.	口蓋帆挙筋	levator veli palatini m.
70.	咽頭頭底筋膜	pharyngobasilar fascia
71.	茎突咽頭筋	pharyngostyloid m.
72.	頭長筋	longus capitis m.
73.	頸長筋	longus colli m.
74.	咬　筋	masseter m.
75.	側頭筋	temporalis m.
76.	外側翼突筋	lat. pterygoid m.
77.	内側翼突筋	med. pterygoid m.
78.	広頸筋	platysma
79.	深頸筋膜浅葉	superficial layer of deep cervical fascia
80.	頬　筋	buccal m.
81.	表情筋群	facial expression muscles
82.	口輪筋	orbicularis oris m.
83.	大頬骨筋	zygomaticus major m.
84.	小頬骨筋	zygomaticus minor m.
85.	笑　筋	risorius m.
86.	下唇下制筋	depressor labii inferioris m.
87.	口角下制筋	depressor anguli oris m.
88.	胸鎖乳突筋	sternocleidomastoid m.
89.	咽頭収縮筋	pharyngeal constrictor m.
90.	上咽頭収縮筋	sup. pharyngeal constrictor m.
91.	中咽頭収縮筋	mid. pharyngeal constrictorm.
92.	下咽頭収縮筋	inf. pharyngeal constrictor m.
93.	上縦舌筋	sup. londitudinal m. fibers
94.	下縦舌筋	inf. londitudinal m. fibers

95.	横舌筋	transverse m. fibers
96.	垂直舌筋	vertical m. fibers
97.	茎突舌筋	styloglossus m.
98.	茎突舌骨筋	stylohyoid m.
99.	顎舌骨筋	myohyoid m.
100.	舌骨舌筋	hypoglossus m.
101.	オトガイ舌筋	genioglossus m.
102.	オトガイ舌骨筋	geniohyoid m.
103.	顎二腹筋前腹	ant. belly of digastric m.
104.	顎二腹筋後腹	post. belly of digastric m.
105.	甲状披裂筋	thyroaritenoid m.
106.	外側輪状披裂筋	lat. cricoarytenoid m.
107.	後輪状披裂筋	post. cricoarytenoid m.
108.	胸骨舌骨筋	sternohyoid m.
109.	肩甲舌骨筋	omohyoid m.
110.	胸骨甲状筋	sternothyroid m.
111.	前斜角筋	ant. scalane m.
112.	中斜角筋	mid. scalane m.
113.	後斜角筋	post. scalane m.
114.	項靱帯	nuchal ligament
115.	頭板状筋	splenius capitis m.
116.	頸板状筋	splenius cervical m.
117.	頭半棘筋	semispinalis capitis m.
118.	頸半棘筋	semispinalis cervicis m.
119.	多裂筋	multifidus m.
120.	頭最長筋	longissimus capitis m.
121.	頸最長筋	longissimus cervicis m.
122.	頸棘筋	spinalis cervicis m.
123.	棘間筋	interspinalis m.
124.	僧帽筋	trapezius m.

125.	大後頭直筋	rectus capitis post. major m.
126.	小後頭直筋	rectus capitus post. minor m.
127.	上頭斜筋	obliquus capitis sup. m.
128.	下頭斜筋	obliquus capitis inf. m.
129.	肩甲挙筋	levator scaplae m.
130.	上後鋸筋	sup. post. serratus m.
131.	大菱形筋	rhomboideus major m.
132.	小菱形筋	rhomboideus minor m.
133.	前鋸筋	ant. serratus m.
134.	腸肋筋	iliocostal m.
135.	最長筋	longissimus m.

136	総頸動脈	common carotid a.
137	内頸動脈	int. carotid a.
138	内頸静脈	int. jugular v.
139	外頸動脈	ext. carotid a.
140	外頸静脈	ext. jugular v.
141	椎骨動脈	vertebral a.
142	椎骨静脈	vertebral v.
143	後頭動脈	occipital a.
144	顔面動脈	facial a.
145	顔面静脈	facial v.
146	上行咽頭動脈	asc. pharyngeal a.
147	下顎後静脈	retromandibular v.
148	舌動脈	lingual a.
149	舌静脈	lingual v.
150	前頸静脈	ant. jugular v.
151	深頸静脈	deep cervical v.
152	上甲状腺動脈	sup. thyroid a.
153	下甲状腺動脈	inf. thyroid a.

154	下甲状腺静脈	inf. thyroid v.
155	鎖骨下動脈	subclavicular a.
156	鎖骨下静脈	subclavicular v.
157	甲状頸動脈	thyrocervical trunk
158	腕頭動脈	brachiocephalic a.
159	腕頭静脈	brachiocephalic v.
160	大動脈弓	aortic arch

....

161. 後頭骨　　　　　　occipital bone
162. 舌下神経管　　　　hypoglossus n. canal
163. 斜　台　　　　　　clivus
164. 環　椎　　　　　　atlas
165. 軸　椎　　　　　　axis
166. 軸椎歯状突起　　　dental process of axis
167. 乳様突起　　　　　mastoid process
168. 内側翼状突起　　　med. pterygoid plate
169. 外側翼状突起　　　lat. pterygoid plate
170. 翼突管　　　　　　pterygoid canal
171. 頬　骨　　　　　　zygoma
172. 頬骨弓　　　　　　zygomatic arch
173. 上顎骨　　　　　　maxilla
174. 上顎歯槽骨　　　　alveolar bone of maxilla
175. 上顎歯　　　　　　tooth of maxilla
176. 切歯管　　　　　　incisive canal
177. 硬口蓋　　　　　　hard palate
178. 大口蓋神経孔　　　greater palatine n. canal
179. 下顎骨　　　　　　mandible
180. 下顎骨頭　　　　　condylar process of mandible
181. 下顎骨枝　　　　　lamus of mandible
182. 下顎骨体部　　　　body of mandible

183.	下顎骨筋突起	coronoid process
184.	耳管軟骨	auditory cartilage
185.	鼻中隔	nasal septum
186.	舌骨体部	body of hyoid bone
187.	舌骨大角	greater cornu of hyoid bone
188.	甲状軟骨	thyroid cartilage
189.	甲状軟骨上角	sup. horn of thyroid cartilage
190.	輪状軟骨	cricoid cartilage
191.	披裂軟骨	arytenoid cartilage
192.	気管軟骨	tracheal ring
193.	肋　骨	rib
194.	肋軟骨	costal cartilage
195.	鎖　骨	clavicle
196.	胸骨柄	manubrium of sternum
197.	胸鎖関節	sternoclavicular joint

頸 部 1

T2 強調横断像

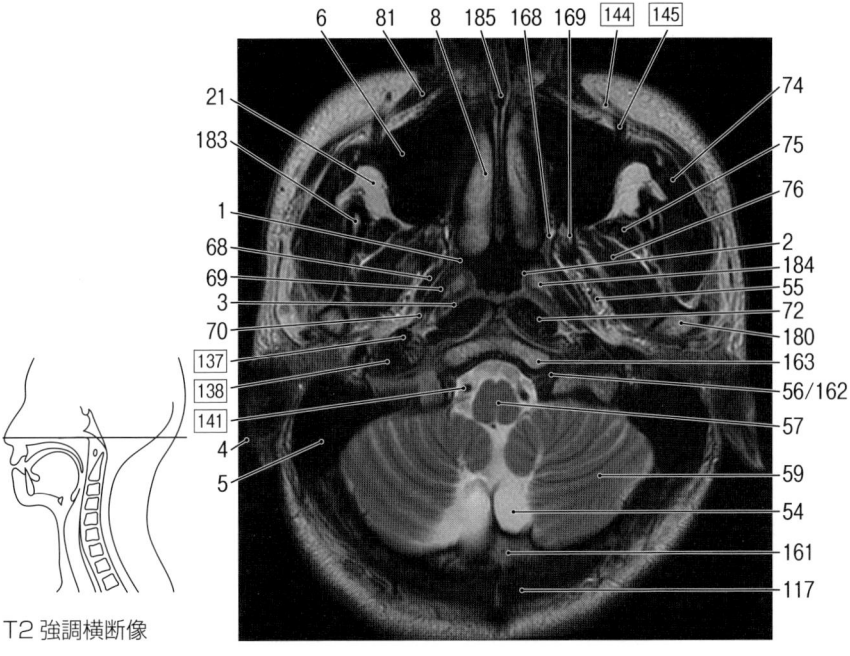

- 1: 耳管開口部 opening of Eustachian tube
- 2: 耳管隆起 torus tubarius
- 3: ローゼンミュラ窩 Rosenmüller fossa
- 4: 耳 介 auricle
- 5: 乳突蜂巣 mastoid air cells
- 6: 上顎洞 maxillary sinus
- 8: 下鼻甲介 inf. nasal concha
- 21: 側頭下窩 infratemporal fossa
- 54: 大 槽 cisterna magna
- 55: 三叉神経第3枝 3rd branch of trigeminal n.
- 56: 舌下神経 hypoglossus n.
- 57: 延 髄 medulla oblongata
- 59: 小脳半球 cerebellar hemisphere
- 68: 口蓋帆張筋 tensor veli palatini m.
- 69: 口蓋帆挙筋 levator veli palatini m.
- 70: 咽頭頭底筋膜 pharyngobasilar fascia
- 72: 頭長筋 longus capitis m.
- 74: 咬 筋 masseter m.
- 75: 側頭筋 temporalis m.
- 76: 外側翼突筋 lat. pterygoid m.
- 81: 表情筋群 facial expression muscles
- 117: 頭半棘筋 semispinalis capitis m.
- 137: 内頸動脈 int. carotid a.
- 138: 内頸静脈 int. jugular v.
- 141: 椎骨動脈 vertebral a.
- 144: 顔面動脈 facial a.
- 145: 顔面静脈 ficaial v.
- 161: 後頭骨 occipital bone
- 162: 舌下神経管 hypoglossus n. canal
- 163: 斜 台 clivus
- 168: 内側翼状突起 med. pterygoid plate
- 169: 外側翼状突起 lat. pterygoid plate
- 180: 下顎骨頭 condylar process of mandible
- 183: 下顎骨筋突起 coronoid process
- 184: 耳管軟骨 auditory cartilage
- 185: 鼻中隔 nasal septum

頸部 2

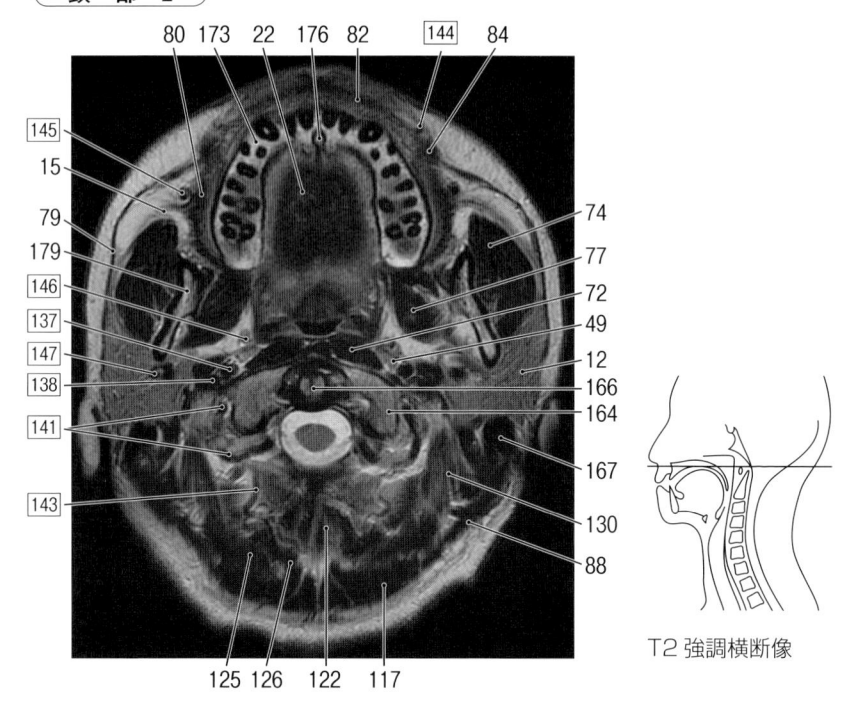

T2 強調横断像

- 12: 耳下腺　parotid gland
- 15: ステノン管　Stenon's duct
- 22: 舌　tongue
- 49: 外側咽頭後リンパ節　lateral retropharyngeal LN
- 72: 頭長筋　longus capitis m.
- 74: 咬筋　masseter m.
- 77: 内側翼突筋　med. pterygoid m.
- 79: 深頸筋膜浅葉　superficial layer of deep cervical fascia
- 80: 頬筋　buccal m.
- 82: 口輪筋　orbicularis oris m.
- 84: 小頬骨筋　zygomaticus minor m.
- 88: 胸鎖乳突筋　sternocleidomastoid m.
- 117: 頭半棘筋　semispinalis capitis m.
- 122: 頸棘筋　spinalis cervicis m.
- 125: 大後頭直筋　rectus capitis post. major m.
- 126: 小後頭直筋　rectus capitus post. minor m.
- 130: 上後鋸筋　sup. post. serratus m.
- 137: 内頸動脈　int. carotid a.
- 138: 内頸静脈　int. jugular v.
- 141: 椎骨動脈　vertebral a.
- 143: 後頭動脈　occipital a.
- 144: 顔面動脈　facial a.
- 145: 顔面静脈　ficaial v.
- 146: 上行咽頭動脈　asc. pharyngeal a.
- 147: 下顎後静脈　retromandibular v.
- 164: 環椎　atlas
- 166: 軸椎歯状突起　dental process of axis
- 167: 乳様突起　mastoid process
- 173: 上顎骨　maxilla
- 176: 切歯管　incisive canal
- 179: 下顎骨　mandible

頸 部 3

T2 強調横断像

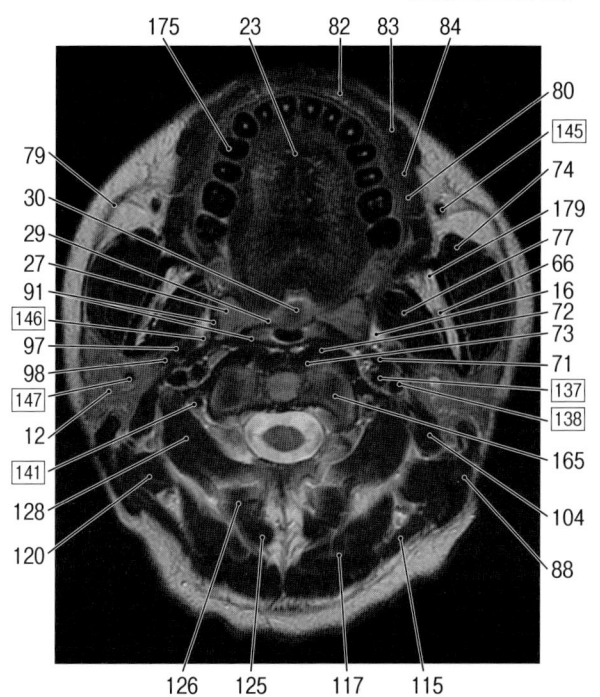

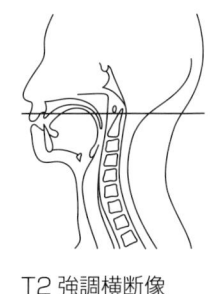

- 12: 耳下腺　parotid gland
- 16: 傍咽頭間隙　parapharyngeal space
- 23: 舌中隔　lingual septum
- 27: 口蓋扁桃　palatine tonsil
- 29: 軟口蓋　soft palate
- 30: 口蓋垂　uvula
- 66: 下歯槽神経　inf. alveolar n.
- 71: 茎突咽頭筋　pharyngo-styloid m.
- 72: 頭長筋　longus capitis m.
- 73: 頸長筋　longus colli m.
- 74: 咬筋　masseter m.
- 77: 内側翼突筋　med. pterygoid m.
- 79: 深頸筋膜浅葉　superficial layer of deep cervical fascia
- 80: 頬筋　buccal m.
- 82: 口輪筋　orbicularis oris m.
- 83: 大頬骨筋　zygomaticus major m.
- 84: 小頬骨筋　zygomaticus minor m.
- 88: 胸鎖乳突筋　sternocleidomastoid m.
- 91: 中咽頭収縮筋　mid. pharyngeal constrictor m.
- 97: 茎突舌筋　styloglossus m.
- 98: 茎突舌骨筋　stylohyoid m.
- 104: 顎二腹筋後腹　post. belly of digastric m.
- 115: 頭板状筋　splenius capitis m.
- 117: 頭半棘筋　semispinalis capitis m.
- 120: 頭最長筋　longissimus capitis m.
- 125: 大後頭直筋　rectus capitis post. major m.
- 126: 小後頭直筋　rectus capitus post. minor m.
- 128: 下頭斜筋　obliquus capitis inf.m.
- 137: 内頸動脈　int. carotid a.
- 138: 内頸静脈　int. jugular v.
- 141: 椎骨動脈　vertebral a.
- 145: 顔面静脈　facial v.
- 146: 上行咽頭動脈　asc. pharyngeal a.
- 147: 下顎後静脈　retromandibular v.
- 165: 軸椎　axis
- 175: 上顎歯　tooth of maxilla
- 179: 下顎骨　mandible

頸 部 4

T2 強調横断像

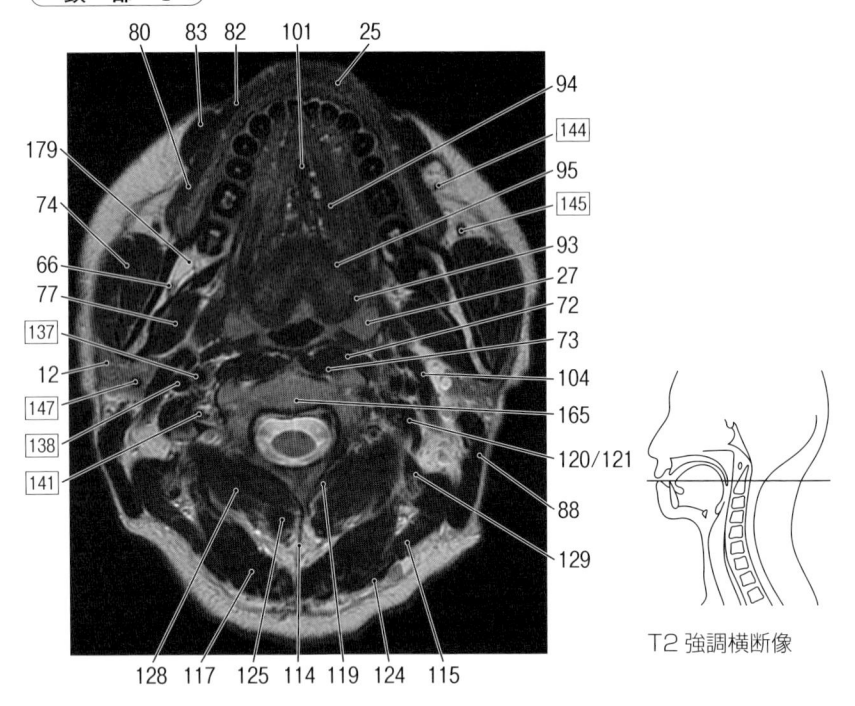

- 12: 耳下腺　parotid gland
- 25: 下口唇　inf. lip
- 27: 口蓋扁桃　palatine tonsil
- 66: 下歯槽神経　inf. alveolar n.
- 72: 頭長筋　longus capitis m.
- 73: 頸長筋　longus colli m.
- 74: 咬筋　masseter m.
- 77: 内側翼突筋　med. pterygoid m.
- 80: 頰筋　buccal m.
- 82: 口輪筋　orbicularis oris m.
- 83: 大頬骨筋　zygomaticus major m.
- 88: 胸鎖乳突筋　sternocleidomastoid m.
- 93: 上縦舌筋　sup. londitudinal m. fibers
- 94: 下縦舌筋　inf. londitudinal m. fibers
- 95: 横舌筋　transverse m. fibers
- 101: オトガイ舌筋　genioglossus m.
- 104: 顎二腹筋後腹　post. belly of digastric m.
- 114: 項靭帯　nuchal ligament
- 115: 頭板状筋　splenius capitis m.
- 117: 頭半棘筋　semispinalis capitis m.
- 119: 多裂筋　multifidus m.
- 120: 頭最長筋　longissimus capitis m.
- 121: 頸最長筋　longissimus cervicis m.
- 124: 僧帽筋　trapezius m.
- 125: 大後頭直筋　rectus capitis post. major m.
- 128: 下頭斜筋　obliquus capitis inf. m.
- 129: 肩甲挙筋　levator scaplae m.
- 137: 内頸動脈　int. carotid a.
- 138: 内頸静脈　int. jugular v.
- 141: 椎骨動脈　vertebral a.
- 144: 顔面動脈　facial a.
- 145: 顔面静脈　facial v.
- 147: 下顎後静脈　retromandibular v.
- 165: 軸椎　axis
- 179: 下顎骨　mandible

頸部 5

T2 強調横断像

- 13: 顎下腺　submandibular gland
- 14: 舌下腺　sublingual gland
- 27: 口蓋扁桃　palatine tonsil
- 52: 顎二腹筋リンパ節　digastric LN
- 60: 舌神経　lingual n.
- 73: 頸長筋　longus colli m.
- 82: 口輪筋　orbicularis oris m.
- 83: 大頬骨筋　zygomaticus major m.
- 85: 笑　筋　risorius m.
- 88: 胸鎖乳突筋
    sternocleidomastoid m.
- 93: 上縦舌筋
    sup. londitudinal m. fibers
- 95: 横舌筋　transverse m. fibers
- 97: 茎突舌筋　styloglossus m.
- 99: 顎舌骨筋　myohyoid m.
- 100: 舌骨舌筋　hypoglossus m.
- 101: オトガイ舌筋　genioglossus m.
- 104: 顎二腹筋後腹
    post. belly of digastric m.
- 114: 項靱帯　nuchal ligament
- 115: 頭板状筋　splenius capitis m.
- 116: 頸板状筋　splenius cervical m.
- 117: 頭半棘筋　semispinalis capitis m.
- 120: 頭最長筋　longissimus capitis m.
- 121: 頸最長筋　longissimus cervicis m.
- 124: 僧帽筋　trapezius m.
- 128: 下頭斜筋　obliquus capitis inf. m.
- 129: 肩甲挙筋　levator scaplae m.
- 137: 内頸動脈　int. carotid a.
- 138: 内頸静脈　int. jugular v.
- 141: 椎骨動脈　vertebral a.
- 147: 下顎後静脈　retromandibular v.
- 148: 舌動脈　lingual a.
- 149: 舌静脈　lingual v.
- 179: 下顎骨　mandible

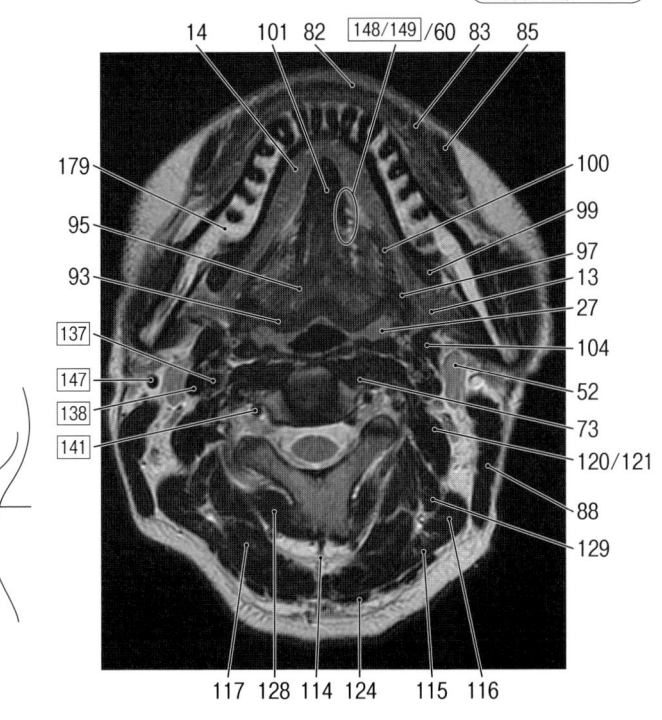

頸部 6

T2 強調横断像

- 13: 顎下腺　submandibular gland
- 14: 舌下腺　sublingual gland
- 52: 顎二腹筋リンパ節　digastric LN
- 73: 頸長筋　longus colli m.
- 78: 広頸筋　platysma
- 85: 笑筋　risorius m.
- 86: 下唇下制筋　depressor labii inferioris m.
- 87: 口角下制筋　depressor anguli oris m.
- 88: 胸鎖乳突筋　sternocleidomastoid m.
- 91: 中咽頭収縮筋　mid. pharyngeal constrictor m.
- 98: 茎突舌骨筋　stylohyoid m.
- 99: 顎舌骨筋　myohyoid m.
- 100: 舌骨舌筋　hypoglossus m.
- 101: オトガイ舌筋　genioglossus m.
- 102: オトガイ舌骨筋　geniohyoid m.
- 104: 顎二腹筋後腹　post. belly of digastric m.
- 111: 前斜角筋　ant. scalane m.
- 112: 中斜角筋　mid. scalane m.
- 113: 後斜角筋　post. scalane m.
- 114: 項靭帯　nuchal ligament
- 115: 頭板状筋　splenius capitis m.
- 116: 頸板状筋　splenius cervical m.
- 117: 頭半棘筋　semispinalis capitis m.
- 118: 頸半棘筋　semispinalis cervicis m.
- 124: 僧帽筋　trapezius m.
- 129: 肩甲挙筋　levator scaplae m.
- 137: 内頸動脈　int. carotid a.
- 138: 内頸静脈　int. jugular v.
- 139: 外頸動脈　ext. carotid a.
- 140: 外頸静脈　ext. jugular v.
- 179: 下顎骨　mandible

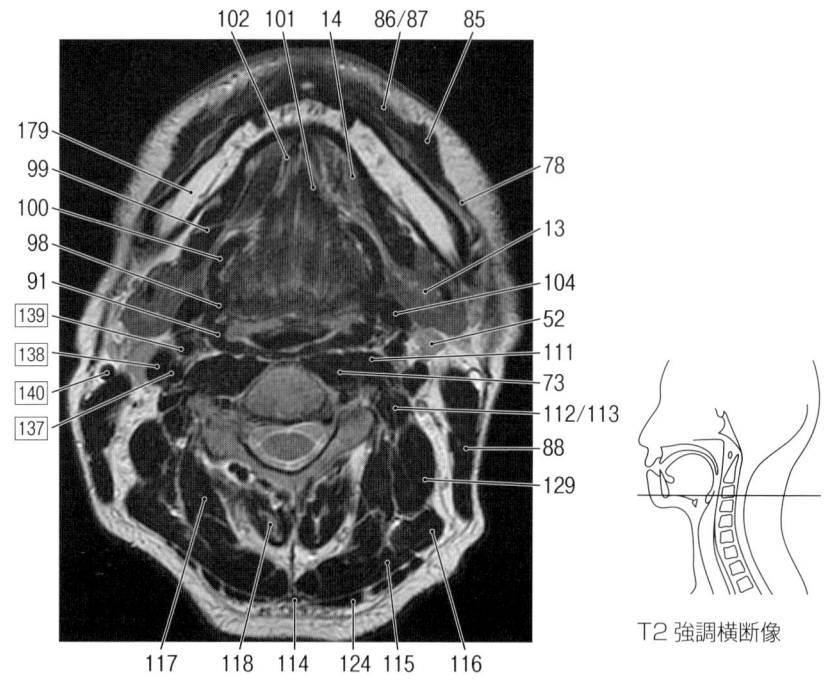

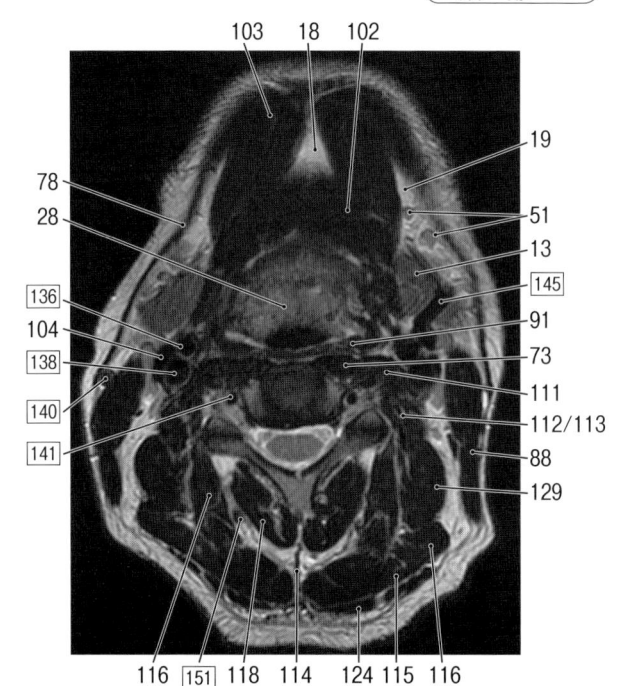

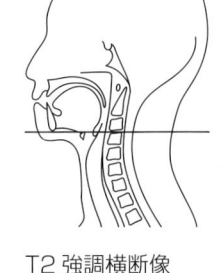

頸 部 7

T2 強調横断像

- 13: 顎下腺　submandibular gland
- 18: オトガイ下間隙　submental space
- 19: 顎下間隙　submandibular space
- 28: 舌根扁桃　lingual tonsil
- 51: 顎下リンパ節　submandibular LN
- 73: 頸長筋　longus colli m.
- 78: 広頸筋　platysma
- 88: 胸鎖乳突筋　sternocleidomastoid m.
- 91: 中咽頭収縮筋　mid. pharyngeal constrictor m.
- 102: オトガイ舌骨筋　geniohyoid m.
- 103: 顎二腹筋前腹　ant. belly of digastric m.
- 104: 顎二腹筋後腹　post. belly of digastric m.
- 111: 前斜角筋　ant. scalane m.
- 112: 中斜角筋　mid. scalane m.
- 113: 後斜角筋　post. scalane m.
- 114: 項靭帯　nuchal ligament
- 115: 頭板状筋　splenius capitis m.
- 116: 頸板状筋　splenius cervical m.
- 118: 頸半棘筋　semispinalis cervicis m.
- 124: 僧帽筋　trapezius m.
- 129: 肩甲挙筋　levator scaplae m.
- 136: 総頸動脈　common carotid a.
- 138: 内頸静脈　int. jugular v.
- 140: 外頸静脈　ext. jugular v.
- 141: 椎骨動脈　vertebral a.
- 145: 顔面静脈　facial v.
- 151: 深頸静脈　deep cervical v.

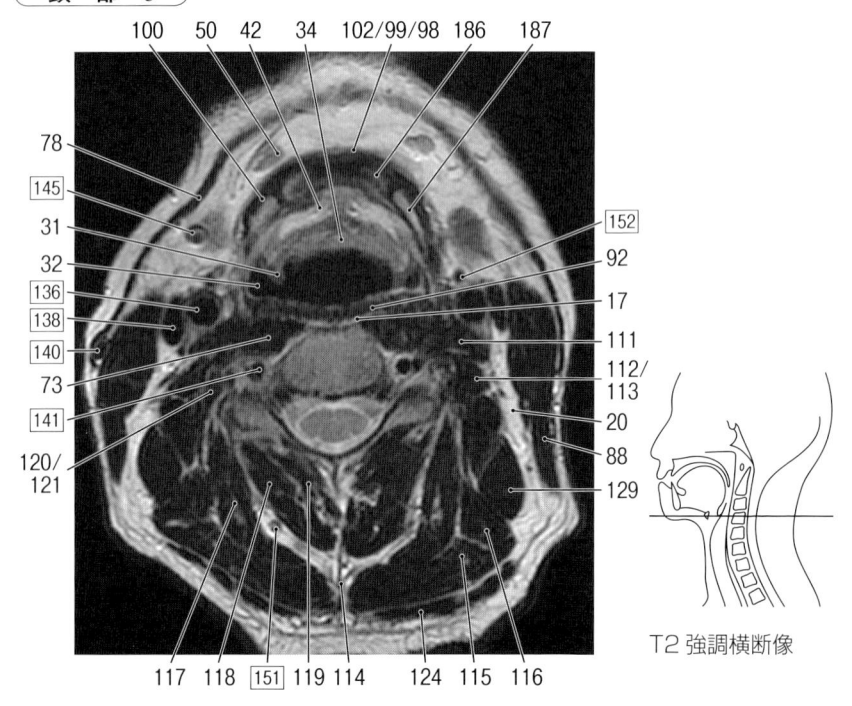

頸部 8

T2強調横断像

- 17: 咽頭後間隙　retropharyngeal space
- 20: 後頸間隙　post. cervical space
- 31: 披裂喉頭蓋ヒダ　aryepiglottic fold
- 32: 梨状陥凹　pyriform sinus
- 34: 喉頭蓋　epiglottis
- 42: 前喉頭蓋間隙　ant. epiglottic space
- 50: オトガイ下リンパ節　submental LN
- 73: 頸長筋　longus colli m.
- 78: 広頸筋　platysma
- 88: 胸鎖乳突筋　sternocleidomastoid m.
- 92: 下咽頭収縮筋　inf. pharyngeal constrictor m.
- 98: 茎突舌骨筋　stylohyoid m.
- 99: 顎舌骨筋　myohyoid m.
- 100: 舌骨舌筋　hypoglossus m.
- 102: オトガイ舌筋　geniohyoid m.
- 111: 前斜角筋　ant. scalane m.
- 112: 中斜角筋　mid. scalane m.
- 113: 後斜角筋　post. scalane m.
- 114: 項靭帯　nuchal ligament
- 115: 頭板状筋　splenius capitis m.
- 116: 頸板状筋　splenius cervical m.
- 117: 頭半棘筋　semispinalis capitis m.
- 118: 頸半棘筋　semispinalis cervicis m.
- 119: 多裂筋　multifidus m.
- 120: 頭最長筋　longissimus capitis m.
- 121: 頸最長筋　longissimus cervicis m.
- 124: 僧帽筋　trapezius m.
- 129: 肩甲挙筋　levator scaplae m.
- 136: 総頸動脈　common carotid a.
- 138: 内頸静脈　int. jugular v.
- 140: 外頸静脈　ext. jugular v.
- 141: 椎骨動脈　vertebral a.
- 145: 顔面静脈　facial v.
- 151: 深頸静脈　deep cervical v.
- 152: 上甲状腺動脈　sup. thyroid a.
- 186: 舌骨体部　body of hyoid bone
- 187: 舌骨大角　greater cornu of hyoid bone

頸部 9

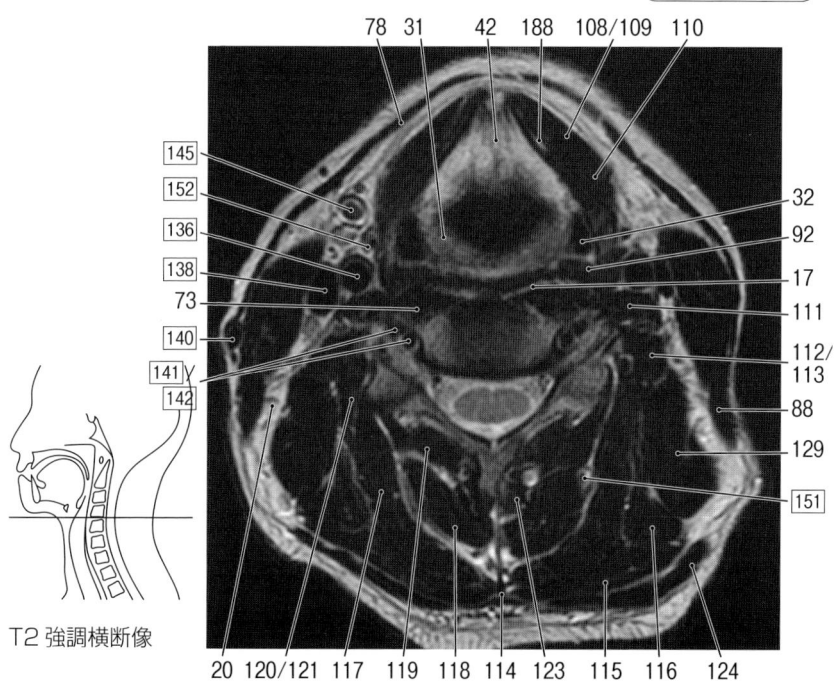

T2 強調横断像

- 17: 咽頭後間隙 retropharyngeal space
- 20: 後頸間隙 post. cervical space
- 31: 披裂喉頭蓋ヒダ aryepiglottic fold
- 32: 梨状陥凹 pyriform sinus
- 42: 前喉頭蓋間隙 ant. epiglottic space
- 73: 頸長筋 longus colli m.
- 78: 広頸筋 platysma
- 88: 胸鎖乳突筋 sternocleidomastoid m.
- 92: 下咽頭収縮筋 inf. pharyngeal constrictor m.
- 108: 胸骨舌骨筋 sternohyoid m.
- 109: 肩甲舌骨筋 omohyoid m.
- 110: 胸骨甲状筋 sternothyroid m.
- 111: 前斜角筋 ant. scalane m.
- 112: 中斜角筋 mid. scalane m.
- 113: 後斜角筋 post. scalane m.
- 114: 項靱帯 nuchal ligament
- 115: 頭板状筋 splenius capitis m.
- 116: 頸板状筋 splenius cervical m.
- 117: 頭半棘筋 semispinalis capitis m.
- 118: 頸半棘筋 semispinalis cervicis m.
- 119: 多裂筋 multifidus m.
- 120: 頭最長筋 longissimus capitis m.
- 121: 頸最長筋 longissimus cervicis m.
- 123: 棘間筋 interspinalis m.
- 124: 僧帽筋 trapezius m.
- 129: 肩甲挙筋 levator scaplae m.
- 136: 総頸動脈 common carotid a.
- 138: 内頸静脈 int. jugular v.
- 140: 外頸静脈 ext. jugular v.
- 141: 椎骨動脈 vertebral a.
- 142: 椎骨静脈 vertebral v.
- 145: 顔面静脈 facial v.
- 151: 深頸静脈 deep cervical v.
- 152: 上甲状腺動脈 sup. thyroid a.
- 188: 甲状軟骨 thyroid cartilage

頸部 10

T2強調横断像

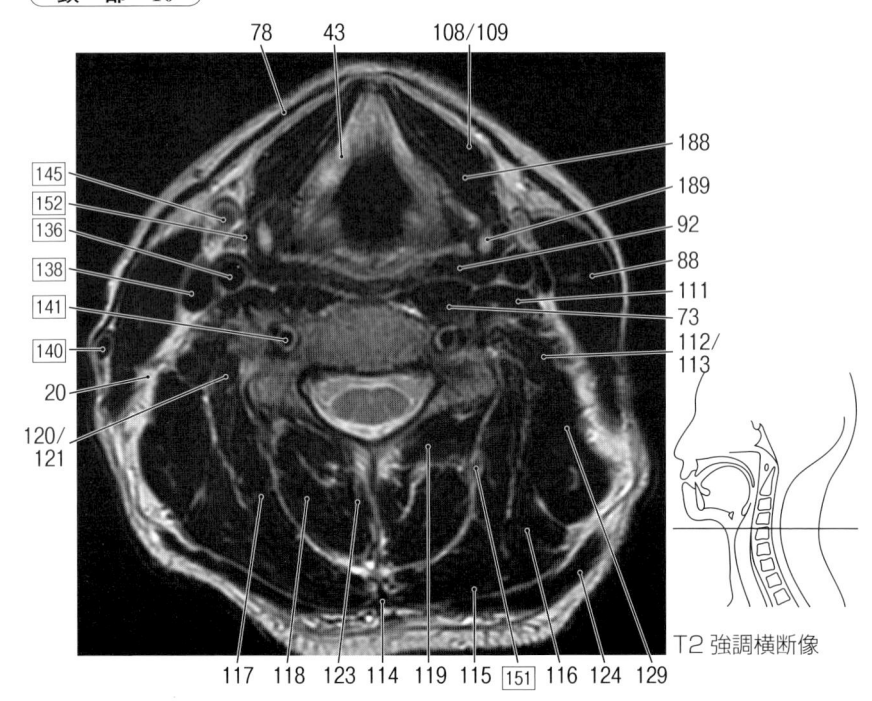

- 20：後頸間隙　post. cervical space
- 43：傍声帯間隙　paraglottic space
- 73：頸長筋　longus colli m.
- 78：広頸筋　platysma
- 88：胸鎖乳突筋　sternocleidomastoid m.
- 92：下咽頭収縮筋　inf. pharyngeal constrictor m.
- 108：胸骨舌骨筋　sternohyoid m.
- 109：肩甲舌骨筋　omohyoid m.
- 111：前斜角筋　ant. scalane m.
- 112：中斜角筋　mid. scalane m.
- 113：後斜角筋　post. scalane m.
- 114：項靱帯　nuchal ligament
- 115：頭板状筋　splenius capitis m.
- 116：頸板状筋　splenius cervical m.
- 117：頭半棘筋　semispinalis capitis m.
- 118：頸半棘筋　semispinalis cervicis m.
- 119：多裂筋　multifidus m.
- 120：頭最長筋　longissimus capitis m.
- 121：頸最長筋　longissimus cervicis m.
- 123：棘間筋　interspinalis m.
- 124：僧帽筋　trapezius m.
- 129：肩甲挙筋　levator scaplae m.
- 136：総頸動脈　common carotid a.
- 138：内頸静脈　int. jugular v.
- 140：外頸静脈　ext. jugular v.
- 141：椎骨動脈　vertebral a.
- 145：顔面静脈　facial v.
- 151：深頸静脈　deep cervical v.
- 152：上甲状腺動脈　sup. thyroid a.
- 188：甲状軟骨　thyroid cartilage
- 189：甲状軟骨上角　sup. horn of thyroid cartilage

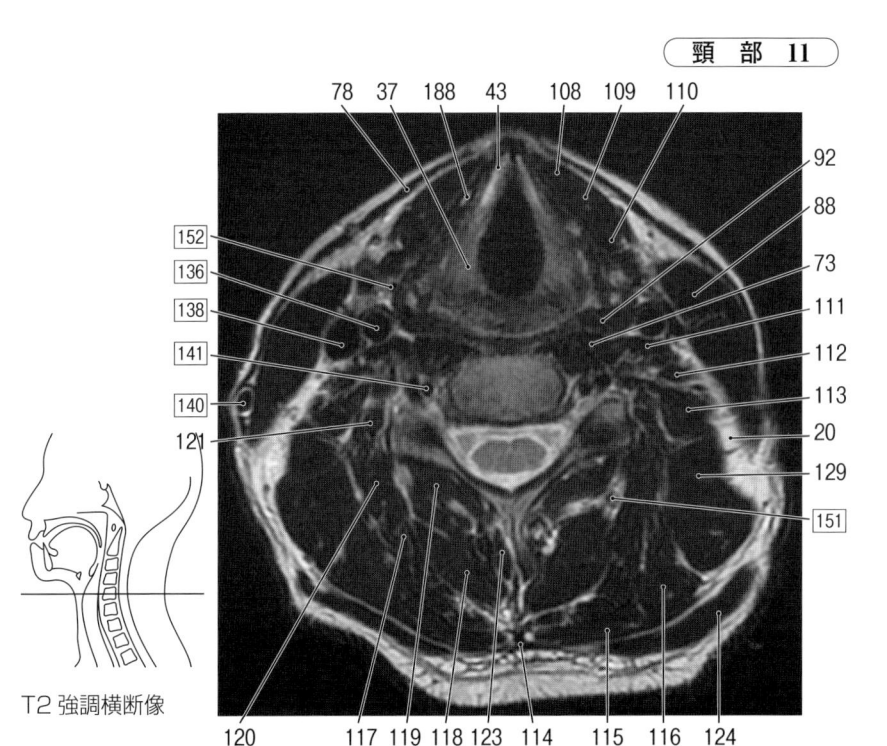

頸 部 11

T2 強調横断像

- 20: 後頸間隙　post. cervical space
- 43: 傍声帯間隙　paraglottic space
- 37: 仮声帯　false vocal cord
- 73: 頸長筋　longus colli m.
- 78: 広頸筋　platysma
- 88: 胸鎖乳突筋　sternocleidomastoid m.
- 92: 下咽頭収縮筋　inf. pharyngeal constrictor m.
- 108: 胸骨舌骨筋　sternohyoid m.
- 109: 肩甲舌骨筋　omohyoid m.
- 110: 胸骨甲状筋　sternothyroid m.
- 111: 前斜角筋　ant. scalane m.
- 112: 中斜角筋　mid. scalane m.
- 113: 後斜角筋　post. scalane m.
- 114: 項靭帯　nuchal ligament
- 115: 頭板状筋　splenius capitis m.
- 116: 頸板状筋　splenius cervical m.
- 117: 頭半棘筋　semispinalis capitis m.
- 118: 頸半棘筋　semispinalis cervicis m.
- 119: 多裂筋　multifidus m.
- 120: 頭最長筋　longissimus capitis m.
- 121: 頸最長筋　longissimus cervicis m.
- 123: 棘間筋　interspinalis m.
- 124: 僧帽筋　trapezius m.
- 129: 肩甲挙筋　levator scaplae m.
- 136: 総頸動脈　common carotid a.
- 138: 内頸静脈　int. jugular v.
- 140: 外頸静脈　ext. jugular v.
- 141: 椎骨動脈　vertebral a.
- 151: 深頸静脈　deep cervical v.
- 152: 上甲状腺動脈　sup. thyroid a.
- 188: 甲状軟骨　thyroid cartilage

頸部 12

T2強調横断像

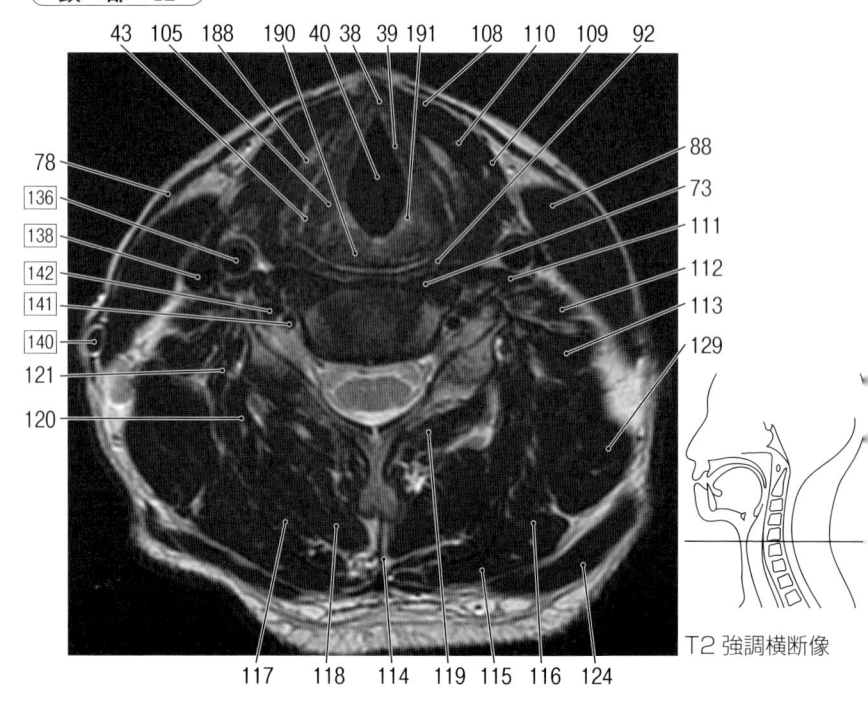

- 38: 前交連　ant. comissure
- 39: 声　帯　glottis
- 40: 声　門　glottic space
- 43: 傍声帯間隙　paraglottic space
- 73: 頸長筋　longus colli m.
- 78: 広頸筋　platysma
- 88: 胸鎖乳突筋　sternocleidomastoid m.
- 92: 下咽頭収縮筋　inf. pharyngeal constrictor m.
- 105: 甲状披裂筋　thyroaritenoid m.
- 108: 胸骨舌骨筋　sternohyoid m.
- 109: 肩甲舌骨筋　omohyoid m.
- 110: 胸骨甲状筋　sternothyroid m.
- 111: 前斜角筋　ant. scalane m.
- 112: 中斜角筋　mid. scalane m.
- 113: 後斜角筋　post. scalane m.
- 114: 項靱帯　nuchal ligament
- 115: 頭板状筋　splenius capitis m.
- 116: 頸板状筋　splenius cervical m.
- 117: 頭半棘筋　semispinalis capitis m.
- 118: 頸半棘筋　semispinalis cervicis m.
- 119: 多裂筋　multifidus m.
- 120: 頭最長筋　longissimus capitis m.
- 121: 頸最長筋　longissimus cervicis m.
- 124: 僧帽筋　trapezius m.
- 129: 肩甲挙筋　levator scaplae m.
- 136: 総頸動脈　common carotid a.
- 138: 内頸静脈　int. jugular v.
- 140: 外頸静脈　ext. jugular v.
- 141: 椎骨動脈　vertebral a.
- 142: 椎骨静脈　vertebral v.
- 188: 甲状軟骨　thyroid cartilage
- 190: 輪状軟骨　cricoid cartilage
- 191: 披裂軟骨　arytenoid cartilage

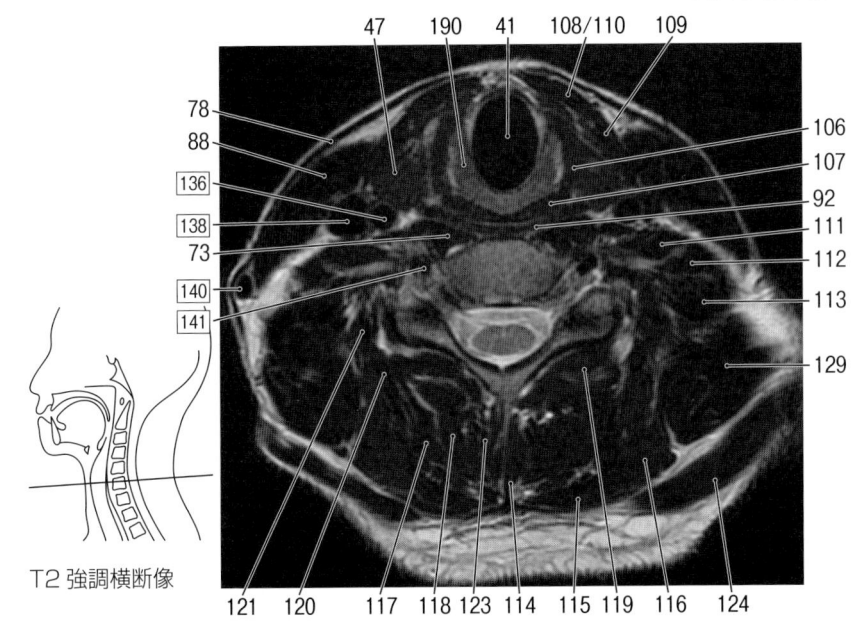

頸部13

T2強調横断像

- 41: 声門下腔　subglottic space
- 47: 甲状腺　thyroid gland
- 73: 頸長筋　longus colli m.
- 78: 広頸筋　platysma
- 88: 胸鎖乳突筋　sternocleidomastoid m.
- 92: 下咽頭収縮筋　inf. pharyngeal constrictor m.
- 106: 外側輪状披裂筋　lat. cricoarytenoid m.
- 107: 後輪状披裂筋　post. cricoarytenoid m.
- 108: 胸骨舌骨筋　sternohyoid m.
- 109: 肩甲舌骨筋　omohyoid m.
- 110: 胸骨甲状筋　sternothyroid m.
- 111: 前斜角筋　ant. scalane m.
- 112: 中斜角筋　mid. scalane m.
- 113: 後斜角筋　post. scalane m.
- 114: 項靭帯　nuchal ligament
- 115: 頭板状筋　splenius capitis m.
- 116: 頸板状筋　splenius cervical m.
- 117: 頭半棘筋　semispinalis capitis m.
- 118: 頸半棘筋　semispinalis cervicis m.
- 119: 多裂筋　multifidus m.
- 120: 頭最長筋　longissimus capitis m.
- 121: 頸最長筋　longissimus cervicis m.
- 123: 棘間筋　interspinalis m.
- 124: 僧帽筋　trapezius m.
- 129: 肩甲挙筋　levator scaplae m.
- 136: 総頸動脈　common carotid a.
- 138: 内頸静脈　int. jugular v.
- 140: 外頸静脈　ext. jugular v.
- 141: 椎骨動脈　vertebral a.
- 190: 輪状軟骨　cricoid cartilage

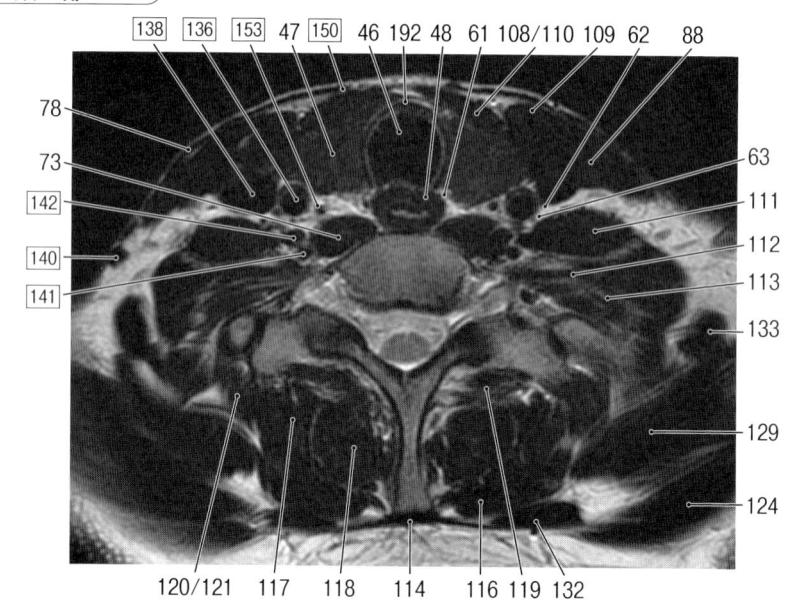

頸 部 14

T2 強調横断像

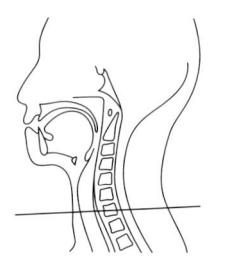

- 46： 気管　trachea
- 47： 甲状腺　thyroid gland
- 48： 食道　esophagus
- 61： 反回神経　recurrent n.
- 62： 迷走神経　vagus n.
- 63： 交感神経　sympathetic chain
- 73： 頸長筋　longus colli m.
- 78： 広頸筋　platysma
- 88： 胸鎖乳突筋　sternocleidomastoid m.
- 108： 胸骨舌骨筋　sternohyoid m.
- 109： 肩甲舌骨筋　omohyoid m.
- 110： 胸骨甲状筋　sternothyroid m.
- 111： 前斜角筋　ant. scalane m.
- 112： 中斜角筋　mid. scalane m.
- 113： 後斜角筋　post. scalane m.
- 114： 項靭帯　nuchal ligament
- 116： 頸板状筋　splenius cervical m.
- 117： 頭半棘筋　semispinalis capitis m.
- 118： 頸半棘筋　semispinalis cervicis m.
- 119： 多裂筋　multifidus m.
- 120： 頭最長筋　longissimus capitis m.
- 121： 頸最長筋　longissimus cervicis m.
- 124： 僧帽筋　trapezius m.
- 129： 肩甲挙筋　levator scaplae m.
- 132： 小菱形筋　rhomboideus minor m.
- 133： 前鋸筋　ant. serratus m.
- 136： 総頸動脈　common carotid a.
- 138： 内頸静脈　int. jugular v.
- 140： 外頸静脈　ext. jugular v.
- 141： 椎骨動脈　vertebral a.
- 142： 椎骨静脈　vertebral v.
- 150： 前頸静脈　ant. jugular v.
- 153： 下甲状腺動脈　inf. thyroid a.
- 192： 気管軟骨　tracheal ring

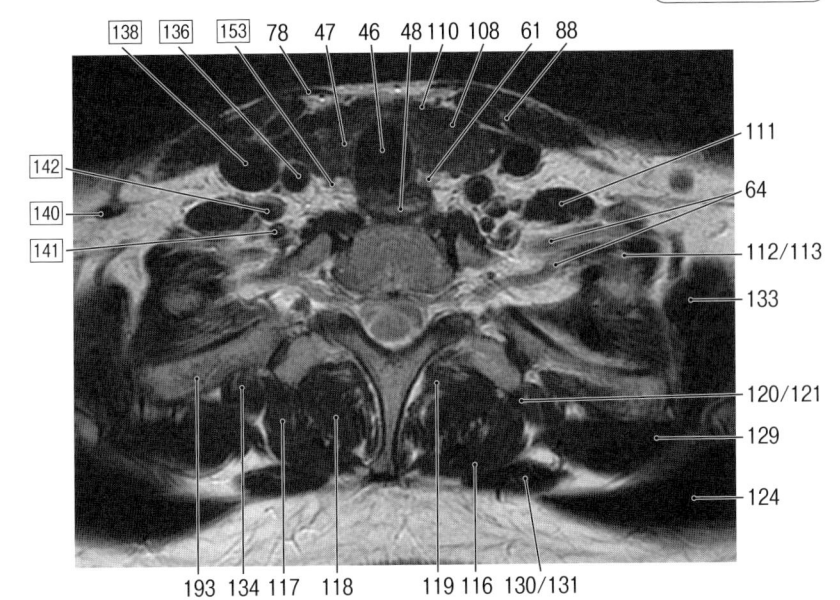

頸 部 15

T2 強調横断像

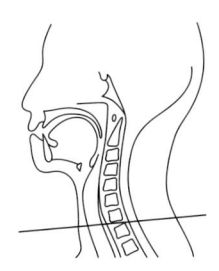

- 46: 気　管　trachea
- 47: 甲状腺　thyroid gland
- 48: 食　道　esophagus
- 61: 反回神経　recurrent n.
- 64: 腕神経叢　brachial plexus
- 78: 広頸筋　platysma
- 88: 胸鎖乳突筋　sternocleidomastoid m.
- 108: 胸骨舌骨筋　sternohyoid m.
- 110: 胸骨甲状筋　sternothyroid m.
- 111: 前斜角筋　ant. scalane m.
- 112: 中斜角筋　mid. scalane m.
- 113: 後斜角筋　post. scalane m.
- 116: 頸板状筋　splenius cervical m.
- 117: 頭半棘筋　semispinalis capitis m.
- 118: 頸半棘筋　semispinalis cervicis m.
- 119: 多裂筋　multifidus m.
- 120: 頭最長筋　longissimus capitis m.
- 121: 頸最長筋　longissimus cervicis m.
- 124: 僧帽筋　trapezius m.
- 129: 肩甲挙筋　levator scaplae m.
- 130: 上後鋸筋　sup. post. serratus m.
- 131: 大菱形筋　rhomboideus major m.
- 133: 前鋸筋　ant.serratus m.
- 134: 腸肋筋　iliocostal m.
- 136: 総頸動脈　common carotid a.
- 138: 内頸静脈　int. jugular v.
- 140: 外頸静脈　ext. jugular v.
- 141: 椎骨動脈　vertebral a.
- 142: 椎骨静脈　vertebral v.
- 153: 下甲状腺動脈　inf. thyroid a.
- 193: 肋　骨　rib

頸 部 16

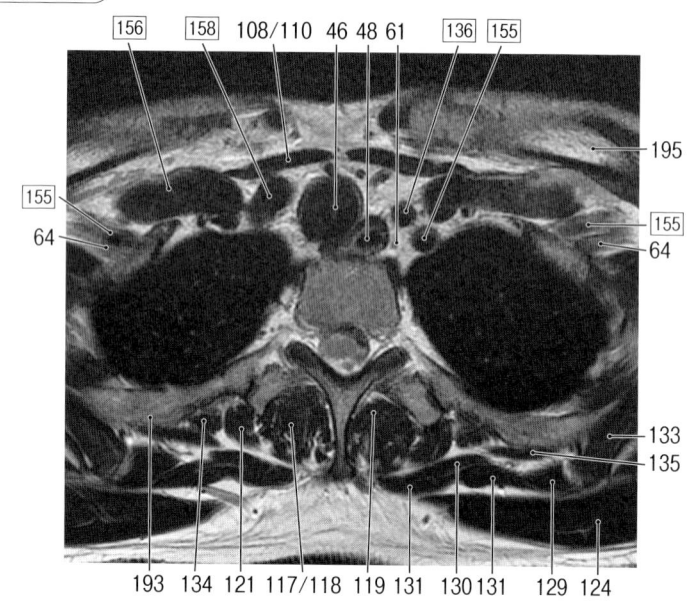

156　158　108/110　46 48 61　136　155

155
64

195

155
64

133
135

193　134　121　117/118　119 131　130 131　129 124

T2 強調横断像

- 46: 気　管　trachea
- 48: 食　道　esophagus
- 61: 反回神経　recurrent n.
- 64: 腕神経叢　brachial plexus
- 108: 胸骨舌骨筋　sternohyoid m.
- 110: 胸骨甲状筋　sternothyroid m.
- 117: 頭半棘筋　semispinalis capitis m.
- 118: 頸半棘筋　semispinalis cervicis m.
- 119: 多裂筋　multifidus m.
- 121: 頸最長筋　longissimus cervicis m.
- 124: 僧帽筋　trapezius m.
- 129: 肩甲挙筋　levator scaplae m.
- 130: 上後鋸筋　sup. post. serratus m.
- 131: 大菱形筋　rhomboideus major m.
- 133: 前鋸筋　ant.serratus m.
- 134: 腸肋筋　iliocostal m.
- 135: 最長筋　longissimus m.

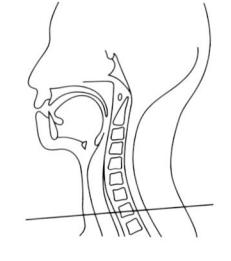

- 136: 総頸動脈　common carotid a.
- 155: 鎖骨下動脈　subclavicular a.
- 156: 鎖骨下静脈　subclavicular v.
- 158: 腕頭動脈　brachiocephalic a.
- 193: 肋　骨　rib
- 195: 鎖　骨　clavicle

頸 部 17

T2 強調冠状断像

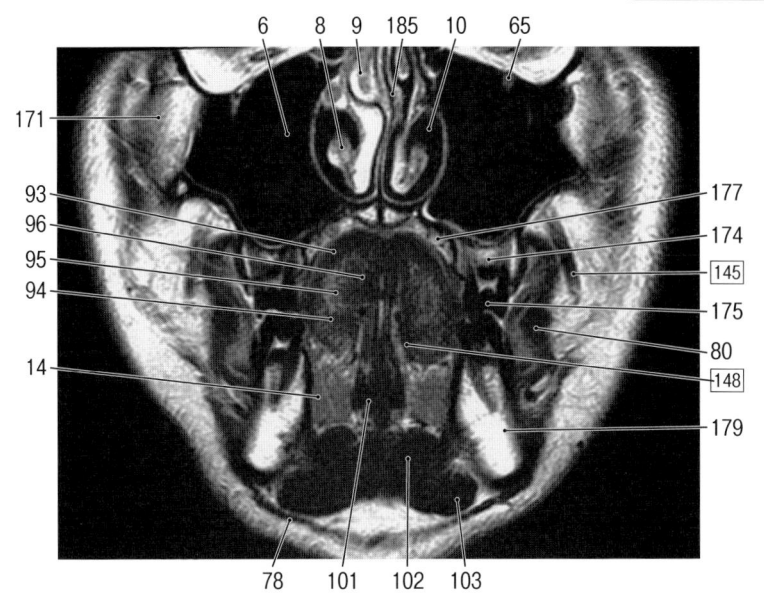

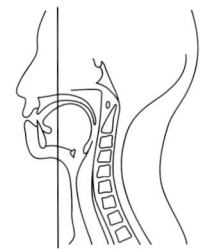

- 6: 上顎洞　maxillary sinus
- 8: 下鼻甲介　inf. nasal concha
- 9: 中鼻甲介　mid. nasal concha
- 10: 下鼻道　inf. nasal meatus
- 14: 舌下腺　sublingual gland
- 65: 下眼窩神経　inf. orbital n.
- 78: 広頸筋　platysma
- 80: 頰筋　buccal m.
- 93: 上縦舌筋　sup. londitudinal m. fibers
- 94: 下縦舌筋　inf. londitudinal m. fibers
- 95: 横舌筋　transverse m. fibers
- 96: 垂直舌筋　vertical m. fibers
- 101: オトガイ舌筋　genioglossus m.
- 102: オトガイ舌骨筋　geniohyoid m.
- 103: 顎二腹筋前腹　ant. belly of digastric m.
- 145: 顔面静脈　facial v.
- 148: 舌動脈　lingual a.
- 171: 頰骨　zygoma
- 174: 上顎歯槽骨　alveolar bone of maxilla
- 175: 上顎歯　tooth of maxilla
- 177: 硬口蓋　hard palate
- 179: 下顎骨　mandible
- 185: 鼻中隔　nasal septum

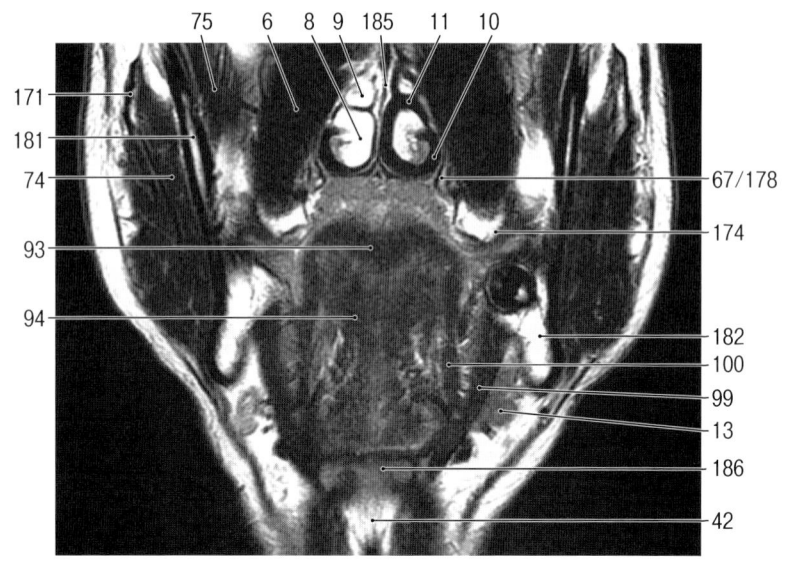

頸 部 18

T2 強調冠状断像

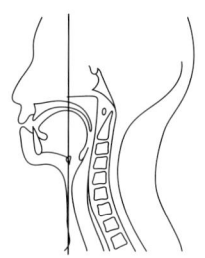

- 6: 上顎洞　maxillary sinus
- 8: 下鼻甲介　inf. nasal concha
- 9: 中鼻甲介　mid. nasal concha
- 10: 下鼻道　inf. nasal meatus
- 11: 中鼻道　mid. nasal meatus
- 13: 顎下腺　submandibular gland
- 42: 前喉頭蓋間隙
      ant. epiglottic space
- 67: 大口蓋神経　greater palatine n.
- 74: 咬　筋　masseter m.
- 75: 側頭筋　temporalis m.
- 93: 上縦舌筋
      sup. londitudinal m. fibers
- 94: 下縦舌筋
      inf. londitudinal m. fibers
- 99: 顎舌骨筋　myohyoid m.
- 100: 舌骨舌筋　hypoglossus m.
- 171: 頬　骨　zygoma
- 174: 上顎歯槽骨
       alveolar bone of maxilla
- 178: 大口蓋神経孔
       greater palatine n. canal
- 181: 下顎骨枝　lamus of mandible
- 182: 下顎骨体部　body of mandible
- 185: 鼻中隔　nasal septum
- 186: 舌骨体部　body of hyoid bone

頸 部 19

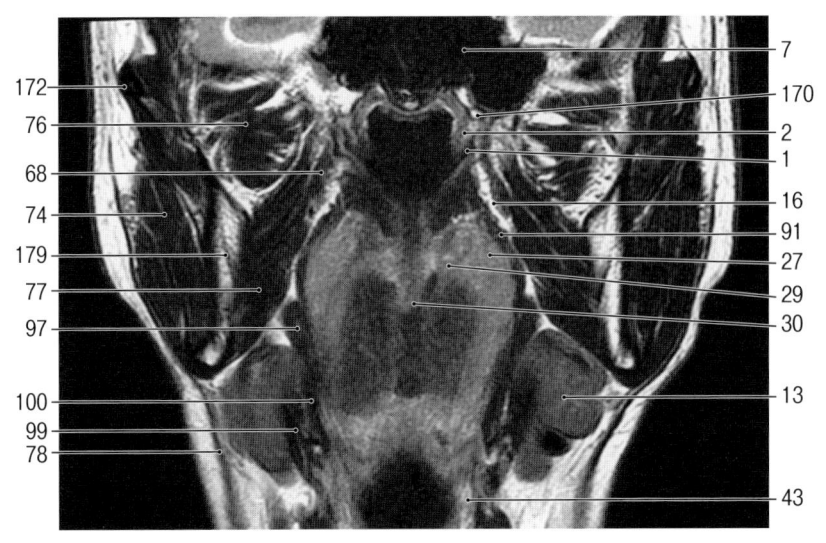

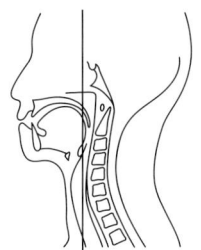

T2 強調冠状断像

        parapharyngeal space
27： 口蓋扁桃　palatine tonsil
29： 軟口蓋　soft palate
30： 口蓋垂　uvula
43： 傍声帯間隙　paraglottic space
68： 口蓋帆張筋　tensor veli palatini m.
74： 咬　筋　masseter m.
76： 外側翼突筋　lat. pterygoid m.
77： 内側翼突筋　med. pterygoid m.
78： 広頸筋　platysma
91： 中咽頭収縮筋
        mid. pharyngeal constrictor m.

1： 耳管開口部
    opening of Eustachian tube
2： 耳管隆起　torus tubarius
7： 蝶形骨洞　sphenoid sinus
13： 顎下腺　submandibular gland
16： 傍咽頭間隙

97： 茎突舌筋　styloglossus m.
99： 顎舌骨筋　myohyoid m.
100： 舌骨舌筋　hypoglossus m.
170： 翼突管　pterygoid canal
172： 頬骨弓　zygomatic arch
179： 下顎骨　mandible

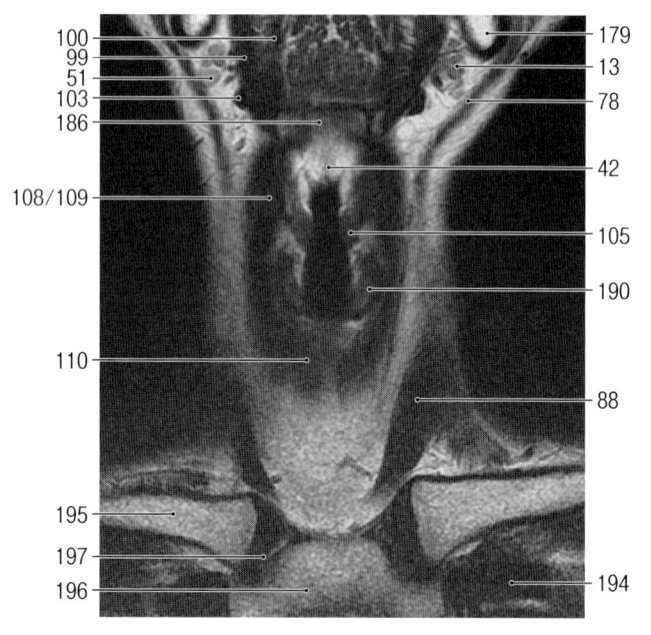

頸 部 20

T2 強調冠状断像

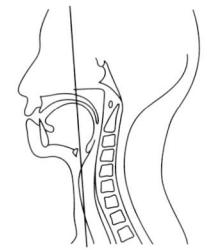

- 13: 顎下腺　submandibular gland
- 42: 前喉頭蓋間隙　ant. epiglottic space
- 51: 顎下リンパ節　submandibular LN
- 78: 広頸筋　platysma
- 88: 胸鎖乳突筋　sternocleidomastoid m.
- 99: 顎舌骨筋　myohyoid m.
- 100: 舌骨舌筋　hypoglossus m.
- 103: 顎二腹筋前腹　ant. belly of digastric m.
- 105: 甲状披裂筋　thyroaritenoid m.
- 108: 胸骨舌骨筋　sternohyoid m.
- 109: 肩甲舌骨筋　omohyoid m.
- 110: 胸骨甲状筋　sternothyroid m.
- 179: 下顎骨　mandible
- 186: 舌骨体部　body of hyoid bone
- 190: 輪状軟骨　cricoid cartilage
- 194: 肋軟骨　costalis cartilage
- 195: 鎖　骨　clavicle
- 196: 胸骨柄　manubrium of sternum
- 197: 胸鎖関節　sternoclavicular joint

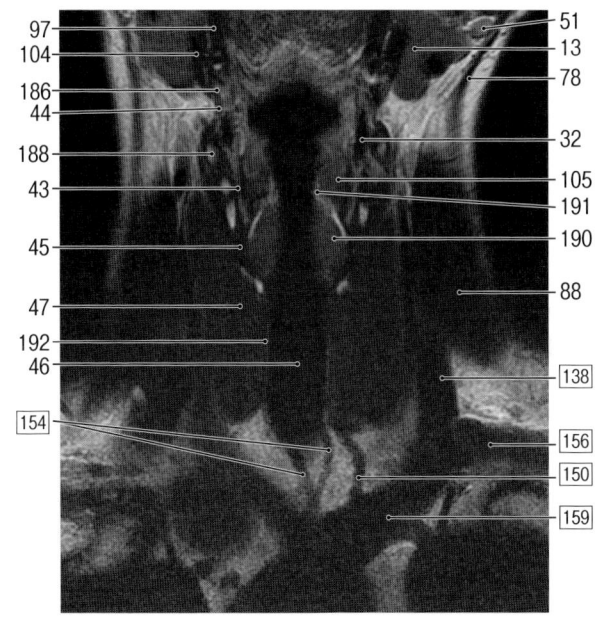

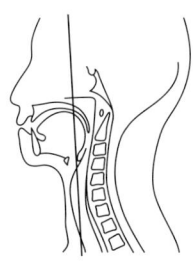

頸 部 21

T2 強調冠状断像

- 51: 顎下リンパ節　submandibular LN
- 78: 広頸筋　platysma
- 88: 胸鎖乳突筋
   sternocleidomastoid m.
- 97: 茎突舌筋　styloglossus m.
- 104: 顎二腹筋後腹
   post. belly of digastric m.
- 105: 甲状披裂筋　thyroaritenoid m.
- 138: 内頸静脈　int. jugular v.
- 150: 前頸静脈　ant. jugular v.
- 154: 下甲状腺静脈　inf. thyroid v.
- 156: 鎖骨下静脈　subclavicular v.
- 159: 腕頭静脈　brachiocephalic v.
- 186: 舌骨体部　body of hyoid bone
- 188: 甲状軟骨　thyroid cartilage
- 190: 輪状軟骨　cricoid cartilage
- 191: 披裂軟骨　arytenoid cartilage
- 192: 気管軟骨　tracheal ring

- 13: 顎下腺　submandibular gland
- 32: 梨状陥凹　pyriform sinus
- 43: 傍声帯間隙　paraglottic space
- 44: 甲状舌骨間膜
   thyrohyoid membrane
- 45: 輪状甲状間膜
   thyrocricoid membrane
- 46: 気　管　trachea
- 47: 甲状腺　thyroid gland

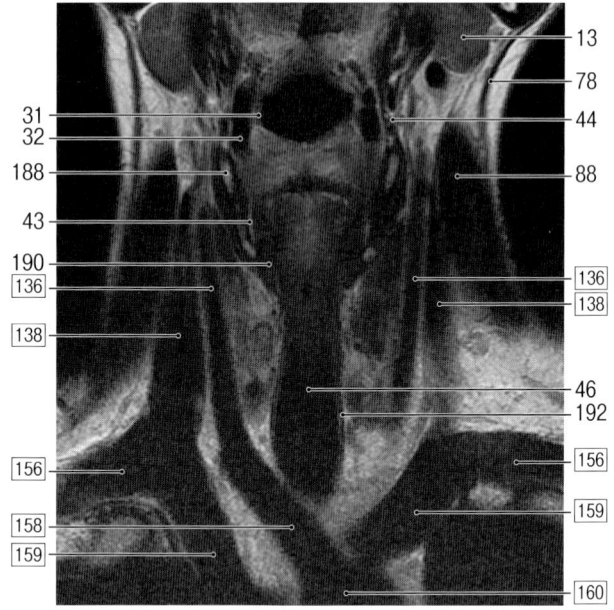

頸 部 22

T2 強調冠状断像

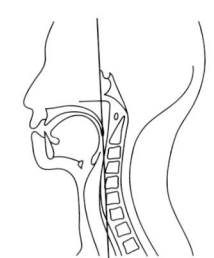

- 13： 顎下腺　submandibular gland
- 31： 披裂喉頭蓋ヒダ　aryepiglottic fold
- 32： 梨状陥凹　pyriform sinus
- 43： 傍声帯間隙　paraglottic space
- 44： 甲状舌骨間膜
　　　thyrohyoid membrane
- 46： 気　管　trachea
- 78： 広頸筋　platysma
- 88： 胸鎖乳突筋
　　　sternocleidomastoid m.
- 136： 総頸動脈　common carotid a.
- 138： 内頸静脈　int. jugular v.
- 156： 鎖骨下静脈　subclavicular v.
- 158： 腕頭動脈　brachiocephalic a.
- 159： 腕頭静脈　brachiocephalic v.
- 160： 大動脈弓　aortic arch
- 188： 甲状軟骨　thyroid cartilage
- 190： 輪状軟骨　cricoid cartilage
- 192： 気管軟骨　tracheal ring

頸 部 23

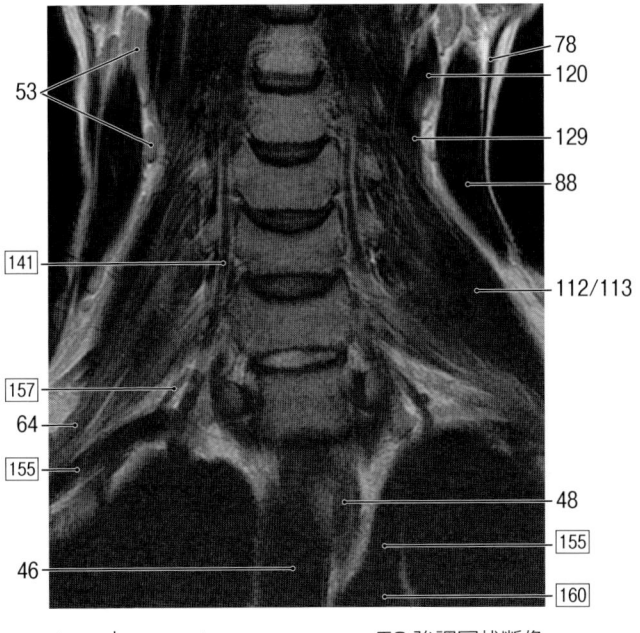

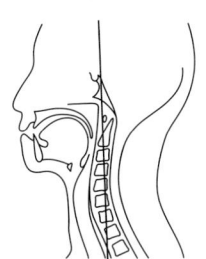

T2 強調冠状断像

46: 気　管　trachea
48: 食　道　esophagus
53: 内深頸リンパ節　internal jugular LN
64: 腕神経叢　brachial plexus
78: 広頸筋　platysma
88: 胸鎖乳突筋　sternocleidomastoid m.
112: 中斜角筋　mid. scalane m.
113: 後斜角筋　post. scalane m.
120: 頭最長筋　longissimus capitis m.
129: 肩甲挙筋　levator scaplae m.
141: 椎骨動脈　vertebral a.
155: 鎖骨下動脈　subclavicular a.
157: 甲状頸動脈　thyrocervical trunk
160: 大動脈弓　aortic arch

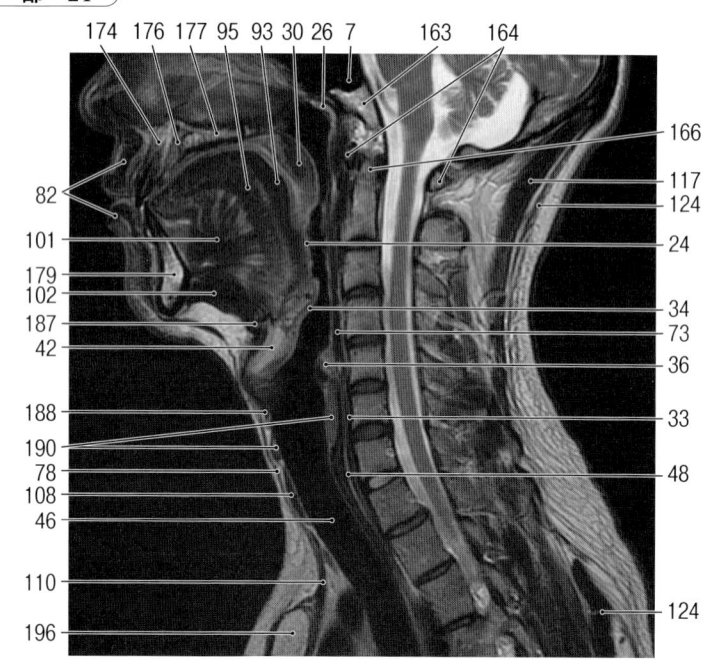

頸　部　24

T2 強調矢状断像

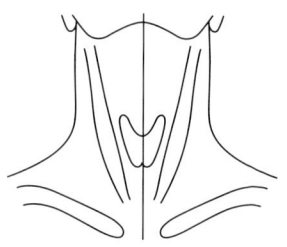

- 7: 蝶形骨洞　sphenoid sinus
- 24: 舌根部　tongue base
- 26: 咽頭扁桃　pharyngeal tonsil
- 30: 口蓋垂　uvula
- 33: 輪状後部　post. cricoid
- 34: 喉頭蓋　epiglottis
- 36: 披裂部　arytenoid
- 42: 前喉頭蓋間隙
    ant. epiglottic space
- 46: 気　管　trachea
- 48: 食　道　esophagus
- 73: 頸長筋　longus colli m.
- 78: 広頸筋　platysma
- 82: 口輪筋　orbicularis oris m.
- 93: 上縦舌筋
    sup. londitudinal m. fibers
- 95: 横舌筋　transverse m. fibers
- 101: オトガイ舌筋　genioglossus m.
- 102: オトガイ舌骨筋　geniohyoid m.
- 108: 胸骨舌骨筋　sternohyoid m.
- 110: 胸骨甲状筋　sternothyroid m.
- 117: 頭半棘筋　semispinalis capitis m.
- 124: 僧帽筋　trapezius m.
- 163: 斜　台　clivus
- 164: 環　椎　atlas
- 166: 軸椎歯状突起
    dental process of axis
- 174: 上顎歯槽骨
    alveolar bone of maxilla
- 176: 切歯管　incisive canal
- 177: 硬口蓋　hard palate
- 179: 下顎骨　mandible
- 187: 舌骨大角
    greater cornu of hyoid bone
- 188: 甲状軟骨　thyroid cartilage
- 190: 輪状軟骨　cricoid cartilage
- 196: 胸骨柄　manubrium of sternum

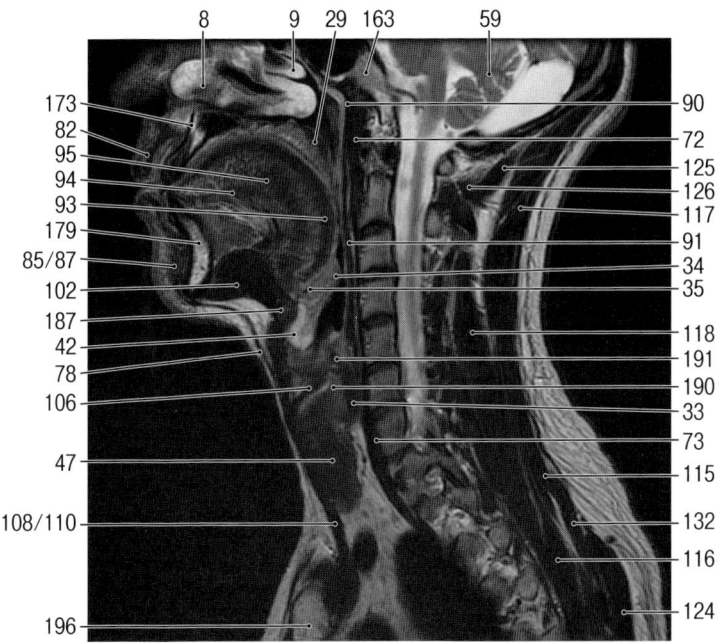

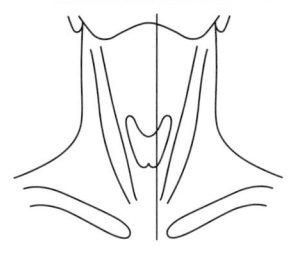

頸 部 25

T2 強調矢状断像

- 8: 下鼻甲介　inf. nasal concha
- 9: 中鼻甲介　mid. nasal concha
- 29: 軟口蓋　soft palate
- 33: 輪状後部　post. cricoid
- 34: 喉頭蓋　epiglottis
- 35: 喉頭蓋谷　vallecula
- 42: 前喉頭蓋間隙
  ant. epiglottic space
- 47: 甲状腺　thyroid gland
- 59: 小脳半球　cerebellar hemisphere
- 72: 頭長筋　longus capitis m.
- 73: 頸長筋　longus colli m.
- 78: 広頸筋　platysma
- 82: 口輪筋　orbicularis oris m.
- 85: 笑　筋　risorius m.
- 87: 口角下制筋
  depressor anguli oris m.
- 90: 上咽頭収縮筋
  sup. pharyngeal constrictor m.
- 91: 中咽頭収縮筋
  mid. pharyngeal constrictor m.
- 93: 上縦舌筋
  sup. londitudinal m. fibers
- 94: 下縦舌筋
  inf. londitudinal m. fibers
- 95: 横舌筋　transverse m. fibers
- 102: オトガイ舌骨筋　geniohyoid m.
- 106: 外側輪状披裂筋
  lat. cricoarytenoid m.
- 108: 胸骨舌骨筋　sternohyoid m.
- 110: 胸骨甲状筋　sternothyroid m.
- 115: 頭板状筋　splenius capitis m.
- 116: 頸板状筋　splenius cervicis m.
- 117: 頭半棘筋　semispinalis capitis m.
- 118: 頸半棘筋　semispinalis cervicis m.
- 124: 僧帽筋　trapezius m.
- 125: 大後頭直筋
  rectus capitis post. major m.
- 126: 小後頭直筋
  rectus capitus post. minor m.
- 132: 小菱形筋　rhomboideus minor m.
- 163: 斜　台　clivus
- 173: 上顎骨　maxilla
- 179: 下顎骨　mandible
- 187: 舌骨大角
  greater cornu of hyoid bone
- 190: 輪状軟骨　cricoid cartilage
- 191: 披裂軟骨　arytenoid cartilage
- 196: 胸骨柄　manubrium of sternum

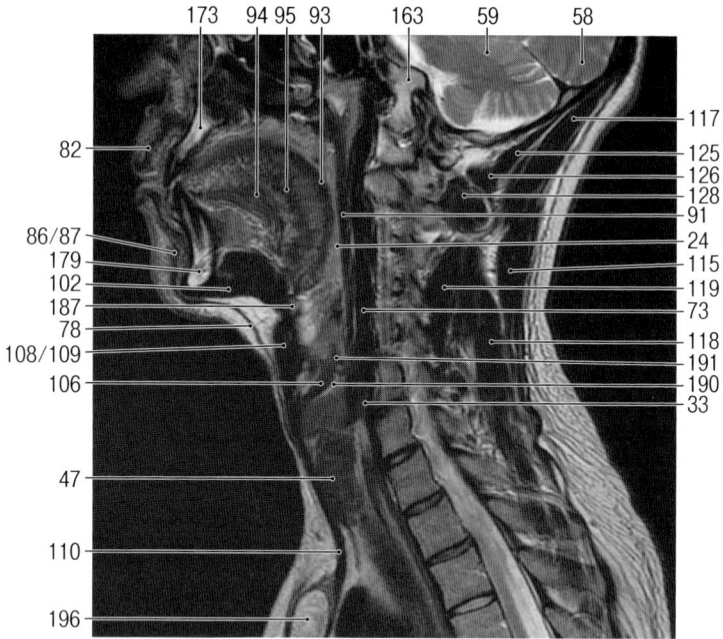

頸部 26

T2 強調矢状断像

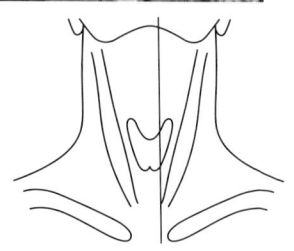

- 24: 舌根部　tongue base
- 33: 輪状後部　post. cricoid
- 47: 甲状腺　thyroid gland
- 58: 後頭葉　occipital lobe
- 59: 小脳半球　cerebellar hemisphere
- 73: 頸長筋　longus colli m.
- 78: 広頸筋　platysma
- 82: 口輪筋　orbicularis oris m.
- 86: 下唇下制筋　depressor labii inferioris m.
- 87: 口角下制筋　depressor anguli oris m.
- 91: 中咽頭収縮筋　mid.pharyngeal constrictor m.
- 93: 上縦舌筋　sup. londitudinal m. fibers
- 94: 下縦舌筋　inf. londitudinal m. fibers
- 95: 横舌筋　transverse m. fibers
- 102: オトガイ舌骨筋　geniohyoid m.
- 106: 外側輪状披裂筋　lat.cricoarytenoid m.
- 108: 胸骨舌骨筋　sternohyoid m.
- 109: 肩甲舌骨筋　omohyoid m.
- 110: 胸骨甲状筋　sternothyroid m.
- 115: 頭板状筋　splenius capitis m.
- 117: 頭半棘筋　semispinalis capitis m.
- 118: 頸半棘筋　semispinalis cervicis m.
- 119: 多裂筋　multifidus m.
- 125: 大後頭直筋　rectus capitis post. major m.
- 126: 小後頭直筋　rectus capitus post. minor m.
- 128: 下頭斜筋　obliquus capitis inf. m.
- 163: 斜台　clivus
- 173: 上顎骨　maxilla
- 179: 下顎骨　mandible
- 187: 舌骨大角　greater cornu of hyoid bone
- 190: 輪状軟骨　cricoid cartilage
- 191: 披裂軟骨　arytenoid cartilage
- 196: 胸骨柄　manubrium of sternum

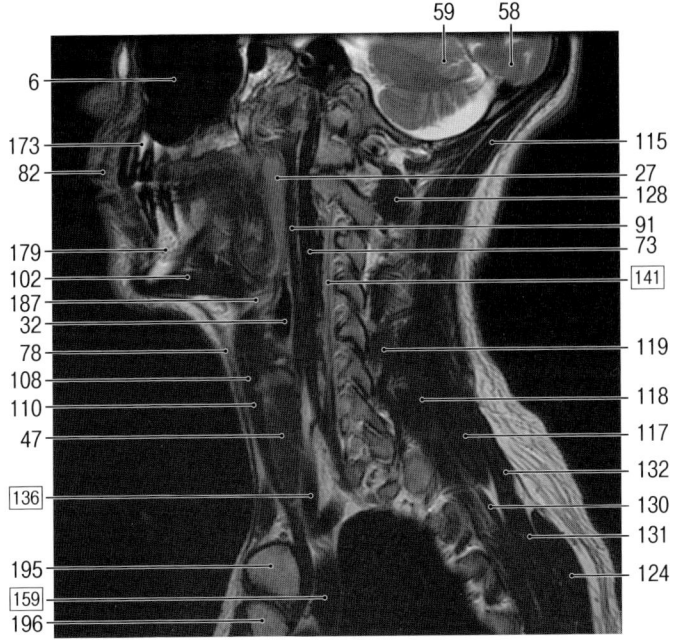

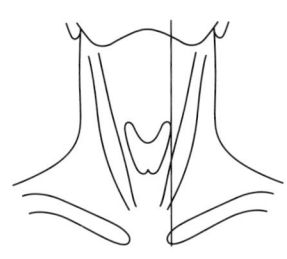

頸 部 27

T2強調矢状断像

- 6: 上顎洞　maxillary sinus
- 27: 口蓋扁桃　palatine tonsil
- 32: 梨状陥凹　pyriform sinus
- 47: 甲状腺　thyroid gland
- 58: 後頭葉　occipital lobe
- 59: 小脳半球　cerebellar hemisphere
- 73: 頸長筋　longus colli m.
- 78: 広頸筋　platysma
- 82: 口輪筋　orbicularis oris m.
- 91: 中咽頭収縮筋
　　　mid. pharyngeal constrictor m.
- 102: オトガイ舌骨筋　geniohyoid m.
- 108: 胸骨舌骨筋　sternohyoid m.
- 110: 胸骨甲状筋　sternothyroid m.
- 115: 頭板状筋　splenius capitis m.
- 117: 頭半棘筋　semispinalis capitis m.
- 118: 頸半棘筋　semispinalis cervicis m.
- 119: 多裂筋　multifidus m.
- 124: 僧帽筋　trapezius m.
- 128: 下頭斜筋　obliquus capitis inf.m.
- 130: 上後鋸筋　sup. post. serratus m.
- 131: 大菱形筋　rhomboideus major m.
- 132: 小菱形筋　rhomboideus minor m.
- 136: 総頸動脈　common carotid a.
- 141: 椎骨動脈　vertebral a.
- 159: 腕頭静脈　brachiocephalic v.
- 173: 上顎骨　maxilla
- 179: 下顎骨　mandible
- 187: 舌骨大角
　　　greater cornu of hyoid bone
- 195: 鎖骨　clavicle
- 196: 胸骨柄　manubrium of sternum

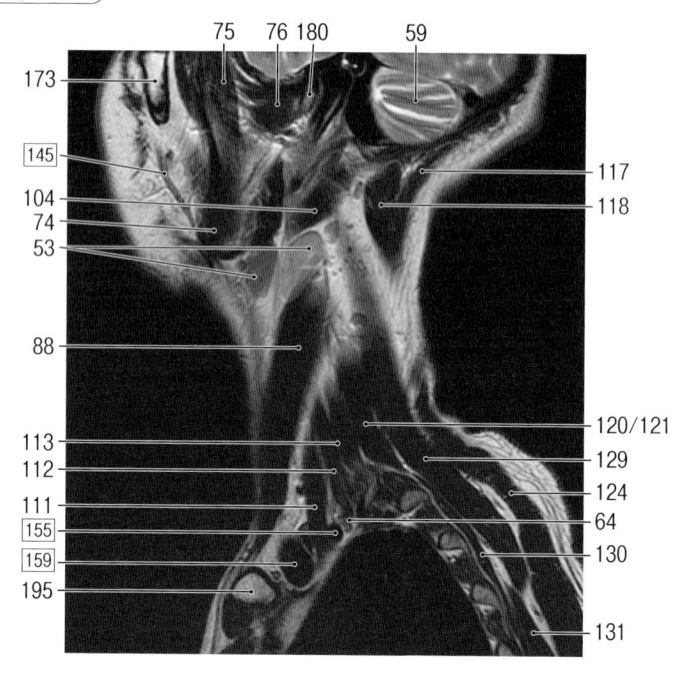

頸部 28

T2 強調矢状断像

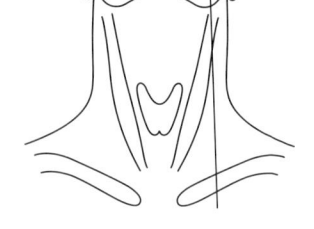

- 53: 内深頸リンパ節 internal jugular LN
- 59: 小脳半球 cerebellar hemisphere
- 64: 腕神経叢 brachial plexus
- 74: 咬筋 masseter m.
- 75: 側頭筋 temporalis m.
- 76: 外側翼突筋 lat. pterygoid m.
- 88: 胸鎖乳突筋 sternocleidomastoid m.
- 104: 顎二腹筋後腹 post. belly of digastric m.
- 111: 前斜角筋 ant. scalane m.
- 112: 中斜角筋 mid. scalane m.
- 113: 後斜角筋 post. scalane m.
- 117: 頭半棘筋 semispinalis capitis m.
- 118: 頸半棘筋 semispinalis cervicis m.
- 120: 頭最長筋 longissimus capitis m.
- 121: 頸最長筋 longissimus cervicis m.
- 124: 僧帽筋 trapezius m.
- 129: 肩甲挙筋 levator scaplae m.
- 130: 上後鋸筋 sup. post. serratus m.
- 131: 大菱形筋 rhomboideus major m.
- 145: 顔面静脈 facial v.
- 155: 鎖骨下動脈 subclavicular a.
- 159: 腕頭静脈 brachiocephalic v.
- 173: 上顎骨 maxilla
- 180: 下顎骨頭 condylar process of mandible
- 195: 鎖骨 clavicle

胸部 6

■ 胸部のMRI ■

　胸部では高速で撮像でき，解剖の同定に優れる点からShort TR，Short TEのT1強調画像，またはSingle Shot高速スピンエコーが選択される．T2強調画像は病変部の検出，評価に優れる．肺の構造はMRIでは描出，同定が困難であり，肺の解剖を詳細に記載することは現実的ではないので，本稿では胸壁，縦隔，大血管の解剖について記載し，さらに女性乳腺の解剖についても簡略に記載した．

■ 胸郭の構造 ■

　胸郭は12個の胸椎，12対の肋骨，1個の胸骨からなる．胸郭上口は第1胸椎，第1肋骨，胸骨上縁で囲まれる部分で，胸郭下口は，第12胸椎，第12肋骨，第11肋骨先端，肋骨弓，剣状突起の下端で形成されている．

　鎖骨内側端が胸骨および第1肋骨と関節を作り外側端が肩甲骨肩峰との関節を作る．胸骨柄は扁平，菱型で胸骨の上端で，左右側面で鎖骨との間に鎖骨切痕，第1肋軟骨部との間に第1肋骨切痕で関節を形成する．胸骨体は上方で胸骨柄と線維軟骨性の胸骨柄結合（胸骨角）を作り下方では剣状突起と胸骨剣結合を形成する．胸骨角は第2肋軟骨付着部で，第4/5椎間板の高さにある．胸骨体左右には第2ないし第6肋骨切痕がある．肩甲骨は扁平，ほぼ3角形で，第2ないし第7肋骨の高さにある．肩甲骨後面には後方に突出する肩甲棘があり，外側端は肩峰で，鎖骨との関節部となる．肩甲骨の上外には卵円形の関節窩があり，上腕骨頭との関節を形成する．烏口突起がこの関節窩の上方へ突出して，種々の筋および靭帯が付着している．烏口突起の内側には肩甲切痕がある．肩甲骨後面は肩甲棘よりも上方の棘上窩，下方の棘下窩に二分される．第1肋骨は上下に扁平となっており外側縁の一部分に前斜角筋の停止部があ

る．この前方を鎖骨下静脈が，後方を鎖骨下動脈と腕神経叢の下神経幹が通過する．

▎縦隔 ▎

上部は胸郭上口と頸基部まで，下は横隔膜，前方は胸骨，後方は脊椎に達し，胸腺，心臓，大血管，気管，食道，胸管，リンパ節，迷走神経，横隔神経，交感神経幹を内包する．縦隔は胸骨角と第4椎体の下縁とを結ぶ線で上下に分けられ，下部縦隔は胸膜と胸骨の間の部分に当たる前部，心膜と心臓を含む中部，心膜と脊柱との間の後部に分かれる．

▎胸部の筋 ▎

背部の浅層は，僧帽筋と広背筋からなる．僧帽筋は後頭骨，項靱帯，胸椎棘突起より起こり肩甲骨の棘突起，肩峰，鎖骨の外側に停止する．広背筋は下位胸椎の棘突起，腸骨稜，下位肋骨，肩甲骨の下端より起こり上腕骨に停止する．菱形筋は，第6・7頸椎の棘突起から起こる小菱形筋，第1ないし第4胸椎の棘突起より起こり，肩甲骨の内側縁に停止する大菱形筋に分けられる．肩甲挙筋は第1ないし4頸椎横突起より起こり肩甲骨の上角に停止する．

深部の筋は上および下後鋸筋，固有背筋の板状筋，脊柱起立筋からなり，上後鋸筋は第5頸椎から第1胸椎までの棘突起に起こり，第2ないし第5肋骨に停止する．第3頸椎から第6胸椎の棘突起より起こる頭板状筋は乳様突起外側部に停止し，頸板状筋は第1ないし第3頸椎の横突起に停止する．脊柱起立筋は，腸肋筋，最長筋，棘筋からなる．

大胸筋は鎖骨の内側，胸骨前面，第5ないし第7肋軟骨，腹直筋鞘前葉より起こり上腕骨の大結節稜に停止する．小胸筋は第2ないし第5肋骨より起こり肩甲骨の烏口突起に停止する．鎖骨下筋は第1肋軟骨より起こり上外側に進んで鎖骨下面に停止する．前鋸筋は，第1ないし第10肋骨の外側面より起こり肩甲骨の内側，上角，下角に停止する．

▎乳腺の構造 ▎

乳腺は10ないし20個の小葉からなり，腺葉は乳頭を中心とした放射状配列

を示す．主導管は互いに独立に乳頭直上で膨大部（ampulla）を形成した後，開口する．乳頭の基部は乳輪で囲まれる．乳腺の各葉を分ける線維性隔膜が乳腺提靭帯，（クーパー靭帯）であり，乳房の上半分で発達し，皮膚と深筋膜をつなぐ．深筋膜と乳腺組織塊の間に乳腺後隙とよばれる疎性結合組織領域が存在している．

■ 解剖項目一覧

1. 心　膜　　　　　　　　pericardium
2. 右心房　　　　　　　　right atrium
3. 左心房　　　　　　　　left atrium
4. 右心室　　　　　　　　right ventricle
5. 左心室　　　　　　　　left ventricle
6. 右室壁　　　　　　　　right ventricular wall
7. 左室前壁　　　　　　　anterior wall of left ventricle
8. 左室壁心尖部　　　　　apical wall of left ventricle
9. 左室下後壁　　　　　　inferior posterior wall of left ventricle
10. 左室下壁　　　　　　　inferior wall of left ventricle
11. 左室自由壁　　　　　　free wall of left ventricle
12. 心室中隔　　　　　　　ventricular septum
13. 右心耳　　　　　　　　right atrial appendage
14. 左心耳　　　　　　　　left atrial appendage
15. 心膜横洞　　　　　　　transverse sinus of pericardium
16. 心膜上洞　　　　　　　superior recess of pericardium
17. 三尖弁　　　　　　　　tricuspid valve
18. 僧帽弁　　　　　　　　mitral valve
19. 心外膜脂肪層　　　　　subpericardial fat layer

20. 上行大動脈起始部　　　origin of ascending aorta
21. 左冠動脈　　　　　　　left coronary a.
22. 左冠動脈前下行枝　　　left anterior descending a.

23	左冠動脈回旋枝	left circumflex a.
24	右冠動脈	right coronary a.
25	冠状静脈洞	coronary sinus

26. 気　管　　　　　　　trachea
27. 左主気管支　　　　　left main bronchus
28. 右主気管支　　　　　right main bronchus
29. 右上葉気管支　　　　upper lobe bronchus
30. 左上葉気管支　　　　left upper lobe bronchus
31. 左下葉気管支　　　　left lower lobe bronchus
32. 中葉気管支　　　　　middle lobe bronchus
33. 下葉気管支　　　　　lower lobe bronchus
34. 中間気管支幹　　　　trunchus intermedius
35. 舌区気管支　　　　　lingular bronchus
36. 肺底気管支　　　　　basal bronchus

37. 甲状腺　　　　　　　thyroid gland
38. 胸　腺　　　　　　　thymus
39. 食　道　　　　　　　esophagus
40. 胸　管　　　　　　　thoracic duct
41. 前縦隔脂肪層　　　　anterior mediastinal fat
42. 肝　臓　　　　　　　liver
43. 胃　　　　　　　　　stomach
44. 食道，胃接合部　　　esophagogastric junction
45. 横隔膜　　　　　　　diaphragm
46. 迷走神経　　　　　　vagus n.
47. 左反回神経　　　　　recurrent n.
48. 横隔神経　　　　　　phrenic n.
49. 腕神経叢　　　　　　brachial plexus
50. 前頸筋群　　　　　　anterior strap m.

51.	胸鎖乳突筋	sternocleidomastoid m.
52.	前斜角筋	anterior scalene m.
53.	中斜角筋	middle scalene m.
54.	後斜角筋	posterior scalene m.
55.	鎖骨下筋	subclavius m.
56.	大胸筋	pectoralis major m.
57.	小胸筋	pectoralis minor m.
58.	前鋸筋	anterior serratus m.
59.	上後鋸筋	superior posterior serratus m.
60.	小菱形筋	rhomboid, minor m.
61.	大菱形筋	rhomboid, major m.
62.	板状筋	splenius m.
63.	脊柱起立筋	erector spinae m.
64.	肩甲下筋	subscapularis m.
65.	肩甲挙筋	levator scapulae m.
66.	半挙筋	semispinalis m.
67.	肋間筋	intercostal m.
68.	三角筋	dertoid m.
69.	僧帽筋	trapezius m.
70.	長頸筋	longus colli m.
71.	乳頭筋	papillary m.
72.	棘筋と多裂筋	spinalis m. & multifidus m.
73.	棘下筋	infraspinatus m.
74.	棘上筋	supraspinatus m.
75.	広背筋	latissimus dorsi m.

- -

76	上行大動脈	ascending aorta
77	下行大動脈	descending aorta
78	大動脈弓	aortic arch
79	腕頭動脈	brachiocephalic a.

80	右総頸動脈	right common carotid a.
81	左総頸動脈	left common carotid a.
82	右鎖骨下動脈	right subclavian a.
83	左鎖骨下動脈	left subclavian a.
84	椎骨動脈	vertebral a.
85	内胸動脈	internal thoracic a.
86	胸背動脈	thoracodorsal a.
87	外側胸動脈	lateral thracic a.
88	肋間動脈	intercostal a.
89	心膜横隔動静脈	pericardiacophrenic a.v.
90	腋窩動脈	axillary a.
91	上大静脈	superior vena cava
92	下大静脈	inferior vena cava
93	奇静脈	azygos v.
94	肝静脈	hepatic v.
95	右腕頭静脈	right brachiocephalic v.
96	左腕頭静脈	left brachiocephalic v.
97	右内頸静脈	right internal jugular v.
98	左内頸静脈	left internal jugular v.
99	外頸静脈	external jugular v.
100	前頸静脈	anterior jugular v.
101	頸横静脈	transverse cervival v.
102	下甲状腺静脈	inferior thyroid v.
103	椎骨静脈	vertebral v.
104	右鎖骨下静脈	right subclavian v.
105	左鎖骨下静脈	left subclavian v.
106	内胸静脈	internal thoracic v.
107	肺動脈幹	pulmonary a. truncus
108	肺動脈	pulmonary a.
109	左肺動脈	left pulmonary a.

110	右肺動脈	right pulmonary a.
111	左上肺静脈	left superior pulmonary v.
112	右上肺静脈	right superior pulmonary v.
113	下肺静脈	inferior pulmonary v.
114	肺底動脈幹	basal arterial trunk
115	中間肺動脈幹	intermediate arterial trunk
116	上幹動脈	truncus superior a.

----

117. 鎖　骨　　　　　　　　　clavicle
118. 鎖骨胸骨端　　　　　　　sternal end of clavicle
119. 胸鎖関節　　　　　　　　sternoclavicular joint
120. 肋　骨　　　　　　　　　rib
121. 胸骨柄　　　　　　　　　manubrium
122. 胸骨体　　　　　　　　　body of sternum
123. 胸骨柄結合　　　　　　　manubriosternal synchondrosis
124. 肩甲骨　　　　　　　　　scapula
125. 肩甲頸　　　　　　　　　neck of scapula
126. 肩　峰　　　　　　　　　acromion
127. 烏口突起　　　　　　　　coracoid process
128. 肩甲切痕　　　　　　　　scapular notch
129. 肩甲棘　　　　　　　　　spine of scapula
130. 肩甲骨関節窩　　　　　　glenoid cavity of scapula

----

131. 乳　腺　　　　　　　　　mammary gland
132. 乳　頭　　　　　　　　　nipple
133. 乳腺提靱帯（クーパー）　suspensory ligaments（Cooper）
134. 乳　輪　　　　　　　　　areola
135. 脂肪組織　　　　　　　　adipose tissue
136. 疎性結合組織，乳房後隙　retromammary space filled with loose areolar tissue

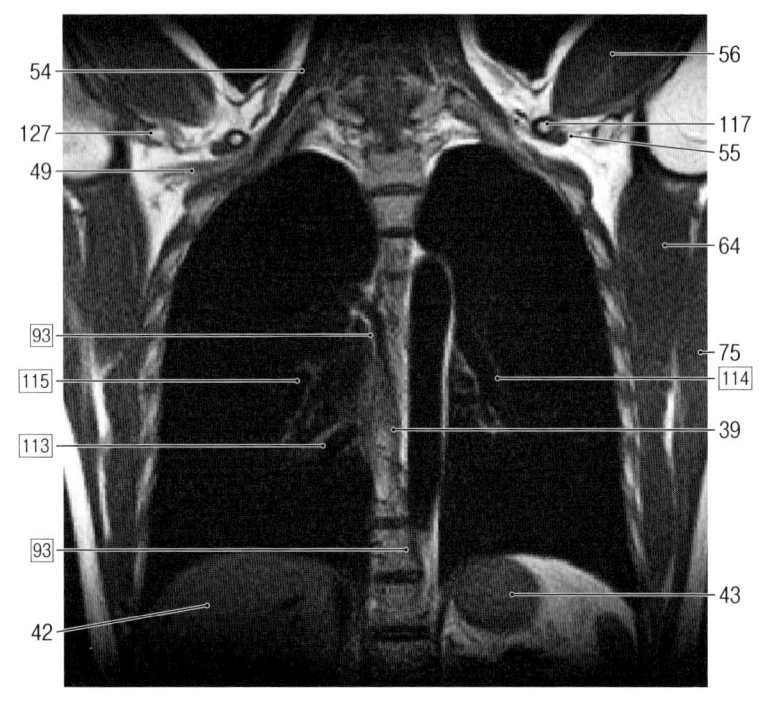

胸部 1

T1強調冠状断像

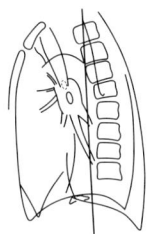

- 39: 食 道　esophagus
- 42: 肝 臓　liver
- 43: 胃　stomach
- 49: 腕神経叢　brachial plexus
- 54: 後斜角筋　posterior scalene m.
- 55: 鎖骨下筋　subclavius m.
- 56: 大胸筋　pectoralis major m.
- 64: 肩甲下筋　subscapularis m.
- 75: 広背筋　latissimus dorsi m.
- 93: 奇静脈　azygos v.
- 113: 下肺静脈　inferior pulmonary v.
- 114: 肺底動脈幹　basal arterial trunk
- 115: 中間肺動脈幹　intermediate arterial trunk
- 117: 鎖 骨　clavicle
- 127: 烏口突起　coracoid process

胸部 2

T1 強調冠状断像

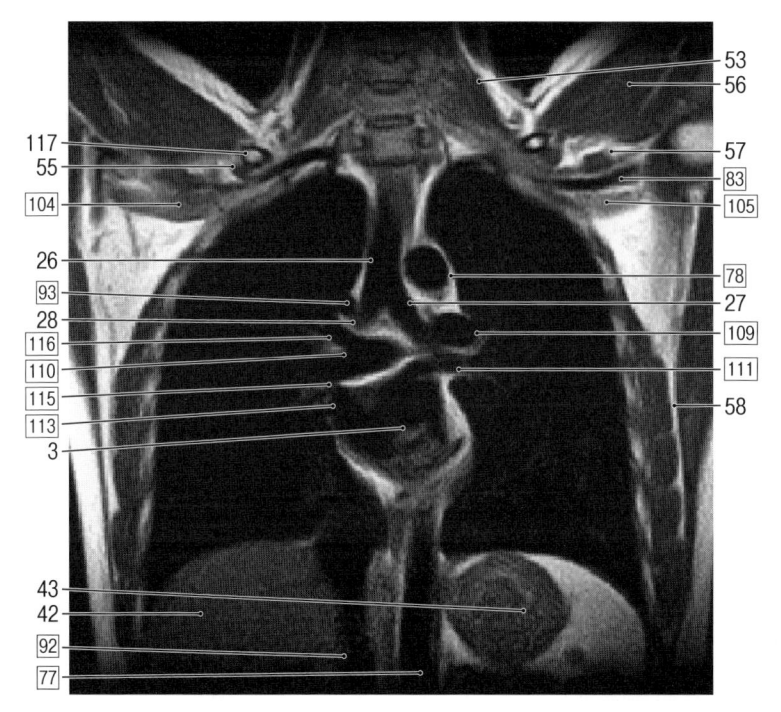

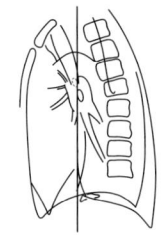

- 3: 左心房　left atrium
- 26: 気管　trachea
- 27: 左主気管　left main bronchus
- 28: 右主気管支　right main bronchus
- 42: 肝臓　liver
- 43: 胃　stomach
- 53: 中斜角筋　middle scalene m.
- 55: 鎖骨下筋　subclavius m.
- 56: 大胸筋　pectoralis major m.
- 57: 小胸筋　pectoralis minor m.
- 58: 前鋸筋　anterior serratus m.
- 77: 下行大動脈　descending aorta
- 78: 大動脈弓　aortic arch
- 83: 左鎖骨下動脈　left subclavian a.
- 92: 下大静脈　inferior vena cava
- 93: 奇静脈　azygos v.
- 104: 右鎖骨下静脈　right subclavian v.
- 105: 左鎖骨下静脈　left subclavian v.
- 109: 左肺動脈　left pulmonary a.
- 110: 右肺動脈　right pulmonary a.
- 111: 左上肺静脈　left superior pulmonary v.
- 113: 下肺静脈　inferior pulmonary v.
- 115: 中間肺動脈幹　intermediate arterial trunk
- 116: 上幹動脈　truncus superior a.
- 117: 鎖骨　clavicle

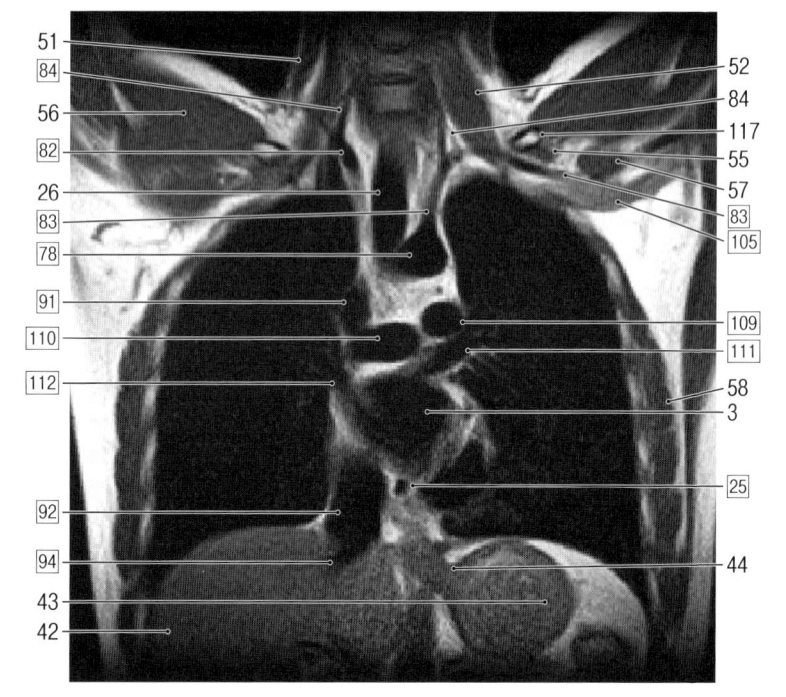

胸 部 3

T1 強調冠状断像

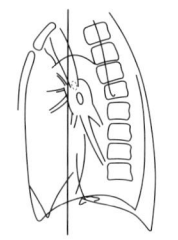

- 3: 左心房　left atrium
- 25: 冠状静脈洞　coronary sinus
- 26: 気 管　trachea
- 42: 肝 臓　liver
- 43: 胃　stomach
- 44: 食道, 胃接合部　esophagogastric junction
- 51: 胸鎖乳突筋　sternocleidomastoid m.
- 52: 前斜角筋　anterior scalene m.
- 55: 鎖骨下筋　subclavius m.
- 56: 大胸筋　pectoralis major m.
- 57: 小胸筋　pectoralis minor m.
- 58: 前鋸筋　anterior serratus m.
- 78: 大動脈弓　aortic arch
- 82: 右鎖骨下動脈　right subclavian a.
- 83: 左鎖骨下動脈　left subclavian a.
- 84: 椎骨動脈　vertebral a.
- 91: 上大静脈　superior vena cava
- 92: 下大静脈　inferior vena cava
- 94: 肝静脈　hepatic v.
- 105: 左鎖骨下静脈　left subclavian v.
- 109: 左肺動脈　left pulmonary a.
- 110: 右肺動脈　right pulmonary a.
- 111: 左上肺静脈　left superior pulmonary v.
- 112: 右上肺静脈　right superior pulmonary v.
- 117: 鎖 骨　clavicle

胸部 4

T1 強調冠状断像

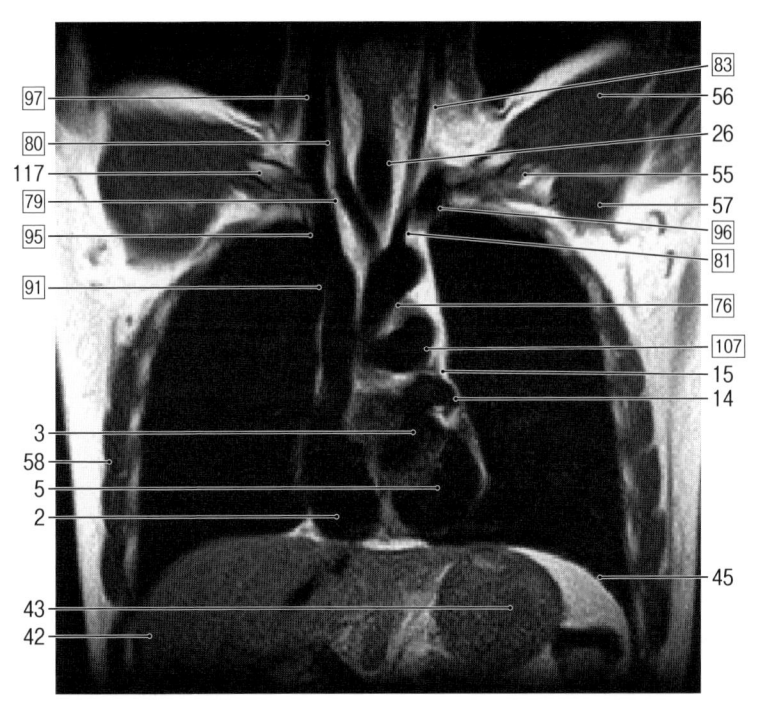

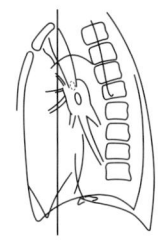

- 2: 右心房　right atrium
- 3: 左心房　left atrium
- 5: 左心室　left ventricle
- 14: 左心耳　left atrial appendage
- 15: 心膜横洞　transverse sinus of pericardium
- 26: 気　管　trachea
- 42: 肝　臓　liver
- 43: 胃　stomach
- 45: 横隔膜　diaphragm
- 55: 鎖骨下筋　subclavius m.
- 56: 大胸筋　pectoralis major m.
- 57: 小胸筋　pectoralis minor m.
- 58: 前鋸筋　anterior serratus m.
- 76: 上行大動脈　ascending aorta
- 79: 腕頭動脈　brachiocephalic a.
- 80: 右総頸動脈　right common carotid a.
- 81: 左総頸動脈　left common carotid a.
- 91: 上大静脈　superior vena cava
- 95: 右腕頭静脈　right brachiocephalic v.
- 96: 左腕頭静脈　left brachiocephalic v.
- 97: 右内頸静脈　right internal jugular v.
- 107: 肺動脈幹　pulmonary a. truncus
- 117: 鎖　骨　clavicle

胸部 5

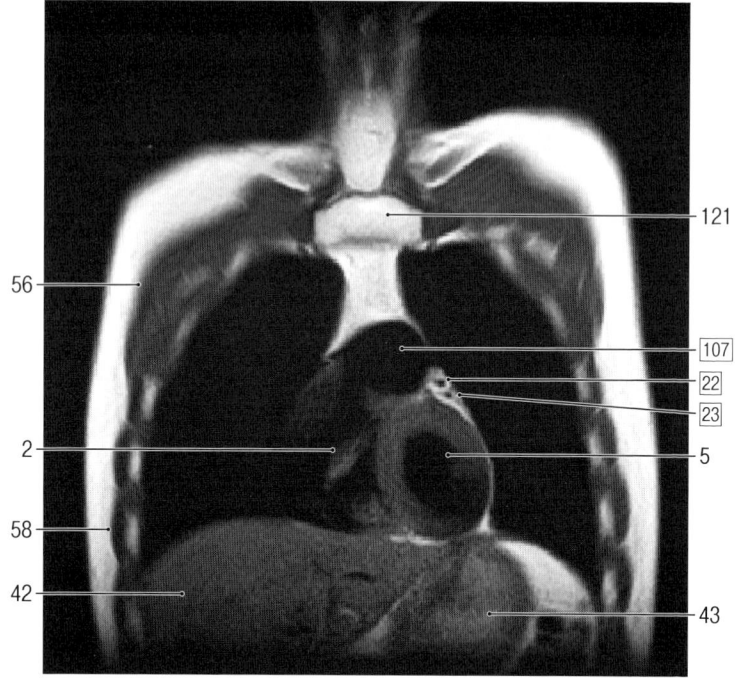

T1強調冠状像

- 2: 右心房　right atrium
- 5: 左心室　left ventricle
- 22: 左冠動脈前下行枝　left anterior descending a.
- 23: 左冠動脈回旋枝　left circumflex a.
- 42: 肝　臓　liver
- 43: 胃　stomach
- 56: 大胸筋　pectoralis major m.
- 58: 前鋸筋　anterior serratus m.
- 107: 肺動脈幹　pulmonary a. truncus
- 121: 胸骨柄　manubrium

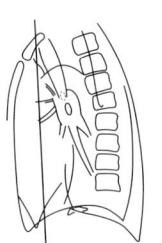

胸部　乳腺横断　6

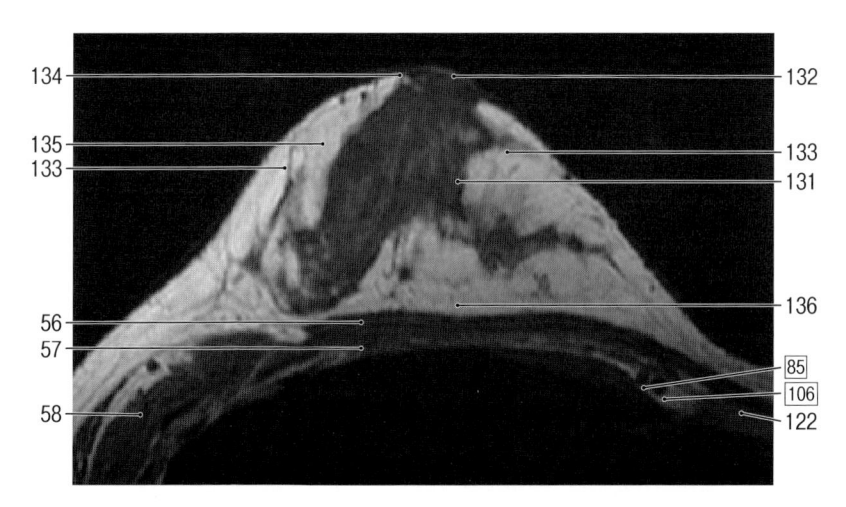

T1強調横断像

- 56: 大胸筋　pectoralis major m.
- 57: 小胸筋　pectoralis minor m.
- 58: 前鋸筋　anterior serratus m.
- 85: 内胸動脈　internal thoracic a.
- 106: 内胸静脈　internal thoracic v.
- 122: 胸骨体　body of sternum
- 131: 乳　腺　mammary gland
- 132: 乳　頭　nipple
- 133: 乳腺提靱帯（クーパー）
  suspensory ligaments（Cooper）
- 134: 乳　輪　areola
- 135: 脂肪組織　adipose tissue
- 136: 疎性結合組織，乳房後隙
  retromammary space filled with loose areolar tissue

胸部　乳腺矢状断　7

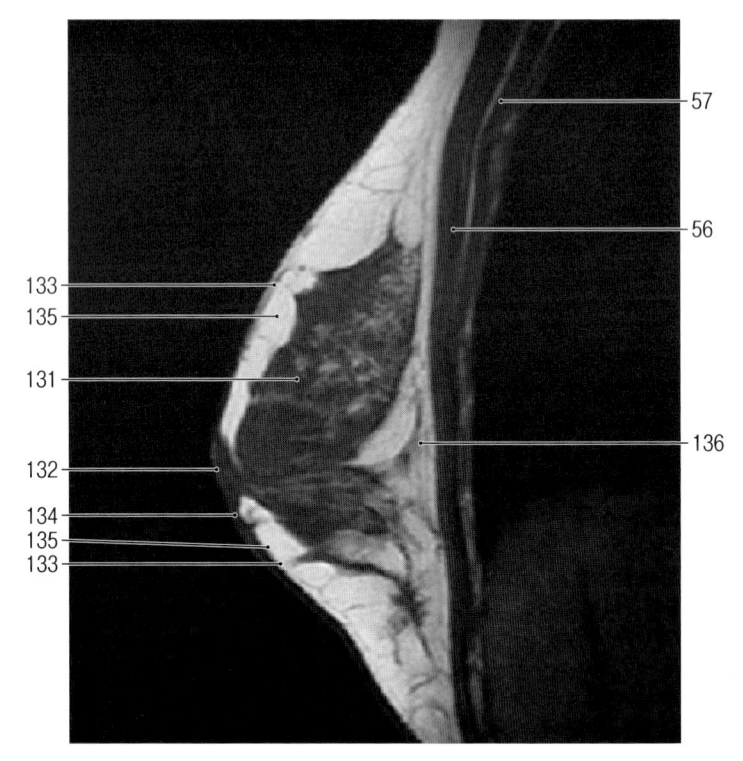

T1強調矢状断像

- 56: 大胸筋　pectoralis major m.
- 57: 小胸筋　pectoralis minor m.
- 131: 乳　腺　mammary gland
- 132: 乳　頭　nipple
- 133: 乳腺提靱帯（クーパー）
     suspensory ligaments（Cooper）
- 134: 乳　輪　areola
- 135: 脂肪組織　adipose tissue
- 136: 疎性結合組織，乳房後隙
     retromammary space filled with
     loose areolar tissue

胸部　四腔断面　8

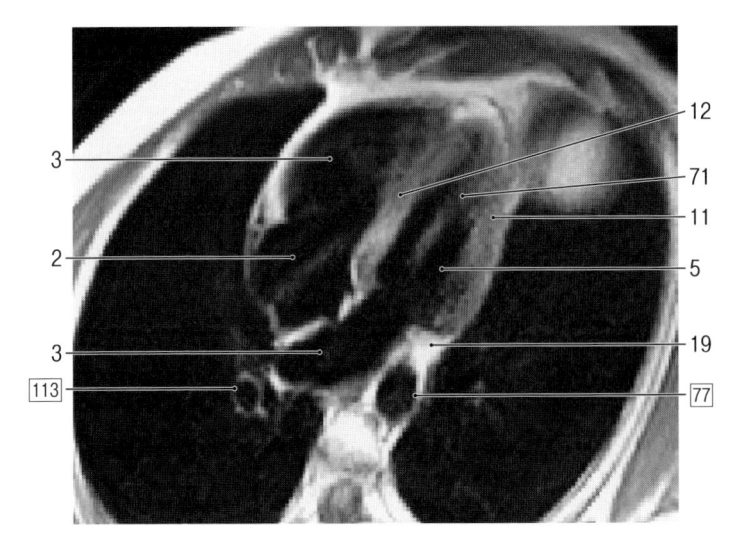

T1強調四腔断面像

- 2: 右心房　right atrium
- 3: 左心房　left atrium
- 5: 左心室　left ventricle
- 11: 左室自由壁
    free wall of left ventricle
- 12: 心室中隔　ventricular septum
- 19: 心外膜脂肪層
    subpericardial fat layer
- 71: 乳頭筋　papillary m.
- 77: 下行大動脈　descending aorta
- 113: 下肺静脈　inferior pulmonary v.

胸部　左室長軸断　9

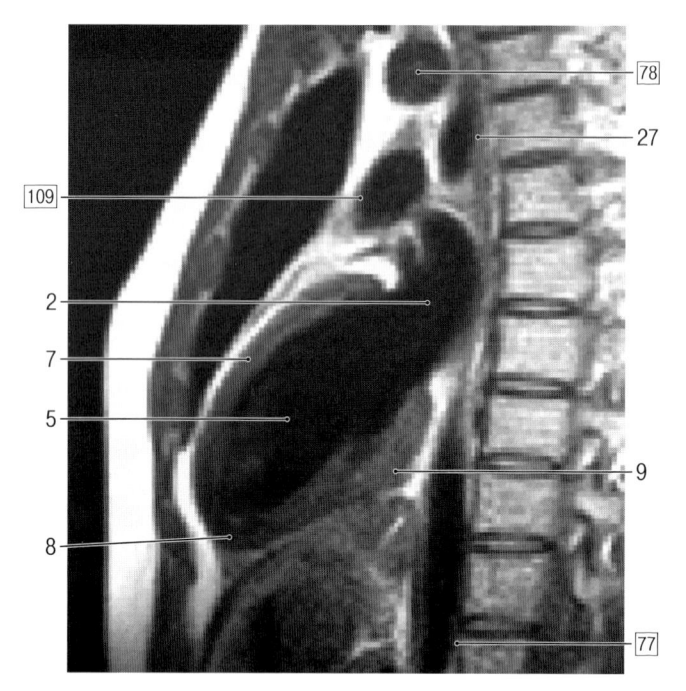

T1強調矢状断像

- 2：右心房　right atrium
- 5：左心室　left ventricle
- 7：左室前壁
    anterior wall of left ventricle
- 8：左室壁心尖部
    apical wall of left ventricle
- 9：左室下後壁
  inferior posterior wall of left ventricle
- 27：左主気管支　left main bronchus
- 77：下行大動脈　descending aorta
- 78：大動脈弓　aortic arch
- 109：左肺動脈　left pulmonary a.

胸 部 10

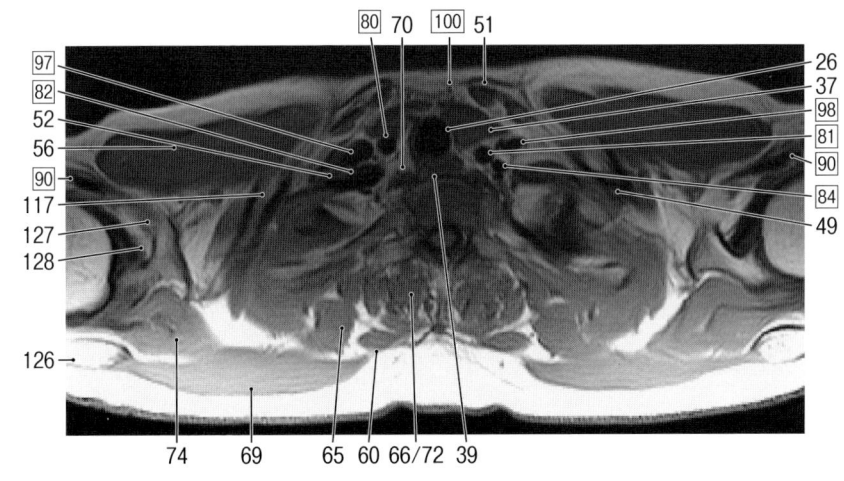

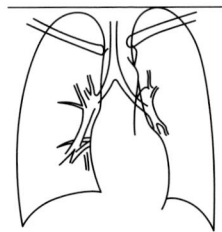

T1 強調横断像

- 26: 気 管　trachea
- 37: 甲状腺　thyroid gland
- 39: 食 道　esophagus
- 49: 腕神経叢　brachial plexus
- 51: 胸鎖乳突筋　sternocleidomastoid m.
- 52: 前斜角筋　anterior scalene m.
- 56: 大胸筋　pectoralis major m.
- 60: 小菱形筋　rhomboid, minor m.
- 65: 肩甲挙筋　levator scapulae m.
- 66: 半挙筋　semispinalis m.
- 69: 僧帽筋　trapezius m.
- 70: 長頸筋　longus colli m.
- 72: 棘筋と多裂筋　spinalis m. & multifidus m.
- 74: 棘上筋　supraspinatus m.
- 80: 右総頸動脈　right common carotid a.
- 81: 左総頸動脈　left common carotid a.
- 82: 右鎖骨下動脈　right subclavian a.
- 84: 椎骨動脈　vertebral a.
- 90: 腋窩動脈　axillary a.
- 97: 右内頸静脈　right internal jugular v.
- 98: 左内頸静脈　left internal jugular v.
- 100: 前頸静脈　anterior jugular v.
- 117: 鎖 骨　clavicle
- 126: 肩 峰　acromion
- 127: 烏口突起　coracoid process
- 128: 肩甲切痕　scapular notch

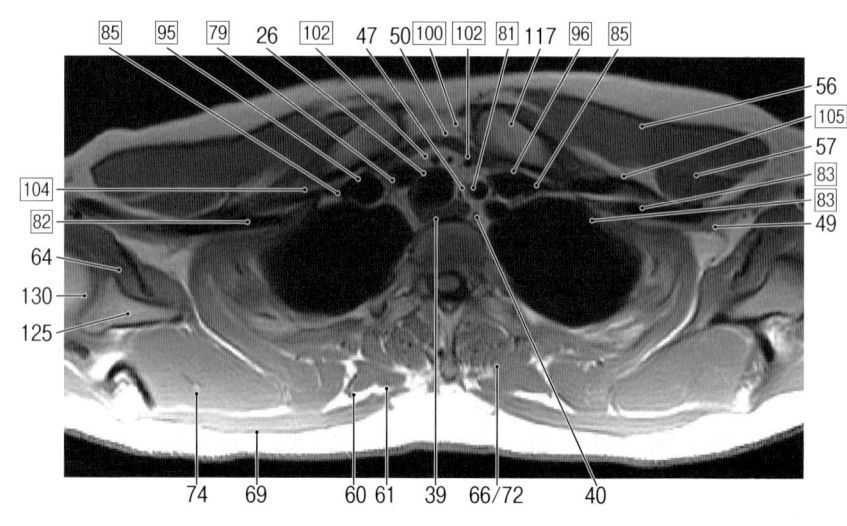

胸部 11

T1強調横断像

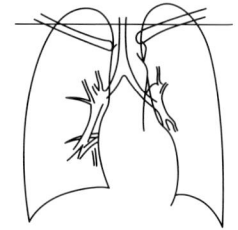

- 26: 気　管　trachea
- 39: 食　道　esophagus
- 40: 胸　管　thoracic duct
- 47: 左反回神経　recurrent n.
- 49: 腕神経叢　brachial plexus
- 50: 前頸筋群　anterior strap m.
- 56: 大胸筋　pectoralis major m.
- 57: 小胸筋　pectoralis minor m.
- 60: 小菱形筋　rhomboid, minor m.
- 61: 大菱形筋　rhomboid, major m.
- 64: 肩甲下筋　subscapularis m.
- 66: 半棘筋　semispinalis m.
- 69: 僧帽筋　trapezius m.
- 72: 棘筋と多裂筋
    spinalis m. & multifidus m.
- 74: 棘上筋　supraspinatus m.
- 79: 腕頭動脈　brachiocephalic a.
- 81: 左総頸動脈
    left common carotid a.
- 82: 右鎖骨下動脈　right subclavian a.
- 83: 左鎖骨下動脈　left subclavian a.
- 85: 内胸動脈　internal thoracic a.
- 95: 右腕頭静脈
    right brachiocephalic v.
- 96: 左腕頭静脈
    left brachiocephalic v.
- 100: 前頸静脈　anterior jugular v.
- 102: 下甲状腺静脈　inferior thyroid v.
- 104: 右鎖骨下静脈　right subclavian v.
- 105: 左鎖骨下静脈　left subclavian v.
- 117: 鎖　骨　clavicle
- 125: 肩甲頸　neck of scapula
- 130: 肩甲骨関節窩
    glenoid cavity of scapula

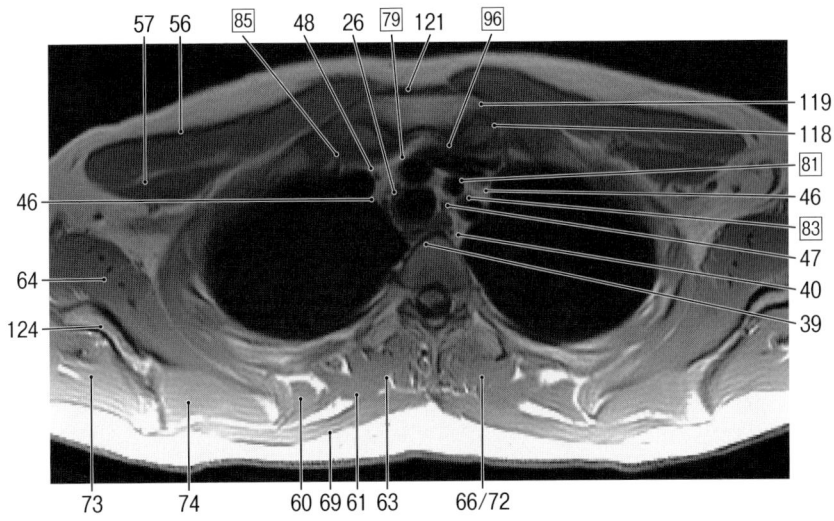

胸　部　12

T1強調横断像

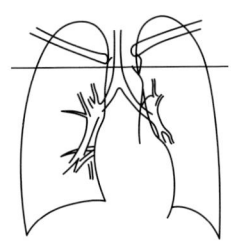

- 26：気　管　trachea
- 39：食　道　esophagus
- 40：胸　管　thoracic duct
- 46：迷走神経　vagus n.
- 47：左反回神経　recurrent n.
- 48：横隔神経　phrenic n.
- 56：大胸筋　pectoralis major m.
- 57：小胸筋　pectoralis minor m.
- 60：小菱形筋　rhomboid, minor m.
- 61：大菱形筋　rhomboid, major m.
- 63：脊柱起立筋　erector spinae m.
- 64：肩甲下筋　subscapularis m.
- 66：半挙筋　semispinalis m.
- 69：僧帽筋　trapezius m.
- 72：棘筋と多裂筋　spinalis m. & multifidus m.
- 73：棘下筋　infraspinatus m.
- 74：棘上筋　supraspinatus m.
- 79：腕頭動脈　brachiocephalic a.
- 81：左総頸動脈　left common carotid a.
- 83：左鎖骨下動脈　left subclavian a.
- 85：内胸動脈　internal thoracic a.
- 96：左腕頭静脈　left brachiocephalic v.
- 118：鎖骨胸骨端　sternal end of clavicle
- 119：胸鎖関節　sternoclavicular joint
- 121：胸骨柄　manubrium
- 124：肩甲骨　scapula

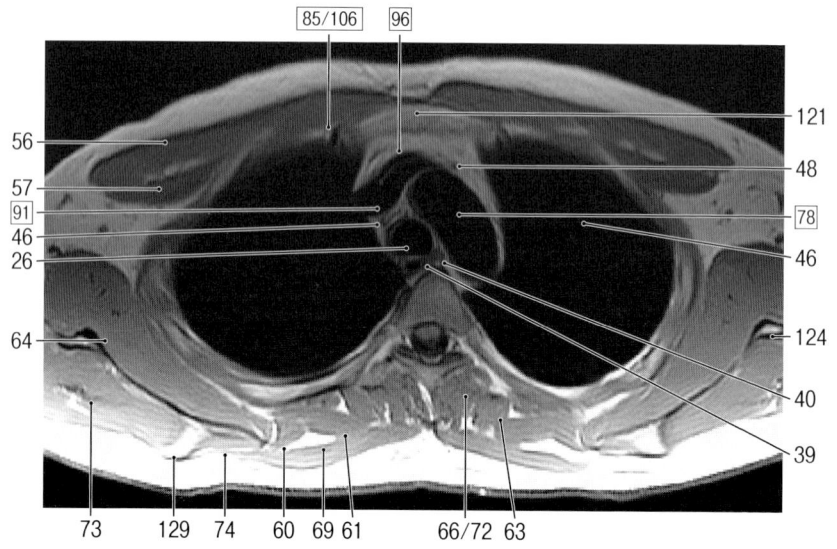

胸部 13

T1強調横断像

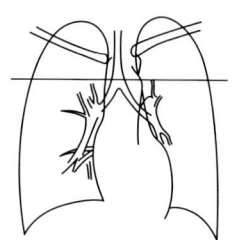

- 26: 気 管　trachea
- 39: 食 道　esophagus
- 40: 胸 管　thoracic duct
- 46: 迷走神経　vagus n.
- 48: 横隔神経　phrenic n.
- 56: 大胸筋　pectoralis major m.
- 57: 小胸筋　pectoralis minor m.
- 60: 小菱形筋　rhomboid, minor m.
- 61: 大菱形筋　rhomboid, major m.
- 63: 脊柱起立筋　erector spinae m.
- 64: 肩甲下筋　subscapularis m.
- 66: 半棘筋　semispinalis m.
- 69: 僧帽筋　trapezius m.
- 72: 棘筋と多裂筋　spinalis m. & multifidus m.
- 73: 棘下筋　infraspinatus m.
- 74: 棘上筋　supraspinatus m.
- 78: 大動脈弓　aortic arch
- 85: 内胸動脈　internal thoracic a.
- 91: 上大静脈　superior vena cava
- 96: 左腕頭静脈　left brachiocephalic v.
- 106: 内胸静脈　internal thoracic v.
- 121: 胸骨柄　manubrium
- 124: 肩甲骨　scapula
- 129: 肩甲棘　spine of scapula

胸部 14

T1強調横断像

- 27: 左主気管支　left main bronchus
- 28: 右主気管支　right main bronchus
- 29: 右上葉気管支　upper lobe bronchus
- 38: 胸腺　thymus
- 39: 食道　esophagus
- 40: 胸管　thoracic duct
- 48: 横隔神経　phrenic n.
- 56: 大胸筋　pectoralis major m.
- 57: 小胸筋　pectoralis minor m.
- 58: 前鋸筋　anterior serratus m.
- 61: 大菱形筋　rhomboid, major m.
- 63: 脊柱起立筋　erector spinae m.
- 64: 肩甲下筋　subscapularis m.
- 66: 半棘筋　semispinalis m.
- 69: 僧帽筋　trapezius m.
- 72: 棘筋と多裂筋　spinalis m. & multifidus m.
- 73: 棘下筋　infraspinatus m.
- 76: 上行大動脈　ascending aorta
- 77: 下行大動脈　descending aorta
- 85: 内胸動脈　internal thoracic a.
- 88: 肋間動脈　intercostal a.
- 91: 上大静脈　superior vena cava
- 93: 奇静脈　azygos v.
- 106: 内胸静脈　internal thoracic v.
- 109: 左肺動脈　left pulmonary a.
- 123: 胸骨柄結合　manubriosternal synchondrosis
- 124: 肩甲骨　scapula

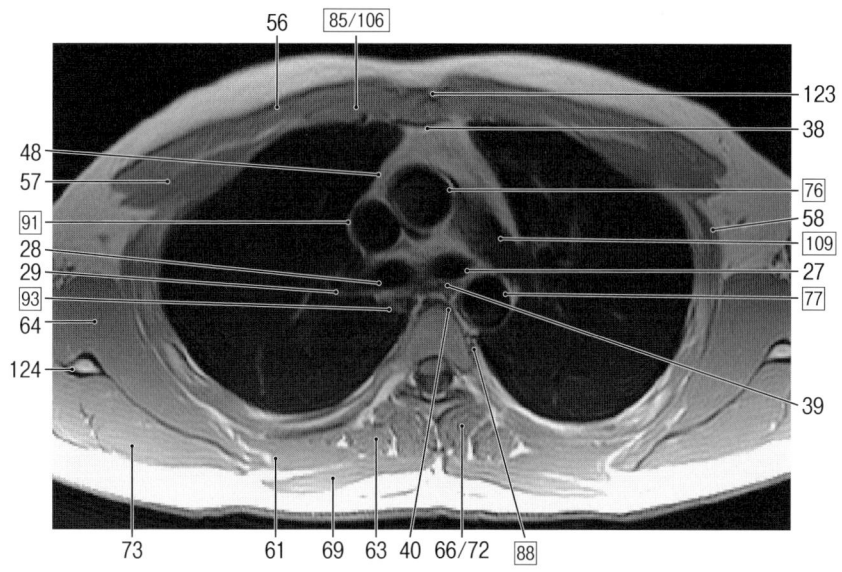

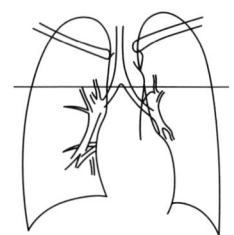

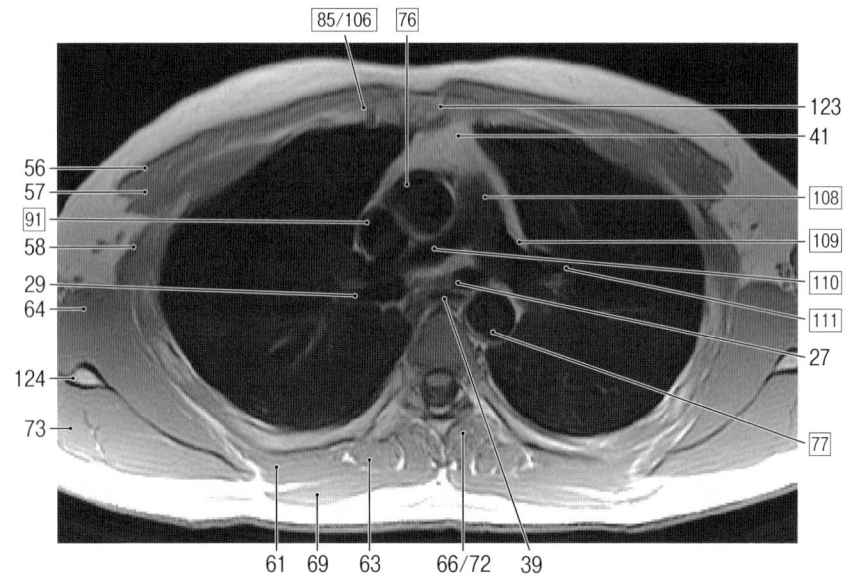

胸部 15

T1 強調横断像

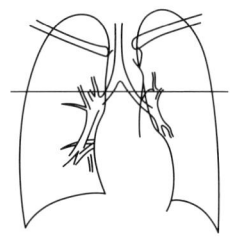

- 27: 左主気管支　left main bronchus
- 29: 右上葉気管支　upper lobe bronchus
- 39: 食　道　esophagus
- 41: 前縦隔脂肪層　anterior mediastinal fat
- 56: 大胸筋　pectoralis major m.
- 57: 小胸筋　pectoralis minor m.
- 58: 前鋸筋　anterior serratus m.
- 61: 大菱形筋　rhomboid, major m.
- 63: 脊柱起立筋　erector spinae m.
- 64: 肩甲下筋　subscapularis m.
- 66: 半棘筋　semispinalis m.
- 69: 僧帽筋　trapezius m.
- 72: 棘筋と多裂筋　spinalis m. & multifidus m.
- 73: 棘下筋　infraspinatus m.
- 76: 上行大動脈　ascending aorta
- 77: 下行大動脈　descending aorta
- 85: 内胸動脈　internal thoracic a.
- 91: 上大静脈　superior vena cava
- 106: 内胸静脈　internal thoracic v.
- 108: 肺動脈　pulmonary a.
- 109: 左肺動脈　left pulmonary a.
- 110: 右肺動脈　right pulmonary a.
- 111: 左上肺静脈　left superior pulmonary v.
- 123: 胸骨柄結合　manubriosternal synchondrosis
- 124: 肩甲骨　scapula

胸部 16

T1強調横断像

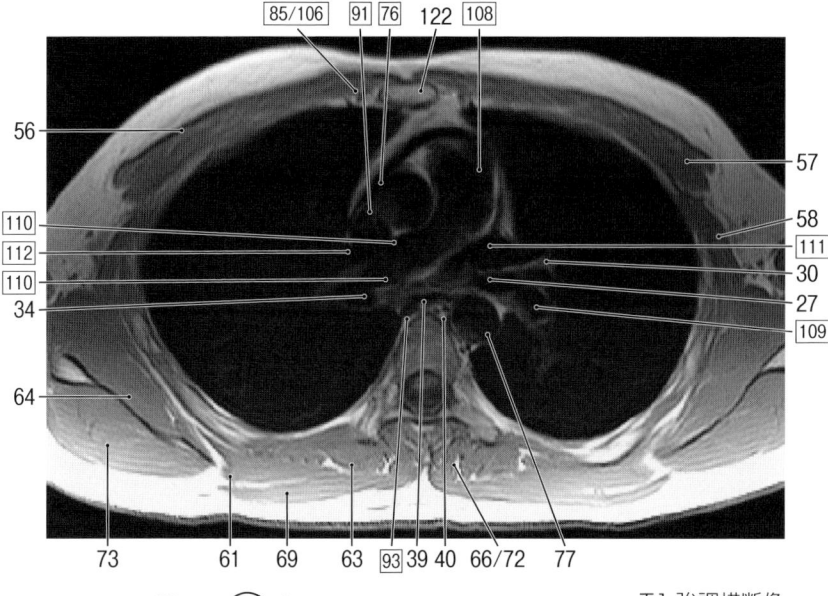

27: 左主気管支　left main bronchus
30: 左上葉気管支　left upper lobe bronchus
34: 中間気管支幹　trunchus intermedius
39: 食道　esophagus
40: 胸管　thoracic duct
56: 大胸筋　pectoralis major m.
57: 小胸筋　pectoralis minor m.
58: 前鋸筋　anterior serratus m.
61: 大菱形筋　rhomboid, major m.
63: 脊柱起立筋　erector spinae m.
64: 肩甲下筋　subscapularis m.
66: 半棘筋　semispinalis m.
69: 僧帽筋　trapezius m.
72: 棘筋と多裂筋　spinalis m. & multifidus m.
73: 棘下筋　infraspinatus m.
76: 上行大動脈　ascending aorta
77: 下行大動脈　descending aorta
85: 内胸動脈　internal thoracic a.
91: 上大静脈　superior vena cava
93: 奇静脈　azygos v.
106: 内胸静脈　internal thoracic v.
108: 肺動脈　pulmonary a.
109: 左肺動脈　left pulmonary a.
110: 右肺動脈　right pulmonary a.
111: 左上肺静脈　left superior pulmonary v.
112: 右上肺静脈　right superior pulmonary v.
122: 胸骨体　body of sternum

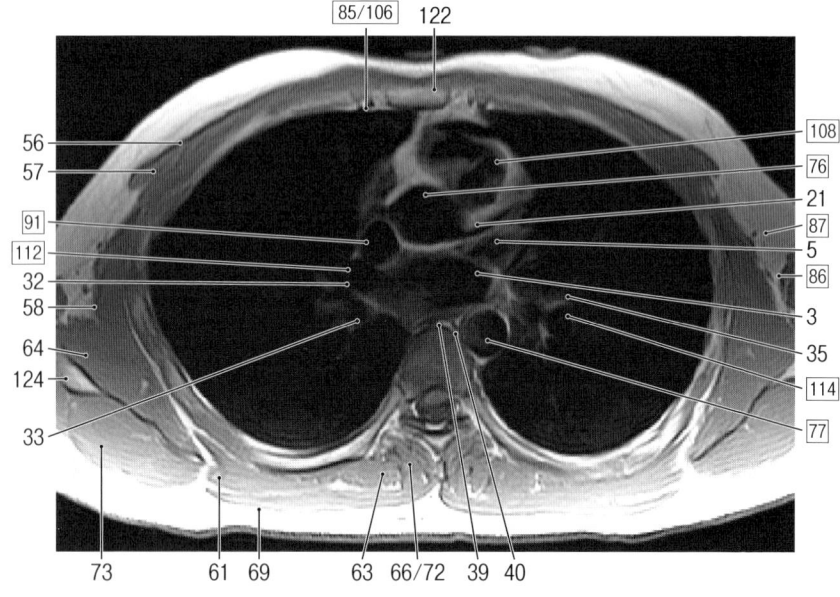

胸 部 17

T1 強調横断像

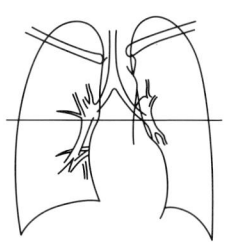

- 3: 左心房　left atrium
- 5: 左心室　left ventricle
- 21: 左冠動脈　left coronary a.
- 32: 中葉気管支　middle lobe bronchus
- 33: 下葉気管支　lower lobe bronchus
- 35: 舌区気管支　lingular bronchus
- 39: 食　道　esophagus
- 40: 胸　管　thoracic duct
- 56: 大胸筋　pectoralis major m.
- 57: 小胸筋　pectoralis minor m.
- 58: 前鋸筋　anterior serratus m.
- 61: 大菱形筋　rhomboid, major m.
- 63: 脊柱起立筋　erector spinae m.
- 64: 肩甲下筋　subscapularis m.
- 66: 半棘筋　semispinalis m.
- 69: 僧帽筋　trapezius m.
- 72: 棘筋と多裂筋
　　　spinalis m. & multifidus m.
- 73: 棘下筋　infraspinatus m.
- 76: 上行大動脈　ascending aorta
- 77: 下行大動脈　descending aorta
- 85: 内胸動脈　internal thoracic a.
- 86: 胸背動脈　thoracodorsal a.
- 87: 外側胸動脈　lateral thracic a.
- 91: 上大静脈　superior vena cava
- 106: 内胸静脈　internal thoracic v.
- 108: 肺動脈　pulmonary a.
- 112: 右上肺静脈
　　　right superior pulmonary v.
- 114: 肺底動脈幹　basal arterial trunk
- 122: 胸骨体　body of sternum
- 124: 肩甲骨　scapula

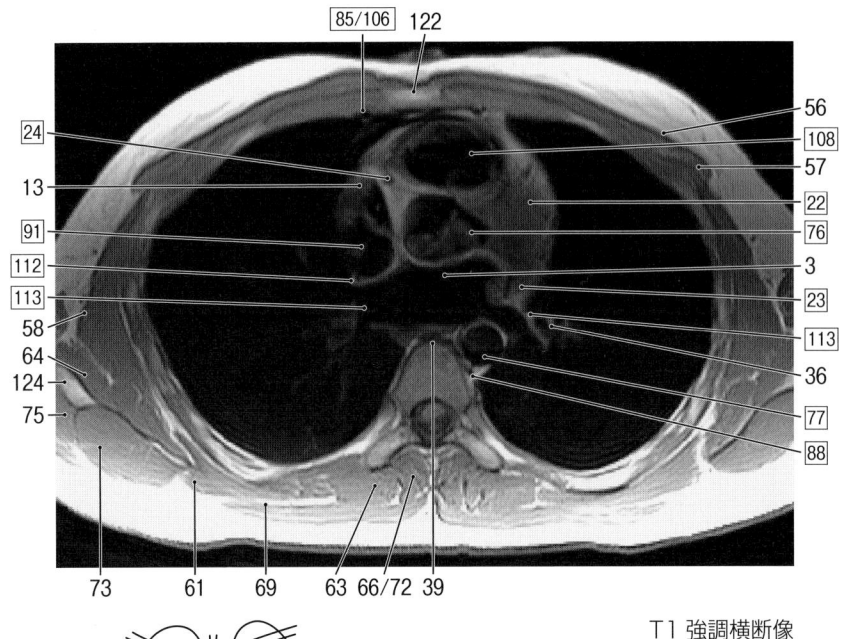

胸部 18

T1 強調横断像

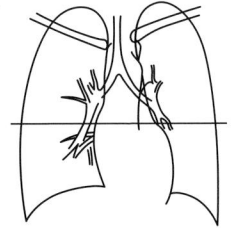

- 3: 左心房　left atrium
- 13: 右心耳　right atrial appendage
- 22: 左冠動脈前下行枝　left anterior descending a.
- 23: 左冠動脈回旋枝　left circumflex a.
- 24: 右冠動脈　right coronary a.
- 36: 肺底気管支　basal bronchus
- 39: 食道　esophagus
- 56: 大胸筋　pectoralis major m.
- 57: 小胸筋　pectoralis minor m.
- 58: 前鋸筋　anterior serratus m.
- 61: 大菱形筋　rhomboid, major m.
- 63: 脊柱起立筋　erector spinae m.
- 64: 肩甲下筋　subscapularis m.
- 66: 半棘筋　semispinalis m.
- 69: 僧帽筋　trapezius m.
- 72: 棘筋と多裂筋　spinalis m. & multifidus m.
- 73: 棘下筋　infraspinatus m.
- 75: 広背筋　latissimus dorsi m.
- 76: 上行大動脈　ascending aorta
- 77: 下行大動脈　descending aorta
- 85: 内胸動脈　internal thoracic a.
- 88: 肋間動脈　intercostal a.
- 91: 上大静脈　superior vena cava
- 106: 内胸静脈　internal thoracic v.
- 108: 肺動脈　pulmonary a.
- 112: 右上肺静脈　right superior pulmonary v.
- 113: 下肺静脈　inferior pulmonary v.
- 122: 胸骨体　body of sternum
- 124: 肩甲骨　scapula

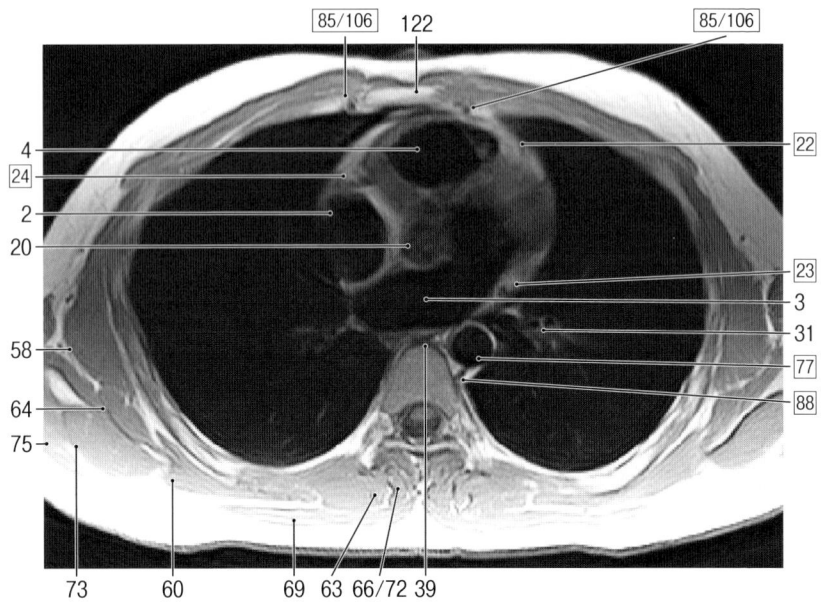

胸部 19

T1強調横断像

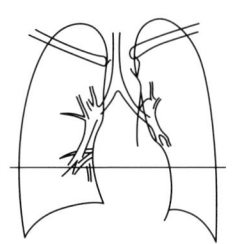

- 2: 右心房　right atrium
- 3: 左心房　left atrium
- 4: 右心室　right ventricle
- 20: 上行大動脈起始部　origin of ascending aorta
- 22: 左冠動脈前下行枝　left anterior descending a.
- 23: 左冠動脈回旋枝　left circumflex a.
- 24: 右冠動脈　right coronary a.
- 31: 左下葉気管支　left lower lobe bronchus
- 39: 食道　esophagus
- 58: 前鋸筋　anterior serratus m.
- 60: 小菱形筋　rhomboid, minor m.
- 63: 脊柱起立筋　erector spinae m.
- 64: 肩甲下筋　subscapularis m.
- 66: 半棘筋　semispinalis m.
- 69: 僧帽筋　trapezius m.
- 72: 棘筋と多裂筋　spinalis m. & multifidus m.
- 73: 棘下筋　infraspinatus m.
- 75: 広背筋　latissimus dorsi m.
- 77: 下行大動脈　descending aorta
- 85: 内胸動脈　internal thoracic a.
- 88: 肋間動脈　intercostal a.
- 106: 内胸静脈　internal thoracic v.
- 122: 胸骨体　body of sternum

胸部 20

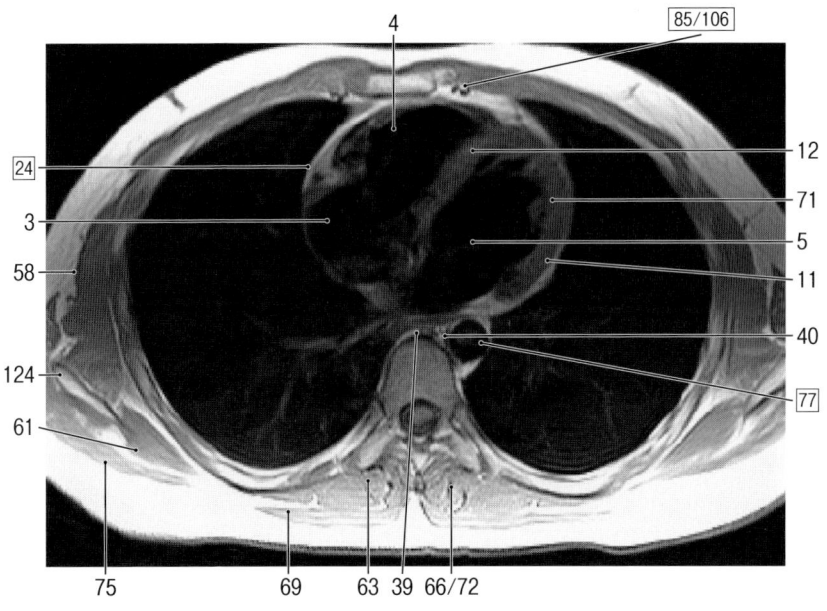

T1強調横断像

24: 右冠動脈　right coronary a.
39: 食道　esophagus
40: 胸管　thoracic duct
58: 前鋸筋　anterior serratus m.
61: 大菱形筋　rhomboid, major m.
63: 脊柱起立筋　erector spinae m.
66: 半棘筋　semispinalis m.
69: 僧帽筋　trapezius m.
71: 乳頭筋　papillary m.
72: 棘筋と多裂筋
　　　　　spinalis m. & multifidus m.
75: 広背筋　latissimus dorsi m.
77: 下行大動脈　descending aorta
85: 内胸動脈　internal thoracic a.
106: 内胸静脈　internal thoracic v.
124: 肩甲骨　scapula

3: 左心房　left atrium
4: 右心室　right ventricle
5: 左心室　left ventricle
11: 左室自由壁
　　　free wall of left ventricle
12: 心室中隔　ventricular septum

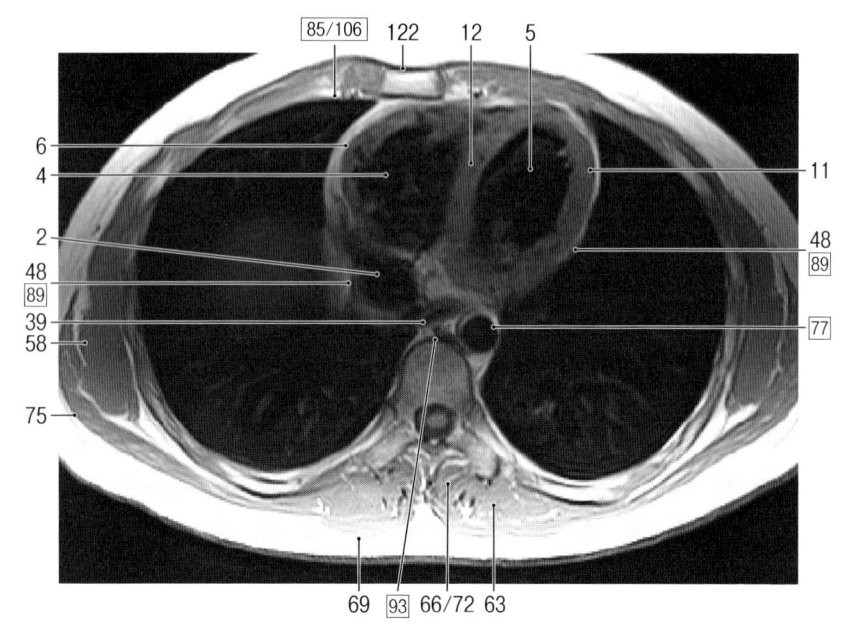

胸 部 21

T1 強調横断像

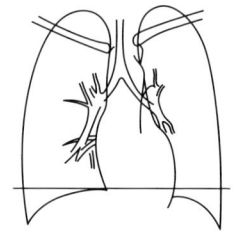

- 2: 右心房　right atrium
- 4: 右心室　right ventricle
- 5: 左心室　left ventricle
- 6: 右室壁　right ventricular wall
- 11: 左室自由壁　free wall of left ventricle
- 12: 心室中隔　ventricular septum
- 39: 食　道　esophagus
- 48: 横隔神経　phrenic n.
- 58: 前鋸筋　anterior serratus m.
- 63: 脊柱起立筋　erector spinae m.
- 66: 半棘筋　semispinalis m.
- 69: 僧帽筋　trapezius m.
- 72: 棘筋と多裂筋　spinalis m. & multifidus m.
- 75: 広背筋　latissimus dorsi m.
- 77: 下行大動脈　descending aorta
- 85: 内胸動脈　internal thoracic a.
- 89: 心膜横隔動静脈　pericardiacophrenic a. & v.
- 93: 奇静脈　azygos v.
- 106: 内胸静脈　internal thoracic v.
- 122: 胸骨体　body of sternum

158

胸 部 22

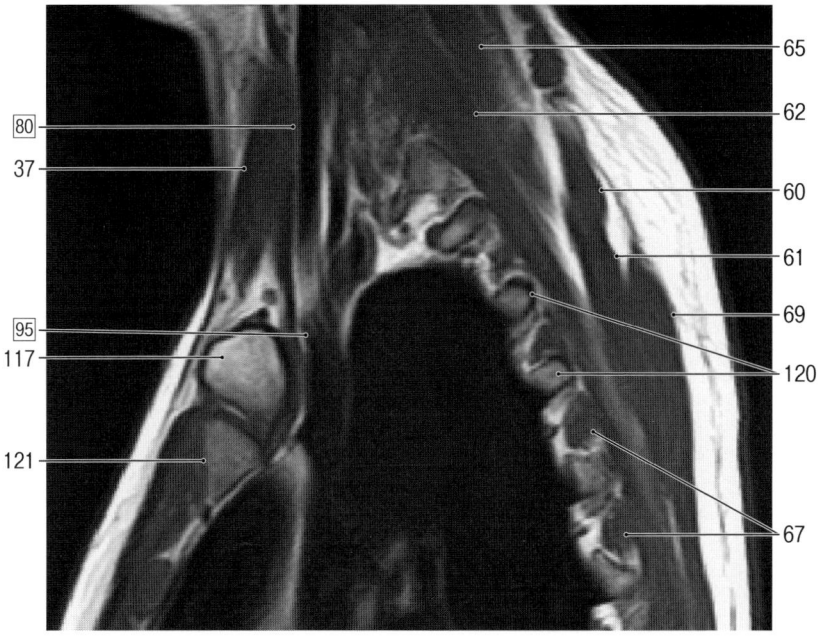

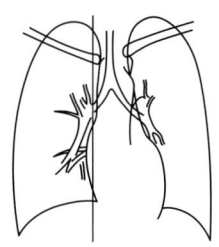

T1強調矢状断像

- 37: 甲状腺　thyroid gland
- 60: 小菱形筋　rhomboid, minor m.
- 61: 大菱形筋　rhomboid, major m.
- 62: 板状筋　splenius m.
- 65: 肩甲挙筋　levator scapulae m.
- 67: 肋間筋　intercostal m.
- 69: 僧帽筋　trapezius m.
- 80: 右総頸動脈
   　　right common carotid a.
- 95: 右腕頭静脈
   　　right brachiocephalic v.
- 117: 鎖　骨　clavicle
- 120: 肋　骨　rib
- 121: 胸骨柄　manubrium

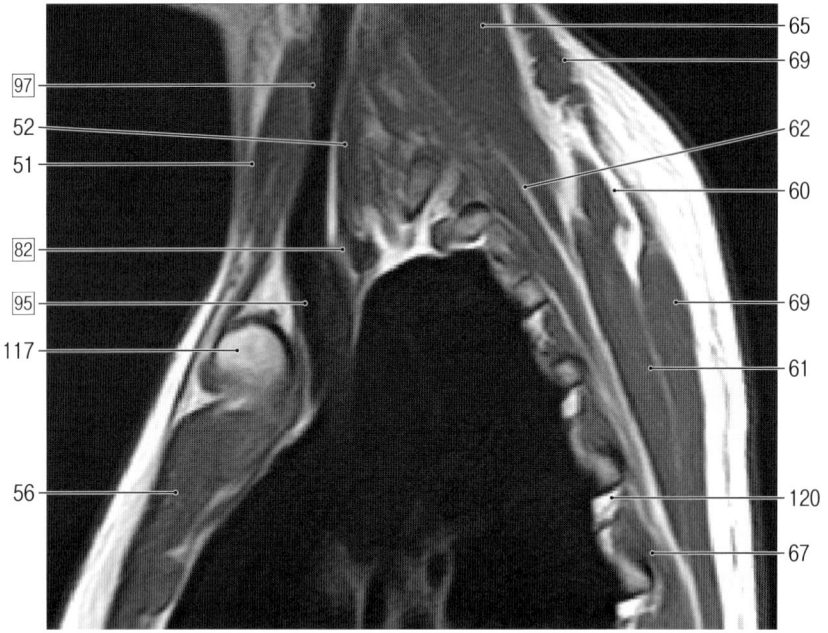

胸 部 23

T1 強調矢状断像

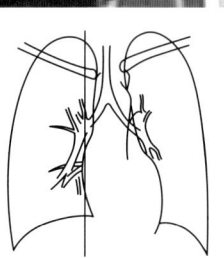

- 51：胸鎖乳突筋 sternocleidomastoid m.
- 52：前斜角筋 anterior scalene m.
- 56：大胸筋 pectoralis major m.
- 60：小菱形筋 rhomboid, minor m.
- 61：大菱形筋 rhomboid, major m.
- 62：板状筋 splenius m.
- 65：肩甲挙筋 levator scapulae m.
- 67：肋間筋 intercostal m.
- 69：僧帽筋 trapezius m.
- 82：右鎖骨下動脈 right subclavian a.
- 95：右腕頭静脈 right brachiocephalic v.
- 97：右内頸静脈 right internal jugular v.
- 117：鎖骨 clavicle
- 120：肋骨 rib

胸 部 24

T1 強調矢状断像

- 54: 後斜角筋　posterior scalene m.
- 56: 大胸筋　pectoralis major m.
- 59: 上後鋸筋　superior posterior serratus m.
- 60: 小菱形筋　rhomboid, minor m.
- 61: 大菱形筋　rhomboid, major m.
- 65: 肩甲挙筋　levator scapulae m.
- 67: 肋間筋　intercostal m.
- 69: 僧帽筋　trapezius m.
- 51: 胸鎖乳突筋　sternocleidomastoid m.
- 52: 前斜角筋　anterior scalene m.
- 53: 中斜角筋　middle scalene m.
- 82: 右鎖骨下動脈　right subclavian a.
- 104: 右鎖骨下静脈　right subclavian v.
- 117: 鎖　骨　clavicle
- 120: 肋　骨　rib

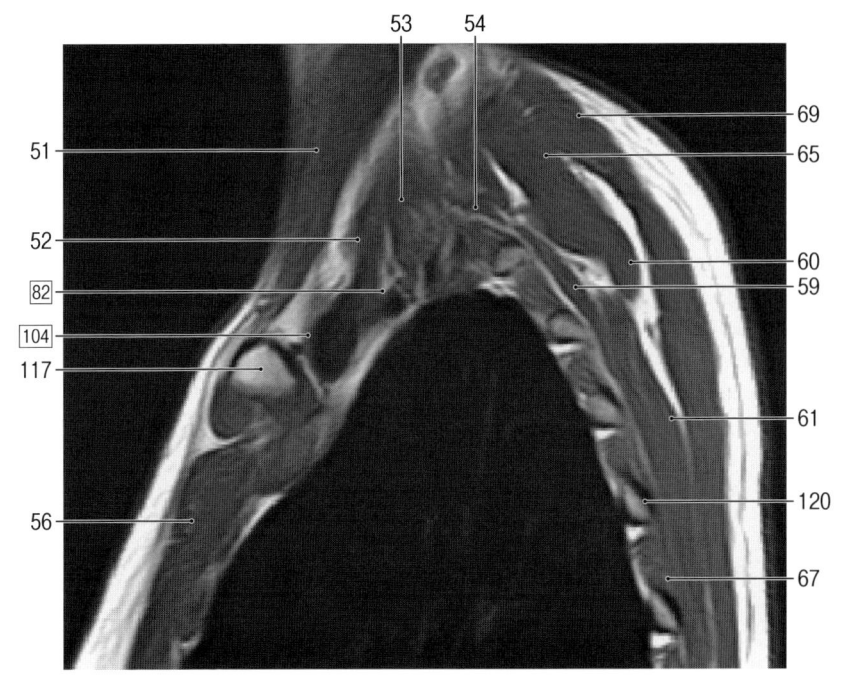

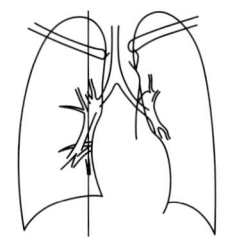

胸　部　25

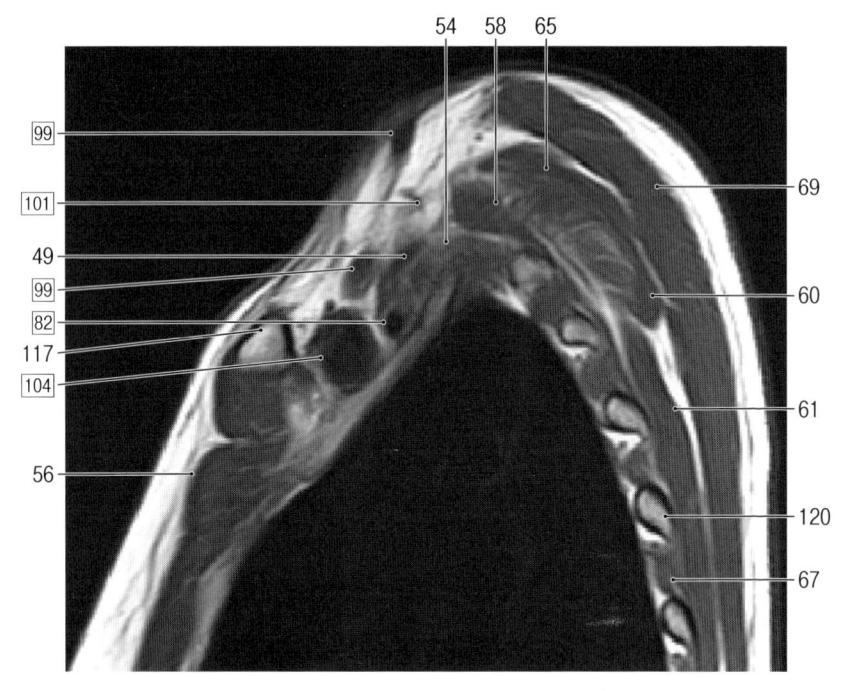

T1 強調矢状断像

- 49： 腕神経叢　brachial plexus
- 54： 後斜角筋　posterior scalene m.
- 56： 大胸筋　pectoralis major m.
- 58： 前鋸筋　anterior serratus m.
- 60： 小菱形筋　rhomboid, minor m.
- 61： 大菱形筋　rhomboid, major m.
- 65： 肩甲挙筋　levator scapulae m.
- 67： 肋間筋　intercostal m.
- 69： 僧帽筋　trapezius m.
- 82： 右鎖骨下動脈　right subclavian a.
- 99： 外頸静脈　external jugular v.
- 101： 頸横静脈　transverse cervival v.
- 104： 右鎖骨下静脈　right subclavian v.
- 117： 鎖　骨　clavicle
- 120： 肋　骨　rib

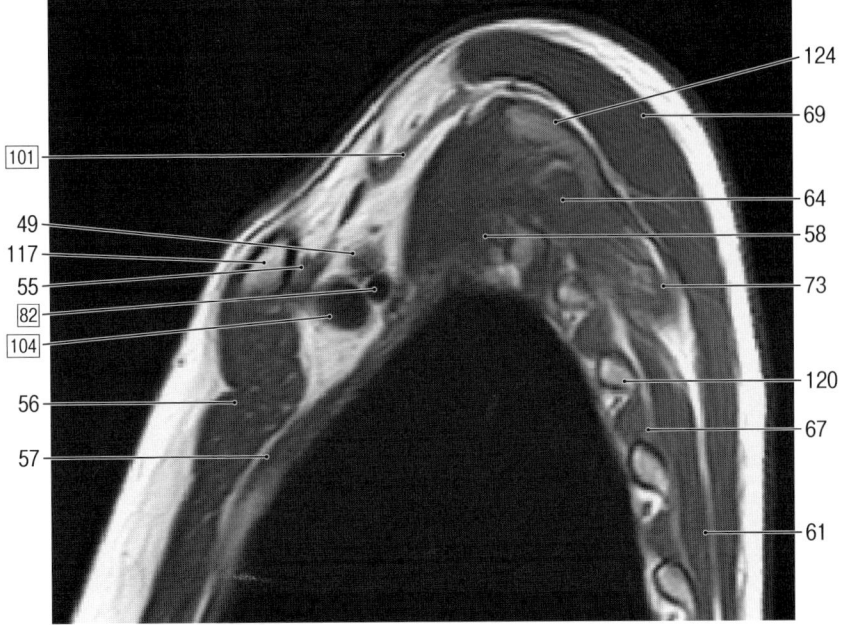

胸 部 26

T1 強調矢状断像

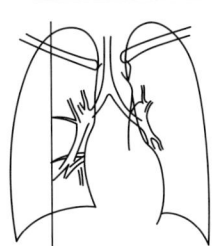

49: 腕神経叢　brachial plexus
55: 鎖骨下筋　subclavius m.
56: 大胸筋　pectoralis major m.
57: 小胸筋　pectoralis minor m.
58: 前鋸筋　anterior serratus m.
61: 大菱形筋　rhomboid, major m.
64: 肩甲下筋　subscapularis m.
67: 肋間筋　intercostal m.
69: 僧帽筋　trapezius m.
73: 棘下筋　infraspinatus m.
82: 右鎖骨下動脈　right subclavian a.
101: 頸横静脈　transverse cervival v.
104: 右鎖骨下静脈　right subclavian v.
117: 鎖　骨　clavicle
120: 肋　骨　rib
124: 肩甲骨　scapula

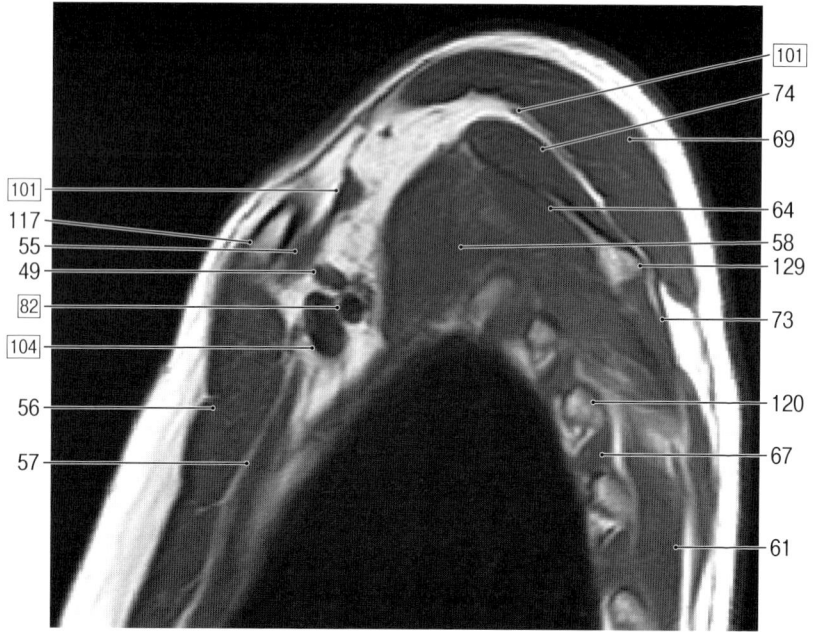

胸　部　27

T1強調矢状断像

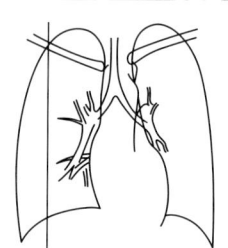

- 49：腕神経叢　brachial plexus
- 55：鎖骨下筋　subclavius m.
- 56：大胸筋　pectoralis major m.
- 57：小胸筋　pectoralis minor m.
- 58：前鋸筋　anterior serratus m.
- 61：大菱形筋　rhomboid, major m.
- 64：肩甲下筋　subscapularis m.
- 67：肋間筋　intercostal m.
- 69：僧帽筋　trapezius m.
- 73：棘下筋　infraspinatus m.
- 74：棘上筋　supraspinatus m.
- 82：右鎖骨下動脈　right subclavian a.
- 101：頸横静脈　transverse cervival v.
- 104：右鎖骨下静脈　right subclavian v.
- 117：鎖　骨　clavicle
- 120：肋　骨　rib
- 129：肩甲棘　spine of scapula

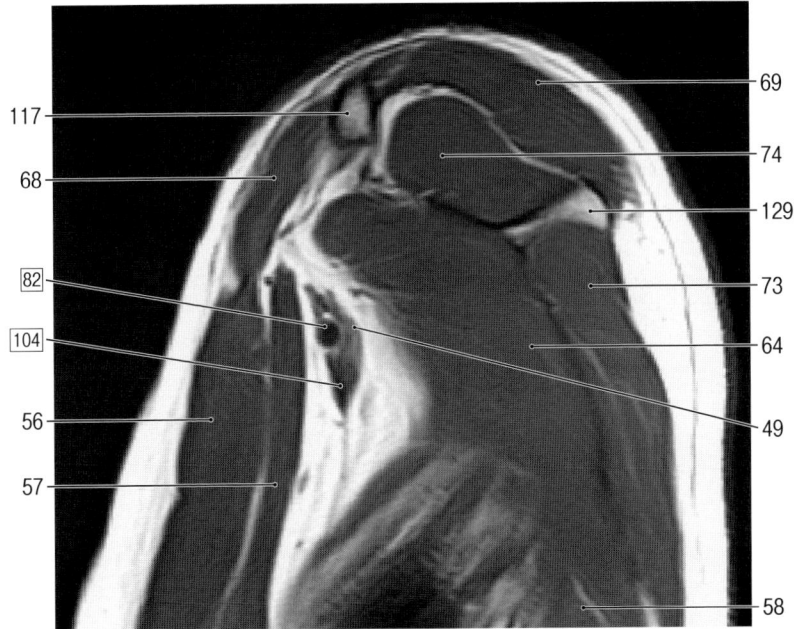

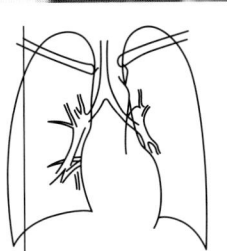

胸部 28

T1強調矢状断像

- 49: 腕神経叢　brachial plexus
- 56: 大胸筋　pectoralis major m.
- 57: 小胸筋　pectoralis minor m.
- 58: 前鋸筋　anterior serratus m.
- 64: 肩甲下筋　subscapularis m.
- 68: 三角筋　dertoid m.
- 69: 僧帽筋　trapezius m.
- 73: 棘下筋　infraspinatus m.
- 74: 棘上筋　supraspinatus m.
- 82: 右鎖骨下動脈　right subclavian a.
- 104: 右鎖骨下静脈　right subclavian v.
- 117: 鎖　骨　clavicle
- 129: 肩甲棘　spine of scapula

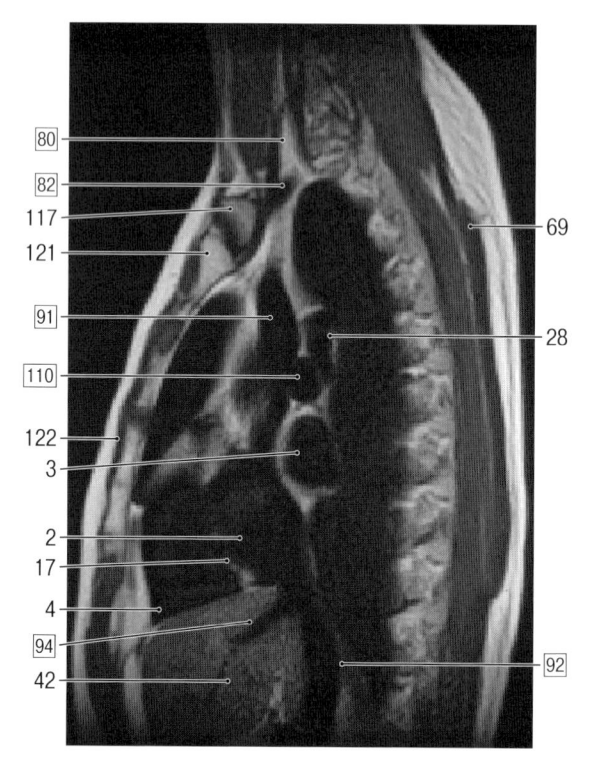

胸部 29

T1強調矢状断像

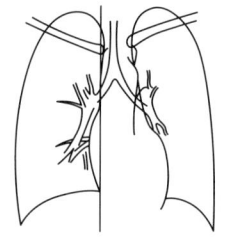

- 2: 右心房　right atrium
- 3: 左心房　left atrium
- 4: 右心室　right ventricle
- 17: 三尖弁　tricuspid valve
- 28: 右主気管支　right main bronchus
- 42: 肝臓　liver
- 69: 僧帽筋　trapezius m.
- 80: 右総頸動脈　right common carotid a.
- 82: 右鎖骨下動脈　right subclavian a.
- 91: 上大静脈　superior vena cava
- 92: 下大静脈　inferior vena cava
- 94: 肝静脈　hepatic v.
- 110: 右肺動脈　right pulmonary a.
- 117: 鎖骨　clavicle
- 121: 胸骨柄　manubrium
- 122: 胸骨体　body of sternum

胸部 30

T1強調矢状断像

16: 心膜上洞 superior recess of pericardium
26: 気 管 trachea
76: 上行大動脈 ascending aorta
79: 腕頭動脈 brachiocephalic a.
96: 左腕頭静脈 left brachiocephalic v.
110: 右肺動脈 right pulmonary a.
121: 胸骨柄 manubrium
122: 胸骨体 body of sternum
123: 胸骨柄結合 manubriosternal synchondrosis

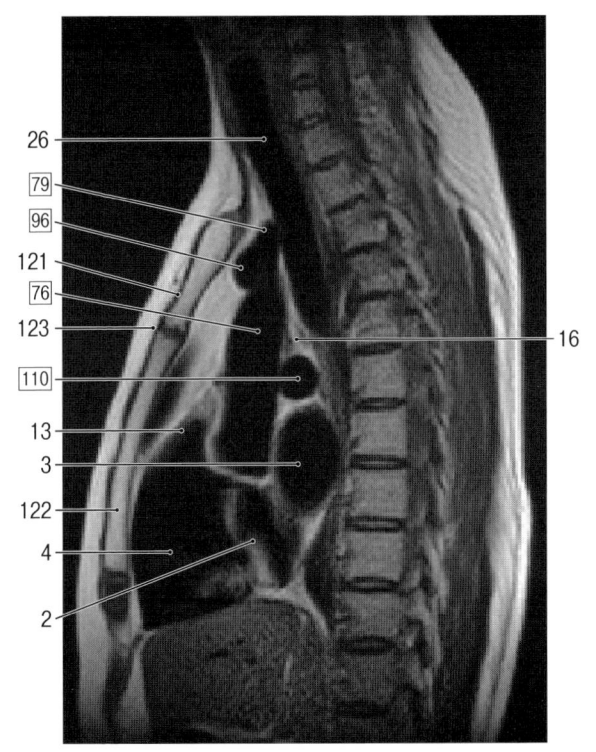

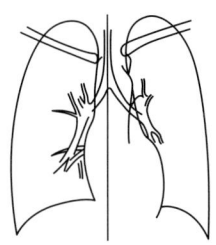

2: 右心房 right atrium
3: 左心房 left atrium
4: 右心室 right ventricle
13: 右心耳 right atrial appendage

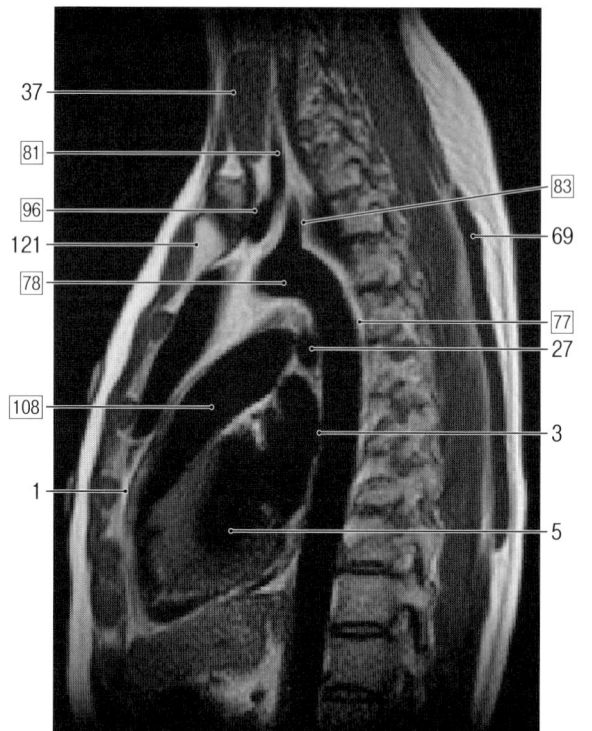

胸　部　31

T1強調矢状断像

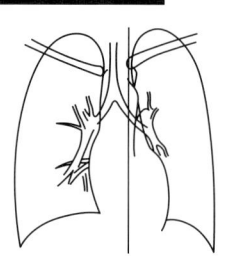

- 1： 心　膜　pericardium
- 3： 左心房　left atrium
- 5： 左心室　left ventricle
- 27： 左主気管支　left main bronchus
- 37： 甲状腺　thyroid gland
- 69： 僧帽筋　trapezius m.
- 77： 下行大動脈　descending aorta
- 78： 大動脈弓　aortic arch
- 81： 左総頸動脈
   left common carotid a.
- 83： 左鎖骨下動脈　left subclavian a.
- 96： 左腕頭静脈
   left brachiocephalic v.
- 108： 肺動脈　pulmonary a.
- 121： 胸骨柄　manubrium

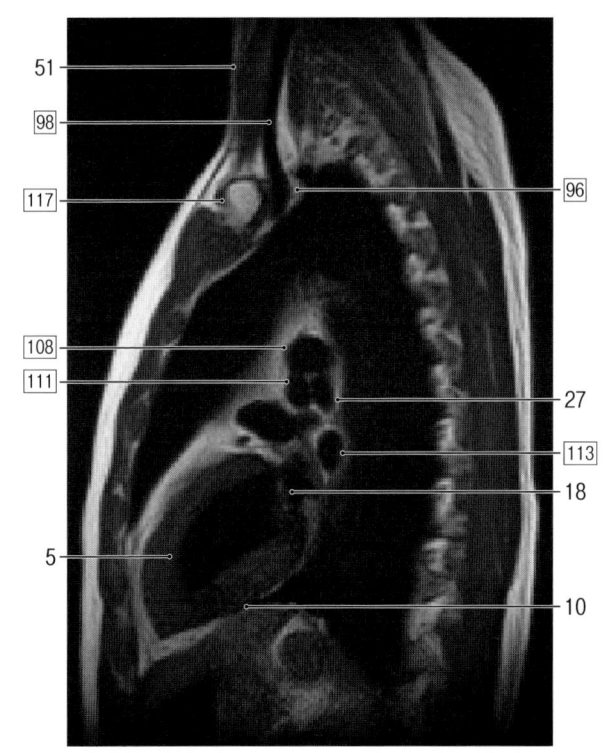

胸 部 32

T1 強調矢状断像

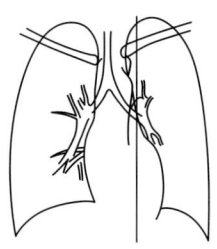

- 27: 左主気管支　left main bronchus
- 51: 胸鎖乳突筋　sternocleidomastoid m.
- 96: 左腕頭静脈　left brachiocephalic v.
- 98: 左内頸静脈　left internal jugular v.
- 108: 肺動脈　pulmonary a.
- 111: 左上肺静脈　left superior pulmonary v.
- 113: 下肺静脈　inferior pulmonary v.
- 117: 鎖骨　clavicle
- 5: 左心室　left ventricle
- 10: 左室下壁　inferior wall of left ventricle
- 18: 僧帽弁　mitral valve

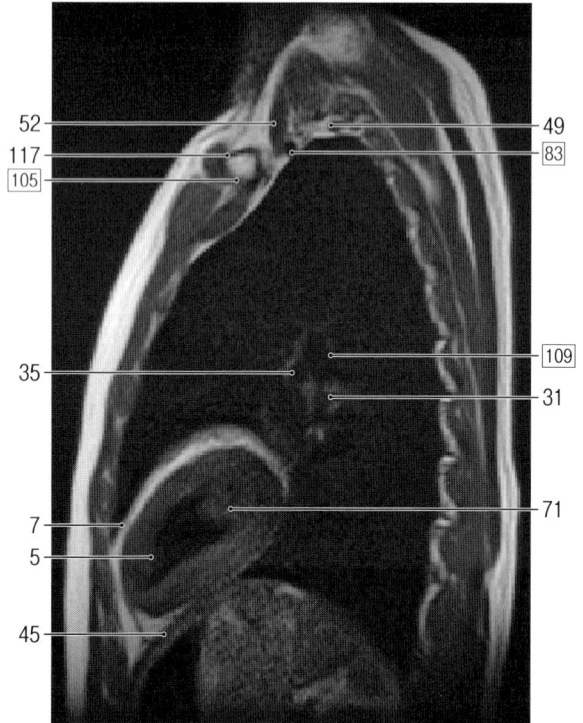

胸部 33

T1強調矢状断像

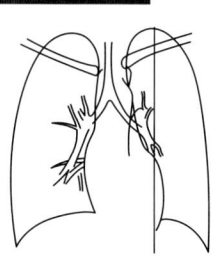

- 5: 左心室　left ventricle
- 7: 左室前壁　anterior wall of left ventricle
- 31: 左下葉気管支　left lower lobe bronchus
- 35: 舌区気管支　lingular bronchus
- 45: 横隔膜　diaphragm
- 49: 腕神経叢　brachial plexus
- 52: 前斜角筋　anterior scalene m.
- 71: 乳頭筋　papillary m.
- 83: 左鎖骨下動脈　left subclavian a.
- 105: 左鎖骨下静脈　left subclavian v.
- 109: 左肺動脈　left pulmonary a.
- 117: 鎖骨　clavicle

上腹部 7

▌撮像法 ▌

　MRI 画の優れた組織コントラスト分解能はさまざまな疾患の画像診断に寄与する．この特性を十分に発揮させるためには，各種撮像シークエンスによって描出のされ方の異なる正常臓器解剖を把握することが必要不可欠である．

　T1 強調像で十分な組織コントラストを得るには古典的なスピンエコー（conventional spin echo: CSE）法が最良ではあるが，撮像時間が長いため，現在では呼吸停止下で撮像可能なグラディエントエコー（gradient echo: GRE）法による高速撮像が主流となっており，ダイナミック造影検査にも用いられる．この GRE 法は化学シフトに起因する水と脂肪の共鳴周波数の違いを利用して脂肪抑制下の T1 強調像を撮像することができるほか，鉄の沈着の評価にも鋭敏である．

　T2 強調画像も十分な組織コントラストを得るには CSE 法が優れるが，やはり撮像時間が長いために，現在では高速 SE 法が主流となっている．

　GRE 法で励起パルスの間隔を十分短くすると，横磁化が残存し定常的に信号が発生するようになる．これが Steady-state conherent imaging とよばれる高速グラディエント撮像法の一つで，造影剤を用いずにすべての血管・胆膵管・消化管・脳脊髄液などが高信号に描出される．

　MR hydrography は生体内の主に静止した水成分を高信号として選択的に画像化するイメージングで，膵液・胆汁を画像化したものが MR cholangiopancreatography（MRCP）であり，このほか腹部領域では尿を画像化した MR urography にも応用されている．

　呈示した画像は，GRE 法 T1 強調像（TR140/TE4.0）水平断（1～16），高速 SE 法 T2 強調像（TR3000/TE100）水平断（17～22）および矢状断（23～32），steady-state conherent imaging, Fiesta（TR4.6/TE2.0,0.6mm）冠状断

(33〜42),そして MRCP(SSFSE, TR2739.9/TE1345.8, 60)(43)である.

■ 解剖項目一覧

1. 胸椎椎体   body of thoracic vertebra
2. 腰椎椎体   body of lumbar vertebra
3. 横突起   transvers process
4. 棘突起   spinous process
5. 椎弓根   pedicle
6. 脊柱管   spinal canal
7. 神経孔   neural foramen
8. 椎間板   intervertebral disc
9. くも膜下腔   subarachnoid space
10. 脊　髄   spinal cord
11. 脊髄円錐   conus medullaris
12. 胸　骨(柄)   sternum(manubrium)
13. 肋　骨   rib
14. 肋軟骨   costal cartilage
15. 肋椎関節   costovertebral joint
16. 胸肋関節   sternocostal joint
17. 広背筋   latissimus dorsi m.
18. 前鋸筋   anterior serratus m.
19. 僧帽筋   trapezius m.
20. 脊柱起立筋   erector spinae m.
21. 腸肋筋   iliocostalis m.
22. 最長筋   longissimus m.
23. 肋間筋   intercostal m.
24. 外腹斜筋   external oblique m.
25. 内腹斜筋   internal oblique m.
26. 腹横筋   transversus abdominis m.
27. 腹直筋   rectus abdominis m.

28.	大腰筋	psoas major m.
29.	腰方形筋	quadratus lumborum m.
30.	白　線	linea alba
31.	横隔膜	diaphragm
32.	左横隔膜脚	left crus of diaphragm
33.	右横隔膜脚	right crus of diaphragm
34.	肝鎌状靭帯	falciform ligament
35.	肝円索	round ligament of liver
36.	臍	navel
37.	皮下脂肪	subcutaneous fat
38.	後腹膜脂肪織	retroperitoneal fat
39.	食　道	esophagus
40.	食道・胃接合部	esophagogastric junction
41.	胃	stomach
42.	胃穹窿部	fornix of stomach
43.	胃体部	body of stomach
44.	胃前庭部	antrum of stomach
45.	十二指腸	duodenum
46.	十二指腸球部	ampulla of duodenum
47.	十二指腸下行部	descending part of duodenum
48.	十二指腸乳頭	duodenal pappila
49.	十二指腸水平部	horizontal portion of duodenum
50.	小　腸	small intestine
51.	空　腸	jejunum
52.	回　腸	ileum
53.	回結腸移行部	ileo-colic junction
54.	盲　腸	cecum
55.	上行結腸	ascending colon
56.	結腸肝彎曲部	hepatic flexure of colon
57.	横行結腸	transverse colon

58. 結腸脾彎曲部　　　　splenic flexure of colon
59. 下行結腸　　　　　　descending colon
60. 肝　臓　　　　　　　liver
61. 肝右葉　　　　　　　right hepatic lobe
62. 肝左葉　　　　　　　left hepatic lobe
63. 肝左葉外側区　　　　left lateral segment of liver
64. 肝左葉内側区　　　　left medial segment of liver
65. 肝右葉前区域　　　　right anterior segment of liver
66. 肝右葉後区域　　　　right posterior segment of liver
67. 肝尾状葉　　　　　　caudate lobe (liver)
68. 胆　嚢　　　　　　　gallbladder
69. 胆嚢頸部　　　　　　neck of gallbladder
70. 胆嚢体部　　　　　　body of gallbladder
71. 胆嚢底部　　　　　　fundus of gallbladder
72. 右肝管　　　　　　　right hepatic duct
73. 左肝管　　　　　　　left hepatic duct
74. 総肝管　　　　　　　common hepatic duct
75. 胆嚢管　　　　　　　cystic duct
76. 総胆管　　　　　　　common bile duct
77. 膵　臓　　　　　　　pancreas
78. 膵頭部　　　　　　　pancreatic head
79. 膵体部　　　　　　　body of pancreas
80. 膵尾部　　　　　　　pancreatic tail
81. 膵鈎部　　　　　　　pancreatic uncinate process
82. 主膵管　　　　　　　main pancreatic duct
83. 脾　臓　　　　　　　spleen
84. 右　腎　　　　　　　right kidney
85. 左　腎　　　　　　　left kidney
86. 腎（皮質）　　　　　kidney (cortex)
87. 腎（髄質）　　　　　kidney (medulla)

88.	腎洞内脂肪	renal sinus fat
89.	腎周囲腔脂肪織	perirenal fat
90.	前腎筋膜	anterior renal fascia
91.	後腎筋膜	posterior renal fascia
92.	外側円錐筋膜	lateroconal fascia
93.	尿　管	ureter
94.	副　腎	adrenal gland
95.	副　腎（稜）	adrenal gland（ridge）
96.	副　腎（内側脚）	adrenal gland（medial limb）
97.	副　腎（外側脚）	adrenal gland（lateral limb）
98.	左心室	left ventricle
99.	右心室	right ventricle
100.	右心房	right atrium
101.	左心房	left atrium

102	胸部下行大動脈	thoracic descending aorta
103	腹部大動脈	abdominal aorta
104	右総腸骨動脈	right common iliac a.
105	左総腸骨動脈	left common iliac a.
106	腹腔動脈	celiac a.
107	左胃動脈	left gastric a.
108	左胃動静脈	left gastric a. & v.
109	総肝動脈	common hepatic a.
110	上腸間膜動脈	superior mesenteric a.
111	下腸間膜動脈	inferior mesenteric a.
112	腸間膜動静脈分枝	branches of mesenteric a. & v.
113	下大静脈	inferior vena cava
114	奇静脈	azygos v.
115	半奇静脈	hemi-azygos v.
116	右肝静脈	right hepatic v.

117	中肝静脈	middle hepatic v.
118	左肝静脈	left hepatic v.
119	門脈本幹	main portal v.
120	門脈右前区域枝	right anterior segmental portal v.
121	門脈右後区域枝	right posterior segmental portal v.
122	門脈右枝	right portal v.
123	門脈左枝	left portal v.
124	門脈左枝（臍部）	left portal v.（umbilical portion）
125	門脈左外側上区域枝	left lateral superior subsegmental portal v.（P2）
126	門脈左外側下区域枝	left lateral inferior subsegmental portal v.（P3）
127	門脈左内側区域枝	left medial subsegmental portal v.（P4）
128	門脈右前下区域枝	right anterior inferior subsegmental portal v.（P5）
129	門脈右後下区域枝	right posterior inferior subsegmental portal v.（P6）
130	門脈右前上区域枝	right anterior superior subsegmental portal v.（P8）
131	門脈右後上区域枝	right posterior superior subsegmental portal v.（P7）
132	上腸間膜静脈	superior mesenteric v.
133	下腸間膜静脈	inferior mesenteric v.
134	脾動脈	splenic a.
135	脾静脈	splenic v.
136	脾動静脈	splenic a. & v.
137	脾静脈門脈合流部	splenoportal junction
138	右腎動脈	right renal a.
139	右腎静脈	right renal v.
140	左腎動脈	left renal a.
141	左腎静脈	left renal v.
142	右腎動静脈	right renal a. & v.

上腹部 1

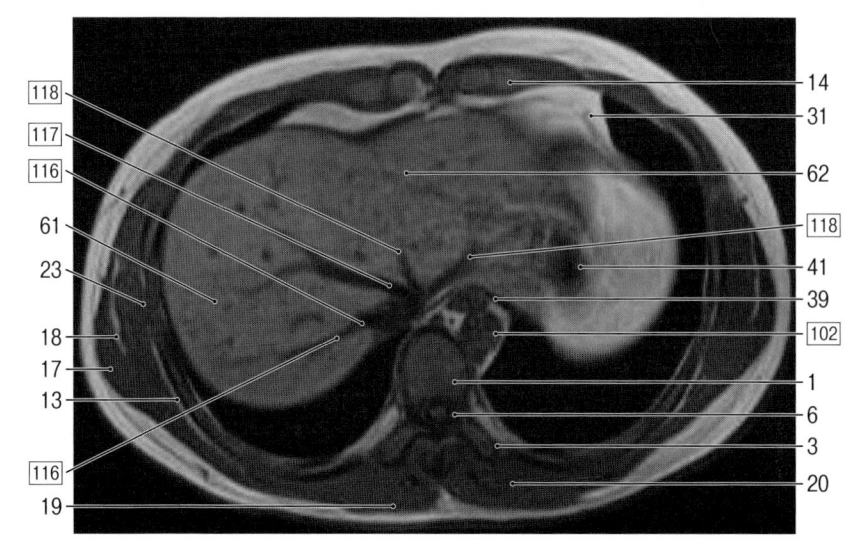

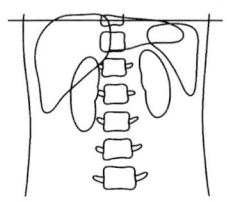

T1WI 水平断ライン

- 13: 肋 骨　rib
- 14: 肋軟骨　costal cartilage
- 17: 広背筋　latissimus dorsi m.
- 18: 前鋸筋　anterior serratus m.
- 19: 僧帽筋　trapezius m.
- 20: 脊柱起立筋　erector spinae m.
- 23: 肋間筋　intercostal m.
- 31: 横隔膜　diaphragm
- 39: 食 道　esophagus
- 41: 胃　stomach
- 61: 肝右葉　right hepatic lobe
- 62: 肝左葉　left hepatic lobe
- 102: 胸部下行大動脈　thoracic descending aorta
- 116: 右肝静脈　right hepatic v.
- 117: 中肝静脈　middle hepatic v.
- 118: 左肝静脈　left hepatic v.
- 1: 胸椎椎体　body of thoracic vertebra
- 3: 横突起　transvers process
- 6: 脊柱管　spinal canal

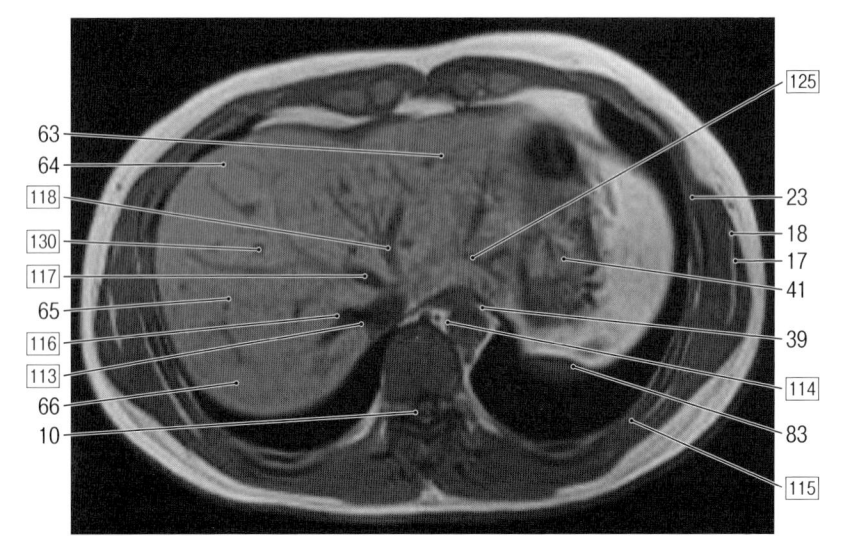

上腹部 2

T1WI 水平断ライン

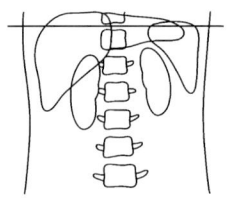

- 10: 脊　髄　spinal cord
- 17: 広背筋　latissimus dorsi m.
- 18: 前鋸筋　anterior serratus m.
- 23: 肋間筋　intercostal m.
- 39: 食　道　esophagus
- 41: 胃　stomach
- 63: 肝左葉外側区
    left lateral segment of liver
- 64: 肝左葉内側区
    left medial segment of liver
- 65: 肝右葉前区域
    right anterior segment of liver
- 66: 肝右葉後区域
    right posterior segment of liver
- 83: 脾　臓　spleen
- 113: 下大静脈　inferior vena cava
- 114: 奇静脈　azygos v.
- 115: 半奇静脈　hemi-azygos v.
- 116: 右肝静脈　right hepatic v.
- 117: 中肝静脈　middle hepatic v.
- 118: 左肝静脈　left hepatic v.
- 125: 門脈左外側上区域枝
    left lateral superior subsegmental portal v. (P2)
- 130: 門脈右前上区域枝
    right anterior superior subsegmental portal v. (P8)

上腹部 3

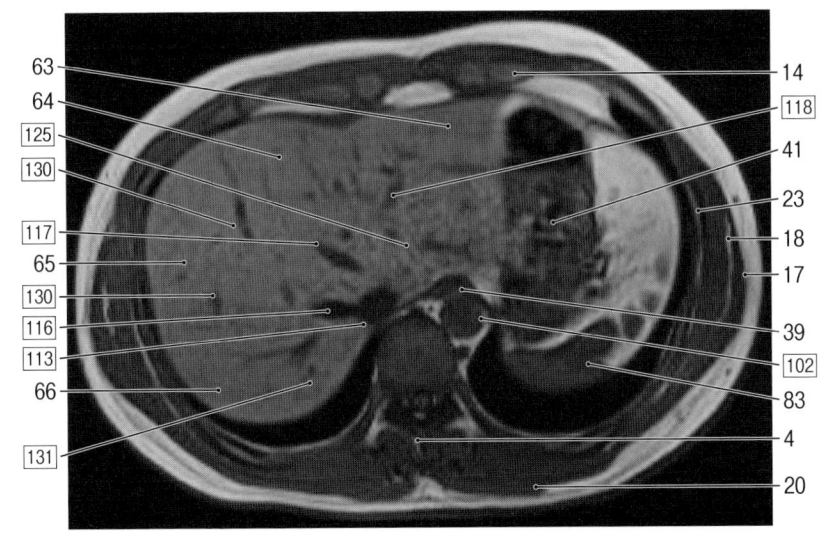

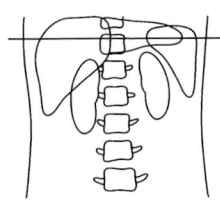

T1WI 水平断ライン

- 4: 棘突起　spinous process
- 14: 肋軟骨　costal cartilage
- 17: 広背筋　latissimus dorsi m.
- 18: 前鋸筋　anterior serratus m.
- 20: 脊柱起立筋　erector spinae m.
- 23: 肋間筋　intercostal m.
- 39: 食道　esophagus
- 41: 胃　stomach
- 63: 肝左葉外側区
  left lateral segment of liver
- 64: 肝左葉内側区
  left medial segment of liver
- 65: 肝右葉前区域
  right anterior segment of liver
- 66: 肝右葉後区域
  right posterior segment of liver
- 83: 脾臓　spleen
- 102: 胸部下行大動脈
  thoracic descending aorta
- 113: 下大静脈　inferior vena cava
- 116: 右肝静脈　right hepatic v.
- 117: 中肝静脈　middle hepatic v.
- 118: 左肝静脈　left hepatic v.
- 125: 門脈左外側上区域枝
  left lateral superior subsegmental portal v. (P2)
- 130: 門脈右前上区域枝
  right anterior superior subsegmental portal v. (P8)
- 131: 門脈右後上区域枝
  right posterior superior subsegmental portal v. (P7)

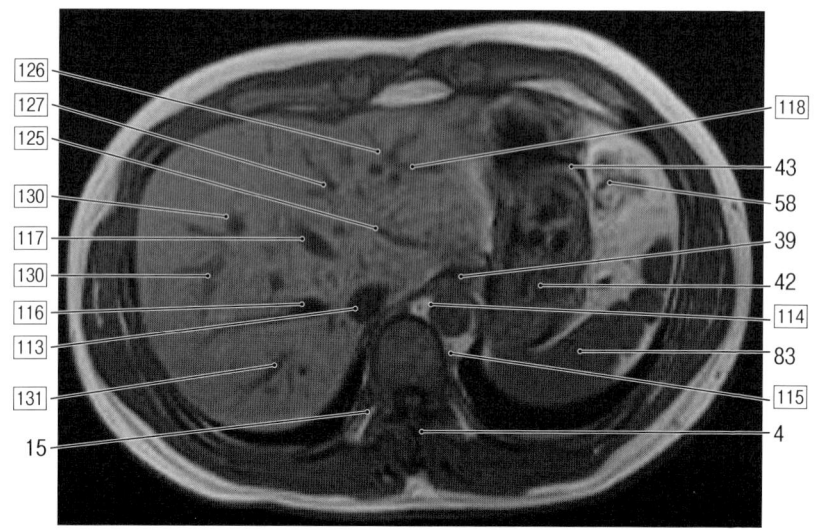

上腹部 4

T1WI 水平断ライン

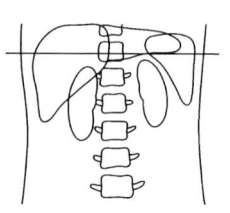

- 4: 棘突起　spinous process
- 15: 肋椎関節　costovertebral joint
- 39: 食　道　esophagus
- 42: 胃穹窿部　fornix of stomach
- 43: 胃体部　body of stomach
- 58: 結腸脾彎曲部　splenic flexure of colon
- 83: 脾　臓　spleen
- 113: 下大静脈　inferior vena cava
- 114: 奇静脈　azygos v.
- 115: 半奇静脈　hemi-azygos v.
- 116: 右肝静脈　right hepatic v.
- 117: 中肝静脈　middle hepatic v.
- 118: 左肝静脈　left hepatic v.
- 125: 門脈左外側上区域枝　left lateral superior subsegmental portal v. (P2)
- 126: 門脈左外側下区域枝　left lateral inferior subsegmental portal v. (P3)
- 127: 門脈左内側区域枝　left medial subsegmental portal v. (P4)
- 130: 門脈右前上区域枝　right anterior superior subsegmental portal v. (P8)
- 131: 門脈右後上区域枝　right posterior superior subsegmental portal v. (P7)

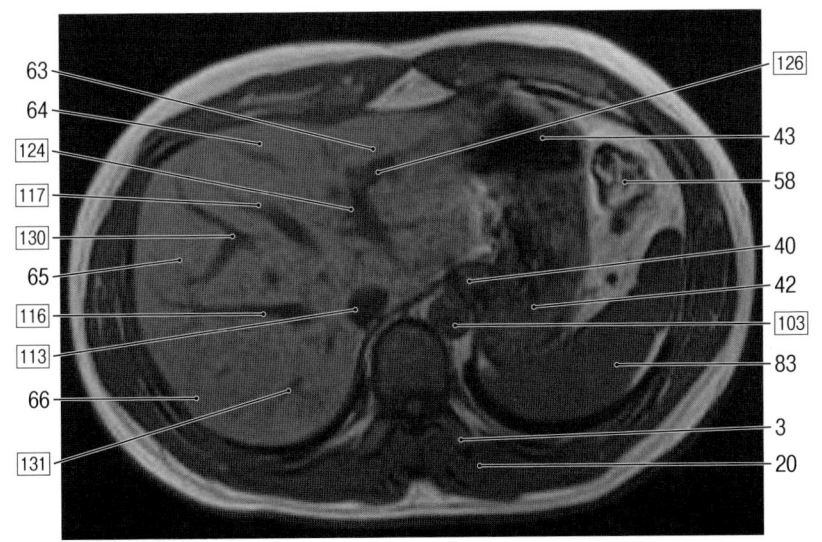

上腹部 5

T1WI水平断ライン

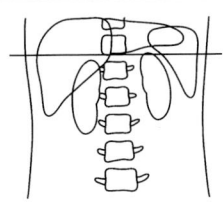

- 3: 横突起　transvers process
- 20: 脊柱起立筋　erector spinae m.
- 40: 食道・胃接合部
     esophagogastric junction
- 42: 胃穹隆部　fornix of stomach
- 43: 胃体部　body of stomach
- 58: 結腸脾彎曲部
     splenic flexure of colon
- 63: 肝左葉外側区
     left lateral segment of liver
- 64: 肝左葉内側区
     left medial segment of liver
- 65: 肝右葉前区域
     right anterior segment of liver
- 66: 肝右葉後区域
     right posterior segment of liver
- 83: 脾　臓　spleen
- 103: 腹部大動脈　abdominal aorta
- 113: 下大静脈　inferior vena cava
- 116: 右肝静脈　right hepatic v.
- 117: 中肝静脈　middle hepatic v.
- 124: 門脈左枝（臍部）
     left portal v. (umbilical portion)
- 126: 門脈左外側下区域枝
     left lateral inferior subsegmental portal v. (P3)
- 130: 門脈右前上区域枝
     right anterior superior subsegmental portal v. (P8)
- 131: 門脈右後上区域枝
     right posterior superior subsegmental portal v. (P7)

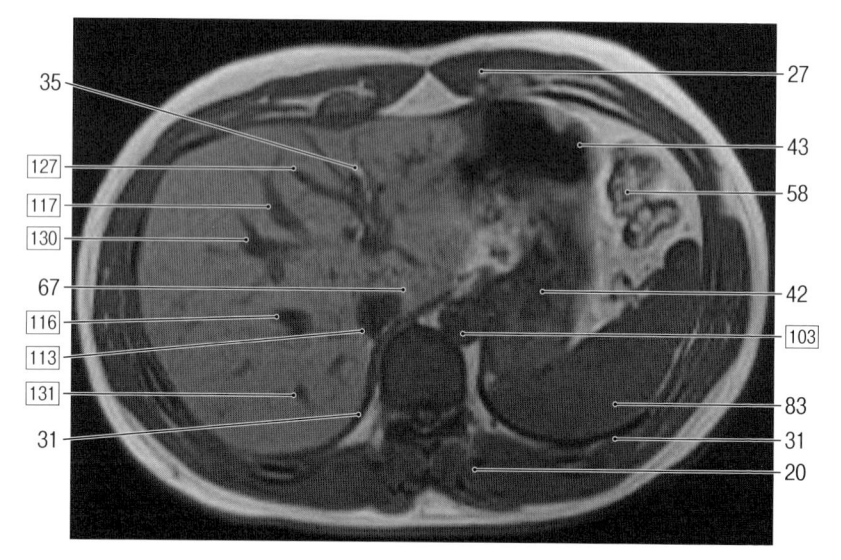

上腹部 6

T1WI 水平断ライン

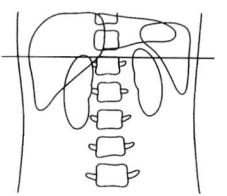

- 20: 脊柱起立筋　erector spinae m.
- 27: 腹直筋　rectus abdominis m.
- 31: 横隔膜　diaphragm
- 35: 肝円索　round ligament of liver
- 42: 胃穹窿部　fornix of stomach
- 43: 胃体部　body of stomach
- 58: 結腸脾彎曲部
    splenic flexure of colon
- 67: 肝尾状葉　caudate lobe（liver）
- 83: 脾　臓　spleen
- 103: 腹部大動脈　abdominal aorta
- 113: 下大静脈　inferior vena cava
- 116: 右肝静脈　right hepatic v.
- 117: 中肝静脈　middle hepatic v.
- 127: 門脈左内側区域枝
    left medial subsegmental portal v.（P4）
- 130: 門脈右前上区域枝
    right anterior superior subsegmental portal v.（P8）
- 131: 門脈右後上区域枝
    right posterior superior subsegmental portal v.（P7）

上腹部 7

T1WI 水平断ライン

63: 肝左葉外側区　left lateral segment of liver
64: 肝左葉内側区　left medial segment of liver
65: 肝右葉前区域　right anterior segment of liver
66: 肝右葉後区域　right posterior segment of liver
67: 肝尾状葉　caudate lobe (liver)
83: 脾　臓　spleen
108: 左胃動静脈　left gastric a.&v.
113: 下大静脈　inferior vena cava
116: 右肝静脈　right hepatic v.
117: 中肝静脈　middle hepatic v.
120: 門脈右前区域枝
　　　right anterior segmental portal v.
131: 門脈右後上区域枝
　　　right posterior superior subsegmental portal v. (P7)

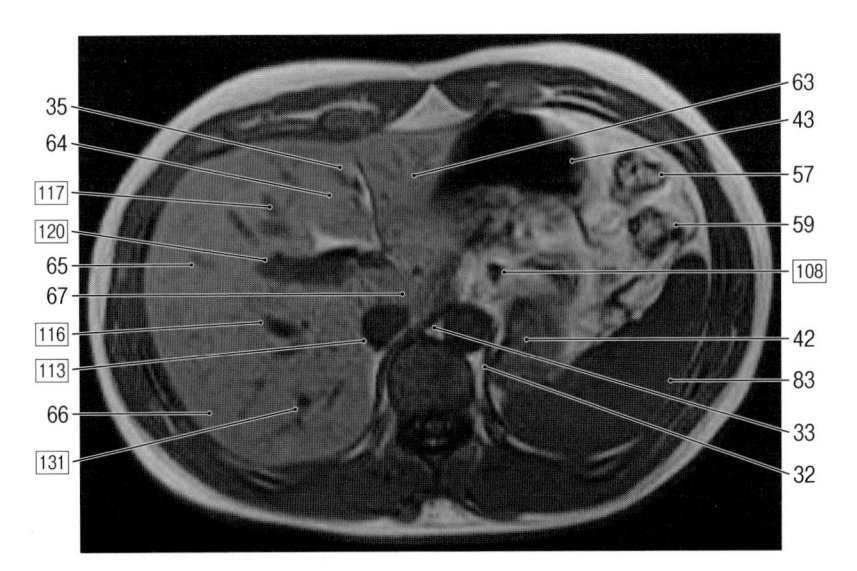

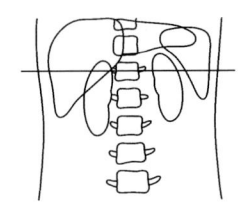

32: 左横隔膜脚
　　　left crus of diaphragm
33: 右横隔膜脚
　　　right crus of diaphragm
35: 肝円索　round ligament of liver
42: 胃穹窿部　fornix of stomach
43: 胃体部　body of stomach
57: 横行結腸　transverse colon
59: 下行結腸　descending colon

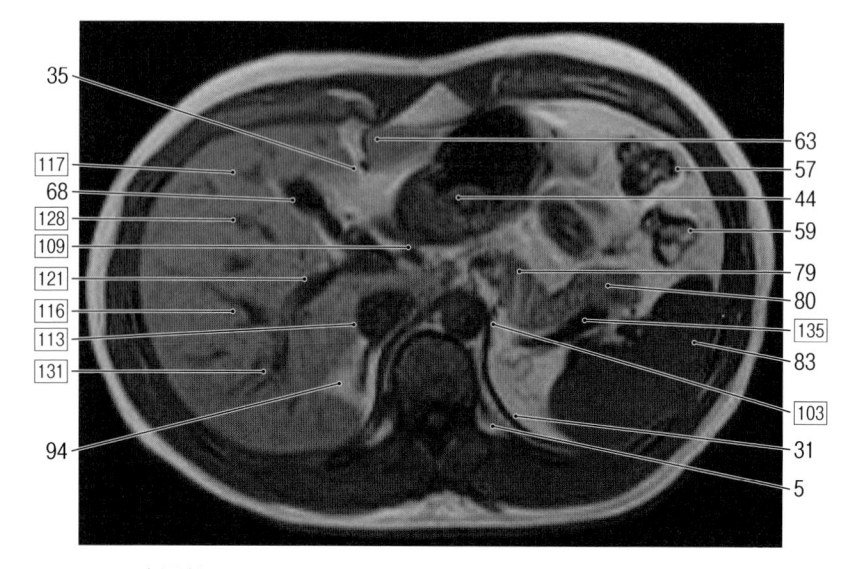

上腹部 8

T1WI 水平断ライン

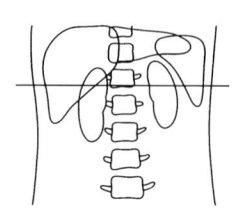

- 5: 椎弓根　pedicle
- 31: 横隔膜　diaphragm
- 35: 肝円索　round ligament of liver
- 44: 胃前庭部　antrum of stomach
- 57: 横行結腸　transverse colon
- 59: 下行結腸　descending colon
- 63: 肝左葉外側区
   left lateral segment of liver
- 68: 胆　嚢　gallbladder
- 79: 膵体部　body of pancreas
- 80: 膵尾部　pancreatic tail
- 83: 脾　臓　spleen
- 94: 副　腎　adrenal gland
- 103: 腹部大動脈　abdominal aorta
- 109: 総肝動脈　common hepatic a.
- 113: 下大静脈　inferior vena cava
- 116: 右肝静脈　right hepatic v.
- 117: 中肝静脈　middle hepatic v.
- 121: 門脈右後区域枝
   right posterior segmental portal v.
- 128: 門脈右前下区域枝
   right anterior inferior subsegmental portal v. (P5)
- 131: 門脈右後上区域枝
   right posterior superior subsegmental portal v. (P7)
- 135: 脾静脈　splenic v.

上腹部 9

T1WI 水平断ライン

35: 肝円索　round ligament of liver
43: 胃体部　body of stomach
44: 胃前庭部　antrum of stomach
48: 十二指腸乳頭　duodenal pappila
51: 空　腸　jejunum
57: 横行結腸　transverse colon
59: 下行結腸　descending colon
63: 肝左葉外側区
　　 left lateral segment of liver
68: 胆　嚢　gallbladder
79: 膵体部　body of pancreas
80: 膵尾部　pancreatic tail
83: 脾　臓　spleen
94: 副　腎　adrenal gland
95: 副　腎（稜）
　　 adrenal gland（ridge）
96: 副　腎（内側脚）
　　 adrenal gland（medial limb）
97: 副　腎（外側脚）
　　 adrenal gland（lateral limb）
113: 下大静脈　inferior vena cava
116: 右肝静脈　right hepatic v.
121: 門脈右後区域枝
　　 right posterior segmental portal v.
128: 門脈右前下区域枝
　　 right anterior inferior subsegmental portal v.（P5）
135: 脾静脈　splenic v.

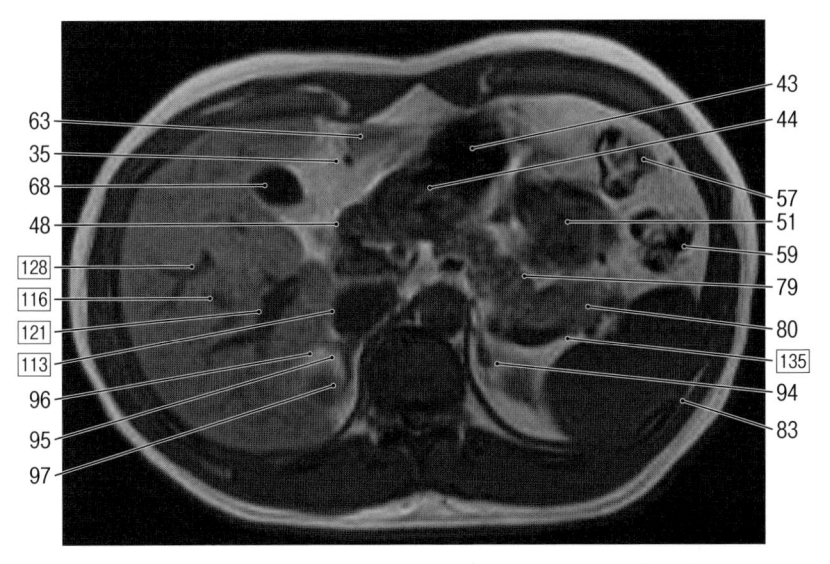

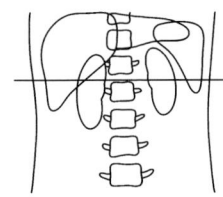

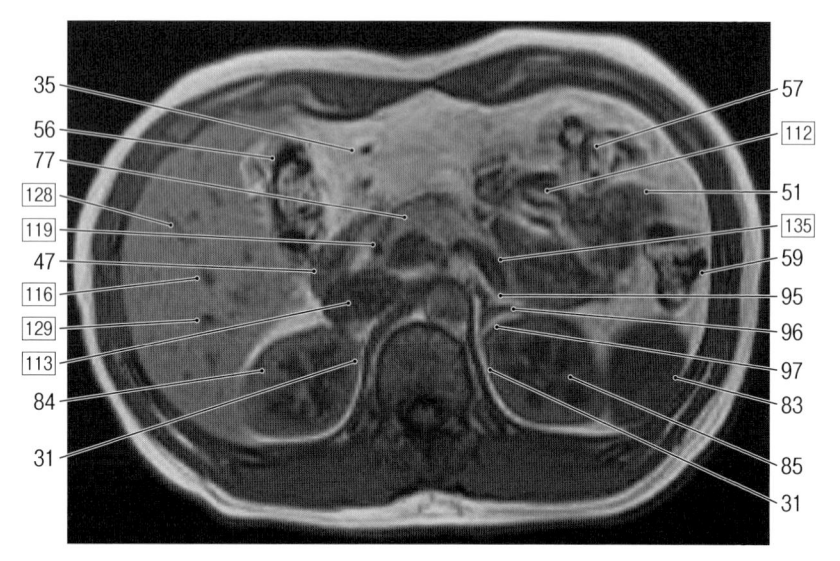

上腹部 10

T1WI 水平断ライン

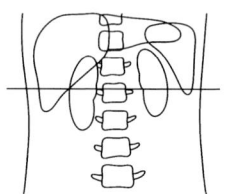

- 31: 横隔膜　diaphragm
- 35: 肝円索　round ligament of liver
- 47: 十二指腸下行部
     descending part of duodenum
- 51: 空　腸　jejunum
- 56: 結腸肝彎曲部
     hepatic flexure of colon
- 57: 横行結腸　transverse colon
- 59: 下行結腸　descending colon
- 77: 膵　臓　pancreas
- 83: 脾　臓　spleen
- 84: 右　腎　right kidney
- 85: 左　腎　left kidney
- 95: 副　腎（稜）
     adrenal gland (ridge)
- 96: 副　腎（内側脚）
     adrenal gland (medial limb)
- 97: 副　腎（外側脚）
     adrenal gland (lateral limb)
- 112: 腸間膜動静脈分枝
     branches of mesenteric a. & v.
- 113: 下大静脈　inferior vena cava
- 116: 右肝静脈　right hepatic v.
- 119: 門脈本幹　main portal v.
- 128: 門脈右前下区域枝
     right anterior inferior subsegmental portal v. (P5)
- 129: 門脈右後下区域枝
     right posterior inferior subsegmental portal v. (P6)
- 135: 脾静脈　splenic v.

上腹部 11

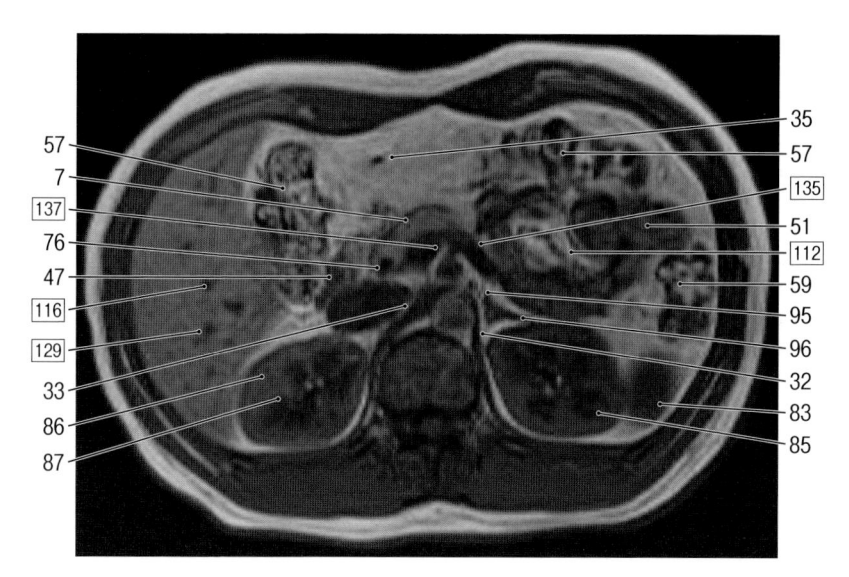

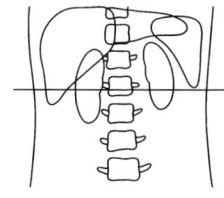

T1WI 水平断ライン

- 59: 下行結腸　descending colon
- 76: 総胆管　common bile duct
- 83: 脾　臓　spleen
- 85: 左　腎　left kidney
- 86: 腎（皮質）　kidney (cortex)
- 87: 腎（髄質）　kidney (medulla)
- 95: 副　腎（稜）
  adrenal gland (ridge)
- 96: 副　腎（内側脚）
  adrenal gland (medial limb)
- 112: 腸間膜動静脈分枝
  branches of mesenteric a. & v.
- 116: 右肝静脈　right hepatic v.
- 129: 門脈右後下区域枝
  right posterior inferior subsegmental portal v. (P6)
- 135: 脾静脈　splenic v.
- 137: 脾静脈門脈合流部
  splenoportal junction

- 7: 神経孔　neural foramen
- 32: 左横隔膜脚
  left crus of diaphragm
- 33: 右横隔膜脚
  right crus of diaphragm
- 35: 肝円索　round ligament of liver
- 47: 十二指腸下行部
  descending part of duodenum
- 51: 空　腸　jejunum
- 57: 横行結腸　transverse colon

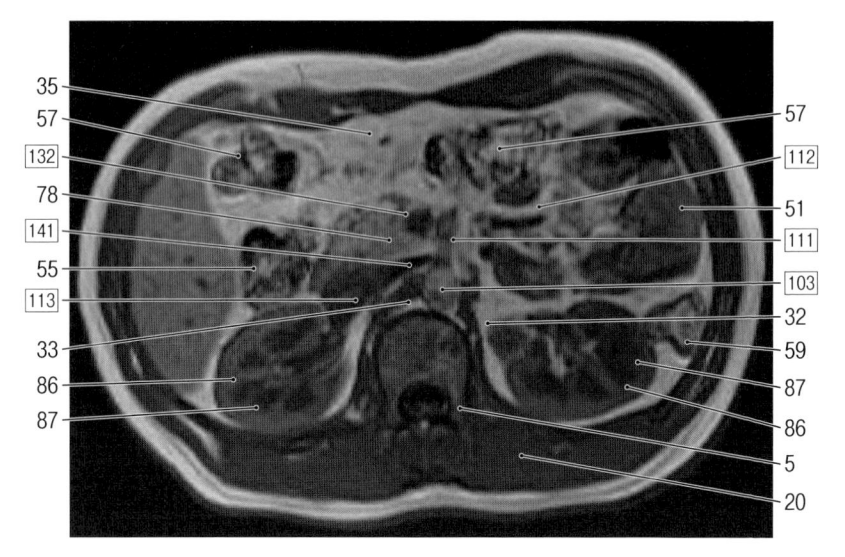

上腹部 12

T1WI 水平断ライン

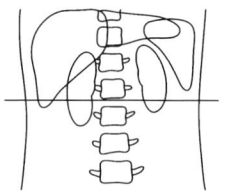

- 5: 椎弓根　pedicle
- 20: 脊柱起立筋　erector spinae m.
- 32: 左横隔膜脚　left crus of diaphragm
- 33: 右横隔膜脚　right crus of diaphragm
- 35: 肝円索　round ligament of liver
- 51: 空　腸　jejunum
- 55: 上行結腸　ascending colon
- 57: 横行結腸　transverse colon
- 59: 下行結腸　descending colon
- 78: 膵頭部　pancreatic head
- 86: 腎（皮質）　kidney（cortex）
- 87: 腎（髄質）　kidney（medulla）
- 103: 腹部大動脈　abdominal aorta
- 111: 下腸間膜動脈　inferior mesenteric a.
- 112: 腸間膜動静脈分枝　branches of mesenteric a. & v.
- 113: 下大静脈　inferior vena cava
- 132: 上腸間膜静脈　superior mesenteric v.
- 141: 左腎静脈　left renal v.

上腹部 13

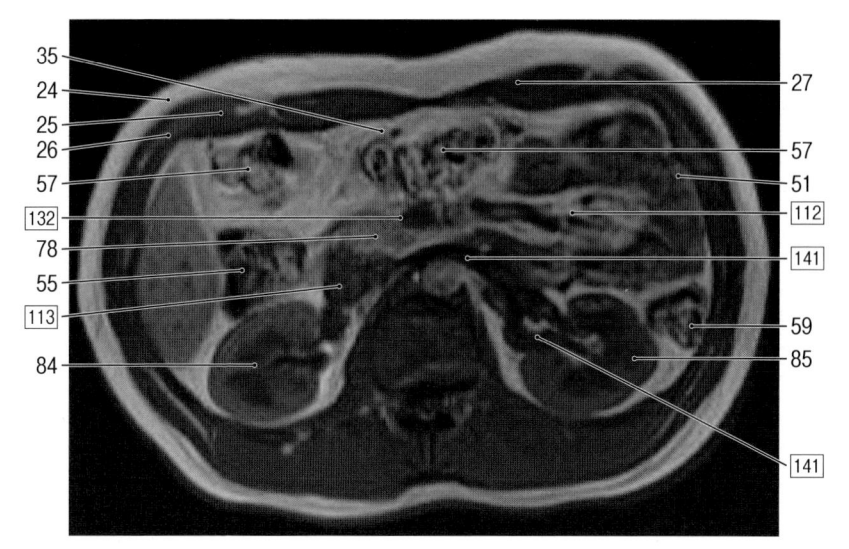

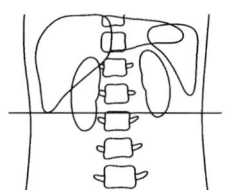

T1WI 水平断ライン

- 24: 外腹斜筋　external oblique m.
- 25: 内腹斜筋　internal oblique m.
- 26: 腹横筋　transversus abdominis m.
- 27: 腹直筋　rectus abdominis m.
- 35: 肝円索　round ligament of liver
- 51: 空　腸　jejunum
- 55: 上行結腸　ascending colon
- 57: 横行結腸　transverse colon
- 59: 下行結腸　descending colon
- 78: 膵頭部　pancreatic head
- 84: 右　腎　right kidney
- 85: 左　腎　left kidney
- 112: 腸間膜動静脈分枝
   branches of mesenteric a. & v.
- 113: 下大静脈　inferior vena cava
- 132: 上腸間膜静脈
   superior mesenteric v.
- 141: 左腎静脈　left renal v.

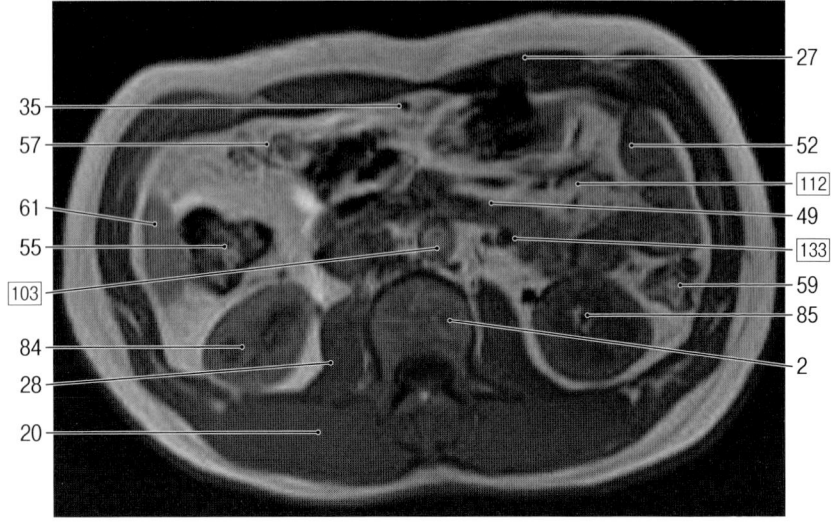

上腹部 14

T1WI 水平断ライン

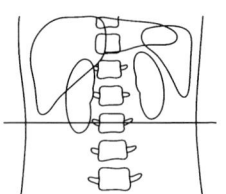

- 2: 腰椎椎体 body of lumbar vertebra
- 20: 脊柱起立筋　erector spinae m.
- 27: 腹直筋　rectus abdominis m.
- 28: 大腰筋　psoas major m.
- 35: 肝円索　round ligament of liver
- 49: 十二指腸水平部 horizontal portion of duodenum
- 52: 回　腸　ileum
- 55: 上行結腸　ascending colon
- 57: 横行結腸　transverse colon
- 59: 下行結腸　descending colon
- 61: 肝右葉　right hepatic lobe
- 84: 右　腎　right kidney
- 85: 左　腎　left kidney
- 103: 腹部大動脈　abdominal aorta
- 112: 腸間膜動静脈分枝 branches of mesenteric a. & v.
- 133: 下腸間膜静脈 inferior mesenteric v.

上腹部 15

T1WI 水平断ライン

- 21: 腸肋筋　iliocostalis m.
- 22: 最長筋　longissimus m.
- 24: 外腹斜筋　external oblique m.
- 25: 内腹斜筋　internal oblique m.
- 27: 腹直筋　rectus abdominis m.
- 28: 大腰筋　psoas major m.
- 29: 腰方形筋　quadratus lumborum m.
- 35: 肝円索　round ligament of liver
- 38: 後腹膜脂肪織　retroperitoneal fat
- 55: 上行結腸　ascending colon
- 59: 下行結腸　descending colon
- 84: 右　腎　right kidney
- 85: 左　腎　left kidney
- 90: 前腎筋膜　anterior renal fascia
- 91: 後腎筋膜　posterior renal fascia
- 92: 外側円錐筋膜　lateroconal fascia
- 103: 腹部大動脈　abdominal aorta
- 112: 腸間膜動静脈分枝　branches of mesenteric a. & v.
- 113: 下大静脈　inferior vena cava
- 133: 下腸間膜静脈　inferior mesenteric v.

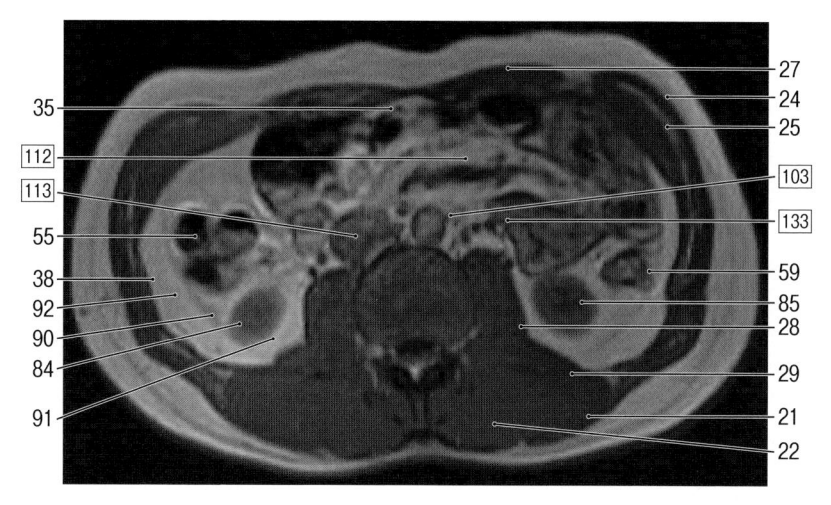

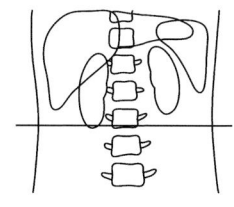

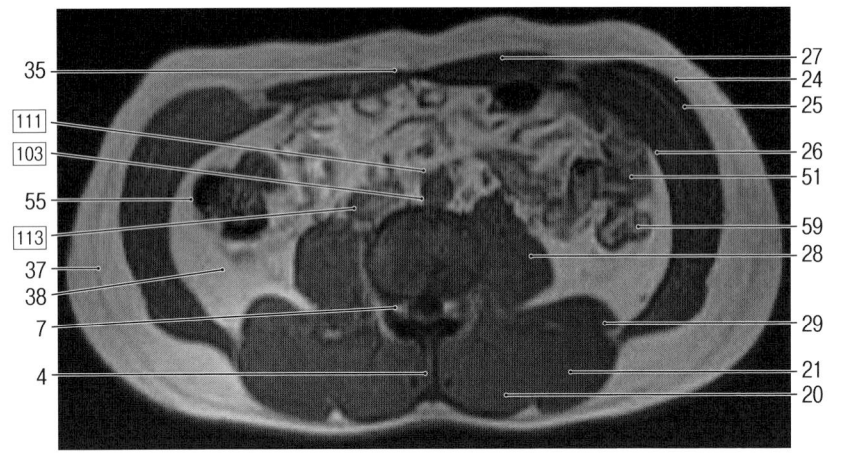

上腹部 16

T1WI 水平断ライン

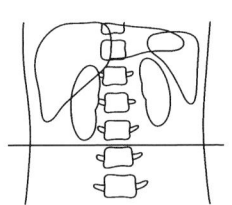

- 4: 棘突起　spinous process
- 7: 神経孔　neural foramen
- 20: 脊柱起立筋　erector spinae m.
- 21: 腸肋筋　iliocostalis m.
- 24: 外腹斜筋　external oblique m.
- 25: 内腹斜筋　internal oblique m.
- 26: 腹横筋　transversus abdominis m.
- 27: 腹直筋　rectus abdominis m.
- 28: 大腰筋　psoas major m.
- 29: 腰方形筋　quadratus lumborum m.
- 35: 肝円索　round ligament of liver
- 37: 皮下脂肪　subcutaneous fat
- 38: 後腹膜脂肪織　retroperitoneal fat
- 51: 空　腸　jejunum
- 55: 上行結腸　ascending colon
- 59: 下行結腸　descending colon
- 103: 腹部大動脈　abdominal aorta
- 111: 下腸間膜動脈　inferior mesenteric a.
- 113: 下大静脈　inferior vena cava

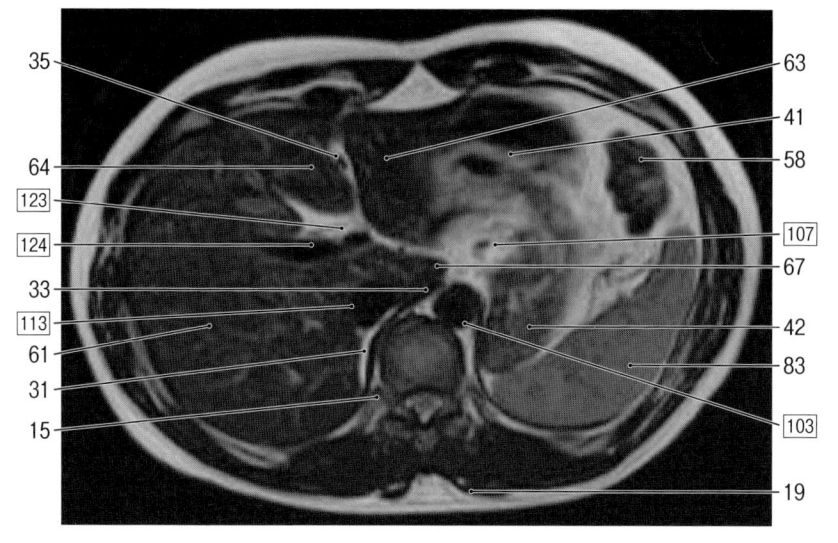

上腹部 17

T2WI 水平断ライン

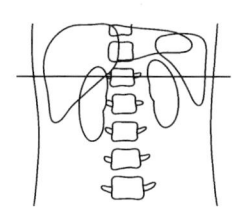

- 15: 肋椎関節　costovertebral joint
- 19: 僧帽筋　trapezius m.
- 31: 横隔膜　diaphragm
- 33: 右横隔膜脚　right crus of diaphragm
- 35: 肝円索　round ligament of liver
- 41: 胃　stomach
- 42: 胃穹窿部　fornix of stomach
- 58: 結腸脾彎曲部　splenic flexure of colon
- 61: 肝右葉　right hepatic lobe
- 63: 肝左葉外側区　left lateral segment of liver
- 64: 肝左葉内側区　left medial segment of liver
- 67: 肝尾状葉　caudate lobe (liver)
- 83: 脾　臓　spleen
- 103: 腹部大動脈　abdominal aorta
- 107: 左胃動脈　left gastric a.
- 113: 下大静脈　inferior vena cava
- 123: 門脈左枝　left portal v.
- 124: 門脈左枝（臍部）　left portal v. (umbilical portion)

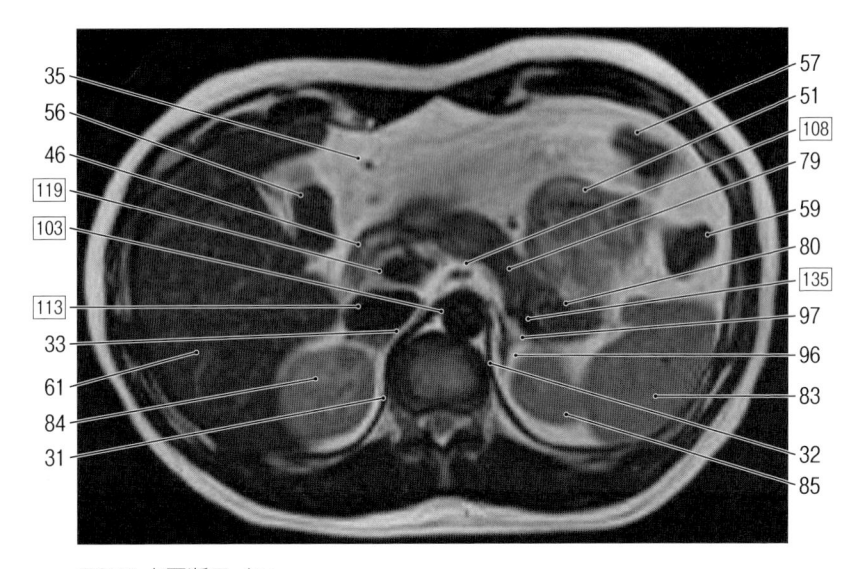

上腹部 18

T2WI 水平断ライン

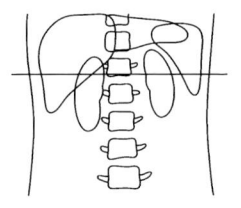

- 31: 横隔膜　diaphragm
- 32: 左横隔膜脚
　　　left crus of diaphragm
- 33: 右横隔膜脚
　　　right crus of diaphragm
- 35: 肝円索　round ligament of liver
- 46: 十二指腸球部
　　　ampulla of duodenum
- 51: 空　腸　jejunum
- 56: 結腸肝彎曲部
　　　hepatic flexure of colon
- 57: 横行結腸　transverse colon
- 59: 下行結腸　descending colon
- 61: 肝右葉　right hepatic lobe
- 79: 膵体部　body of pancreas
- 80: 膵尾部　pancreatic tail
- 83: 脾　臓　spleen
- 84: 右　腎　right kidney
- 85: 左　腎　left kidney
- 96: 副　腎（内側脚）
　　　adrenal gland (medial limb)
- 97: 副　腎（外側脚）
　　　adrenal gland (lateral limb)
- 103: 腹部大動脈　abdominal aorta
- 108: 左胃動静脈　left gastric a.&v.
- 113: 下大静脈　inferior vena cava
- 119: 門脈本幹　main portal v.
- 135: 脾静脈　splenic v.

上腹部 19

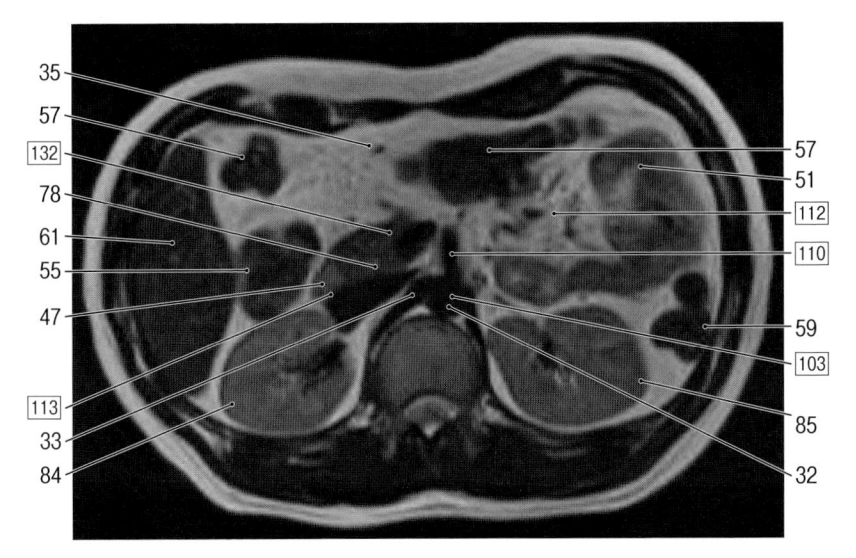

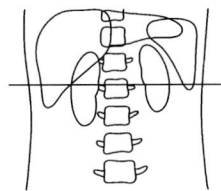

T2WI 水平断ライン

- 47: 十二指腸下行部 descending part of duodenum
- 51: 空 腸 jejunum
- 55: 上行結腸 ascending colon
- 57: 横行結腸 transverse colon
- 59: 下行結腸 descending colon
- 61: 肝右葉 right hepatic lobe
- 78: 膵頭部 pancreatic head
- 84: 右 腎 right kidney
- 85: 左 腎 left kidney
- 103: 腹部大動脈 abdominal aorta
- 110: 上腸間膜動脈 superior mesenteric a.
- 112: 腸間膜動静脈分枝 branches of mesenteric a. & v.
- 113: 下大静脈 inferior vena cava
- 132: 上腸間膜静脈 superior mesenteric v.

- 32: 左横隔膜脚 left crus of diaphragm
- 33: 右横隔膜脚 right crus of diaphragm
- 35: 肝円索 round ligament of liver

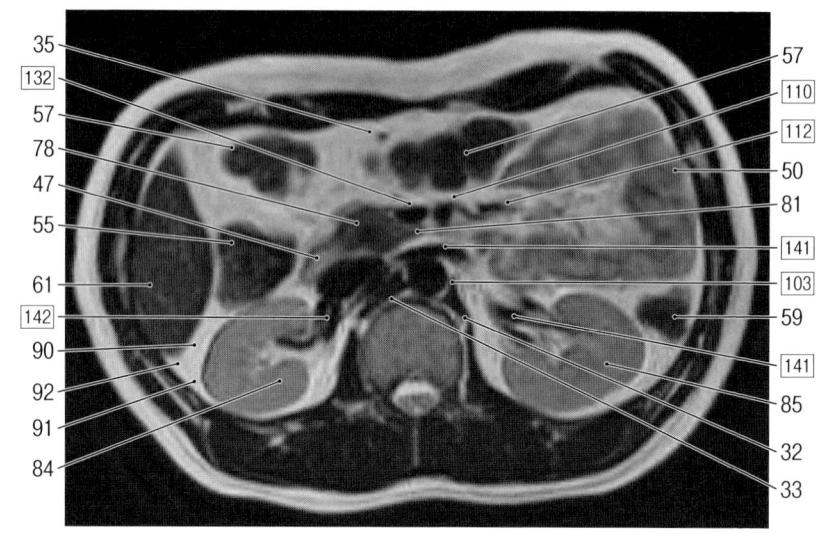

上腹部 20

T2WI 水平断ライン

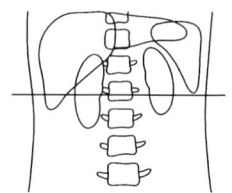

- 32: 左横隔膜脚　left crus of diaphragm
- 33: 右横隔膜脚　right crus of diaphragm
- 35: 肝円索　round ligament of liver
- 47: 十二指腸下行部　descending part of duodenum
- 50: 小　腸　small intestine
- 55: 上行結腸　ascending colon
- 57: 横行結腸　transverse colon
- 59: 下行結腸　descending colon
- 61: 肝右葉　right hepatic lobe
- 78: 膵頭部　pancreatic head
- 81: 膵鉤部　pancreatic uncinate process
- 84: 右　腎　right kidney
- 85: 左　腎　left kidney
- 90: 前腎筋膜　anterior renal fascia
- 91: 後腎筋膜　posterior renal fascia
- 92: 外側円錐筋膜　lateroconal fascia
- 103: 腹部大動脈　abdominal aorta
- 110: 上腸間膜動脈　superior mesenteric a.
- 112: 腸間膜動静脈分枝　branches of mesenteric a. & v.
- 132: 上腸間膜静脈　superior mesenteric v.
- 141: 左腎静脈　left renal v.
- 142: 右腎動静脈　right renal a. & v.

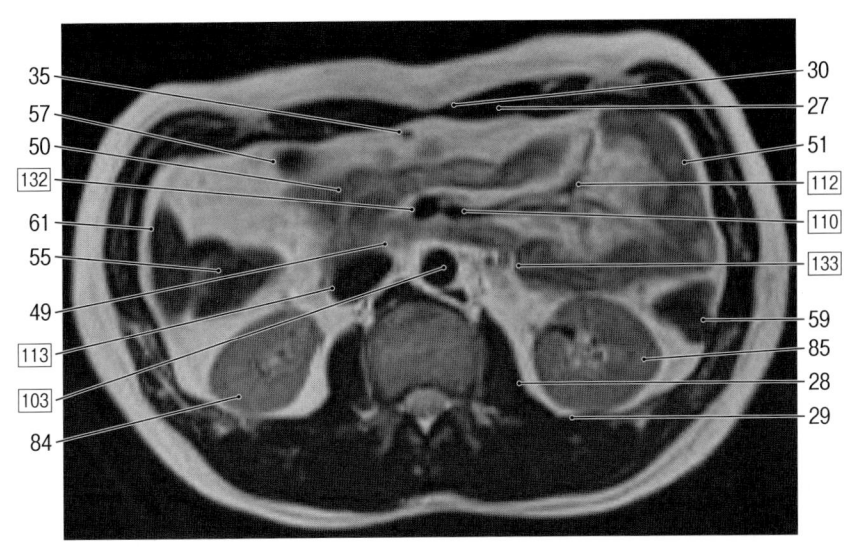

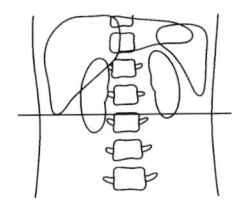

上腹部 21

T2WI 水平断ライン

- 27: 腹直筋　rectus abdominis m.
- 28: 大腰筋　psoas major m.
- 29: 腰方形筋　quadratus lumborum m.
- 30: 白　線　linea alba
- 35: 肝円索　round ligament of liver
- 49: 十二指腸水平部　horizontal portion of duodenum
- 50: 小　腸　small intestine
- 51: 空　腸　jejunum
- 55: 上行結腸　ascending colon
- 57: 横行結腸　transverse colon
- 59: 下行結腸　descending colon
- 61: 肝右葉　right hepatic lobe
- 84: 右　腎　right kidney
- 85: 左　腎　left kidney
- 103: 腹部大動脈　abdominal aorta
- 110: 上腸間膜動脈　superior mesenteric a.
- 112: 腸間膜動静脈分枝　branches of mesenteric a. & v.
- 113: 下大静脈　inferior vena cava
- 132: 上腸間膜静脈　superior mesenteric v.
- 133: 下腸間膜静脈　inferior mesenteric v.

上腹部 22

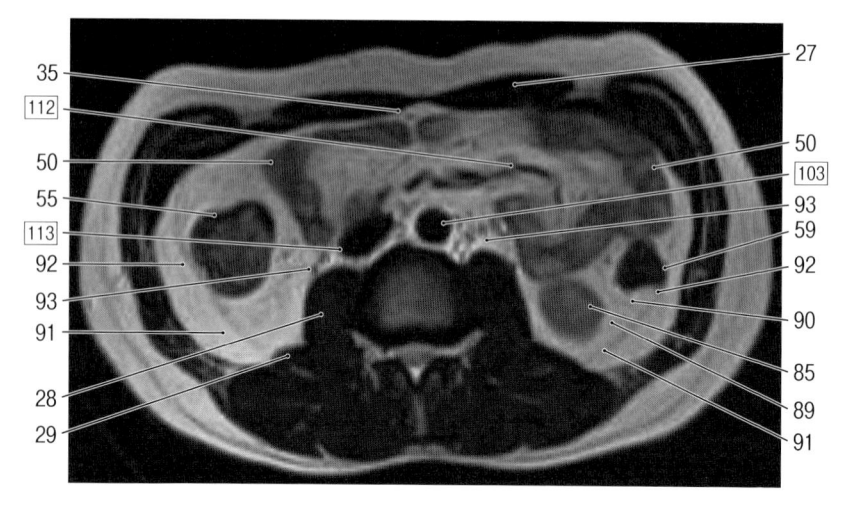

T2WI 水平断ライン

- 27: 腹直筋　rectus abdominis m.
- 28: 大腰筋　psoas major m.
- 29: 腰方形筋
  　　　quadratus lumborum m.
- 35: 肝円索　round ligament of liver
- 50: 小　腸　small intestine
- 55: 上行結腸　ascending colon
- 59: 下行結腸　descending colon
- 85: 左　腎　left kidney
- 89: 腎周囲腔脂肪織　perirenal fat
- 90: 前腎筋膜　anterior renal fascia
- 91: 後腎筋膜　posterior renal fascia
- 92: 外側円錐筋膜　lateroconal fascia
- 93: 尿　管　ureter
- 103: 腹部大動脈　abdominal aorta
- 112: 腸間膜動静脈分枝
  　　　branches of mesenteric a. & v.
- 113: 下大静脈　inferior vena cava

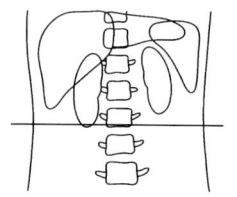

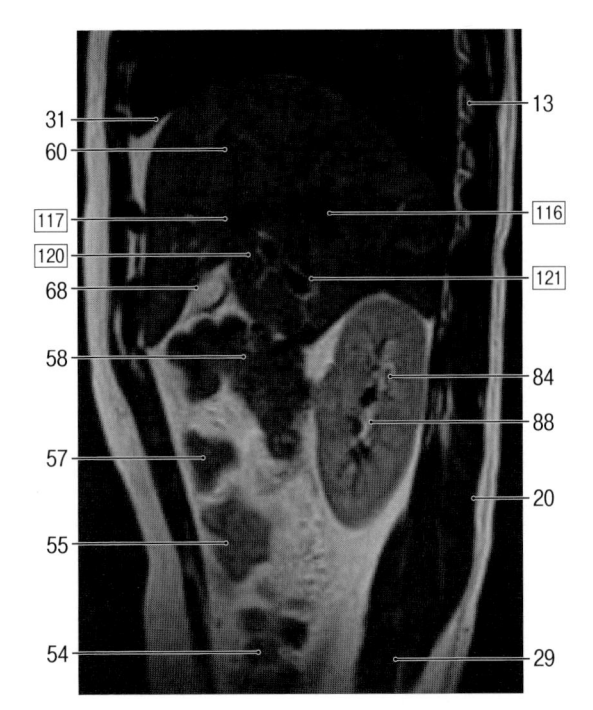

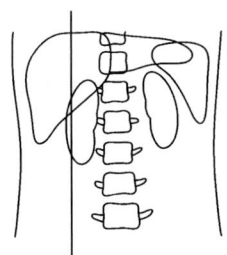

上腹部 23

T2WI 矢状断ライン

- 55: 上行結腸　ascending colon
- 57: 横行結腸　transverse colon
- 58: 結腸脾彎曲部　splenic flexure of colon
- 60: 肝　臓　liver
- 68: 胆　嚢　gallbladder
- 84: 右　腎　right kidney
- 88: 腎洞内脂肪　renal sinus fat
- 116: 右肝静脈　right hepatic v.
- 117: 中肝静脈　middle hepatic v.
- 120: 門脈右前区域枝　right anterior segmental portal v.
- 121: 門脈右後区域枝　right posterior segmental portal v.
- 13: 肋　骨　rib
- 20: 脊柱起立筋　erector spinae m.
- 29: 腰方形筋　quadratus lumborum m.
- 31: 横隔膜　diaphragm
- 54: 盲　腸　cecum

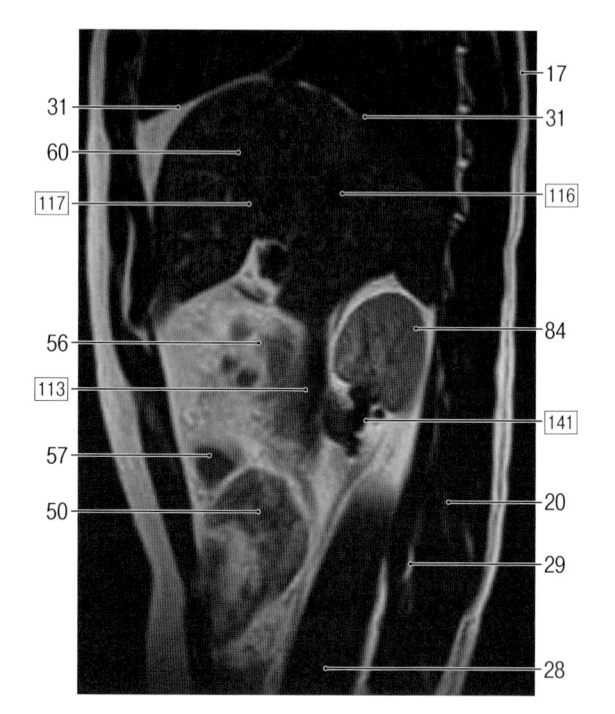

上腹部 24

T2WI 矢状断ライン

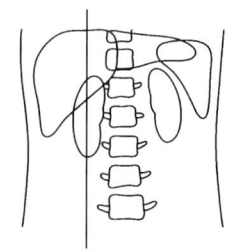

- 17: 広背筋　latissimus dorsi m.
- 20: 脊柱起立筋　erector spinae m.
- 28: 大腰筋　psoas major m.
- 29: 腰方形筋　quadratus lumborum m.
- 31: 横隔膜　diaphragm
- 50: 小　腸　small intestine
- 56: 結腸肝彎曲部　hepatic flexure of colon
- 57: 横行結腸　transverse colon
- 60: 肝　臓　liver
- 84: 右　腎　right kidney
- 113: 下大静脈　inferior vena cava
- 116: 右肝静脈　right hepatic v.
- 117: 中肝静脈　middle hepatic v.
- 141: 左腎静脈　left renal v.

上腹部 25

T2WI 矢状断ライン

- 46: 十二指腸球部 ampulla of duodenum
- 50: 小 腸 small intestine
- 57: 横行結腸 transverse colon
- 60: 肝 臓 liver
- 67: 肝尾状葉 caudate lobe（liver）
- 100: 右心房 right atrium
- 113: 下大静脈 inferior vena cava
- 117: 中肝静脈 middle hepatic v.
- 119: 門脈本幹 main portal v.
- 124: 門脈左枝（臍部） left portal v.（umbilical portion）
- 138: 右腎動脈 right renal a.

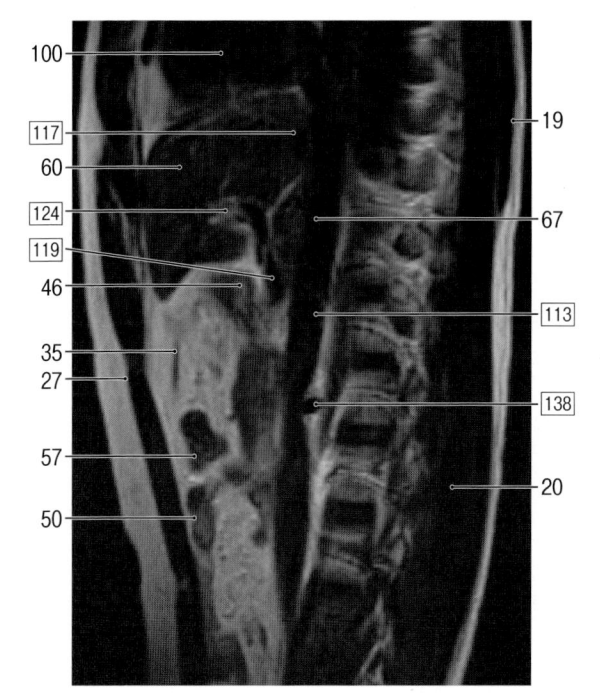

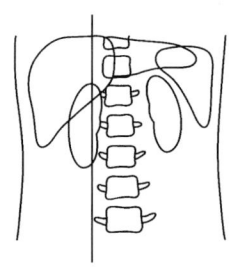

- 19: 僧帽筋 trapezius m.
- 20: 脊柱起立筋 erector spinae m.
- 27: 腹直筋 rectus abdominis m.
- 35: 肝円索 round ligament of liver

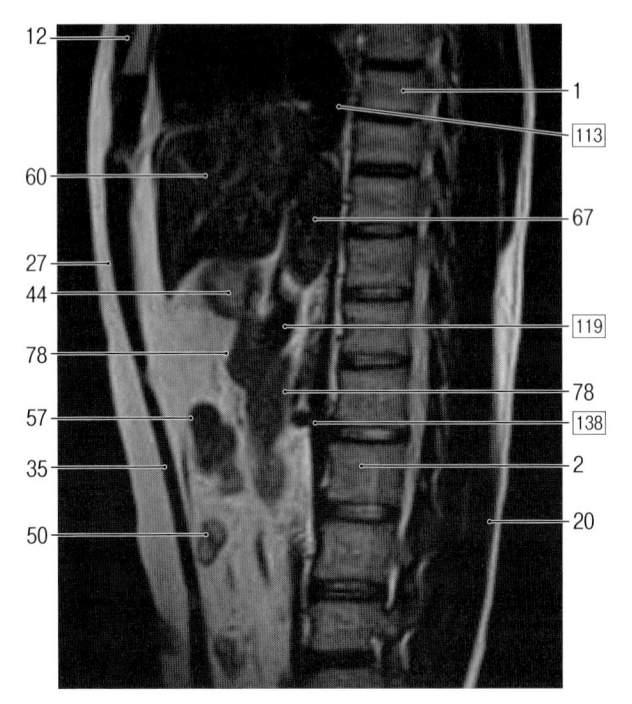

上腹部 26

T2WI 矢状断ライン

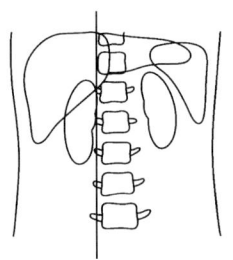

- 1: 胸椎椎体　body of thoracic vertebra
- 2: 腰椎椎体　body of lumbar vertebra
- 12: 胸骨（柄）　sternum (manubrium)
- 20: 脊柱起立筋　erector spinae m.
- 27: 腹直筋　rectus abdominis m.
- 35: 肝円索　round ligament of liver
- 44: 胃前庭部　antrum of stomach
- 50: 小腸　small intestine
- 57: 横行結腸　transverse colon
- 60: 肝臓　liver
- 67: 肝尾状葉　caudate lobe (liver)
- 78: 膵頭部　pancreatic head
- 113: 下大静脈　inferior vena cava
- 119: 門脈本幹　main portal v.
- 138: 右腎動脈　right renal a.

上腹部 27

T2WI 矢状断ライン

- 30: 白　線　linea alba
- 36: 臍　navel
- 44: 胃前庭部　antrum of stomach
- 50: 小　腸　small intestine
- 57: 横行結腸　transverse colon
- 62: 肝左葉　left hepatic lobe
- 67: 肝尾状葉　caudate lobe (liver)
- 78: 膵頭部　pancreatic head
- 100: 右心房　right atrium
- 113: 下大静脈　inferior vena cava
- 132: 上腸間膜静脈　superior mesenteric v.
- 137: 脾静脈門脈合流部　splenoportal junction
- 138: 右腎動脈　right renal a.

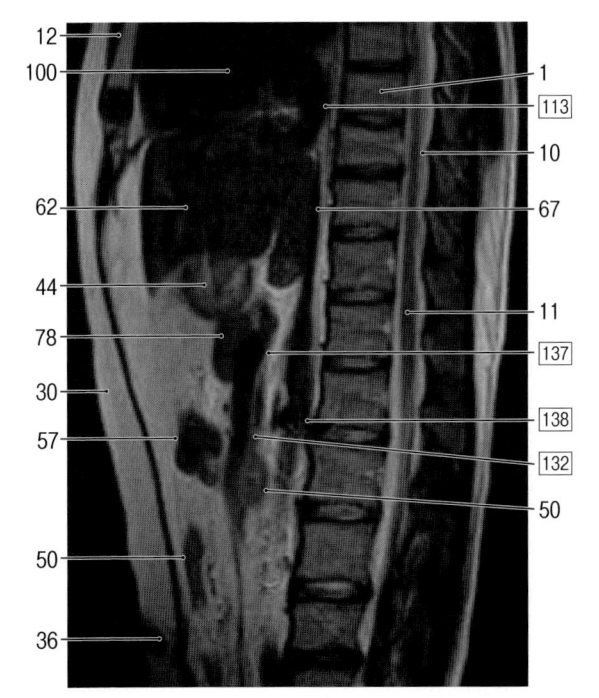

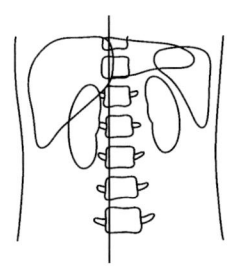

- 1: 胸椎椎体　body of thoracic vertebra
- 10: 脊　髄　spinal cord
- 11: 脊髄円錐　conus medullaris
- 12: 胸骨(柄)　sternum (manubrium)

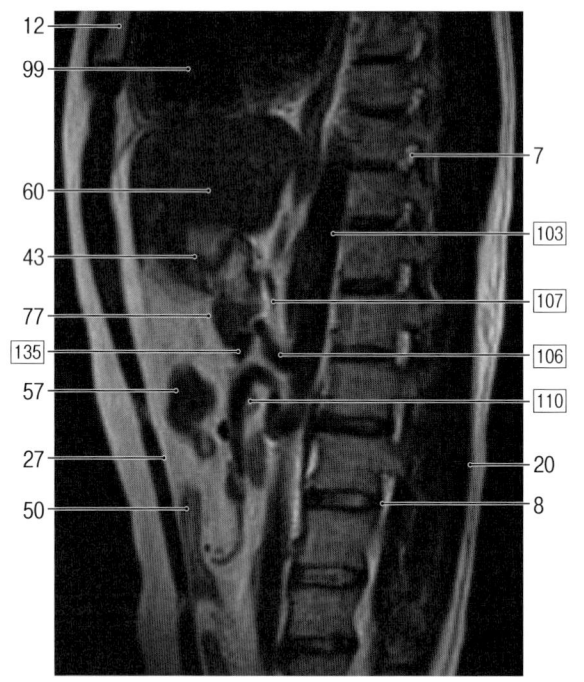

上腹部 28

T2WI 矢状断ライン

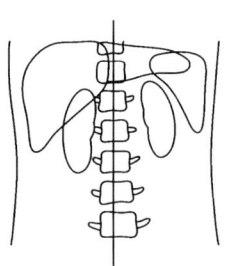

- 7: 神経孔　neural foramen
- 8: 椎間板　intervertebral disc
- 12: 胸骨(柄)
       sternum (manubrium)
- 20: 脊柱起立筋　erector spinae m.
- 27: 腹直筋　rectus abdominis m.
- 43: 胃体部　body of stomach
- 50: 小　腸　small intestine
- 57: 横行結腸　transverse colon
- 60: 肝　臓　liver
- 77: 膵　臓　pancreas
- 99: 右心室　right ventricle
- 103: 腹部大動脈　abdominal aorta
- 106: 腹腔動脈　celiac a.
- 107: 左胃動脈　left gastric a.
- 110: 上腸間膜動脈
       superior mesenteric a.
- 135: 脾静脈　splenic v.

上腹部 29

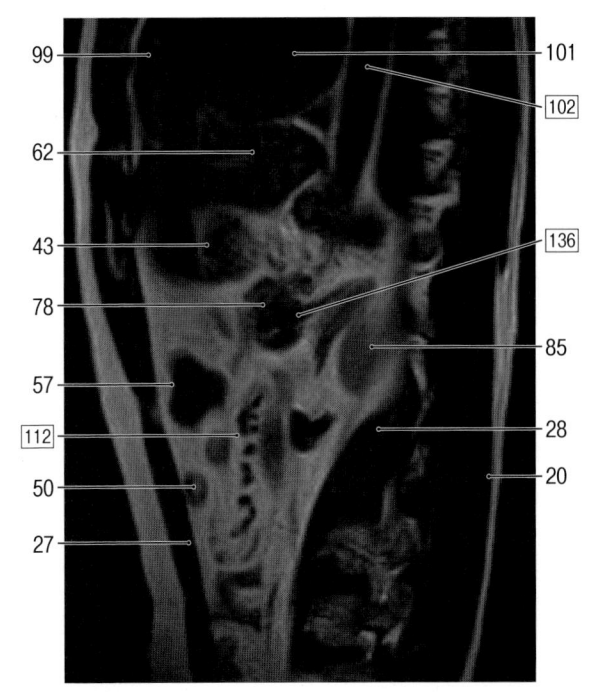

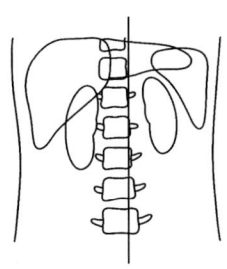

T2WI 矢状断ライン

- 20: 脊柱起立筋　erector spinae m.
- 27: 腹直筋　rectus abdominis m.
- 28: 大腰筋　psoas major m.
- 43: 胃体部　body of stomach
- 50: 小　腸　small intestine
- 57: 横行結腸　transverse colon
- 62: 肝左葉　left hepatic lobe
- 78: 膵頭部　pancreatic head
- 85: 左　腎　left kidney
- 99: 右心室　right ventricle
- 101: 左心房　left atrium
- 102: 胸部下行大動脈　thoracic descending aorta
- 112: 腸間膜動静脈分枝　branches of mesenteric a. & v.
- 136: 脾動静脈　splenic a. & v.

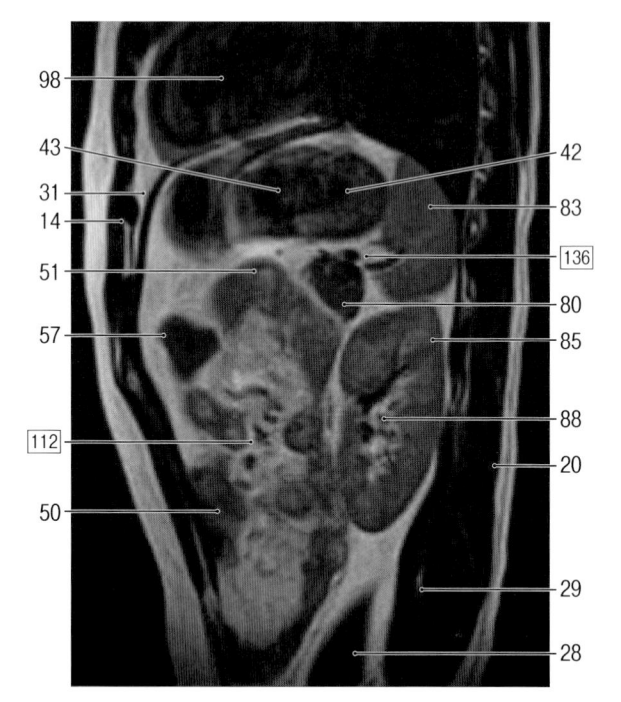

上腹部 30

T2WI 矢状断ライン

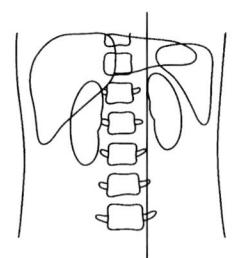

- 14: 肋軟骨　costal cartilage
- 20: 脊柱起立筋　erector spinae m.
- 28: 大腰筋　psoas major m.
- 29: 腰方形筋
  　　quadratus lumborum m.
- 31: 横隔膜　diaphragm
- 42: 胃穹隆部　fornix of stomach
- 43: 胃体部　body of stomach
- 50: 小　腸　small intestine
- 51: 空　腸　jejunum
- 57: 横行結腸　transverse colon
- 80: 膵尾部　pancreatic tail
- 83: 脾　臓　spleen
- 85: 左　腎　left kidney
- 88: 腎洞内脂肪　renal sinus fat
- 98: 左心室　left ventricle
- 112: 腸間膜動静脈分枝
  　　branches of mesenteric a. & v.
- 136: 脾動静脈　splenic a. & v.

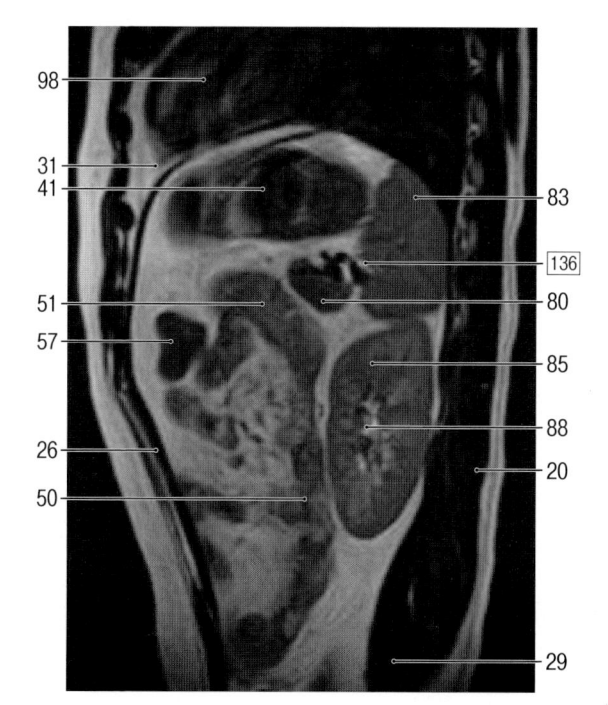

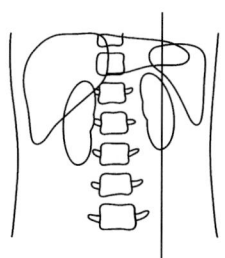

上腹部 **31**

T2WI 矢状断ライン

- 20: 脊柱起立筋　erector spinae m.
- 26: 腹横筋　transversus abdominis m.
- 29: 腰方形筋　quadratus lumborum m.
- 31: 横隔膜　diaphragm
- 41: 胃　stomach
- 50: 小　腸　small intestine
- 51: 空　腸　jejunum
- 57: 横行結腸　transverse colon
- 80: 膵尾部　pancreatic tail
- 83: 脾　臓　spleen
- 85: 左　腎　left kidney
- 88: 腎洞内脂肪　renal sinus fat
- 98: 左心室　left ventricle
- 136: 脾動静脈　splenic a. & v.

上腹部 32

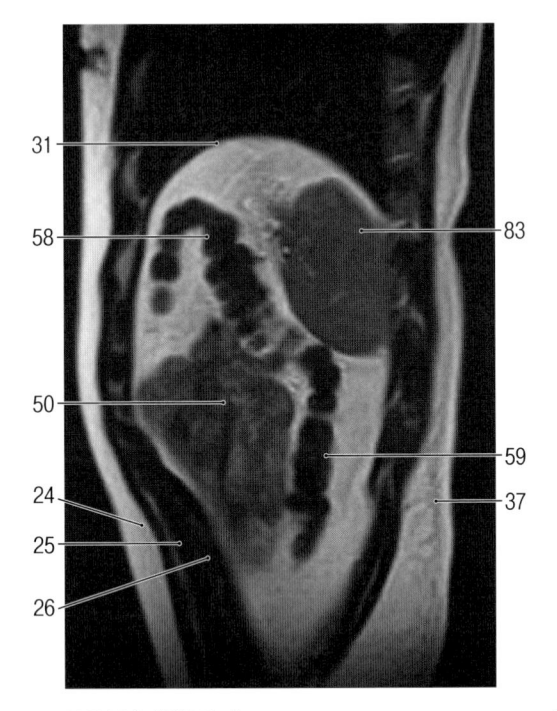

T2WI 矢状断ライン

24: 外腹斜筋　external oblique m.
25: 内腹斜筋　internal oblique m.
26: 腹横筋　transversus abdominis m.
31: 横隔膜　diaphragm
37: 皮下脂肪　subcutaneous fat
50: 小　腸　small intestine
58: 結腸脾彎曲部
　　　splenic flexure of colon
59: 下行結腸　descending colon
83: 脾　臓　spleen

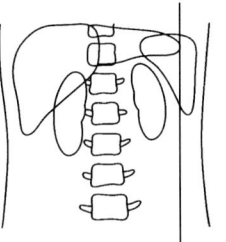

上腹部 33

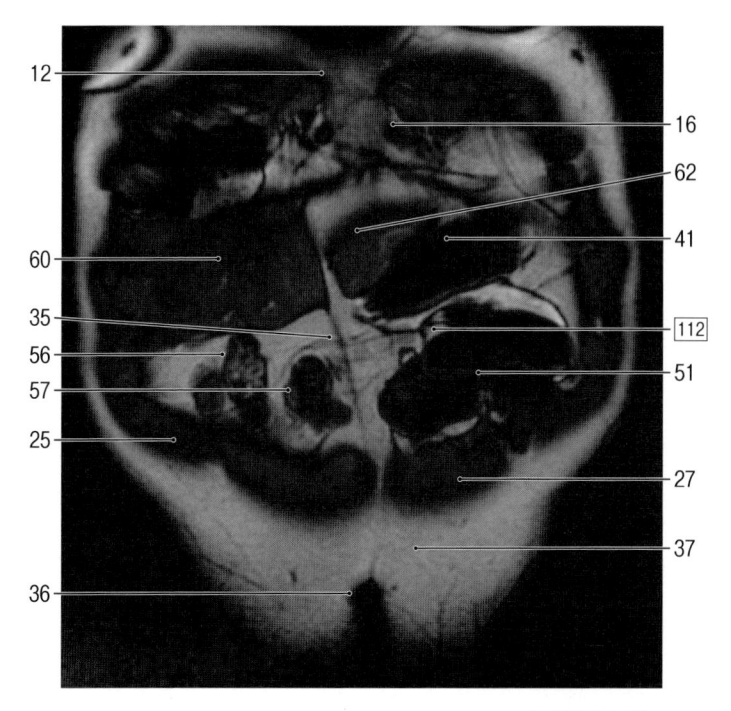

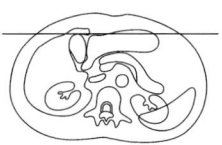

冠状断ライン

- 12: 胸 骨（柄） sternum (manubrium)
- 16: 胸肋関節 sternocostal joint
- 25: 内腹斜筋 internal oblique m.
- 27: 腹直筋 rectus abdominis m.
- 35: 肝円索 round ligament of liver
- 36: 臍 navel
- 37: 皮下脂肪 subcutaneous fat
- 41: 胃 stomach
- 51: 空 腸 jejunum
- 56: 結腸肝彎曲部 hepatic flexure of colon
- 57: 横行結腸 transverse colon
- 60: 肝 臓 liver
- 62: 肝左葉 left hepatic lobe
- 112: 腸間膜動静脈分枝 branches of mesenteric a. & v.

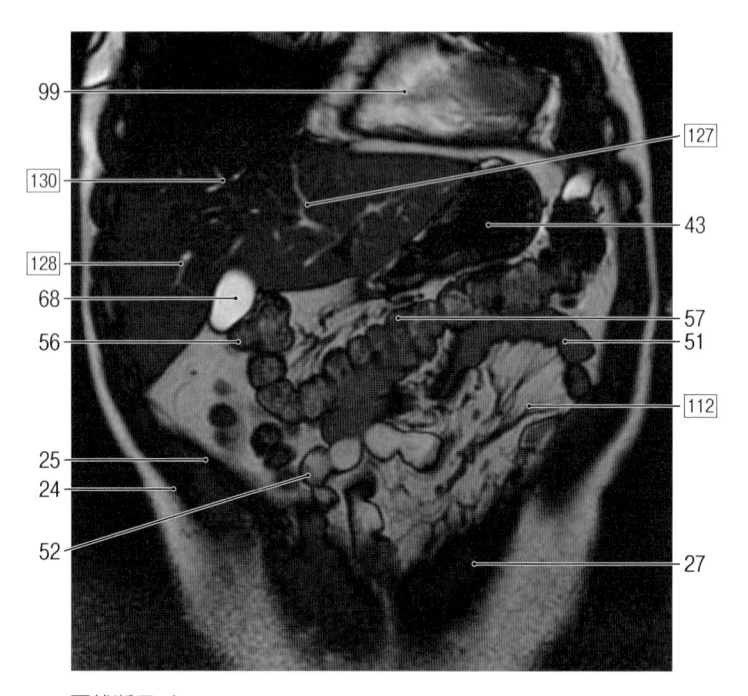

上腹部 34

冠状断ライン

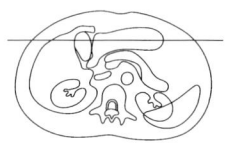

- 24：外腹斜筋　external oblique m.
- 25：内腹斜筋　internal oblique m.
- 27：腹直筋　rectus abdominis m.
- 43：胃体部　body of stomach
- 51：空　腸　jejunum
- 52：回　腸　ileum
- 56：結腸肝彎曲部
　　　hepatic flexure of colon
- 57：横行結腸　transverse colon
- 68：胆　嚢　gallbladder
- 99：右心室　right ventricle
- 112：腸間膜動静脈分枝
　　　branches of mesenteric a. & v.
- 127：門脈左内側区域枝
　　　left medial subsegmental portal v. (P4)
- 128：門脈右前下区域枝
　　　right anterior inferior subsegmental portal v. (P5)
- 130：門脈右前上区域枝
　　　right anterior superior subsegmental portal v. (P8)

上腹部 35

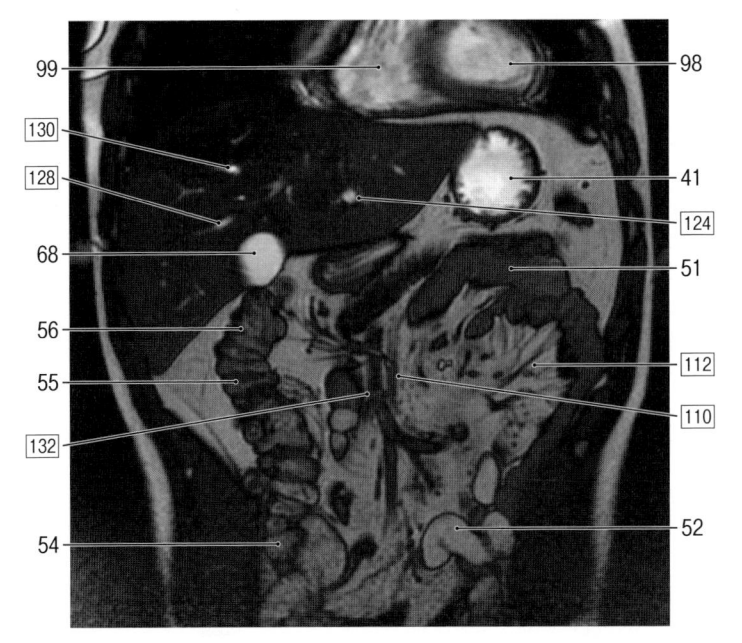

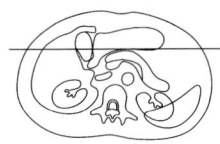

冠状断ライン

- 41: 胃　stomach
- 51: 空　腸　jejunum
- 52: 回　腸　ileum
- 54: 盲　腸　cecum
- 55: 上行結腸　ascending colon
- 56: 結腸肝彎曲部
　　　hepatic flexure of colon
- 68: 胆　囊　gallbladder
- 98: 左心室　left ventricle
- 99: 右心室　right ventricle
- 110: 上腸間膜動脈
　　　superior mesenteric a.
- 112: 腸間膜動静脈分枝
　　　branches of mesenteric a. & v.
- 124: 門脈左枝（臍部）
　　　left portal v. (umbilical portion)
- 128: 門脈右前下区域枝
　　　right anterior inferior subsegmental portal v. (P5)
- 130: 門脈右前上区域枝
　　　right anterior superior subsegmental portal v. (P8)
- 132: 上腸間膜静脈
　　　superior mesenteric v.

上腹部 36

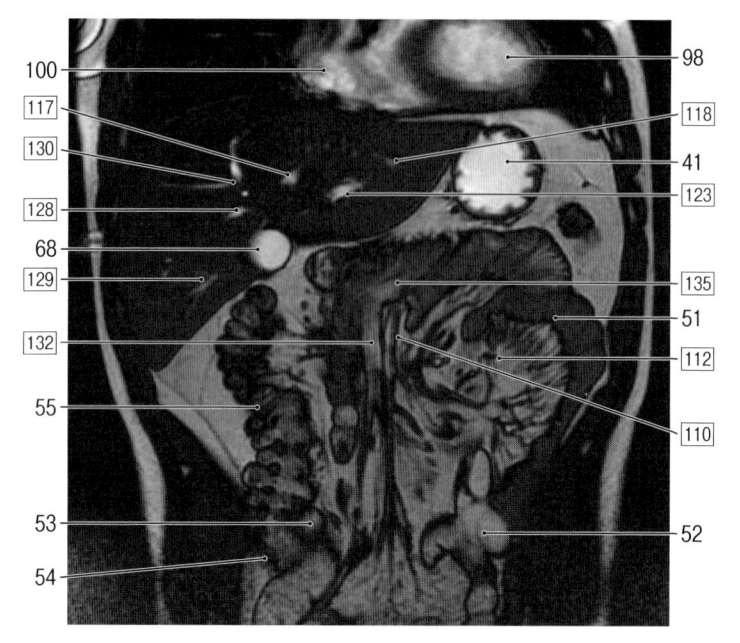

冠状断ライン

- 41: 胃　stomach
- 51: 空腸　jejunum
- 52: 回腸　ileum
- 53: 回結腸移行部　ileo-colic junction
- 54: 盲腸　cecum
- 55: 上行結腸　ascending colon
- 68: 胆嚢　gallbladder
- 98: 左心室　left ventricle
- 100: 右心房　right atrium
- 110: 上腸間膜動脈
  　　superior mesenteric a.
- 112: 腸間膜動静脈分枝
  　　branches of mesenteric a. & v.
- 117: 中肝静脈　middle hepatic v.
- 118: 左肝静脈　left hepatic v.
- 123: 門脈左枝　left portal v.
- 128: 門脈右前下区域枝
  　　right anterior inferior subsegmental portal v. (P5)
- 129: 門脈右後下区域枝
  　　right posterior inferior subsegmental portal v. (P6)
- 130: 門脈右前上区域枝
  　　right anterior superior subsegmental portal v. (P8)
- 132: 上腸間膜静脈
  　　superior mesenteric v.
- 135: 脾静脈　splenic v.

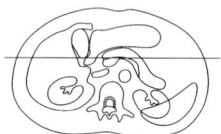

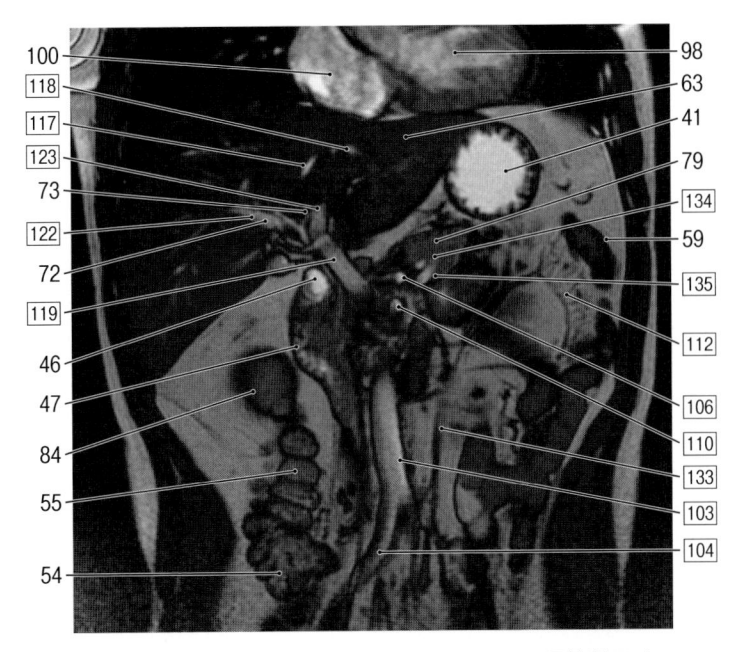

上腹部 37

冠状断ライン

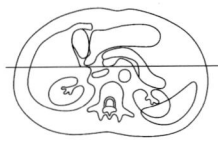

- 41: 胃　stomach
- 46: 十二指腸球部　ampulla of duodenum
- 47: 十二指腸下行部　descending part of duodenum
- 54: 盲　腸　cecum
- 55: 上行結腸　ascending colon
- 59: 下行結腸　descending colon
- 63: 肝左葉外側区　left lateral segment of liver
- 72: 右肝管　right hepatic duct
- 73: 左肝管　left hepatic duct
- 79: 膵体部　body of pancreas
- 84: 右　腎　right kidney
- 98: 左心室　left ventricle
- 100: 右心房　right atrium
- 103: 腹部大動脈　abdominal aorta
- 104: 右総腸骨動脈　right common iliac a.
- 106: 腹腔動脈　celiac a.
- 110: 上腸間膜動脈　superior mesenteric a.
- 112: 腸間膜動静脈分枝　branches of mesenteric a. & v.
- 117: 中肝静脈　middle hepatic v.
- 118: 左肝静脈　left hepatic v.
- 119: 門脈本幹　main portal v.
- 122: 門脈右枝　right portal v.
- 123: 門脈左枝　left portal v.
- 133: 下腸間膜静脈　inferior mesenteric v.
- 134: 脾動脈　splenic a.
- 135: 脾静脈　splenic v.

上腹部 38

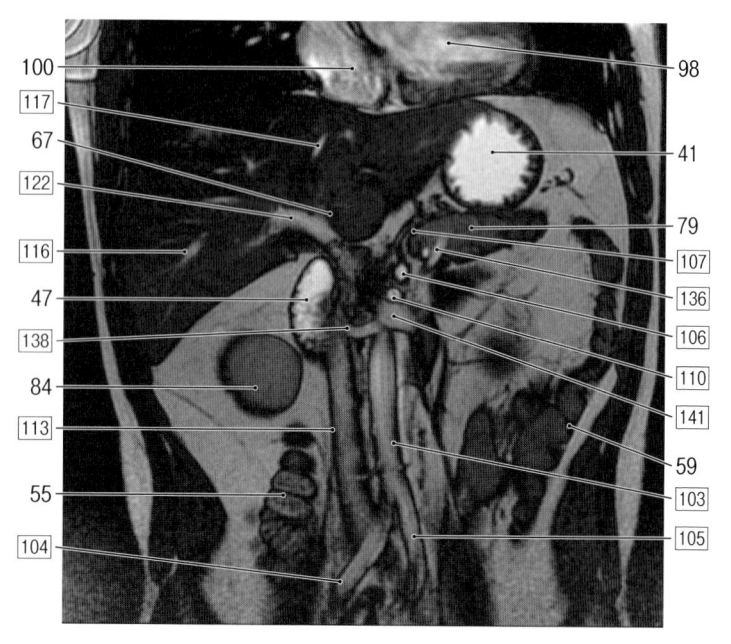

冠状断ライン

- 41: 胃　stomach
- 47: 十二指腸下行部　descending part of duodenum
- 55: 上行結腸　ascending colon
- 59: 下行結腸　descending colon
- 67: 肝尾状葉　caudate lobe (liver)
- 79: 膵体部　body of pancreas
- 84: 右　腎　right kidney
- 98: 左心室　left ventricle
- 100: 右心房　right atrium
- 103: 腹部大動脈　abdominal aorta
- 104: 右総腸骨動脈　right common iliac a.
- 105: 左総腸骨動脈　left common iliac a.
- 106: 腹腔動脈　celiac a.
- 107: 左胃動脈　left gastric a.
- 110: 上腸間膜動脈　superior mesenteric a.
- 113: 下大静脈　inferior vena cava
- 116: 右肝静脈　right hepatic v.
- 117: 中肝静脈　middle hepatic v.
- 122: 門脈右枝　right portal v.
- 136: 脾動静脈　splenic a. & v.
- 138: 右腎動脈　right renal a.
- 141: 左腎静脈　left renal v.

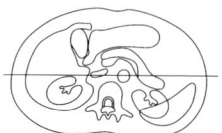

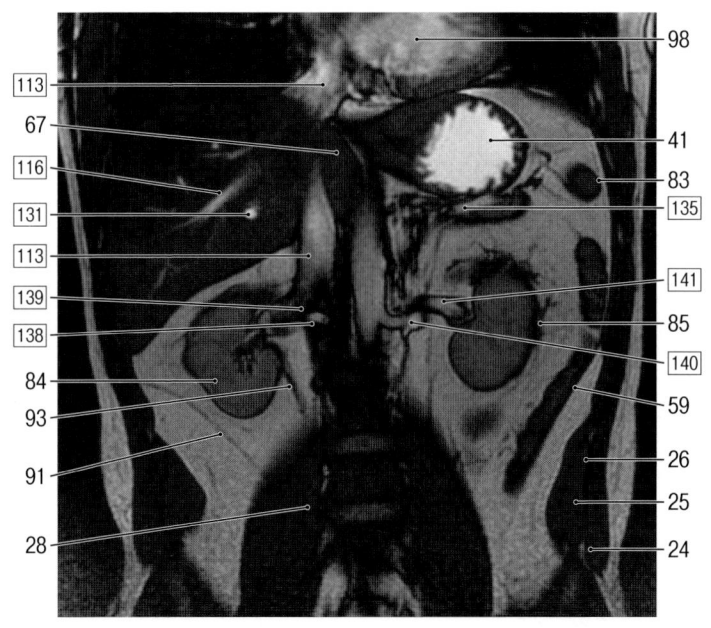

上腹部 39

冠状断ライン

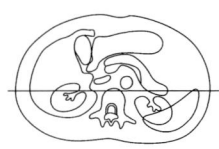

- 84: 右 腎　right kidney
- 85: 左 腎　left kidney
- 91: 後腎筋膜　posterior renal fascia
- 93: 尿 管　ureter
- 98: 左心室　left ventricle
- 113: 下大静脈　inferior vena cava
- 116: 右肝静脈　right hepatic v.
- 131: 門脈右後上区域枝　right posterior superior subsegmental portal v.（P7）
- 135: 脾静脈　splenic v.
- 138: 右腎動脈　right renal a.
- 139: 右腎静脈　right renal v.
- 140: 左腎動脈　left renal a.
- 141: 左腎静脈　left renal v.

- 24: 外腹斜筋　external oblique m.
- 25: 内腹斜筋　internal oblique m.
- 26: 腹横筋　transversus abdominis m.
- 28: 大腰筋　psoas major m.
- 41: 胃　stomach
- 59: 下行結腸　descending colon
- 67: 肝尾状葉　caudate lobe（liver）
- 83: 脾 臓　spleen

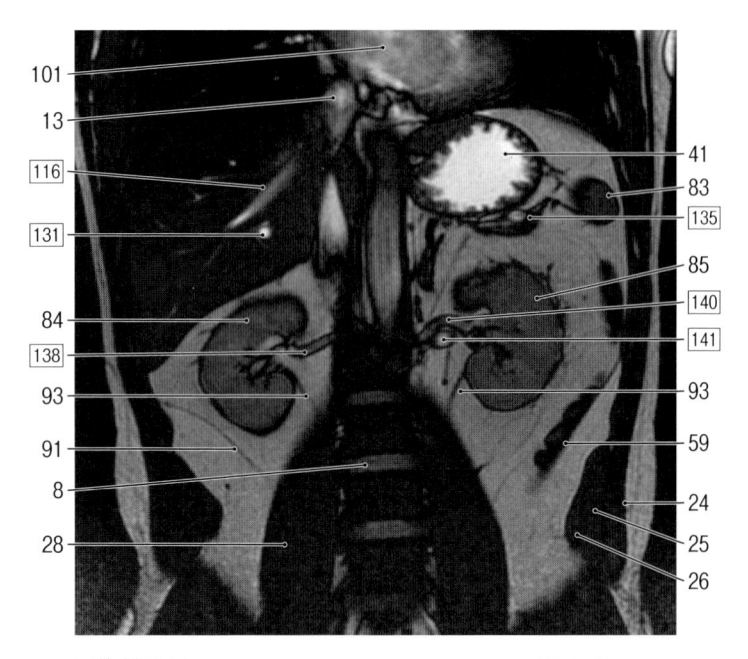

上腹部 40

冠状断ライン

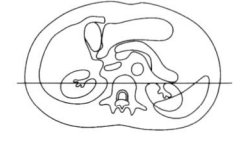

- 8: 椎間板　intervertebral disc
- 13: 肋骨　rib
- 24: 外腹斜筋　external oblique m.
- 25: 内腹斜筋　internal oblique m.
- 26: 腹横筋　transversus abdominis m.
- 28: 大腰筋　psoas major m.
- 41: 胃　stomach
- 59: 下行結腸　descending colon
- 83: 脾臓　spleen
- 84: 右腎　right kidney
- 85: 左腎　left kidney
- 91: 後腎筋膜　posterior renal fascia
- 93: 尿管　ureter
- 101: 左心房　left atrium
- 116: 右肝静脈　right hepatic v.
- 131: 門脈右後上区域枝　right posterior superior subsegmental portal v. (P7)
- 135: 脾静脈　splenic v.
- 138: 右腎動脈　right renal a.
- 140: 左腎動脈　left renal a.
- 141: 左腎静脈　left renal v.

上腹部 41

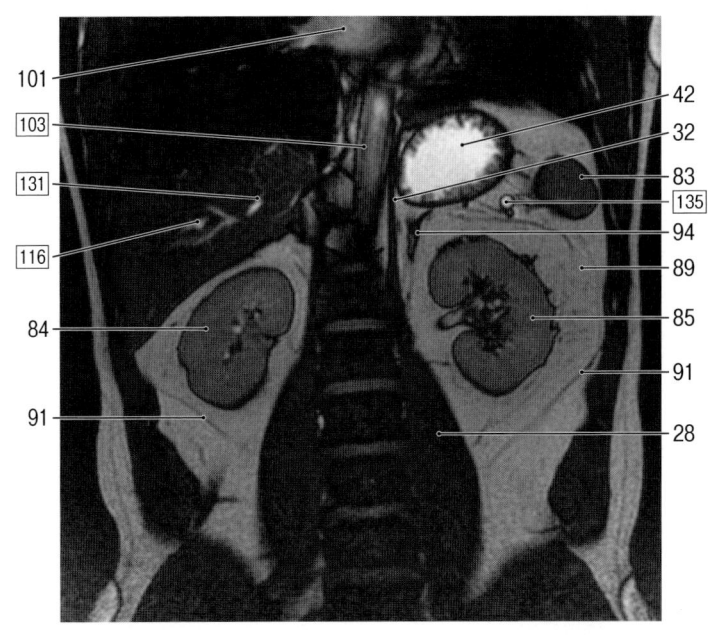

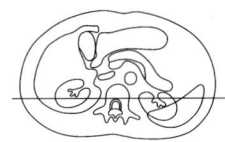

冠状断ライン

- 28: 大腰筋　psoas major m.
- 32: 左横隔膜脚　left crus of diaphragm
- 42: 胃穹窿部　fornix of stomach
- 83: 脾　臓　spleen
- 84: 右　腎　right kidney
- 85: 左　腎　left kidney
- 89: 腎周囲腔脂肪織　perirenal fat
- 91: 後腎筋膜　posterior renal fascia
- 94: 副　腎　adrenal gland
- 101: 左心房　left atrium
- 103: 腹部大動脈　abdominal aorta
- 116: 右肝静脈　right hepatic v.
- 131: 門脈右後上区域枝　right posterior superior subsegmental portal v. (P7)
- 135: 脾静脈　splenic v.

上腹部 42

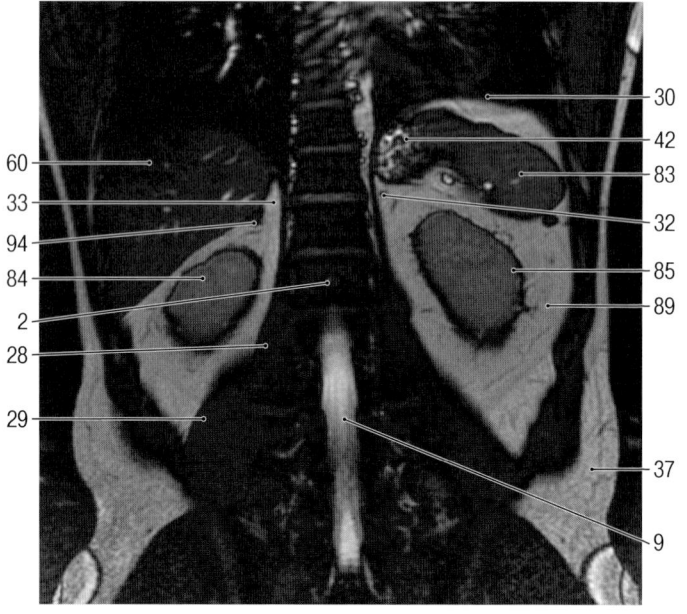

冠状断ライン

- 2: 腰椎椎体
  body of lumbar vertebra
- 9: くも膜下腔 subarachnoid space
- 28: 大腰筋 psoas major m.
- 29: 腰方形筋
  quadratus lumborum m.
- 30: 白　線 linea alba
- 32: 左横隔膜脚
  left crus of diaphragm
- 33: 右横隔膜脚
  right crus of diaphragm
- 37: 皮下脂肪 subcutaneous fat
- 42: 胃穹窿部 fornix of stomach
- 60: 肝　臓 liver
- 83: 脾　臓 spleen
- 84: 右　腎 right kidney
- 85: 左　腎 left kidney
- 89: 腎周囲腔脂肪織 perirenal fat
- 94: 副　腎 adrenal gland

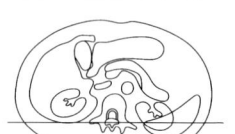

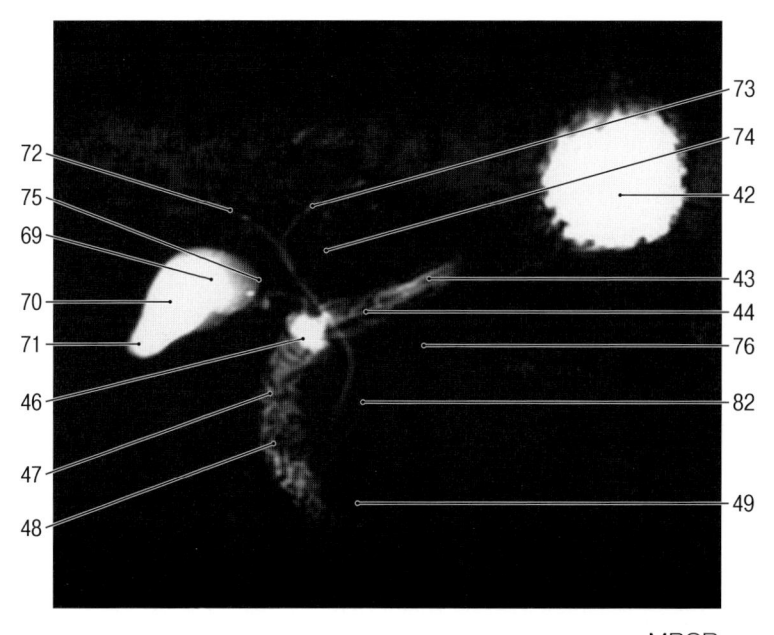

MRCP

- 42: 胃穹窿部　fornix of stomach
- 43: 胃体部　body of stomach
- 44: 胃前庭部　antrum of stomach
- 46: 十二指腸球部　ampulla of duodenum
- 47: 十二指腸下行部　descending part of duodenum
- 48: 十二指腸乳頭　duodenal pappila
- 49: 十二指腸水平部　horizontal portion of duodenum
- 69: 胆嚢頸部　neck of gallbladder
- 70: 胆嚢体部　body of gallbladder
- 71: 胆嚢底部　fundus of gallbladder
- 72: 右肝管　right Hepatic duct
- 73: 左肝管　left hepatic duct
- 74: 総肝管　common hepatic duct
- 75: 胆嚢管　cystic duct
- 76: 総胆管　common bile duct
- 82: 主膵管　main pancreatic duct

男性骨盤 8

■ 検査のポイント ■

通常仰臥位で phased array coil を使用する.

使用した画像は T1 強調像は TR/TE 460 msec/10 msec, 画素数 256×384, 厚さ 5 mm, 積算回数 1 回で, T2 強調像は TR/TE 4000-5000 msec/105 msec, 画素数 256×384, 厚さ 5 mm, 積算回数 1 回である.

必要に応じて, T1, T2 強調像の横断像, 矢状断像, 冠状断像を組み合わせて使用している.

■ 解剖のポイント ■

膀胱は T1 強調像で均一な低信号強度を示し, T2 強調像では尿は著明な高信号強度で, 膀胱筋層は低信号強度を示す.

前立腺は膀胱の尾側, 直腸の前方に位置する. T1 強調像では均一で筋肉に近い低信号強度を示すが, T2 強調像では内部構造が明瞭になる. 周辺部の辺縁域 (peripheral zone) は高信号強度, 内側の移行域 (tansition zone), 頭側上部の中心域 (central zone) は低信号強度, 前縁の前線維筋束 (anterior fibromucular band) は低信号強度を示す.

精嚢は前立腺の後上方にあり内部は液体であることを反映し T1 強調像では低信号強度, T2 強調像では著明な高信号強度を呈する. ただし, 高齢者では精嚢分泌液の減少, 精嚢壁の肥厚により信号強度は低下する. 精嚢壁は T2 強調像で低信号強度を示す.

精巣と海綿体は T1 強調像で低信号強度, T2 強調像で著明な高信号強度を示す.

■ 解剖項目一覧

1. 直　腸 — rectum
2. 膀　胱 — urinary bladder
3. 精　巣 — testis
4. 精　囊 — seminal vesicle
5. 精　索 — spermatic cord
6. 前立腺 — prostate gland
7. 前立腺辺縁域 — peripheral zone of prostate
8. 前立腺移行域 — transition zone of prostate
9. 前立腺中心域 — central zone of prostate
10. 前線維筋束 — anterior fibromuscular band
11. 尿　道 — urethra
12. 精　管 — ductus deferens（vas deferens）
13. 射精管 — ejaculatory duct
14. 前立腺尿道 — prostatic urethra
15. 尿道海綿体 — corpus cavernosum urethrae
16. 尿道球 — bulb of penis
17. 陰　茎 — penis
18. 陰茎海綿体 — corpus cavernosum penis
19. 陰　囊 — scrotum
20. 肛門管 — anal canal
21. S状結腸 — sigmoid colon
22. 小　腸 — small bowel
23. 下行結腸 — descending colon
24. 上行結腸 — ascending colon
25. 脊柱管 — spinal canal
26. 坐骨神経 — sciatic n.
27. 仙骨神経 — sacral n.
28. 大腿神経 — femoral n.
29. 神経血管束 — neurovascular bundle

30.	大殿筋	gluteus maximus m.
31.	中殿筋	gluteus medius m.
32.	小殿筋	gluteus minimus m.
33.	大腿筋膜張筋	tensor fasciae latae m.
34.	梨状筋	piriformis m.
35.	内閉鎖筋	internal obturator m.
36.	双子筋	gemellus m.
37.	大腿方形筋	quadratus femoris m.
38.	縫工筋	sartorius m.
39.	大腿直筋	rectus femoris m.
40.	外側広筋	vastus lateralis m.
41.	恥骨筋	pectineus m.
42.	外閉鎖筋	external obturator m.
43.	肛門挙筋	levator ani m.
44.	腹直筋	rectus abdominis m.
45.	錐体筋	pyramidalis m.
46.	内腹斜筋	internal oblique m.
47.	腸腰筋	iliopsoas m.
48.	大内転筋	adductor magnus m.
49.	短内転筋	adductor brevis m.
50.	長内転筋	adductor longus m.
51.	半膜様筋	semimembranosus m.
52.	半腱様筋腱	semitendinosus tendon
53.	大腿二頭筋	biceps femoris m.
54.	腰　筋	psoas m.
55.	腸骨筋	iliacus m.
56.	脊柱起立筋	erector spinae m.
57.	薄　筋	gracilis m.
58.	仙結節靭帯	sacrotuberous ligament
59.	中間広筋	vastus intermedius m.

60	大伏在静脈	greater saphenous v.
61	大動脈	aorta
62	総腸骨動脈	common iliac a.
63	総腸骨静脈	common iliac v.
64	内腸骨動脈	internal iliac a.
65	内腸骨静脈	internal iliac v.
66	閉鎖動静脈	obturator a. & v.
67	前仙骨静脈	anterior sacral v.
68	上直腸動静脈	superior rectal a. & v.
69	上腹壁動脈	superior epigastric a.
70	下腹壁動静脈	inferior epigastric a. & v.
71	下殿動静脈	inferior gluteal a. & v.
72	外腸骨動脈	external iliac a.
73	外腸骨静脈	external iliac v.
74	大腿動脈	femoral a.
75	大腿静脈	femoral v.

76. 腸　骨　　　　　　ilium
77. 第5腰椎　　　　　 L5
78. 仙　骨　　　　　　sacrum
79. 尾　骨　　　　　　coccyx
80. 坐　骨　　　　　　ischium
81. 坐骨結節　　　　　ischial tuberosity
82. 恥　骨　　　　　　pubis
83. 恥骨結合　　　　　pubic symphysis
84. 寛　骨　　　　　　acetabulum
85. 大腿骨　　　　　　femur
86. 大腿骨頭　　　　　femoral head
87. 大腿骨頸部　　　　femoral neck

88.	大腿骨大転子	greater trochanter of femur
89.	大腿骨小転子	lesser trochanter of femur
90.	仙腸関節	sacroiliac joint
91.	坐骨直腸窩	ischiorectal fossa

男性骨盤 1

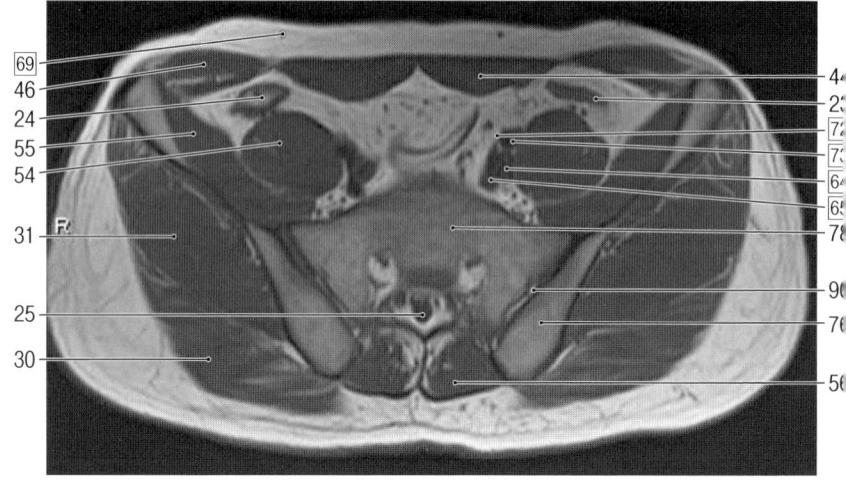

T1 強調横断像

- 23: 下行結腸　descending colon
- 24: 上行結腸　ascending colon
- 25: 脊柱管　spinal canal
- 30: 大殿筋　gluteus maximus m.
- 31: 中殿筋　gluteus medius m.
- 44: 腹直筋　rectus abdominis m.
- 46: 内腹斜筋　internal oblique m.
- 54: 腰　筋　psoas m.
- 55: 腸骨筋　iliacus m.
- 56: 脊柱起立筋　erector spinae m.
- 64: 内腸骨動脈　internal iliac a.
- 65: 内腸骨静脈　internal iliac v.
- 69: 上腹壁動脈　superior epigastric a.
- 72: 外腸骨動脈　external iliac a.
- 73: 外腸骨静脈　external iliac v.
- 76: 腸　骨　ilium
- 78: 仙　骨　sacrum
- 90: 仙腸関節　sacroiliac joint

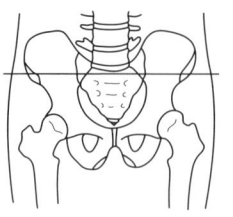

男性骨盤 2

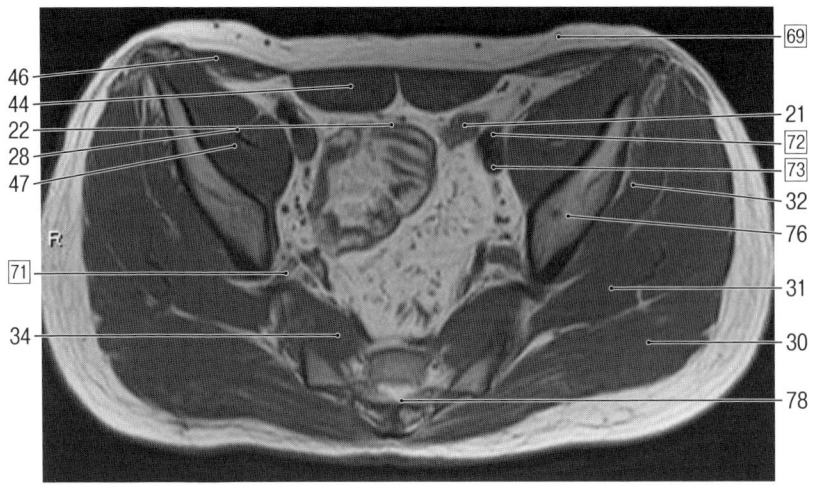

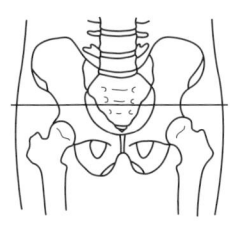

T1 強調横断像

- 21: S状結腸　sigmoid colon
- 22: 小腸　small bowel
- 28: 大腿神経　femoral nerve
- 30: 大殿筋　gluteus maximus m.
- 31: 中殿筋　gluteus medius m.
- 32: 小殿筋　gluteus minimus m.
- 34: 梨状筋　piriformis m.
- 44: 腹直筋　rectus abdominis m.
- 46: 内腹斜筋　internal oblique m.
- 47: 腸腰筋　iliopsoas m.
- 69: 上腹壁動脈　superior epigastric a.
- 71: 下殿動静脈　inferior gluteal a. & v.
- 72: 外腸骨動脈　external iliac a.
- 73: 外腸骨静脈　external iliac v.
- 76: 腸骨　ilium
- 78: 仙骨　sacrum

男性骨盤 3

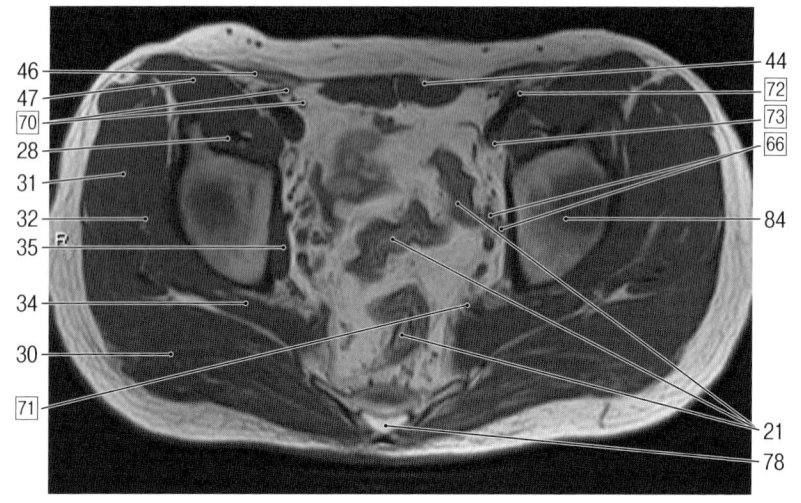

T1強調横断像

- 21：S状結腸　sigmoid colon
- 28：大腿神経　femoral nerve
- 30：大殿筋　gluteus maximus m.
- 31：中殿筋　gluteus medius m.
- 32：小殿筋　gluteus minimus m.
- 34：梨状筋　piriformis m.
- 35：内閉鎖筋　internal obturator m.
- 44：腹直筋　rectus abdominis m.
- 46：内腹斜筋　internal oblique m.
- 47：腸腰筋　iliopsoas m.
- 66：閉鎖動静脈　obturator a. & v.
- 70：下腹壁動静脈　inferior epigastric a. & v.
- 71：下殿動静脈　inferior gluteal a. & v.
- 72：外腸骨動脈　external iliac a.
- 73：外腸骨静脈　external iliac v.
- 78：仙　骨　sacrum
- 84：寛　骨　acetabulum

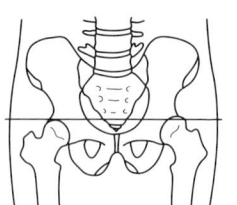

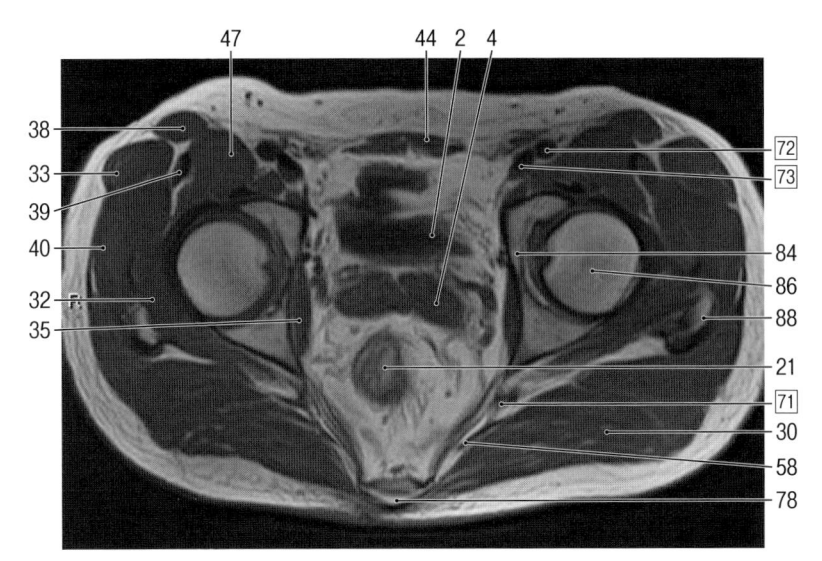

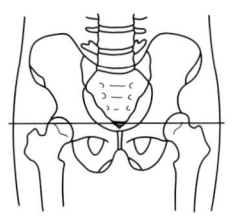

男性骨盤 4

T1 強調横断像

- 2: 膀　胱　urinary bladder
- 4: 精　嚢　seminal vesicle
- 21: S状結腸　sigmoid colon
- 30: 大殿筋　gluteus maximus m.
- 32: 小殿筋　gluteus minimus m.
- 33: 大腿筋膜張筋　tensor fasciae latae m.
- 35: 内閉鎖筋　internal obturator m.
- 38: 縫工筋　sartorius m.
- 39: 大腿直筋　rectus femoris m.
- 40: 外側広筋　vastus lateralis m.
- 44: 腹直筋　rectus abdominis m.
- 47: 腸腰筋　iliopsoas m.
- 58: 仙結節靭帯　sacrotuberous ligament
- 71: 下殿動静脈　inferior gluteal a. & v.
- 72: 外腸骨動脈　external iliac a.
- 73: 外腸骨静脈　external iliac v.
- 78: 仙　骨　sacrum
- 84: 寛　骨　acetabulum
- 86: 大腿骨頭　femoral head
- 88: 大腿骨大転子　greater trochanter of femur

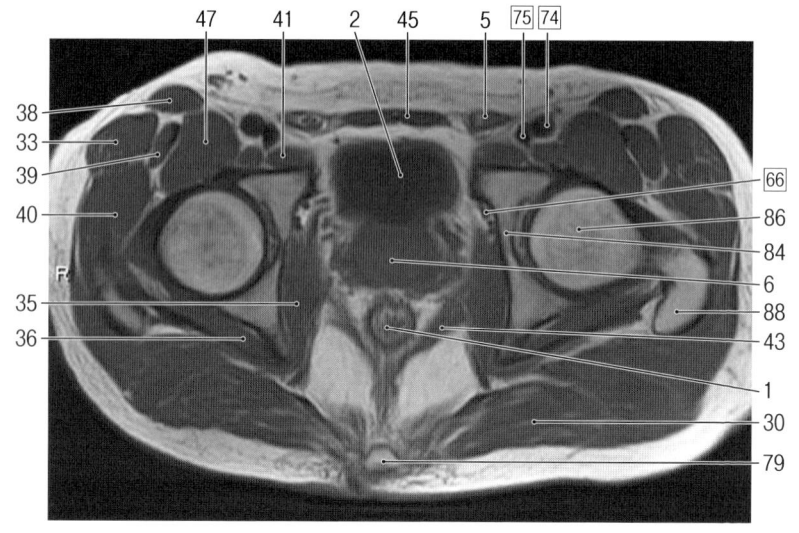

男性骨盤 5

T1強調横断像

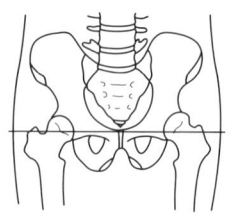

- 1： 直　腸　rectum
- 2： 膀　胱　urinary bladder
- 5： 精　索　spermatic cord
- 6： 前立腺　prostate gland
- 30： 大殿筋　gluteus maximus m.
- 33： 大腿筋膜張筋
　　　　tensor fasciae latae m.
- 35： 内閉鎖筋　internal obturator m.
- 36： 双子筋　gemellus m.
- 38： 縫工筋　sartorius m.
- 39： 大腿直筋　rectus femoris m.
- 40： 外側広筋　vastus lateralis m.
- 41： 恥骨筋　pectineus m.
- 43： 肛門挙筋　levator ani m.
- 45： 錐体筋　pyramidalis m.
- 47： 腸腰筋　iliopsoas m.
- 66： 閉鎖動静脈　obturator a. & v.
- 74： 大腿動脈　femoral a.
- 75： 大腿静脈　femoral v.
- 79： 尾　骨　coccyx
- 84： 寛　骨　acetabulum
- 86： 大腿骨頭　femoral head
- 88： 大腿骨大転子
　　　　greater trochanter of femur

男性骨盤 6

T1強調横断像

1: 直　腸　rectum
5: 精　索　spermatic cord
6: 前立腺　prostate gland
28: 大腿神経　femoral nerve
29: 神経血管束　neurovascular bundle
30: 大殿筋　gluteus maximus m.
33: 大腿筋膜張筋
　　　tensor fasciae latae m.
35: 内閉鎖筋　internal obturator m.
36: 双子筋　gemellus m.
38: 縫工筋　sartorius m.
39: 大腿直筋　rectus femoris m.
40: 外側広筋　vastus lateralis m.
41: 恥骨筋　pectineus m.
43: 肛門挙筋　levator ani m.
45: 錐体筋　pyramidalis m.
47: 腸腰筋　iliopsoas m.
74: 大腿動脈　femoral a.
75: 大腿静脈　femoral v.
81: 坐骨結節　ischial tuberosity
82: 恥　骨　pubis
83: 恥骨結合　pubic symphysis
87: 大腿骨頸部　femoral neck
88: 大腿骨大転子
　　　greater trochanter of femur

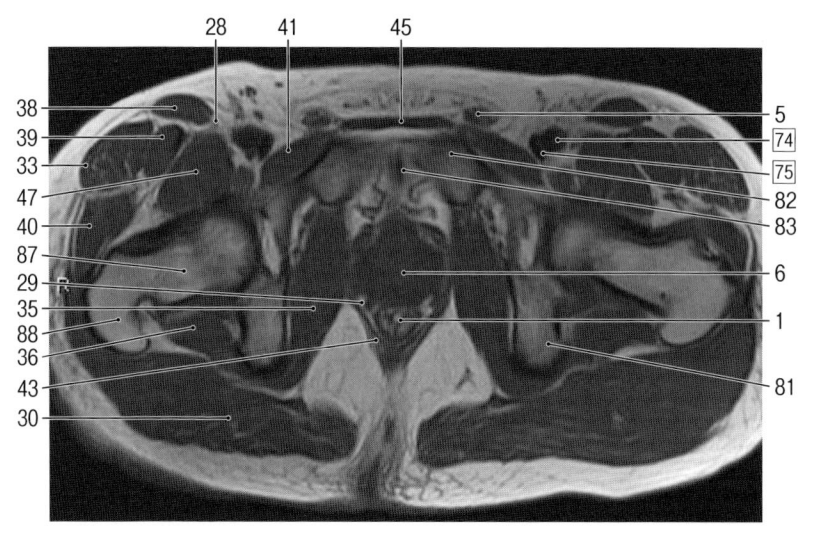

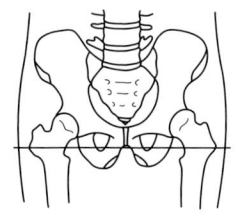

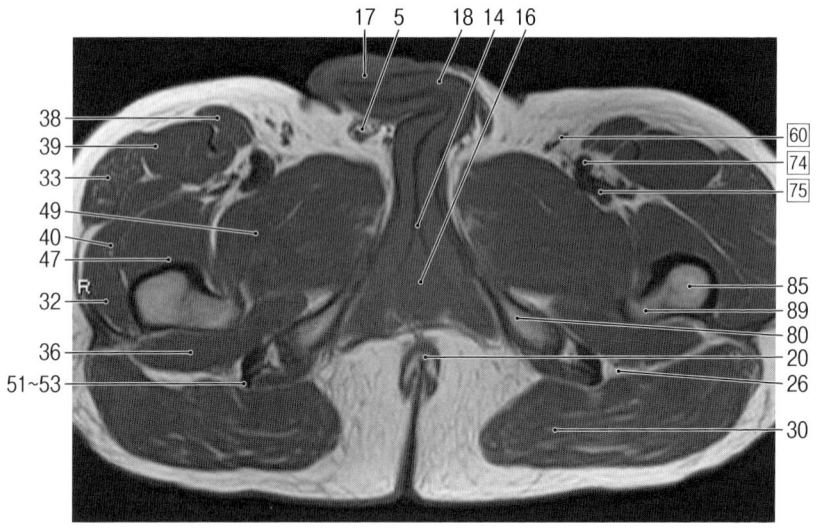

男性骨盤 7

T1強調横断像

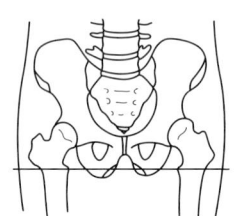

- 5: 精　索　spermatic cord
- 14: 前立腺尿道　prostatic urethra
- 16: 尿道球　bulb of penis
- 17: 陰　茎　penis
- 18: 陰茎海綿体　corpus cavernosum penis
- 20: 肛門管　anal canal
- 26: 坐骨神経　sciatic n.
- 30: 大殿筋　gluteus maximus m.
- 32: 小殿筋　gluteus minimus m.
- 33: 大腿筋膜張筋　tensor fasciae latae m.
- 36: 双子筋　gemellus m.
- 38: 縫工筋　sartorius m.
- 39: 大腿直筋　rectus femoris m.
- 40: 外側広筋　vastus lateralis m.
- 47: 腸腰筋　iliopsoas m.
- 49: 短内転筋　adductor brevis m.
- 51: 半膜様筋　semimembranosus m.
- 52: 半腱様筋腱　semitendinosus tendon
- 53: 大腿二頭筋　biceps femoris m.
- 60: 大伏在静脈　greater saphenous v.
- 74: 大腿動脈　femoral a.
- 75: 大腿静脈　femoral v.
- 80: 坐　骨　ischium
- 85: 大腿骨　femur
- 89: 大腿骨小転子　lesser trochanter of femur

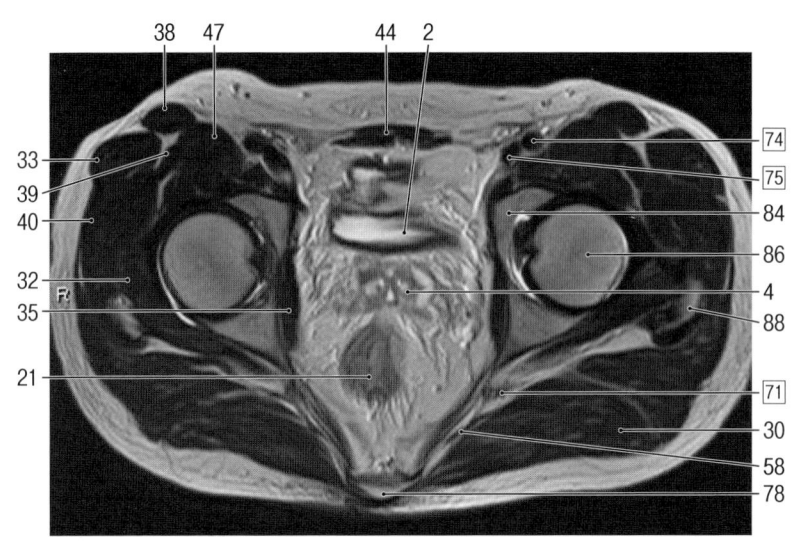

男性骨盤 8

T2 強調横断像

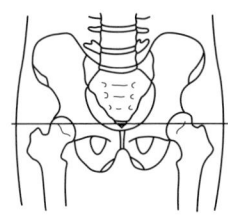

33：大腿筋膜張筋　tensor fasciae latae m.
35：内閉鎖筋　internal obturator m.
38：縫工筋　sartorius m.
39：大腿直筋　rectus femoris m.
40：外側広筋　vastus lateralis m.
44：腹直筋　rectus abdominis m.
47：腸腰筋　iliopsoas m.
58：仙結節靭帯　sacrotuberous ligament
71：下殿動静脈　inferior gluteal a. & v.
74：大腿動脈　femoral a.
75：大腿静脈　femoral v.
78：仙　骨　sacrum
84：寛　骨　acetabulum
86：大腿骨頭　femoral head
88：大腿骨大転子　greater trochanter of femur

2：膀　胱　urinary bladder
4：精　嚢　seminal vesicle
21：S状結腸　sigmoid colon
30：大殿筋　gluteus maximus m.
32：小殿筋　gluteus minimus m.

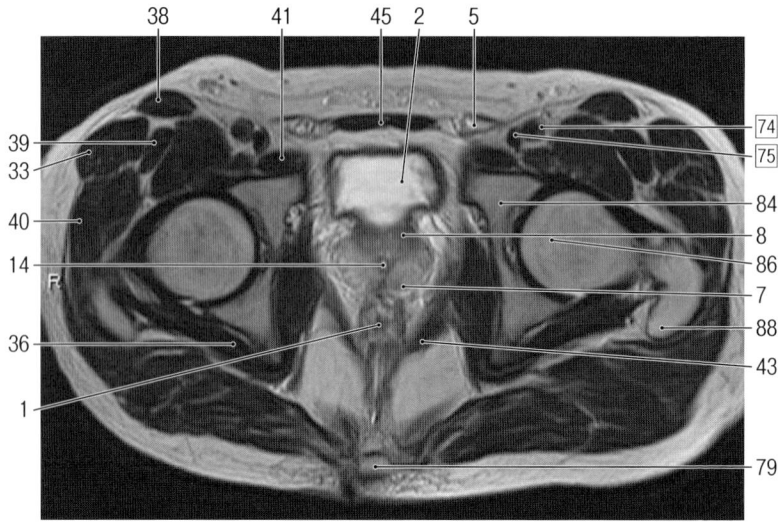

男性骨盤 9

T2 強調横断像

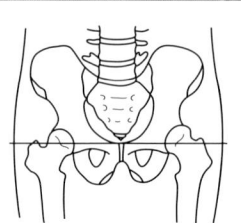

- 1: 直 腸　rectum
- 2: 膀 胱　urinary bladder
- 5: 精 索　spermatic cord
- 7: 前立腺辺縁域　peripheral zone of prostate
- 8: 前立腺移行域　transition zone of prostate
- 14: 前立腺尿道　prostatic urethra
- 33: 大腿筋膜張筋　tensor fasciae latae m.
- 36: 双子筋　gemellus m.
- 38: 縫工筋　sartorius m.
- 39: 大腿直筋　rectus femoris m.
- 40: 外側広筋　vastus lateralis m.
- 41: 恥骨筋　pectineus m.
- 43: 肛門挙筋　levator ani m.
- 45: 錐体筋　pyramidalis m.
- 74: 大腿動脈　femoral a.
- 75: 大腿静脈　femoral v.
- 79: 尾 骨　coccyx
- 84: 寛 骨　acetabulum
- 86: 大腿骨頭　femoral head
- 88: 大腿骨大転子　greater trochanter of femur

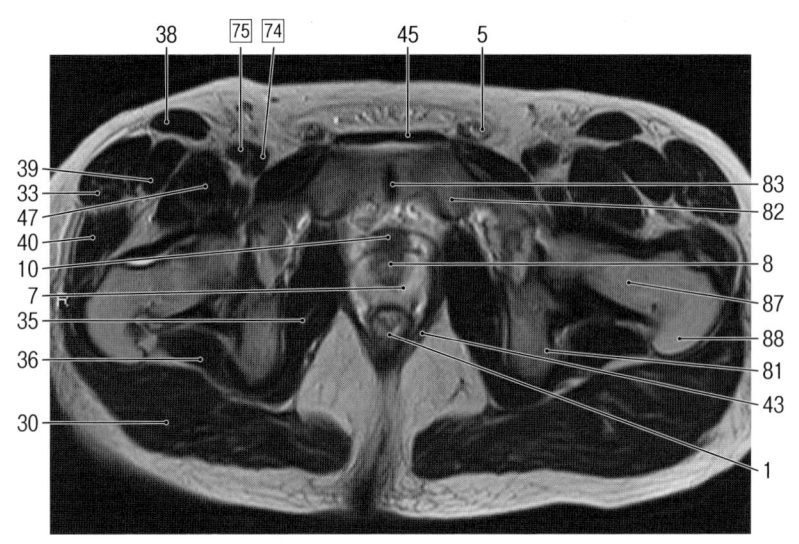

男性骨盤 10

T2 強調横断像

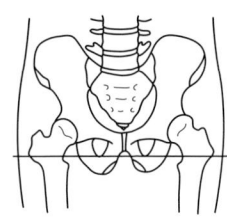

- 1: 直　腸　rectum
- 5: 精　索　spermatic cord
- 7: 前立腺辺縁域　peripheral zone of prostate
- 8: 前立腺移行域　transition zone of prostate
- 10: 前線維筋束　anterior fibromuscular band
- 30: 大殿筋　gluteus maximus m.
- 33: 大腿筋膜張筋　tensor fasciae latae m.
- 35: 内閉鎖筋　internal obturator m.
- 36: 双子筋　gemellus m.
- 38: 縫工筋　sartorius m.
- 39: 大腿直筋　rectus femoris m.
- 40: 外側広筋　vastus lateralis m.
- 43: 肛門挙筋　levator ani m.
- 45: 錐体筋　pyramidalis m.
- 47: 腸腰筋　iliopsoas m.
- 74: 大腿動脈　femoral a.
- 75: 大腿静脈　femoral v.
- 81: 坐骨結節　ischial tuberosity
- 82: 恥　骨　pubis
- 83: 恥骨結合　pubic symphysis
- 87: 大腿骨頸部　femoral neck
- 88: 大腿骨大転子　greater trochanter of femur

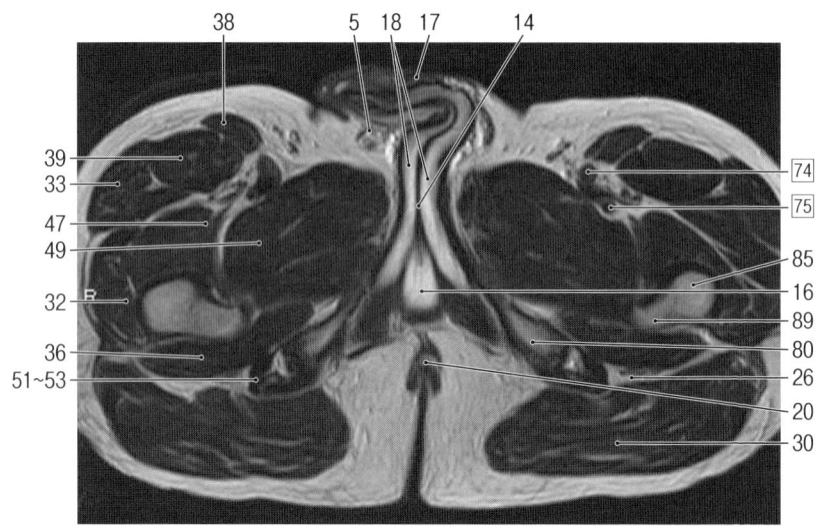

男性骨盤 11

T2 強調横断像

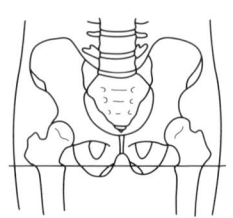

- 5: 精　索　spermatic cord
- 14: 前立腺尿道　prostatic urethra
- 16: 尿道球　bulb of penis
- 17: 陰　茎　penis
- 18: 陰茎海綿体
  　　　corpus cavernosum penis
- 20: 肛門管　anal canal
- 26: 坐骨神経　sciatic n.
- 30: 大殿筋　gluteus maximus m.
- 32: 小殿筋　gluteus minimus m.
- 33: 大腿筋膜張筋
  　　　tensor fasciae latae m.
- 36: 双子筋　gemellus m.
- 38: 縫工筋　sartorius m.
- 39: 大腿直筋　rectus femoris m.
- 47: 腸腰筋　iliopsoas m.
- 49: 短内転筋　adductor brevis m.
- 51: 半膜様筋　semimembranosus m.
- 52: 半腱様筋腱
  　　　semitendinosus tendon
- 53: 大腿二頭筋　biceps femoris m.
- 74: 大腿動脈　femoral a.
- 75: 大腿静脈　femoral v.
- 80: 坐　骨　ischium
- 85: 大腿骨　femur
- 89: 大腿骨小転子
  　　　lesser trochanter of femur

男性骨盤 12

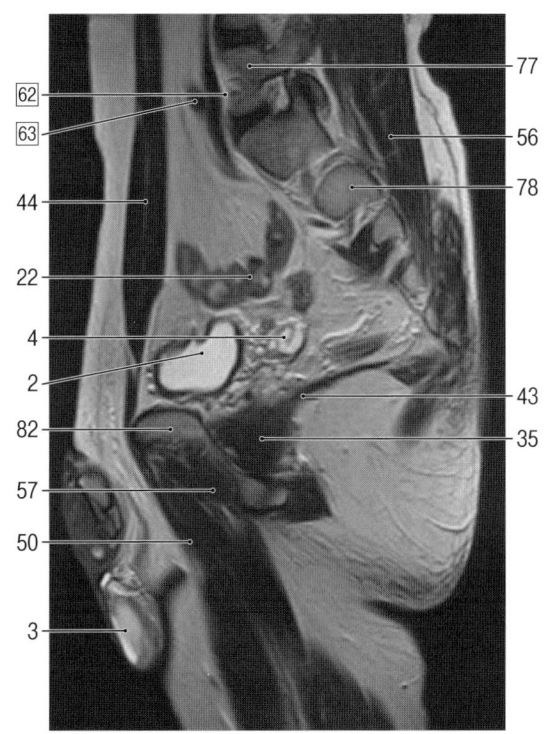

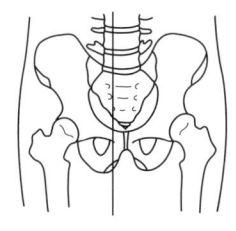

T2 強調矢状断像

22: 小　腸　small bowel
35: 内閉鎖筋　internal obturator m.
43: 肛門挙筋　levator ani m.
44: 腹直筋　rectus abdominis m.
50: 長内転筋　adductor longus m.
56: 脊柱起立筋　erector spinae m.
57: 薄　筋　gracilis m.
62: 総腸骨動脈　common iliac a.
63: 総腸骨静脈　common iliac v.
77: 第5腰椎　L5
78: 仙　骨　sacrum
82: 恥　骨　pubis

2: 膀　胱　urinary bladder
3: 精　巣　testis
4: 精　嚢　seminal vesicle

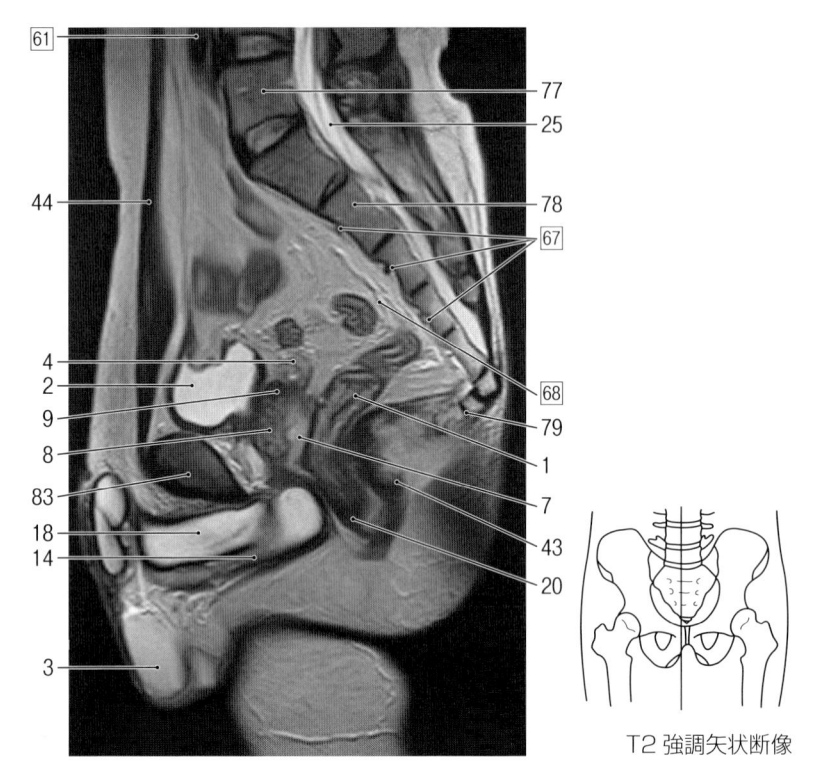

男性骨盤　13

T2 強調矢状断像

1: 直　腸　rectum
2: 膀　胱　urinary bladder
3: 精　巣　testis
4: 精　嚢　seminal vesicle
7: 前立腺辺縁域
　　　peripheral zone of prostate
8: 前立腺移行域
　　　transition zone of prostate
9: 前立腺中心域
　　　central zone of prostate
14: 前立腺尿道　prostatic urethra
18: 陰茎海綿体
　　　corpus cavernosum penis
20: 肛門管　anal canal
25: 脊柱管　spinal canal
43: 肛門挙筋　levator ani m.
44: 腹直筋　rectus abdominis m.
61: 大動脈　aorta
67: 前仙骨静脈　anterior sacral v.
68: 上直腸動静脈
　　　superior rectal a. & v.
77: 第5腰椎　L5
78: 仙　骨　sacrum
79: 尾　骨　coccyx
83: 恥骨結合　pubic symphysis

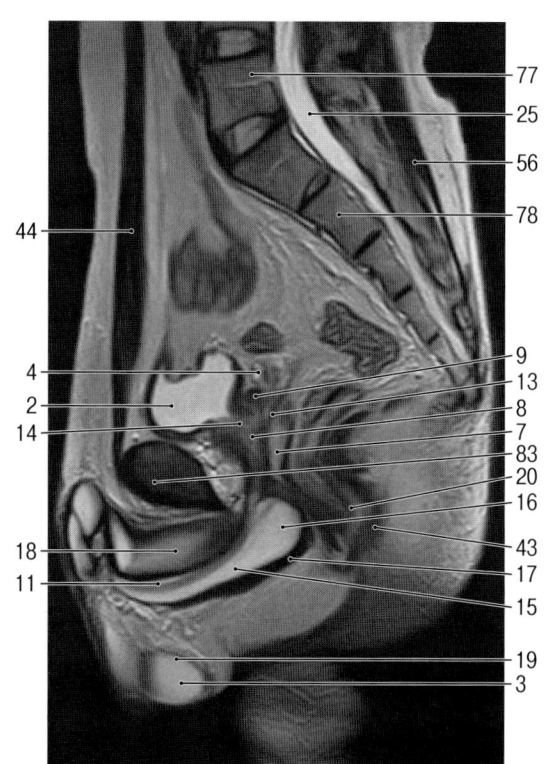

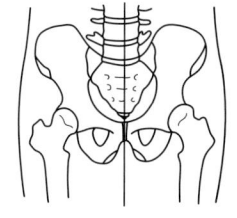

男性骨盤 14

T2強調矢状断像

- 2: 膀　胱　urinary bladder
- 3: 精　巣　testis
- 4: 精　嚢　seminal vesicle
- 7: 前立腺辺縁域
    peripheral zone of prostate
- 8: 前立腺移行域
    transition zone of prostate
- 9: 前立腺中心域
    central zone of prostate
- 11: 尿　道　urethra
- 13: 射精管　ejaculatory duct
- 14: 前立腺尿道　prostatic urethra
- 15: 尿道海綿体
    corpus cavernosum urethrae
- 16: 尿道球　bulb of penis
- 17: 陰　茎　penis
- 18: 陰茎海綿体
    corpus cavernosum penis
- 19: 陰　嚢　scrotum
- 20: 肛門管　anal canal
- 25: 脊柱管　spinal canal
- 43: 肛門挙筋　levator ani m.
- 44: 腹直筋　rectus abdominis m.
- 56: 脊柱起立筋　erector spinae m.
- 77: 第5腰椎　L5
- 78: 仙　骨　sacrum
- 83: 恥骨結合　pubic symphysis

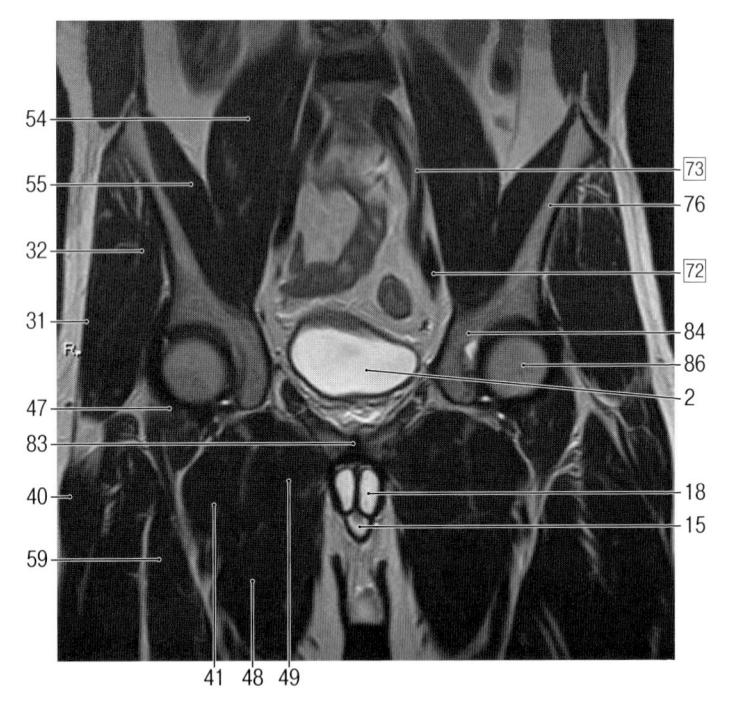

男性骨盤 15

T2 強調冠状断像

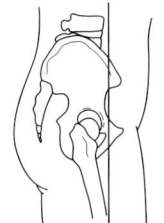

- 2: 膀　胱　urinary bladder
- 15: 尿道海綿体　corpus cavernosum urethrae
- 18: 陰茎海綿体　corpus cavernosum penis
- 31: 中殿筋　gluteus medius m.
- 32: 小殿筋　gluteus minimus m.
- 40: 外側広筋　vastus lateralis m.
- 41: 恥骨筋　pectineus m.
- 47: 腸腰筋　iliopsoas m.
- 48: 大内転筋　adductor magnus m.
- 49: 短内転筋　adductor brevis m.
- 54: 腰筋　psoas m.
- 55: 腸骨筋　iliacus m.
- 59: 中間広筋　vastus intermedius m.
- 72: 外腸骨動脈　external iliac a.
- 73: 外腸骨静脈　external iliac v.
- 76: 腸　骨　ilium
- 83: 恥骨結合　pubic symphysis
- 84: 寛　骨　acetabulum
- 86: 大腿骨頭　femoral head

男性骨盤 16

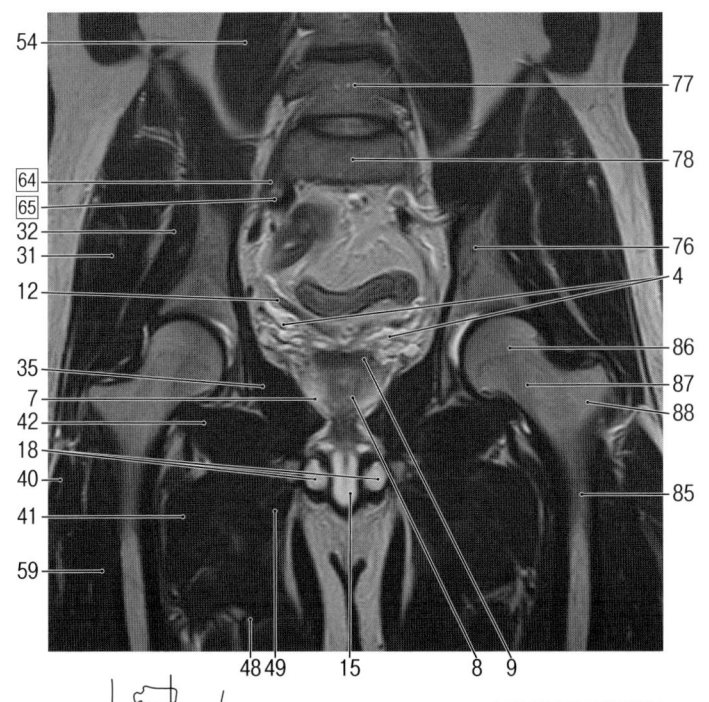

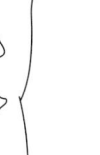

T2強調冠状断像

- 4: 精　囊　seminal vesicle
- 7: 前立腺辺縁域　peripheral zone of prostate
- 8: 前立腺移行域　transition zone of prostate
- 9: 前立腺中心域　central zone of prostate
- 12: 精　管　ductus deferens（vas deferens）
- 15: 尿道海綿体　corpus cavernosum urethrae
- 18: 陰茎海綿体　corpus cavernosum penis
- 31: 中殿筋　gluteus medius m.
- 32: 小殿筋　gluteus minimus m.
- 35: 内閉鎖筋　internal obturator m.
- 40: 外側広筋　vastus lateralis m.
- 41: 恥骨筋　pectineus m.
- 42: 外閉鎖筋　external obturator m.
- 48: 大内転筋　adductor magnus m.
- 49: 短内転筋　adductor brevis m.
- 54: 腰筋　psoas m.
- 59: 中間広筋　vastus intermedius m.
- 64: 内腸骨動脈　internal iliac a.
- 65: 内腸骨静脈　internal iliac v.
- 76: 腸　骨　ilium
- 77: 第5腰椎　L5
- 78: 仙　骨　sacrum
- 85: 大腿骨　femur
- 86: 大腿骨頭　femoral head
- 87: 大腿骨頸部　femoral neck
- 88: 大腿骨大転子　greater trochanter of femur

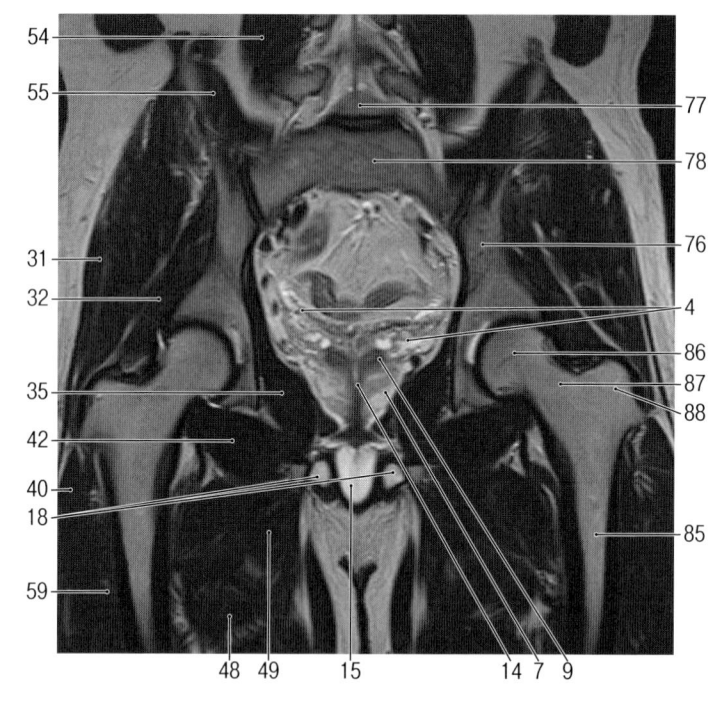

男性骨盤 17

T2 強調冠状断像

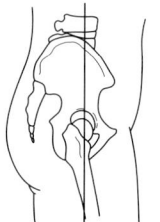

- 4: 精 囊　seminal vesicle
- 7: 前立腺辺縁域
　　peripheral zone of prostate
- 9: 前立腺中心域
　　central zone of prostate
- 14: 前立腺尿道　prostatic urethra
- 15: 尿道海綿体
　　corpus cavernosum urethrae
- 18: 陰茎海綿体
　　corpus cavernosum penis
- 31: 中殿筋　gluteus medius m.
- 32: 小殿筋　gluteus minimus m.
- 35: 内閉鎖筋　internal obturator m.
- 40: 外側広筋　vastus lateralis m.
- 42: 外閉鎖筋　external obturator m.
- 48: 大内転筋　adductor magnus m.
- 49: 短内転筋　adductor brevis m.
- 54: 腰 筋　psoas m.
- 55: 腸骨筋　iliacus m.
- 59: 中間広筋　vastus intermedius m.
- 76: 腸 骨　ilium
- 77: 第5腰椎　L5
- 78: 仙 骨　sacrum
- 85: 大腿骨　femur
- 86: 大腿骨頭　femoral head
- 87: 大腿骨頸部　femoral neck
- 88: 大腿骨大転子
　　greater trochanter of femur

男性骨盤 18

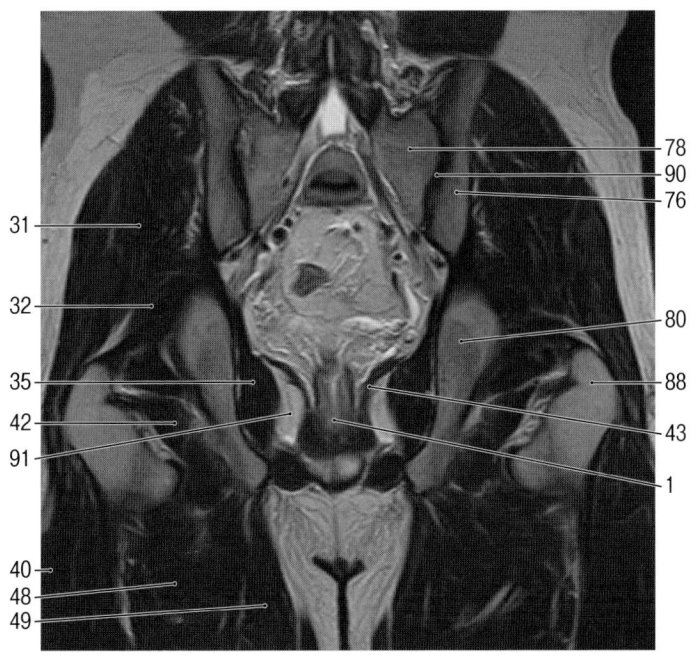

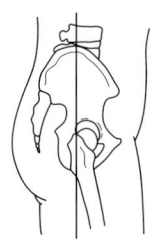

T2 強調冠状断像

- 1: 直　腸　rectum
- 31: 中殿筋　gluteus medius m.
- 32: 小殿筋　gluteus minimus m.
- 35: 内閉鎖筋　internal obturator m.
- 40: 外側広筋　vastus lateralis m.
- 42: 外閉鎖筋　external obturator m.
- 43: 肛門挙筋　levator ani m.
- 48: 大内転筋　adductor magnus m.
- 49: 短内転筋　adductor brevis m.
- 76: 腸　骨　ilium
- 78: 仙　骨　sacrum
- 80: 坐　骨　ischium
- 88: 大腿骨大転子　greater trochanter of femur
- 90: 仙腸関節　sacroiliac joint
- 91: 坐骨直腸窩　ischiorectal fossa

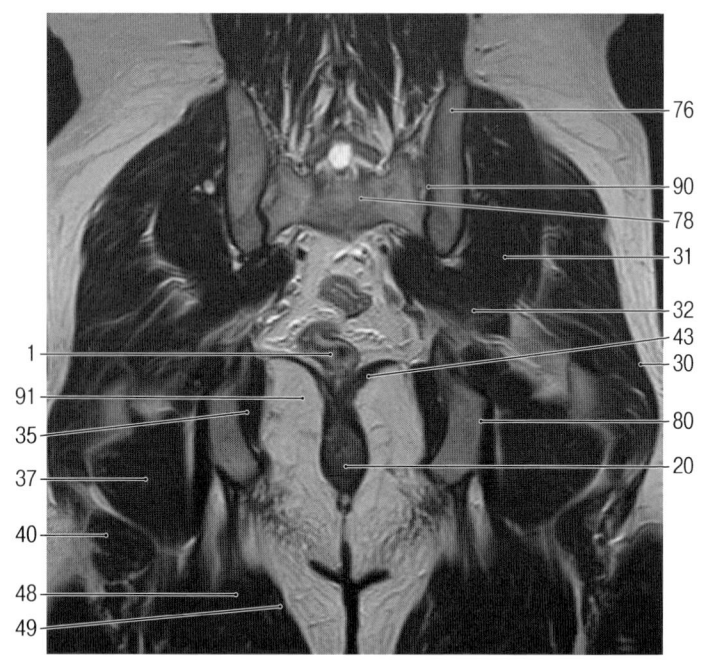

男性骨盤　19

T2強調冠状断像

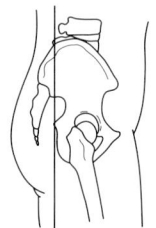

- 1: 直　腸　rectum
- 20: 肛門管　anal canal
- 30: 大殿筋　gluteus maximus m.
- 31: 中殿筋　gluteus medius m.
- 32: 小殿筋　gluteus minimus m.
- 35: 内閉鎖筋　internal obturator m.
- 37: 大腿方形筋　quadratus femoris m.
- 40: 外側広筋　vastus lateralis m.
- 43: 肛門挙筋　levator ani m.
- 48: 大内転筋　adductor magnus m.
- 49: 短内転筋　adductor brevis m.
- 76: 腸　骨　ilium
- 78: 仙　骨　sacrum
- 80: 坐　骨　ischium
- 90: 仙腸関節　sacroiliac joint
- 91: 坐骨直腸窩　ischiorectal fossa

女性骨盤 9

▌検査のポイント ▐

　MRIは女性骨盤の検査においてとりわけ婦人科疾患の治療方針決定の際に重要な検査法である．MRIは多断面の画像が撮像可能で非常にコントラスト分解能が高く，被曝がなく最も有用な検査法である．

　子宮頸癌，内膜癌の病期診断，腫大した子宮の鑑別診断，付属器腫瘤の鑑別診断に用いられる撮像プロトコールはT2WIの矢状断像，横断像を基本にしてT1WI横断像，造影（ダイナミック）T1WIの矢状断像，横断像，拡散強調画像を撮像する．

　撮像3時間前からの絶食，ブスコパンの筋注は腸管の蠕動を低下させアーチファクトを軽減する．また呼吸移動による腹壁の上下運動を最低限に抑えるため腹部を固定するバンドおよびphased array coilによる腹部の適切な固定が重要である．

▌正常解剖 ▐

1. 子宮，腟

　子宮の画像の基本はT2WIで体部は特徴的な層構造を呈する．高信号を呈する内膜と低信号のjunctional zone，中等度の高信号を呈する外層筋層の3層構造となる．Junctional zoneは最内側筋層の一部を形成しているが特有の低信号を呈する理由は完全に解明されていない．子宮頸部はT2WIで内腔側に高信号を呈する頸管上皮，その外側に低信号を呈する頸部間質が描出される．内子宮口から腟壁が付着する部位までを腟上部，腟壁付着部より尾側を子宮腟部とよぶ．腟頭側端の子宮腟部を取り囲む部分を腟円蓋という．子宮頸部は腟上分で子宮房組織に接している．

2. 卵巣，卵管

　卵胞はT2WIで高信号を呈する囊胞構造として描出され，間質はやや低信

号である.造影 T1WI では卵胞の辺縁が造影・増強される.

3. 年齢による変化

　成熟期の子宮は体部は頸部より大きく長軸方向で約 6〜8 cm の大きさを呈する.閉経後には子宮体部は萎縮して 3 cm 程となる.卵巣は成熟期ではほぼ全例で同定可能であるが閉経後は大きさが小さくなるとともに卵胞が認められなくなるので同定困難となる場合が多い.月経周期のある女性では生理的な腹水の貯留が認められるが,閉経後は腹水は通常認められない.

■ 解剖項目一覧

1. 小　腸　　　　　　　small intestine
2. 上行結腸　　　　　　ascending colon
3. 下行結腸　　　　　　descending colon
4. 直　腸　　　　　　　rectum
5. 肛門管　　　　　　　anal canal
6. 卵　巣　　　　　　　ovary
7. 卵　胞　　　　　　　follicle
8. 子　宮　　　　　　　uterus
9. 子宮体部　　　　　　uterus（body）
10. 子宮頸部　　　　　　uterus（cervix）
11. 子宮頸部間質　　　　cervical stroma
12. 子宮頸管上皮　　　　epithelium of cervical canal
13. 子宮内膜　　　　　　endometrium
14. 子宮筋層　　　　　　myometrium
15. 子宮円索　　　　　　round ligament of the uterus
16. juctional zone
17. 子宮傍組織　　　　　parametrium
18. 腟　　　　　　　　　vagina
19. 腟粘膜　　　　　　　vaginal mucosa
20. 後腟円蓋　　　　　　posterior vaginal fornix
21. 大陰唇　　　　　　　labium major

22.	膀胱	urinary bladder
23.	尿道	urethra
24.	尿管	ureter
25.	脊柱管	spinal canal

26.	坐骨神経	sciatic n.
27.	閉鎖神経	obturator n.
28.	下殿神経	inferior gluteal n.
29.	大腿神経	femoral n.
30.	神経根	nerve root

31.	腹直筋	rectus abdominis m.
32.	錐体筋	pyramidalis m.
33.	外腹斜筋	external oblique m.
34.	内腹斜筋	internal oblique m.
35.	腹横筋	transverse abdominis m.
36.	腸骨筋	iliacus m.
37.	大腰筋	psoas major m.
38.	腸腰筋	iliopsoas m.
39.	腰方形筋	quadratus lumborum m.
40.	大殿筋	gluteus maximus m.
41.	中殿筋	gluteus medius m.
42.	小殿筋	gluteus minimus m.
43.	大腿筋膜張筋	tensor fasciae latae m.
44.	梨状筋	piriformis m.
45.	内閉鎖筋	internal obturator m.
46.	上双子筋	superior gemellus m.
47.	下双子筋	inferior gemellus m.
48.	大腿方形筋	quadratus femoris m.
49.	縫工筋	sartorius m.

50.	大腿直筋	rectus femoris m.
51.	薄　筋	gracilis m.
52.	長内転筋	adductor longus m.
53.	短内転筋	adductor brevis m.
54.	大内転筋	adductor magnus m.
55.	恥骨筋	pectineus m.
56.	外閉鎖筋	external obturator m.
57.	半腱様筋	semitendinosus m.
58.	脊柱起立筋	erector spinae m.
59.	肛門挙筋	levator ani m.
60.	外肛門括約筋	external anal sphincter m.
61.	会陰横筋	transversus perinei m.

62	腹部大動脈	abdominal aorta
63	下大静脈	inferior vena cava
64	総腸骨動脈	common iliac a.
65	総腸骨静脈	common iliac v.
66	内腸骨動脈	internal iliac a.
67	内腸骨静脈	internal iliac v.
68	内腸骨動静脈分岐	internal iliac a. & v. (br)
69	閉鎖動静脈	obturator a. & v.
70	外腸骨動脈	external iliac a.
71	外腸骨静脈	external iliac v.
72	下腹壁動脈	inferior epigastric a.
73	上殿動脈	superior gluteal a.
74	下殿動静脈	inferior gluteal a. & v.
75	子宮動脈	uterine a.
76	前仙骨静脈	sacral venous plexus
77	上直腸動静脈	superior rectal a. & v.
78	閉鎖動静脈	obturator a. & v.

79	膣静脈叢	vaginal venous plexus
80	大腿動脈	femoral a.
81	大腿静脈	femoral v.
82	深大腿動脈	deep femoral a.
83	内側大腿回旋動脈	medial femoral circumflex a.
84	大伏在静脈	greater saphenous v.

85.	椎間板	intervertebral disc
86.	腰椎椎体	vertebral body
87.	棘突起	spinous process
88.	椎　弓	lamina
89.	腸　骨	ilium
90.	仙　骨	sacrum
91.	坐　骨	ischium
92.	坐骨直腸窩	ischiorectal fossa
93.	恥　骨	pubis
94.	恥骨上枝	superior ramus of pubis
95.	恥骨下枝	inferior ramus of pubis
96.	尾　骨	coccyx
97.	正中仙骨稜	median sacral crest
98.	大腿骨頭	femoral head
99.	大腿骨大転子	greater trochanter of femur
100.	大腿骨頸部	femoral neck
101.	寛骨臼（臼蓋）	acetabulum
102.	寛骨臼窩（臼蓋窩）	acetabular fossa
103.	仙結節靭帯	sacrotuberous ligament
104.	仙棘靭帯	sacrospinous ligament
105.	仙腸関節	sacroiliac joint

女性骨盤　1

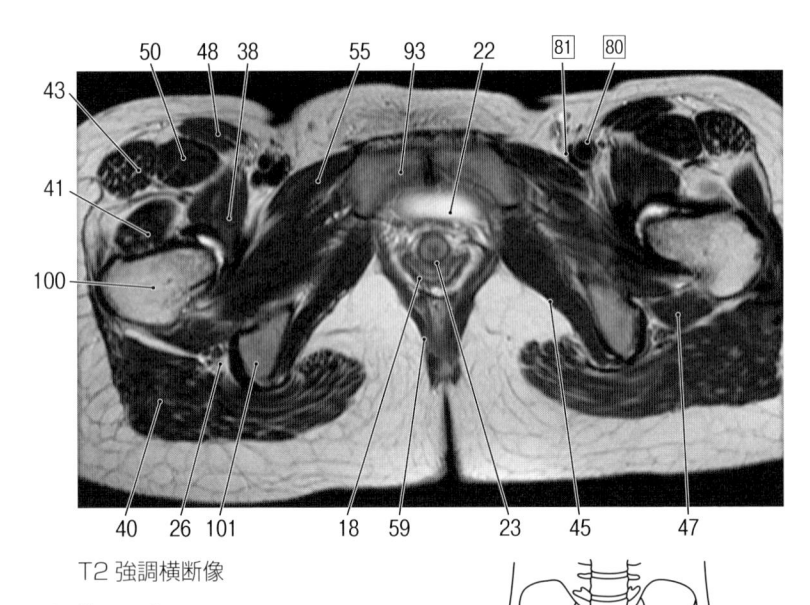

T2 強調横断像

- 18：腟　vagina
- 22：膀　胱　urinary bladder
- 23：尿　道　urethra
- 26：坐骨神経　sciatic n.
- 38：腸腰筋　iliopsoas m.
- 40：大殿筋　gluteus maximus m.
- 41：中殿筋　gluteus medius m.
- 43：大腿筋膜張筋　tensor fasciae latae m.
- 45：内閉鎖筋　internal obturator m.
- 47：下双子筋　inferior gemellus m.
- 48：大腿方形筋　quadratus femoris m.
- 50：大腿直筋　rectus femoris m.
- 55：恥骨筋　pectineus m.
- 59：肛門挙筋　levator ani m.
- 80：大腿動脈　femoral a.
- 81：大腿静脈　femoral v.
- 93：恥　骨　pubis
- 100：大腿骨頸部　femoral neck
- 101：寛骨臼（臼蓋）　acetabulum

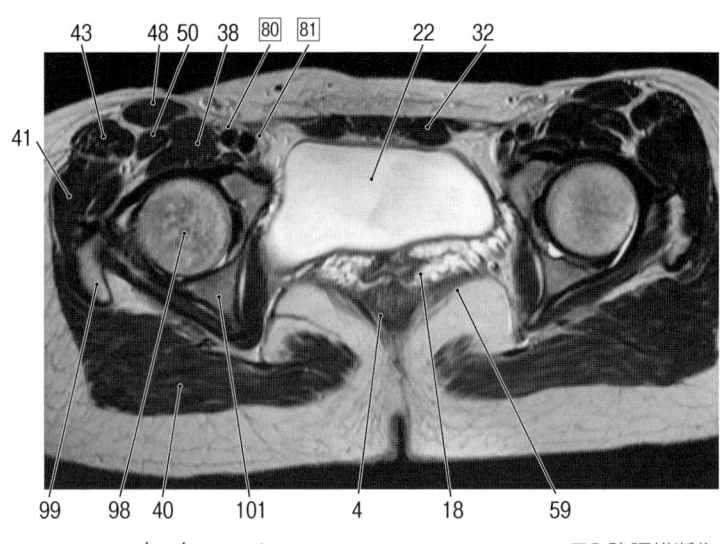

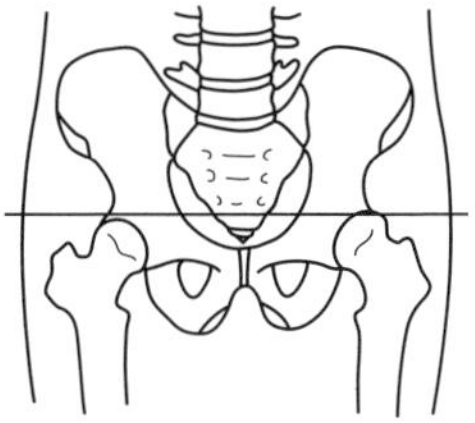

女性骨盤 2

T2 強調横断像

- 4: 直　腸　rectum
- 18: 膣　vagina
- 22: 膀　胱　urinary bladder
- 32: 錐体筋　pyramidalis m.
- 38: 腸腰筋　iliopsoas m.
- 40: 大殿筋　gluteus maximus m.
- 41: 中殿筋　gluteus medius m.
- 43: 大腿筋膜張筋
    tensor fasciae latae m.
- 48: 大腿方形筋　quadratus femoris m.
- 50: 大腿直筋　rectus femoris m.
- 59: 肛門挙筋　levator ani m.
- 80: 大腿動脈　femoral a.
- 81: 大腿静脈　femoral v.
- 98: 大腿骨頭　femoral head
- 99: 大腿骨大転子
    greater trochanter of femur
- 101: 寛骨臼（臼蓋）　acetabulum

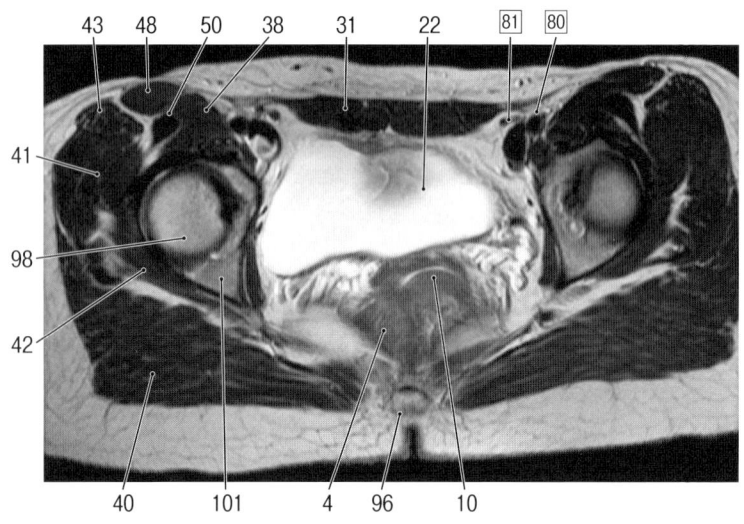

女性骨盤 3

T2 強調横断像

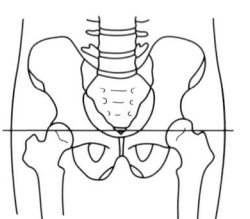

- 4：直　腸　rectum
- 10：子宮頸部　uterus (cervix)
- 22：膀　胱　urinary bladder
- 31：腹直筋　rectus abdominis m.
- 38：腸腰筋　iliopsoas m.
- 40：大殿筋　gluteus maximus m.
- 41：中殿筋　gluteus medius m.
- 42：小殿筋　gluteus minimus m.
- 43：大腿筋膜張筋
     　　tensor fasciae latae m.
- 48：大腿方形筋　quadratus femoris m.
- 50：大腿直筋　rectus femoris m.
- 80：大腿動脈　femoral a.
- 81：大腿静脈　femoral v.
- 96：尾　骨　coccyx
- 98：大腿骨頭　femoral head
- 101：寛骨臼（臼蓋）　acetabulum

女性骨盤 4

T2 強調横断像

- 4: 直　腸　rectum
- 9: 子宮体部　uterus (body)
- 10: 子宮頸部　uterus (cervix)
- 17: 子宮傍組織　parametrium
- 22: 膀　胱　urinary bladder
- 27: 閉鎖神経　obturator n.
- 31: 腹直筋　rectus abdominis m.
- 40: 大殿筋　gluteus maximus m.
- 41: 中殿筋　gluteus medius m.
- 42: 小殿筋　gluteus minimus m.
- 48: 大腿方形筋　quadratus femoris m.
- 78: 閉鎖動静脈　obturator a. & v.
- 80: 大腿動脈　femoral a.
- 81: 大腿静脈　femoral v.
- 101: 寛骨臼（臼蓋）　acetabulum

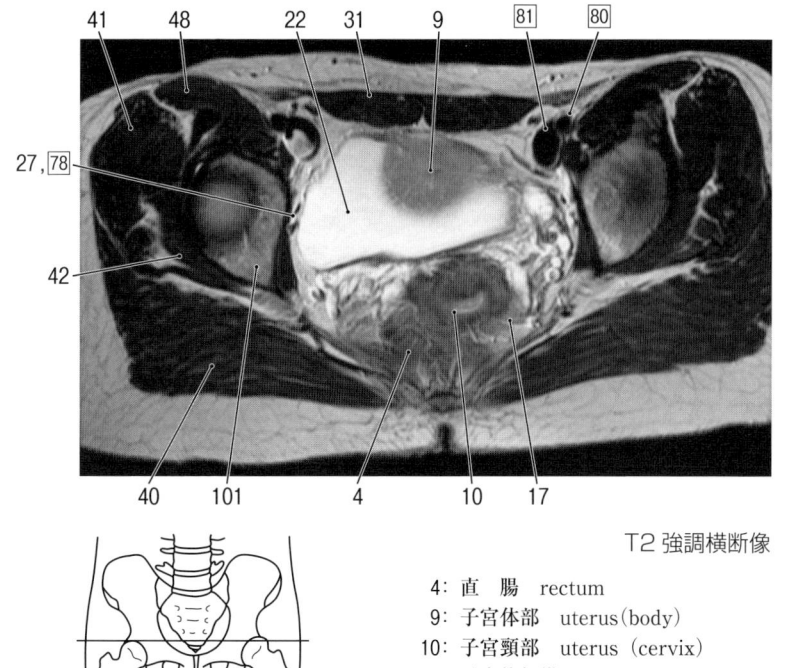

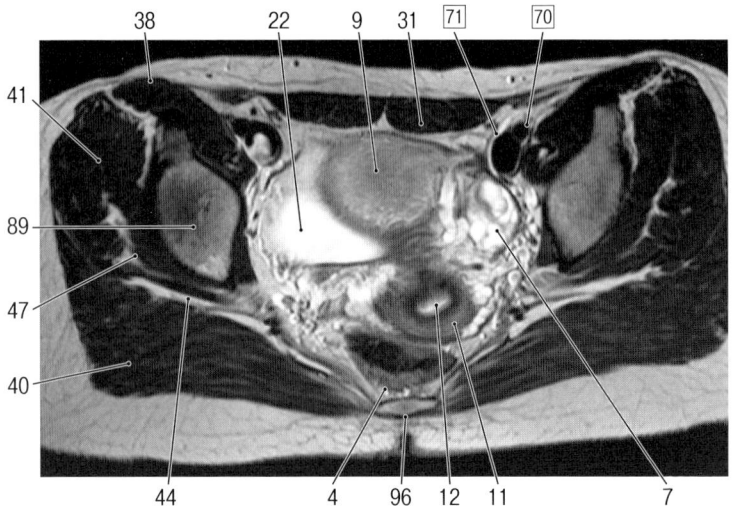

女性骨盤 5

T2強調横断像

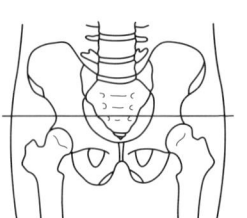

- 4: 直　腸　rectum
- 7: 卵　胞　follicle
- 9: 子宮体部　uterus(body)
- 11: 子宮頸部間質　cervical stroma
- 12: 子宮頸管上皮　epithelium of cervical canal
- 22: 膀　胱　urinary bladder
- 31: 腹直筋　rectus abdominis m.
- 38: 腸腰筋　iliopsoas m.
- 40: 大殿筋　gluteus maximus m.
- 41: 中殿筋　gluteus medius m.
- 44: 梨状筋　piriformis m.
- 47: 下双子筋　inferior gemellus m.
- 70: 外腸骨動脈　external iliac a.
- 71: 外腸骨静脈　external iliac v.
- 89: 腸　骨　ilium
- 96: 尾　骨　coccyx

女性骨盤 6

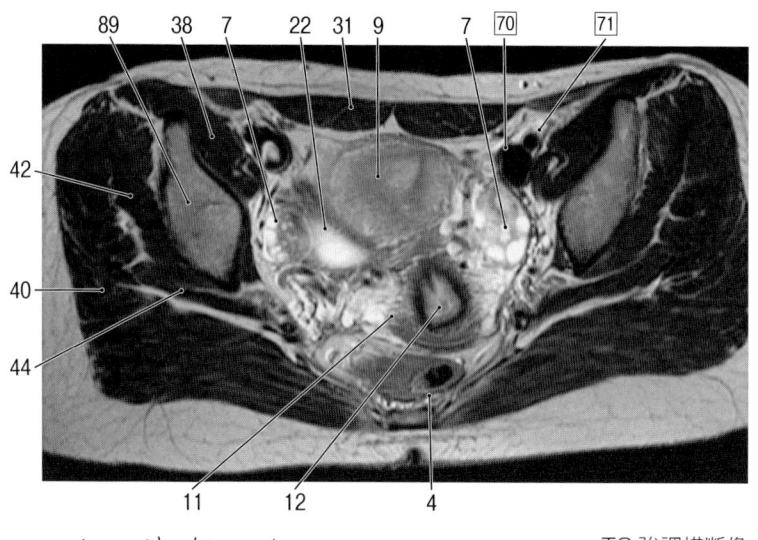

T2 強調横断像

- 4: 直　腸　rectum
- 7: 卵　胞　follicle
- 9: 子宮体部　uterus (body)
- 11: 子宮頸部間質　cervical stroma
- 12: 子宮頸管上皮　epithelium of cervical canal
- 22: 膀　胱　urinary bladder
- 31: 腹直筋　rectus abdominis m.
- 38: 腸腰筋　iliopsoas m.
- 40: 大殿筋　gluteus maximus m.
- 42: 小殿筋　gluteus minimus m.
- 44: 梨状筋　piriformis m.
- 70: 外腸骨動脈　external iliac a.
- 71: 外腸骨静脈　external iliac v.
- 89: 腸　骨　ilium

女性骨盤 7

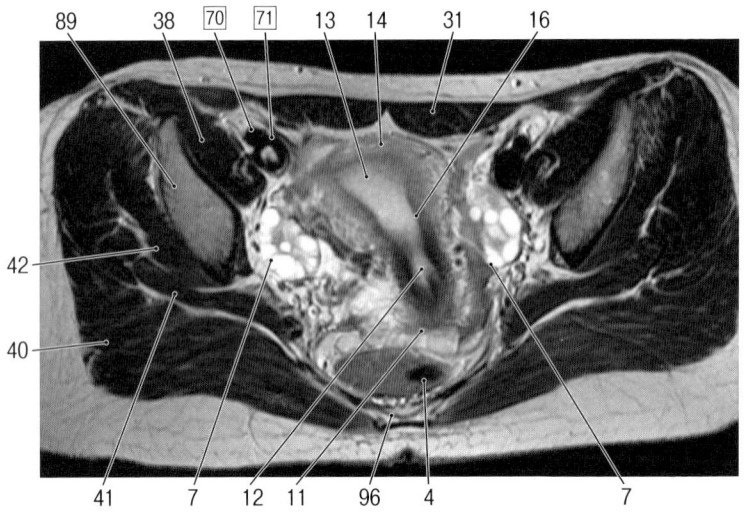

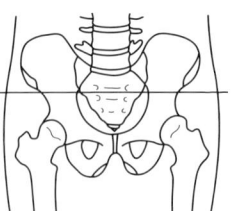

T2 強調横断像

- 4: 直　腸　rectum
- 7: 卵　胞　follicle
- 11: 子宮頸部間質　cervical stroma
- 12: 子宮頸管上皮　epithelium of cervical canal
- 13: 子宮内膜　endometrium
- 14: 子宮筋層　myometrium
- 16: juctional zone
- 31: 腹直筋　rectus abdominis m.
- 38: 腸腰筋　iliopsoas m.
- 40: 大殿筋　gluteus maximus m.
- 41: 中殿筋　gluteus medius m.
- 42: 小殿筋　gluteus minimus m.
- 70: 外腸骨動脈　external iliac a.
- 71: 外腸骨静脈　external iliac v.
- 89: 腸　骨　ilium
- 96: 尾　骨　coccyx

女性骨盤 8

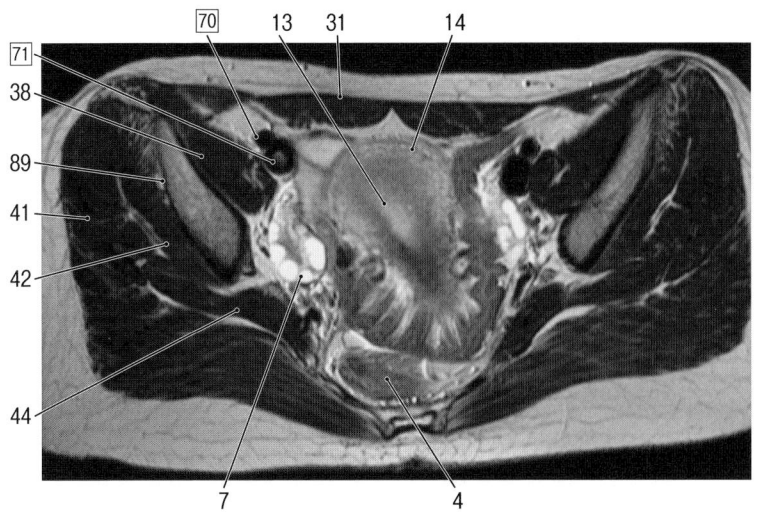

T2 強調横断像

- 4: 直　腸　rectum
- 7: 卵　胞　follicle
- 13: 子宮内膜　endometrium
- 14: 子宮筋層　myometrium
- 31: 腹直筋　rectus abdominis m.
- 38: 腸腰筋　iliopsoas m.
- 41: 中殿筋　gluteus medius m.
- 42: 小殿筋　gluteus minimus m.
- 44: 梨状筋　piriformis m.
- 70: 外腸骨動脈　external iliac a.
- 71: 外腸骨静脈　external iliac v.
- 89: 腸　骨　ilium

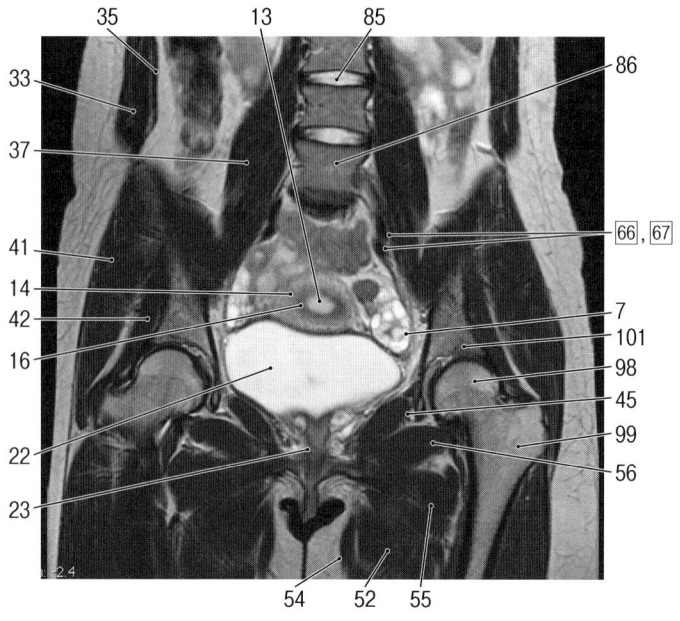

女性骨盤　9

T2 強調冠状断像

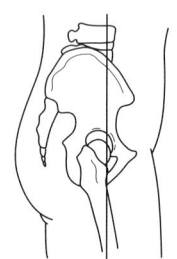

- 7: 卵　胞　follicle
- 13: 子宮内膜　endometrium
- 14: 子宮筋層　myometrium
- 16: juctional zone
- 22: 膀　胱　urinary bladder
- 23: 尿　道　urethra
- 33: 外腹斜筋　external oblique m.
- 35: 腹横筋　transverse abdominis m.
- 37: 大腰筋　psoas major m.
- 41: 中殿筋　gluteus medius m.
- 42: 小殿筋　gluteus minimus m.
- 45: 内閉鎖筋　internal obturator m.
- 52: 長内転筋　adductor longus m.
- 54: 大内転筋　adductor magnus m.
- 55: 恥骨筋　pectineus m.
- 56: 外閉鎖筋　external obturator m.
- 66: 内腸骨動脈　internal iliac a.
- 67: 内腸骨静脈　internal iliac v.
- 85: 椎間板　intervertebral disc
- 86: 腰椎椎体　vertebral body
- 98: 大腿骨頭　femoral head
- 99: 大腿骨大転子　greater trochanter of femur
- 101: 寛骨臼（臼蓋）　acetabulum

女性骨盤 10

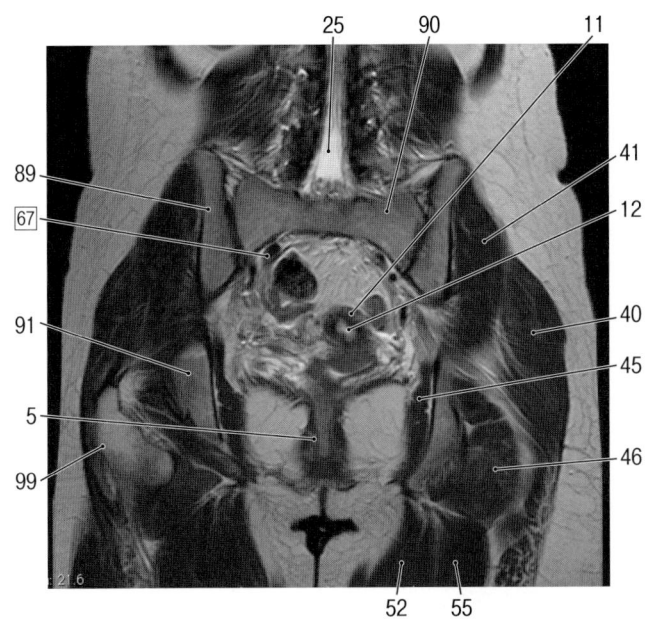

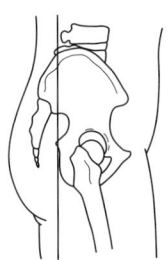

T2 強調冠状断像

- 5: 肛門管　anal canal
- 11: 子宮頸部間質　cervical stroma
- 12: 子宮頸管上皮　epithelium of cervical canal
- 25: 脊柱管　spinal canal
- 40: 大殿筋　gluteus maximus m.
- 41: 中殿筋　gluteus medius m.
- 45: 内閉鎖筋　internal obturator m.
- 46: 上双子筋　superior gemellus m.
- 52: 長内転筋　adductor longus m.
- 55: 恥骨筋　pectineus m.
- 67: 内腸骨静脈　internal iliac v.
- 89: 腸　骨　ilium
- 90: 仙　骨　sacrum
- 91: 坐　骨　ischium
- 99: 大腿骨大転子　greater trochanter of femur

女性骨盤 11

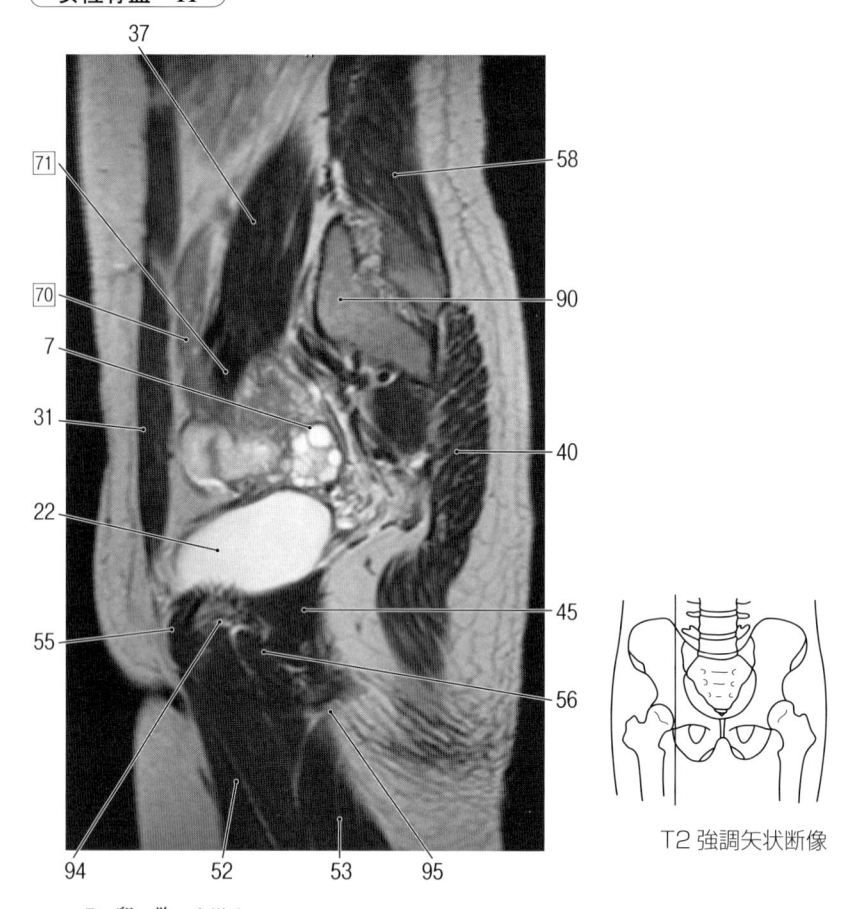

T2強調矢状断像

- 7: 卵　胞　follicle
- 22: 膀　胱　urinary bladder
- 31: 腹直筋　rectus abdominis m.
- 37: 大腰筋　psoas major m.
- 40: 大殿筋　gluteus maximus m.
- 45: 内閉鎖筋　internal obturator m.
- 52: 長内転筋　adductor longus m.
- 53: 短内転筋　adductor brevis m.
- 55: 恥骨筋　pectineus m.
- 56: 外閉鎖筋　external obturator m.
- 58: 脊柱起立筋　erector spinae m.
- 70: 外腸骨動脈　external iliac a.
- 71: 外腸骨静脈　external iliac v.
- 90: 仙　骨　sacrum
- 94: 恥骨上枝　superior ramus of pubis
- 95: 恥骨下枝　inferior ramus of pubis

女性骨盤 12

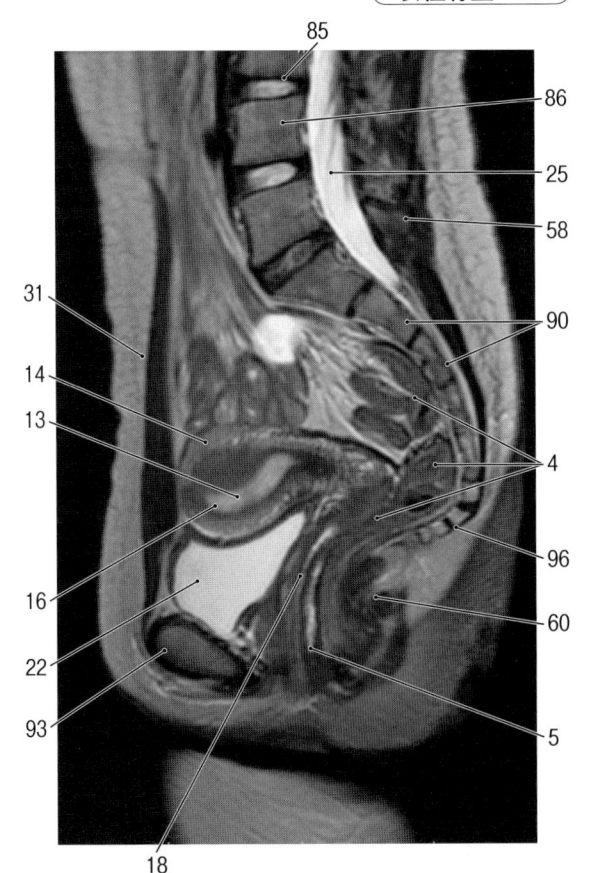

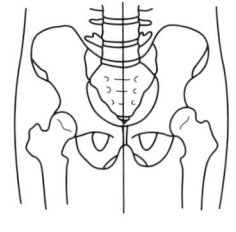

T2 強調矢状断像

- 4： 直　腸　rectum
- 5： 肛門管　anal canal
- 13： 子宮内膜　endometrium
- 14： 子宮筋層　myometrium
- 16： juctional zone
- 18： 腟　vagina
- 22： 膀　胱　urinary bladder
- 25： 脊柱管　spinal canal
- 31： 腹直筋　rectus abdominis m.
- 58： 脊柱起立筋　erector spinae m.
- 60： 外肛門括約筋　external anal sphincter m.
- 85： 椎間板　intervertebral disc
- 86： 腰椎椎体　vertebral body
- 90： 仙骨　sacrum
- 93： 恥骨　pubis
- 96： 尾骨　coccyx

女性骨盤 13

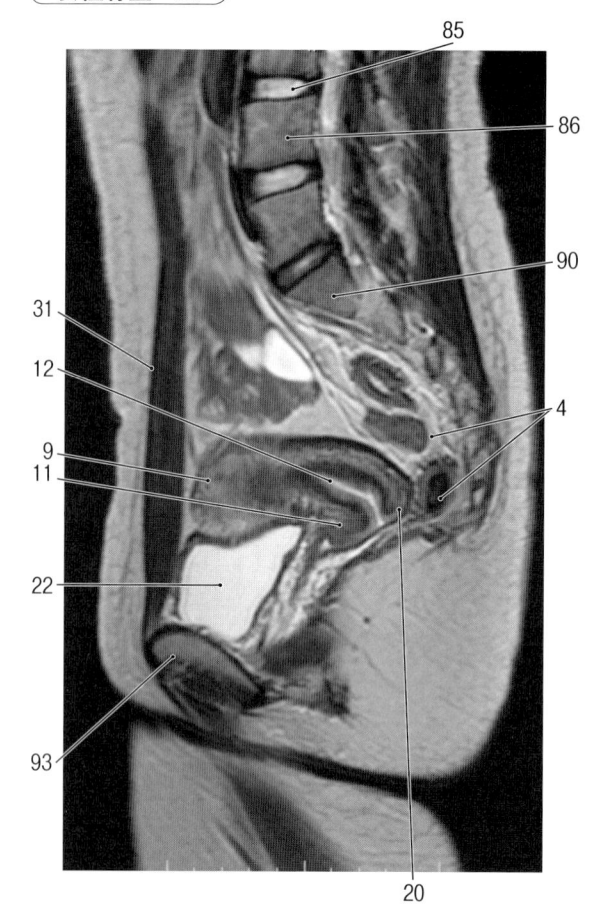

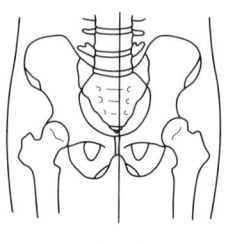

T2強調矢状断像

- 4: 直 腸　rectum
- 9: 子宮体部　uterus (body)
- 11: 子宮頸部間質　cervical stroma
- 12: 子宮頸管上皮　epithelium of cervical canal
- 20: 後腟円蓋　posterior vaginal fornix
- 22: 膀 胱　urinary bladder
- 31: 腹直筋　rectus abdominis m.
- 85: 椎間板　intervertebral disc
- 86: 腰椎椎体　vertebral body
- 90: 仙 骨　sacrum
- 93: 恥 骨　pubis

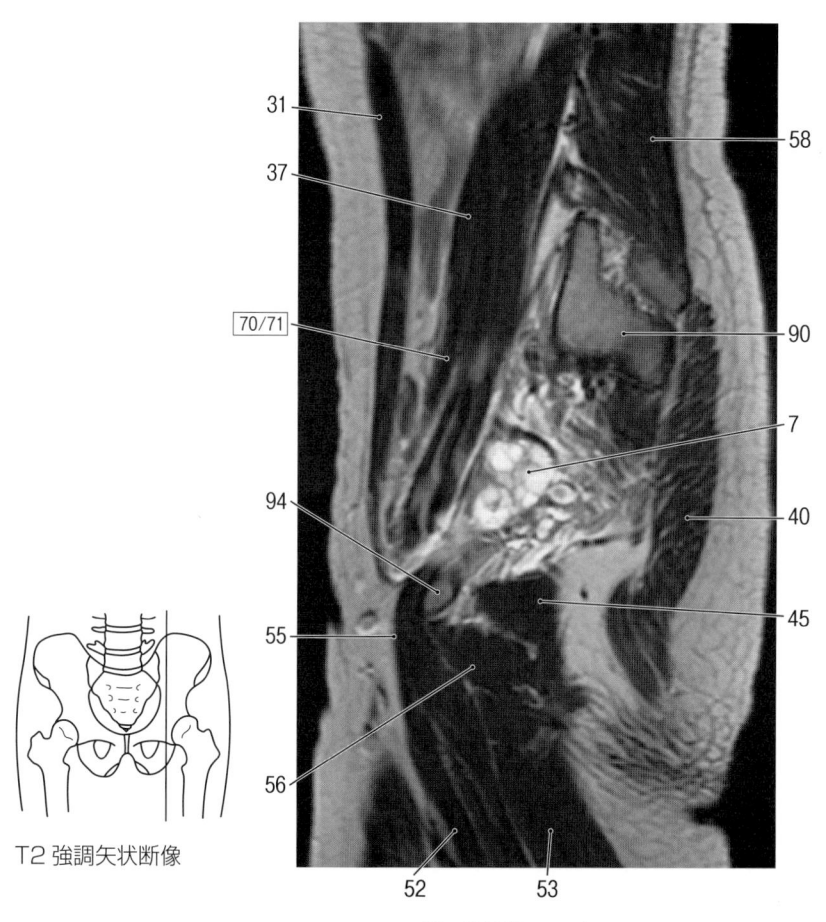

女性骨盤　14

T2強調矢状断像

- 7: 卵　胞　follicle
- 31: 腹直筋　rectus abdominis m.
- 37: 大腰筋　psoas major m.
- 40: 大殿筋　gluteus maximus m.
- 45: 内閉鎖筋　internal obturator m.
- 52: 長内転筋　adductor longus m.
- 53: 短内転筋　adductor brevis m.
- 55: 恥骨筋　pectineus m.
- 56: 外閉鎖筋　external obturator m.
- 58: 脊柱起立筋　erector spinae m.
- 70: 外腸骨動脈　external iliac a.
- 71: 外腸骨静脈　external iliac v.
- 90: 仙　骨　sacrum
- 94: 恥骨上枝　superior ramus of pubis

脊椎，脊髄 10

脊椎の検査法のポイントと読影の留意点
■ 正常解剖 ■
1）脊椎

脊椎は頸椎（C1〜C7），胸椎（Th1〜Th12），腰椎（L1〜L5），仙椎（S1〜S5），尾椎（3〜5個）からなる．仙椎と尾椎は癒合して仙骨と尾骨を形成する．C1，C2，仙骨，尾骨は特異な形態であるが，その他は前方は椎体，後方は2つの椎弓根と2つの椎弓板からなる椎弓，椎弓根と椎弓板の接合部から外側に向かって突出する横突起，左右の椎弓接合部から後方に向かって突出する棘突起より構成される．

脊椎内部の信号は骨髄脂肪を反映しており骨梁はみえない．椎体骨髄は加齢に伴って赤色髄から脂肪髄化するため，椎体の信号強度は上昇する．

2）椎間板

椎間板は脊索の遺残物であるゼラチン状の髄核と，その周囲を同心円状に取り囲む線維輪からなる．線維輪の最外層はコラーゲン線維からなる Sharpy 線維である．線維輪は椎体と軟骨終板および椎体隅角と付着し，Sharpy 線維は椎体隅角最外層に強固に付着する．椎間板は T1 強調像で等信号，T2 強調像で髄角と線維輪内層が高信号，Sharpy 線維が低信号に描出される．成人では T2 強調像矢状断において椎間板中央部に横走する低信号域 INC（intranuclear cleft）が認められる．比較的若年においても変性により認められることがある．

3）靱帯

前縦靱帯・後縦靱帯・黄色靱帯・棘間靱帯・棘上靱帯から構成される．

前縦靱帯は椎体と椎間板の前面および側面，後縦靱帯は椎体後面に存在する．MRI では低信号で，正常例では硬膜や椎体の骨皮質と区別できない．黄

色靱帯は上下椎弓間にあり，脊柱管側からV字形に椎間関節内面を覆っている．棘間靱帯は隣接する棘突起間を連結し，棘上靱帯は隣接する棘突起先端を正中線上で連結する．

後縦靱帯や黄色靱帯は加齢性変化あるいは慢性的な機械的刺激により肥厚や骨化を生じ，脊椎症や靱帯骨化症の母地となる．

4）脊髄

脊髄，神経根はT1強調像では髄液よりも高信号で認められる．

■ 撮像法 ■

脊椎領域のルーチン撮影は，T1強調像（SE）とT2強調像（FSE）による矢状断が主となる．スライス厚は3～4 mmで，スライス間隔はできるだけ最小にする．この他にT2強調像で脳脊髄液によるartifactが多い頸椎の撮像，特に頸椎症や頸椎椎間板ヘルニアなど主に硬膜嚢の状態を把握したい疾患では，GRE法によるT2*強調像が用いられることもある．横断像は頸椎の場合，椎間レベルと椎体レベルを撮像するが，腰椎では椎間孔内の神経根をみるために椎間板を中心に3スライスの撮像面を設定するのが望ましい．冠状断像は必要に応じて追加するが，腫瘍性病変などと脊髄との関係を詳しく知りたいときや，椎間板ヘルニアや分離症の際に有用である．腫瘍や炎症，脱髄など病変自体の信号強度が診断に重要な場合や髄内病変では，T2*強調像は避け，T2強調像を用いる．脊椎の腫瘍性病変や骨髄疾患，遊離脱出したヘルニア塊の評価には，正常脂肪髄の信号を抑えることができるSTIR像や脂肪抑制併用T2強調像が有用であり，脂肪抑制を併用した造影MRIも診断の助けとなる．ヘルニアによる障害神経根が強く造影されることもよく知られている．すべり症や分離症の重症度診断は単純写真によって行われるが，微小骨折や骨髄浮腫，椎体や椎間板の反応性変化などの早期評価はMRIが優れる．

■ artifact ■

1）脳脊髄液の flow related artifact

脳脊髄液の拍動性の動きは，artifactとして種々の形態の低～無信号領域を生じる．特に頸椎や胸椎領域で目立ち，FSE法によるT2強調像で強くみられ

ることが多い．このartifactは，心電図同期やflow compensationで抑制できるが，完全には取り除くことができない．AVM，腫瘍，後縦靱帯骨化などと紛らわしいことがある．形態に恒常性がなく，シークエンスによって再現性なく形態が変化することから区別する．

2) Truncation artifact

Truncation artifactは，コントラストの強い境界面が存在するときにその境界面に平行な複数の線が認められるものである．骨髄では特に矢状断で脊髄内に縦走する，信号の延長した線状異常信号として認められ，脊髄空洞症との鑑別が問題となることがある．このartifactは，画像のmatrixを増やすことで軽減することができる．

A 頸 椎

■ 解剖項目一覧

1. 脊　髄　　　　　　　　　　spinal cord
2. 脊髄液（くも膜下腔）　　　CSF（subarachnoid space）
3. 橋・延髄　　　　　　　　　pons and medulla oblongata
4. 小脳扁桃　　　　　　　　　cerebellar tonsil
5. 小　脳　　　　　　　　　　cerebellum
6. 下咽頭　　　　　　　　　　hypopharynx
7. 耳下腺　　　　　　　　　　parotid gland
8. 皮下脂肪　　　　　　　　　subcutaneous fat
9. 硬膜外脂肪　　　　　　　　epidural fat

---

10. 第5頸椎神経根　　　　　　nerve root of C5
11. 頸神経叢　　　　　　　　　cervical plexus
12. 神経根　　　　　　　　　　nerve root

---

13. 頭板状筋　　　　　　　　　splenius capitis m.
14. 胸鎖乳突筋　　　　　　　　sternocleidomastoid m.
15. 長頸筋　　　　　　　　　　longus colli m.
16. 僧帽筋　　　　　　　　　　trapezius m.
17. 肩甲挙筋　　　　　　　　　levator scapulae m.
18. 頸最長筋　　　　　　　　　longissimus cervicis m.
19. 頸半棘筋　　　　　　　　　semispinalis cervicis m.
20. 頭半棘筋　　　　　　　　　semispinalis capitis m.
21. 多裂筋　　　　　　　　　　multifidus m.
22. 長頭筋　　　　　　　　　　longus capitis m.
23. 棘間筋　　　　　　　　　　interspinal m.
24. 下頭斜筋　　　　　　　　　inferior oblique capitis m.
25. 後頭直筋　　　　　　　　　posterior rectus capitis m.

26.	椎前筋	prevertebral m.
27.	前斜角筋	anterior scalene m.
28.	顎二腹筋	digastric m.

29	総頸動脈	common carotid a.
30	椎骨動脈	vertebral a.
31	椎体静脈	basivertebral v.
32	内頸動脈	internal carotid a.
33	内頸静脈	internal jugular v.
34	深頸動脈	deep cervical a.
35	深頸静脈	deep cervical v.

36.	第2頸椎椎体	vertebral body of C2
37.	第3頸椎椎体	vertebral body of C3
38.	第4頸椎椎体	vertebral body of C4
39.	第5頸椎椎体	vertebral body of C5
40.	第6頸椎椎体	vertebral body of C6
41.	第7頸椎椎体	vertebral body of C7
42.	第1胸椎椎体	vertebral body of D1
43.	第2頸椎棘突起	spinous process of C2
44.	第3頸椎棘突起	spinous process of C3
45.	第4頸椎棘突起	spinous process of C4
46.	第5頸椎棘突起	spinous process of C5
47.	第6頸椎棘突起	spinous process of C6
48.	第7頸椎棘突起	spinous process of C7
49.	第1胸椎棘突起	spinous process of D1
50.	斜 台	clivus
51.	後頭骨	occipital bone
52.	第2-3頸椎椎間板	intervertebral disc of C2-C3
53.	第3-4頸椎椎間板	intervertebral disc of C3-C4

54.	第 4-5 頸椎椎間板	intervertebral disc of C4-C5
55.	第 5-6 頸椎椎間板	intervertebral disc of C5-C6
56.	第 6-7 頸椎椎間板	intervertebral disc of C6-C7
57.	第 7 頸椎-第 1 胸椎椎間板	intervertebral disc of C7-D1
58.	大後頭孔	foramen magnum
59.	環椎横靭帯	transverse ligament of atlas
60.	後縦靭帯	posterior longitudinal ligament
61.	前縦靭帯	anterior longitudinal ligament
62.	後環椎後頭膜	posterior atlantooccipital membrane
63.	項靭帯	nuchal ligament
64.	環椎外側塊	lateral mass of atlas
65.	環椎前弓	anterior arch of atlas
66.	環椎後弓	posterior arch of atlas
67.	軸椎歯突起	dens（odontoid process）of axis
68.	第 2 頸椎椎弓	lamina of C2
69.	第 3 頸椎椎弓	lamina of C3
70.	第 4 頸椎椎弓	lamina of C4
71.	第 5 頸椎椎弓	lamina of C5
72.	第 6 頸椎椎弓	amina of C6
73.	第 7 頸椎椎弓	lamina of C7
74.	第 1 胸椎椎弓	lamina of D1
75.	第 2 頸椎横突起	transverse process of C2
76.	第 3 頸椎横突起	transverse process of C3
77.	第 4 頸椎横突起	transverse process of C4
78.	第 5 頸椎横突起	transverse process of C5
79.	第 6 頸椎横突起	transverse process of C6
80.	第 1 胸椎横突起	transverse process of D1
81.	第 2 頸椎椎間関節外側塊	interarticular mass of C2
82.	第 3 頸椎椎間関節外側塊	interarticular mass of C3
83.	第 4 頸椎椎間関節外側塊	interarticular mass of C4

84.	第5頸椎椎間関節外側塊	interarticular mass of C5
85.	第6頸椎椎間関節外側塊	interarticular mass of C6
86.	第7頸椎椎間関節外側塊	interarticular mass of C7
87.	第4頸椎上関節突起	superior articular process of C4
88.	第4頸椎下関節突起	inferior articular process of C4
89.	第5頸椎上関節突起	superior articular process of C5
90.	第5頸椎下関節突起	inferior articular process of C5
91.	第6頸椎上関節突起	superior articular process of C6
92.	第6頸椎下関節突起	inferior articular process of C6
93.	第7頸椎上関節突起	superior articular process of C7
94.	第7頸椎下関節突起	inferior articular process of C7
95.	第1胸椎下関節突起	inferior articular process of D1
96.	第3-4頸椎椎間板髄核	nucleus pulposus of C3-C4 intervertebral disc
97.	第3-4頸椎椎間板線維輪	annulus fibrosus of C3-C4 intervertebral disc
98.	第4-5頸椎椎間関筋	facet joint of C4-C5
99.	第5-6頸椎椎間関節	facet joint of C5-C6
100.	第5頸椎鉤状突起	uncinate process of C5
101.	第5頸椎椎弓根部	pedicle of C5
102.	第6頸神経前根	anterior nerve root of C6
103.	第6頸神経後根	posterior nerve root of C6
104.	環椎十字靭帯	cruciform ligament of atlas
105.	環椎軸椎関節	atlantoaxial joint
106.	後頭顆	occipital condyle
107.	第1肋骨	1st rib

頸椎 1

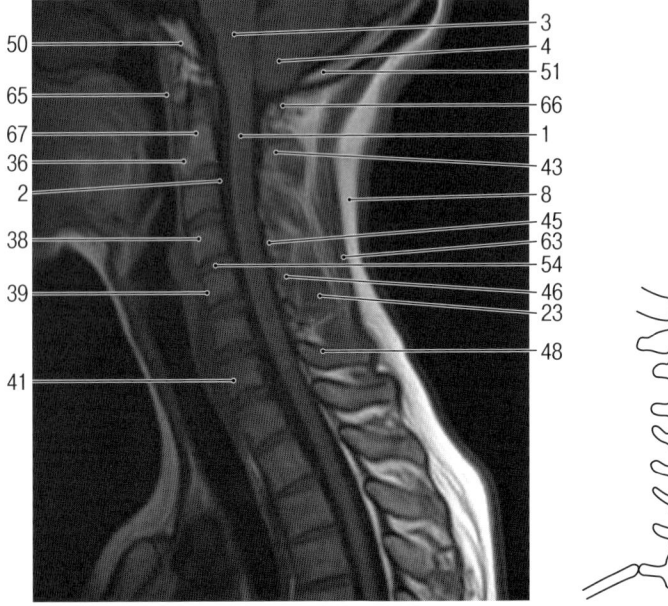

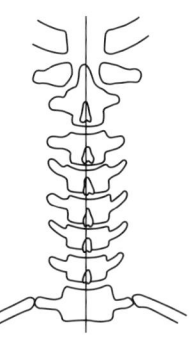

T1強調矢状断像

- 1: 脊髄　spinal cord
- 2: 脊髄液（くも膜下腔）
  CSF（subarachnoid space）
- 3: 橋・延髄
  pons and medulla oblongata
- 4: 小脳扁桃　cerebellar tonsil
- 8: 皮下脂肪　subcutaneous fat
- 23: 棘間筋　interspinal m.
- 36: 第2頸椎椎体
  vertebral body of C2
- 38: 第4頸椎椎体
  vertebral body of C4
- 39: 第5頸椎椎体
  vertebral body of C5
- 41: 第7頸椎椎体
  vertebral body of C7
- 43: 第2頸椎棘突起
  spinous process of C2
- 45: 第4頸椎棘突起
  spinous process of C4
- 46: 第5頸椎棘突起
  spinous process of C5
- 48: 第7頸椎棘突起
  spinous process of C7
- 50: 斜台　clivus
- 51: 後頭骨　occipital bone
- 54: 第4-5頸椎椎間板
  intervertebral disc of C4-C5
- 63: 項靱帯　nuchal ligament
- 65: 環椎前弓　anterior arch of atlas
- 66: 環椎後弓
  posterior arch of atlas
- 67: 軸椎歯突起
  dens（odontoid process）of axis

頸 椎 2

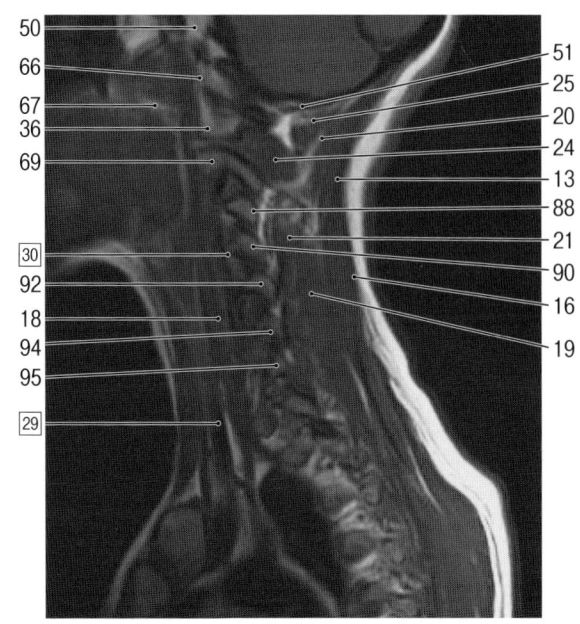

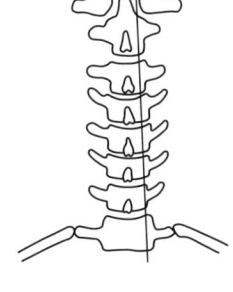

T1強調矢状断像

- 13: 頭板状筋　splenius capitis m.
- 16: 僧帽筋　trapezius m.
- 18: 頸最長筋　longissimus cervicis m.
- 19: 頸半棘筋　semispinalis cervicis m.
- 20: 頭半棘筋　semispinalis capitis m.
- 21: 多裂筋　multifidus m.
- 24: 下頭斜筋
    inferior oblique capitis m.
- 25: 後頭直筋
    posterior rectus capitis m.
- 29: 総頸動脈　common carotid a.
- 30: 椎骨動脈　vertebral a.
- 36: 第2頸椎椎体
    vertebral body of C2
- 50: 斜　台　clivus
- 51: 後頭骨　occipital bone
- 66: 環椎後弓
    posterior arch of atlas
- 67: 軸椎歯突起
    dens (odontoid process) of axis
- 69: 第3頸椎椎弓　lamina of C3
- 88: 第4頸椎下関節突起
    inferior articular process of C4
- 90: 第5頸椎下関節突起
    inferior articular process of C5
- 92: 第6頸椎下関節突起
    inferior articular process of C6
- 94: 第7頸椎下関節突起
    inferior articular process of C7
- 95: 第1胸椎下関節突起
    inferior articular process of D1

頸椎 3

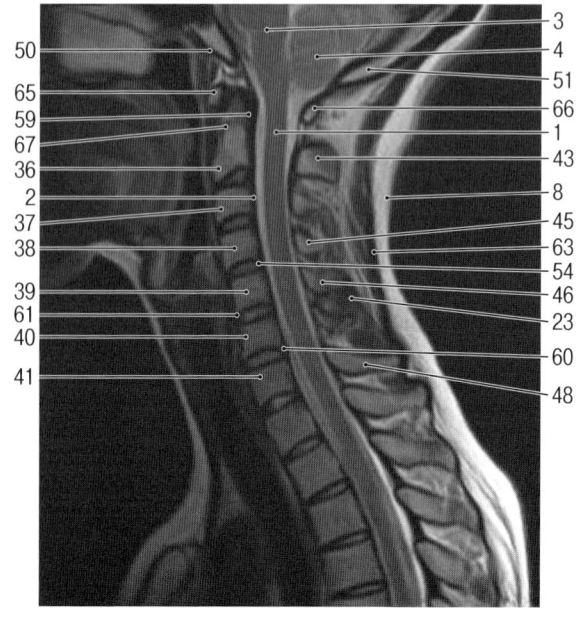

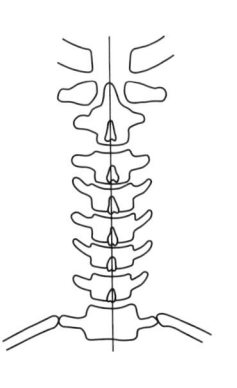

T2 強調矢状断像

- 1: 脊　髄　spinal cord
- 2: 脊髄液（くも膜下腔）
   CSF（subarachnoid space）
- 3: 橋・延髄
   pons and medulla oblongata
- 4: 小脳扁桃　cerebellar tonsil
- 8: 皮下脂肪　subcutaneous fat
- 23: 棘間筋　interspinal m.
- 36: 第2頸椎椎体
   vertebral body of C2
- 37: 第3頸椎椎体
   vertebral body of C3
- 38: 第4頸椎椎体
   vertebral body of C4
- 39: 第5頸椎椎体
   vertebral body of C5
- 40: 第6頸椎椎体
   vertebral body of C6
- 41: 第7頸椎椎体
   vertebral body of C7
- 43: 第2頸椎棘突起
   spinous process of C2
- 45: 第4頸椎棘突起
   spinous process of C4
- 46: 第5頸椎棘突起
   spinous process of C5
- 48: 第7頸椎棘突起
   spinous process of C7
- 50: 斜　台　clivus
- 51: 後頭骨　occipital bone
- 54: 第4-5頸椎間板
   intervertebral disc of C4-C5
- 59: 環椎横靭帯
   transverse ligament of atlas
- 60: 後縦靭帯
   posterior longitudinal ligament
- 61: 前縦靭帯
   anterior longitudinal ligament
- 63: 項靭帯　nuchal ligament
- 65: 環椎前弓　anterior arch of atlas
- 66: 環椎後弓
   posterior arch of atlas
- 67: 軸椎歯突起
   dens（odontoid process）of axis

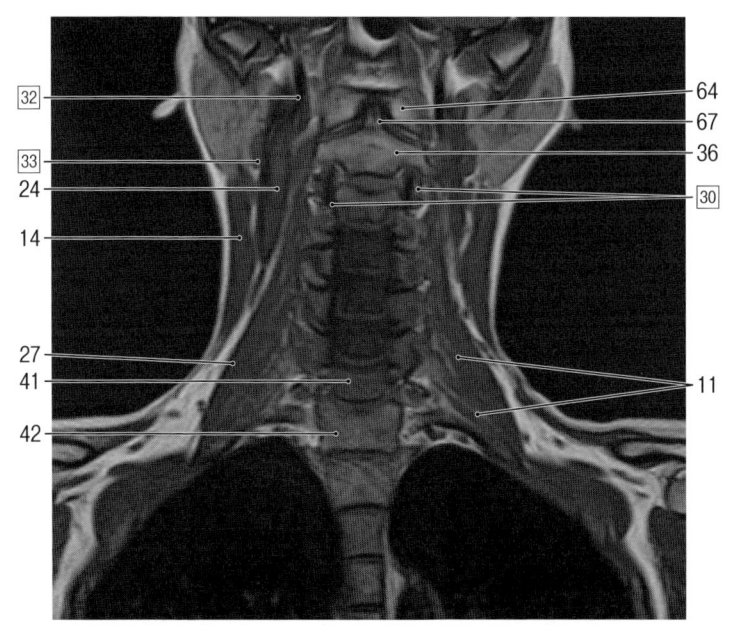

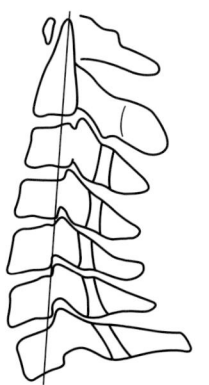

頸 椎 4

T1 強調冠状断像

- 11: 頸神経叢　cervical plexus
- 14: 胸鎖乳突筋　sternocleidomastoid m.
- 24: 下頭斜筋　inferior oblique capitis m.
- 27: 前斜角筋　anterior scalene m.
- 30: 椎骨動脈　vertebral a.
- 32: 内頸動脈　internal carotid a.
- 33: 内頸静脈　internal jugular v.
- 36: 第2頸椎椎体　vertebral body of C2
- 41: 第7頸椎椎体　vertebral body of C7
- 42: 第1胸椎椎体　vertebral body of D1
- 64: 環椎外側塊　lateral mass of atlas
- 67: 軸椎歯突起　dens（odontoid process）of axis

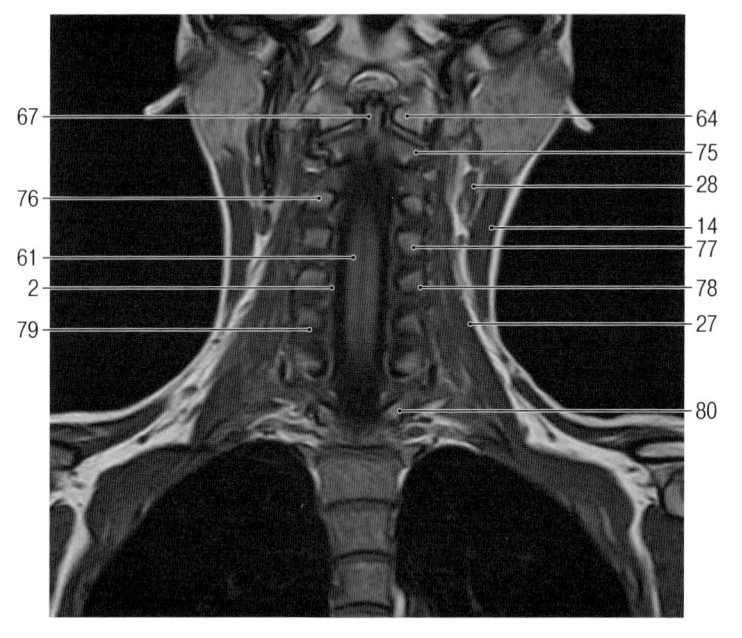

頸 椎 5

T1強調冠状断像

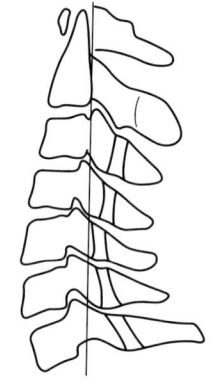

- 2: 脊髄液（くも膜下腔）
  CSF（subarachnoid space）
- 14: 胸鎖乳突筋
  sternocleidomastoid m.
- 27: 前斜角筋　anterior scalene m.
- 28: 顎二腹筋　digastric m.
- 61: 前縦靱帯
  anterior longitudinal ligament
- 64: 環椎外側塊　lateral mass of atlas
- 67: 軸椎歯突起
  dens（odontoid process）of axis
- 75: 第2頸椎横突起
  transverse process of C2
- 76: 第3頸椎横突起
  transverse process of C3
- 77: 第4頸椎横突起
  transverse process of C4
- 78: 第5頸椎横突起
  transverse process of C5
- 79: 第6頸椎横突起
  transverse process of C6
- 80: 第1胸椎横突起
  transverse process of D1

頸 椎 6

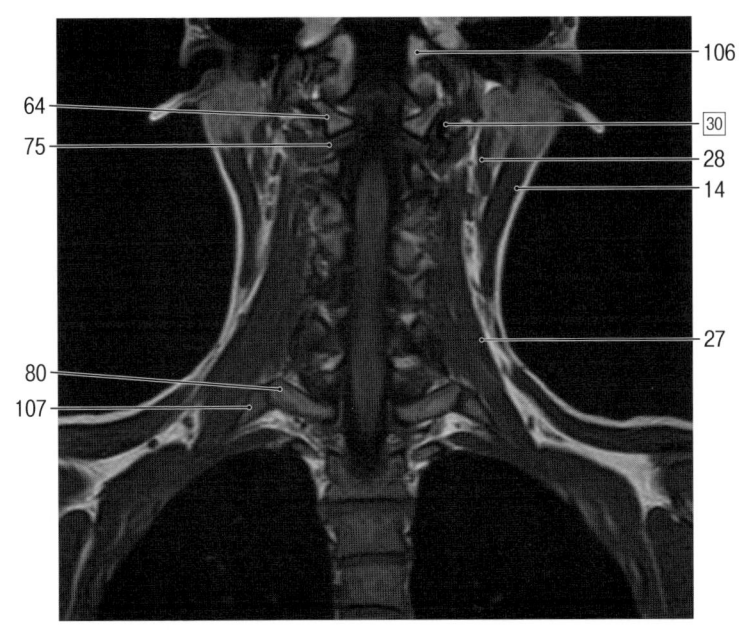

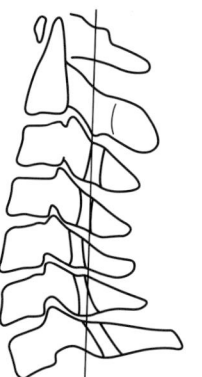

T1 強調冠状断像

14: 胸鎖乳突筋 sternocleidomastoid m.
27: 前斜角筋 anterior scalene m.
28: 顎二腹筋 digastric m.
30: 椎骨動脈 vertebral a.
64: 環椎外側塊 lateral mass of atlas
75: 第2頸椎横突起
    transverse process of C2
80: 第1胸椎横突起
    transverse process of D1
106: 後頭顆 occipital condyle
107: 第1肋骨 1st rib

頸椎 7

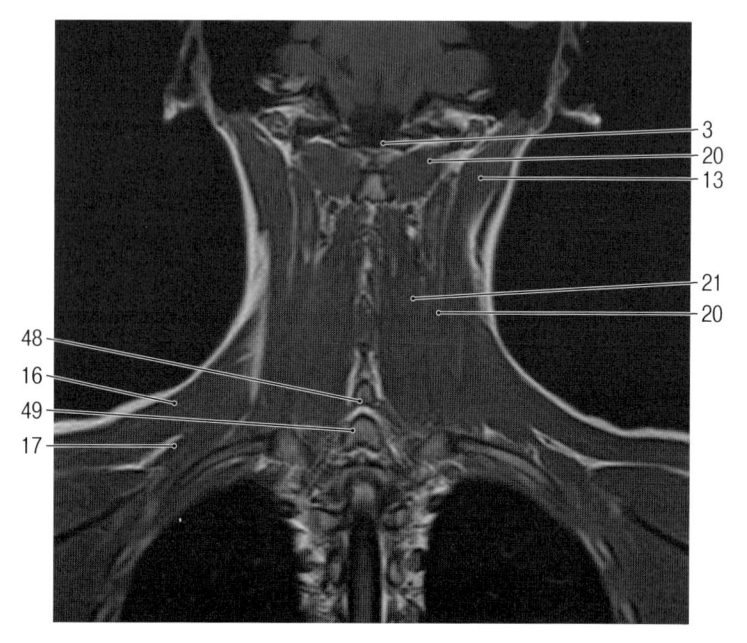

T1強調冠状断像

- 3: 橋・延髄
    pons and medulla oblongata
- 13: 頭板状筋　splenius capitis m.
- 16: 僧帽筋　trapezius m.
- 17: 肩甲挙筋　levator scapulae m.
- 20: 頭半棘筋　semispinalis capitis m.
- 21: 多裂筋　multifidus m.
- 48: 第7頸椎棘突起
    spinous process of C7
- 49: 第1胸椎棘突起
    spinous process of D1

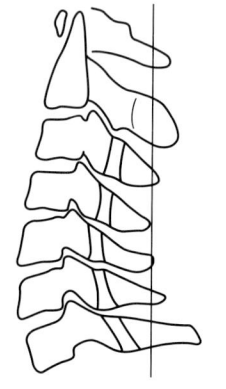

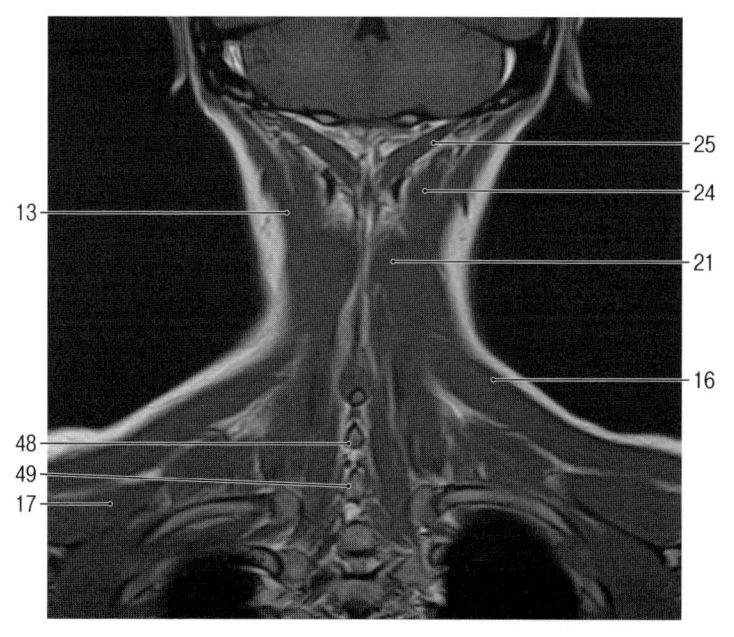

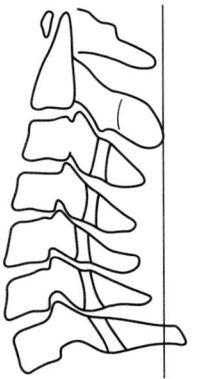

頸椎 8

T1強調矢状断像

- 13: 頭板状筋　splenius capitis m.
- 16: 僧帽筋　trapezius m.
- 17: 肩甲挙筋　levator scapulae m.
- 21: 多裂筋　multifidus m.
- 24: 下頭斜筋
    inferior oblique capitis m.
- 25: 後頭直筋
    posterior rectus capitis m.
- 48: 第7頸椎棘突起
    spinous process of C7
- 49: 第1胸椎棘突起
    spinous process of D1

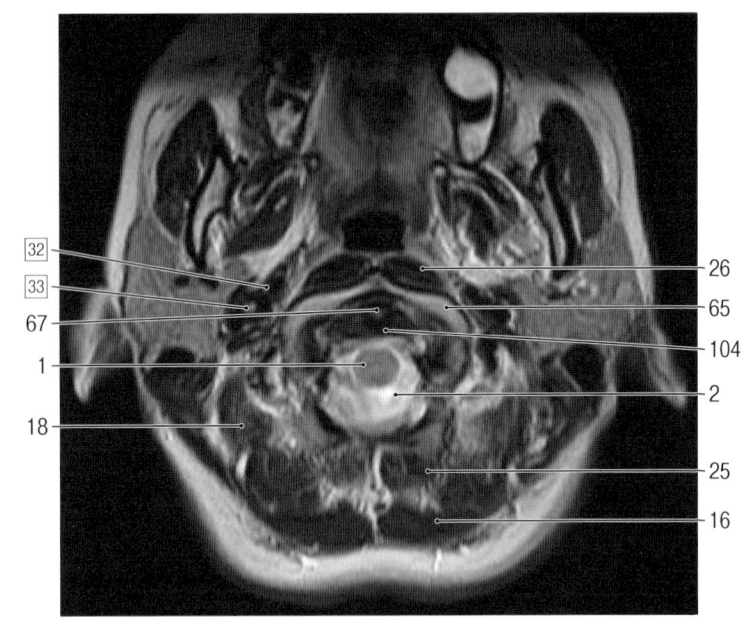

頸　椎　9

T2 強調水平断像

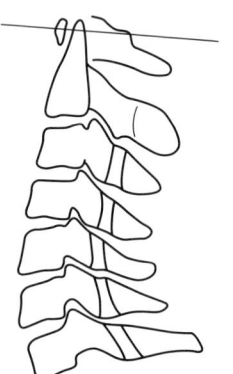

- 1: 脊　髄　spinal cord
- 2: 脊髄液（くも膜下腔）
   CSF（subarachnoid space）
- 16: 僧帽筋　trapezius m.
- 18: 頸最長筋　longissimus cervicis m.
- 25: 後頭直筋
   posterior rectus capitis m.
- 26: 椎前筋　prevertebral m.
- 32: 内頸動脈　internal carotid a.
- 33: 内頸静脈　internal jugular v.
- 65: 環椎前弓　anterior arch of atlas
- 67: 軸椎歯突起
   dens（odontoid process）of axis
- 104: 環椎十字靭帯
   cruciform ligament of atlas

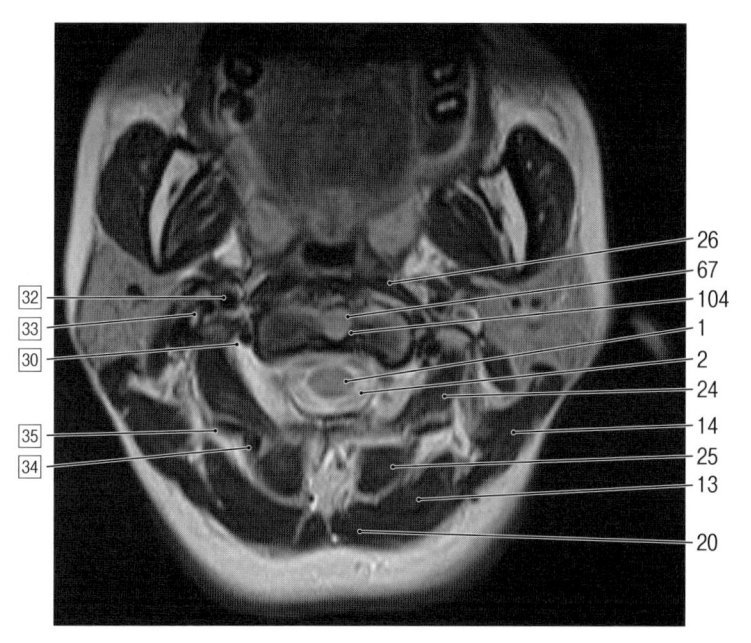

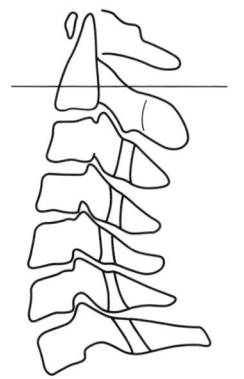

頸 椎 10

T2 強調水平断像

- 13: 頭板状筋　splenius capitis m.
- 14: 胸鎖乳突筋　sternocleidomastoid m.
- 20: 頭半棘筋　semispinalis capitis m.
- 24: 下頭斜筋　inferior oblique capitis m.
- 25: 後頭直筋　posterior rectus capitis m.
- 26: 椎前筋　prevertebral m.
- 30: 椎骨動脈　vertebral a.
- 32: 内頸動脈　internal carotid a.
- 33: 内頸静脈　internal jugular v.
- 34: 深頸動脈　deep cervical a.
- 35: 深頸静脈　deep cervical v.
- 67: 軸椎歯突起　dens (odontoid process) of axis
- 104: 環椎十字靭帯　cruciform ligament of atlas
- 1: 脊　髄　spinal cord
- 2: 脊髄液（くも膜下腔）　CSF (subarachnoid space)

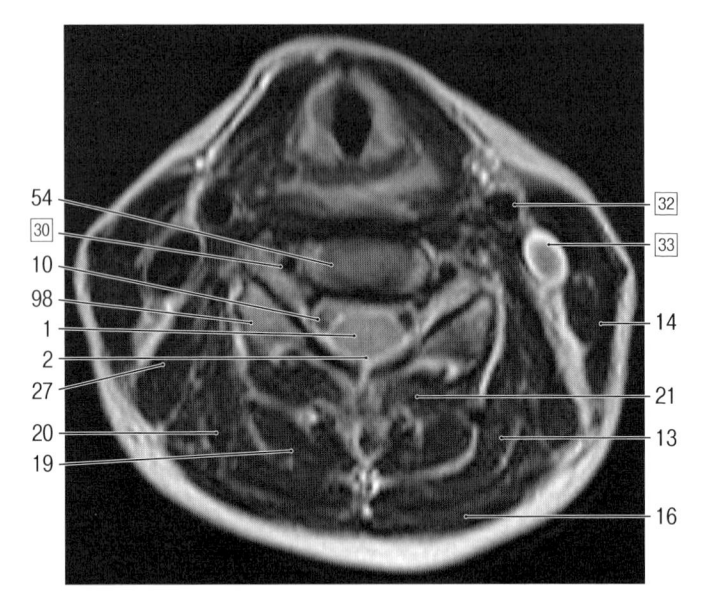

頸　椎　11

T2 強調水平断像

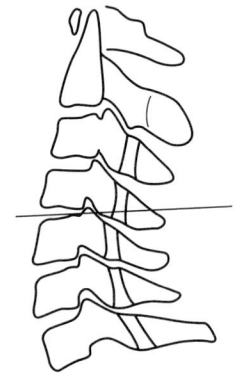

- 1: 脊　髄　spinal cord
- 2: 脊髄液（くも膜下腔）
  CSF（subarachnoid space）
- 10: 第5頸椎神経根　nerve root of C5
- 13: 頭板状筋　splenius capitis m.
- 14: 胸鎖乳突筋
  sternocleidomastoid m.
- 16: 僧帽筋　trapezius m.
- 19: 頸半棘筋　semispinalis cervicis m.
- 20: 頭半棘筋　semispinalis capitis m.
- 21: 多裂筋　multifidus m.
- 27: 前斜角筋　anterior scalene m.
- 30: 椎骨動脈　vertebral a.
- 32: 内頸動脈　internal carotid a.
- 33: 内頸静脈　internal jugular v.
- 54: 第4-5頸椎椎間板
  intervertebral disc of C4-C5
- 98: 第4-5頸椎椎間関節
  facet joint of C4-C5

頸 椎 12

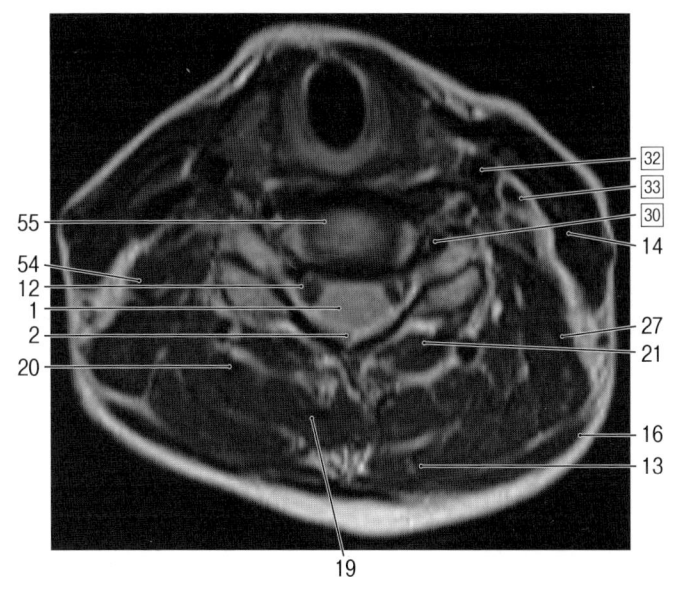

T2 強調水平断像

12: 神経根　nerve root
13: 頭板状筋　splenius capitis m.
14: 胸鎖乳突筋
　　　sternocleidomastoid m.
16: 僧帽筋　trapezius m.
19: 頸半棘筋　semispinalis cervicis m.
20: 頭半棘筋　semispinalis capitis m.
21: 多裂筋　multifidus m.
27: 前斜角筋　anterior scalene m.
30: 椎骨動脈　vertebral a.
32: 内頸動脈　internal carotid a.
33: 内頸静脈　internal jugular v.
54: 第 4-5 頸椎椎間板
　　　intervertebral disc of C4-C5
55: 第 5-6 頸椎椎間板
　　　intervertebral disc of C5-C6

1: 脊　髄　spinal cord
2: 脊髄液（くも膜下腔）
　　CSF（subarachnoid space）

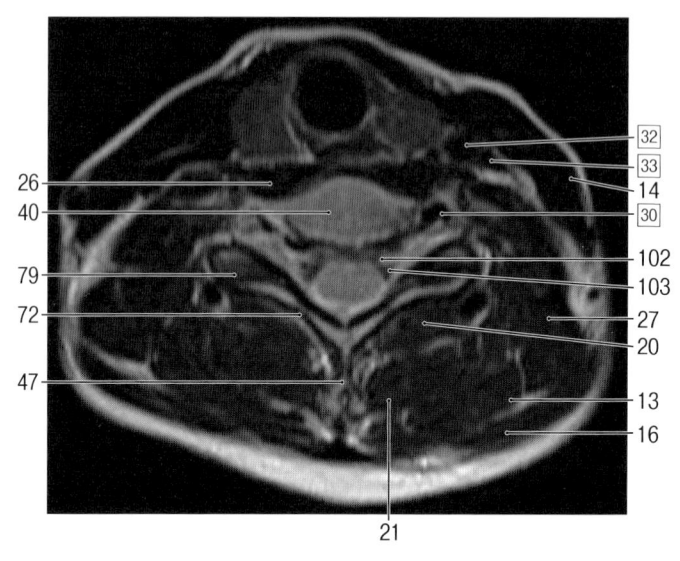

頸椎 13

T2 強調水平断像

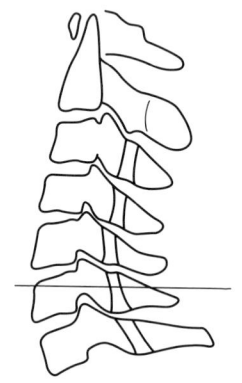

- 13: 頭板状筋　splenius capitis m.
- 14: 胸鎖乳突筋　sternocleidomastoid m.
- 16: 僧帽筋　trapezius m.
- 20: 頭半棘筋　semispinalis capitis m.
- 21: 多裂筋　multifidus m.
- 26: 椎前筋　prevertebral m.
- 27: 前斜角筋　anterior scalene m.
- 30: 椎骨動脈　vertebral a.
- 32: 内頸動脈　internal carotid a.
- 33: 内頸静脈　internal jugular v.
- 40: 第6頸椎椎体　vertebral body of C6
- 47: 第6頸椎棘突起　spinous process of C6
- 72: 第6頸椎椎弓　amina of C6
- 79: 第6頸椎横突起　transverse process of C6
- 102: 第6頸神経前根　anterior nerve root of C6
- 103: 第6頸神経後根　posterior nerve root of C6

B 胸　椎

■ 解剖項目一覧

1. 食　道 — esophagus
2. 後側硬膜外腔脂肪組織 — posterior epidural fat
3. くも膜下腔 — subarachnoid space
4. 皮下脂肪 — subcutaneous fat
5. 傍脊椎脂肪組織 — paravertebral fat
6. 脊　髄 — spinal cord
7. 硬膜外腔 — epidural space

---

8. 第8胸椎神経根 — nerve root of D8

---

9. 最長筋 — longissimus m.
10. 多裂筋 — multifidus m.
11. 僧帽筋 — trapezius m.
12. 脊柱起立筋 — erector spinae m.
13. 広背筋 — latissimus dorsi m.

---

14. 大動脈 — aorta
15. 奇静脈 — azygos v.
16. 半奇静脈 — hemiazygos v.
17. 椎体静脈 — basivertebral v.
18. 硬膜外静脈 — epidural v.

---

19. 第9肋骨 — 9th rib
20. 肋椎関節 — costovertebral articulation
21. 第2胸椎椎体 — vertebral body of D2
22. 第8胸椎椎体 — vertebral body of D8
23. 第9胸椎椎体 — vertebral body of D9

24.	第12胸椎椎体	vertebral body of D12
25.	第1腰椎椎体	vertebral body of L1
26.	第8-9胸椎椎間板	intervertebral disc of D8-D9
27.	第2胸椎棘突起	spinous process of D2
28.	第8胸椎棘突起	spinous process of D8
29.	第9胸椎棘突起	spinous process of D9
30.	第12胸椎棘突起	spinous process of D12
31.	第1腰椎棘突起	spinous process of L1
32.	第5胸椎弓根	pedicle of D5
33.	第8胸椎弓根	pedicle of D8
34.	第8胸椎上下関節突起	inferior/superior articular process of D8
35.	第8胸椎椎弓	lamina of D8
36.	第8-9胸椎椎間板髄核	nucleus pulposus of D8-D9 intervertebral disc
37.	第8-9胸椎椎間板線維輪	annulus fibrosus of D8-D9 intervertebral disc
38.	椎間孔	intervertebral foramen
39.	前縦靭帯	anterior longitudinal ligament
40.	前縦靭帯および椎体前部骨皮質	anterior longitudinal ligament & anterior cortex of vertebral body
41.	黄色靭帯	flavor ligament（yellow lig.）
42.	後縦靭帯および硬膜	posterior longitudinal ligament & dura
43.	棘上靭帯	supraspinal ligament

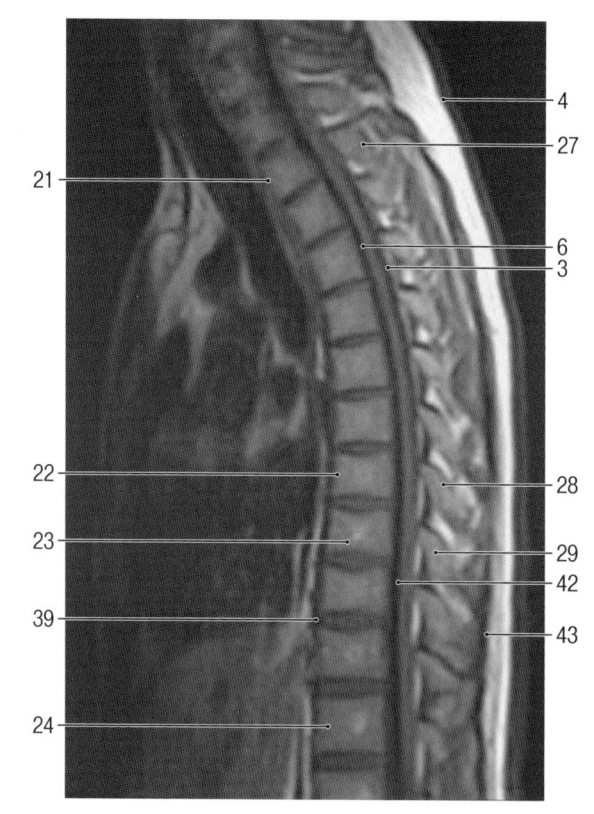

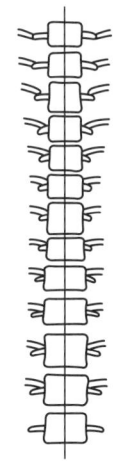

胸椎 1

T1 強調矢状断像

- 3: くも膜下腔　subarachnoid space
- 4: 皮下脂肪　subcutaneous fat
- 6: 脊　髄　spinal cord
- 21: 第2胸椎椎体
    vertebral body of D2
- 22: 第8胸椎椎体
    vertebral body of D8
- 23: 第9胸椎椎体
    vertebral body of D9
- 24: 第12胸椎椎体
    vertebral body of D12
- 27: 第2胸椎棘突起
    spinous process of D2
- 28: 第8胸椎棘突起
    spinous process of D8
- 29: 第9胸椎棘突起
    spinous process of D9
- 39: 前縦靭帯
    anterior longitudinal ligament
- 42: 後縦靭帯および硬膜
    posterior longitudinal ligament & dura
- 43: 棘上靭帯　supraspinal ligament

胸椎 2

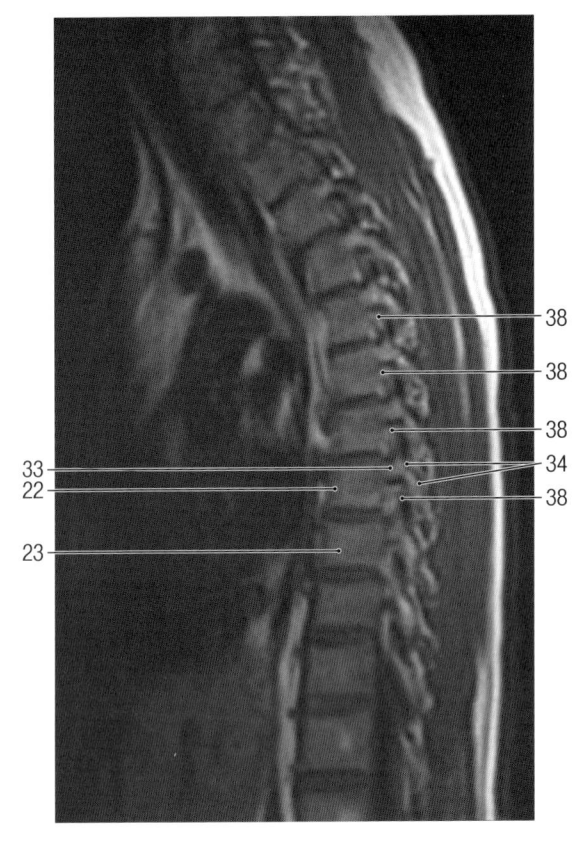

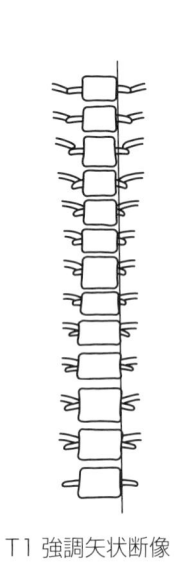

T1強調矢状断像

- 22: 第8胸椎椎体
    vertebral body of D8
- 23: 第9胸椎椎体
    vertebral body of D9
- 33: 第8胸椎弓根　pedicle of D8
- 34: 第8胸椎上下関節突起
    inferior/superior articular process of D8
- 38: 椎間孔　intervertebral foramen

胸椎 3

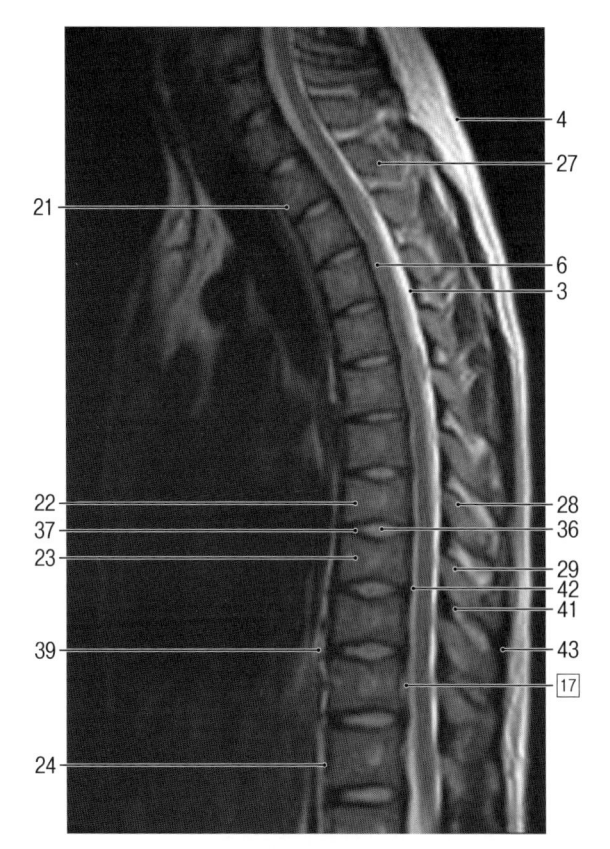

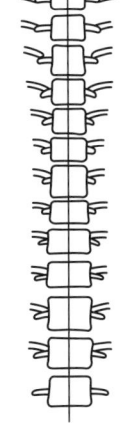

T2強調矢状断像

- 3: くも膜下腔　subarachnoid space
- 4: 皮下脂肪　subcutaneous fat
- 6: 脊髄　spinal cord
- 17: 椎体静脈　basivertebral v.
- 21: 第2胸椎椎体　vertebral body of D2
- 22: 第8胸椎椎体　vertebral body of D8
- 23: 第9胸椎椎体　vertebral body of D9
- 24: 第12胸椎椎体　vertebral body of D12
- 27: 第2胸椎棘突起　spinous process of D2
- 28: 第8胸椎棘突起　spinous process of D8
- 29: 第9胸椎棘突起　spinous process of D9
- 36: 第8-9胸椎椎間板髄核　nucleus pulposus of D8-D9 intervertebral disc
- 37: 第8-9胸椎椎間板線維輪　annulus fibrosus of D8-D9 intervertebral disc
- 39: 前縦靱帯　anterior longitudinal ligament
- 41: 黄色靱帯　flavor ligament (yellow lig.)
- 42: 後縦靱帯および硬膜　posterior longitudinal ligament & dura
- 43: 棘上靱帯　supraspinal ligament

胸　椎　4

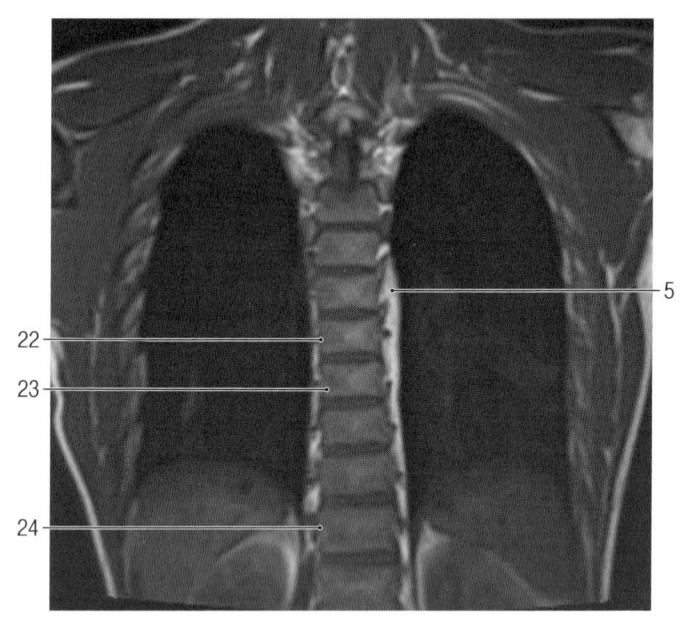

T1強調冠状断像

5：傍脊椎脂肪組織　paravertebral fat
22：第8胸椎椎体
　　　vertebral body of D8
23：第9胸椎椎体
　　　vertebral body of D9
24：第12胸椎椎体
　　　vertebral body of D12

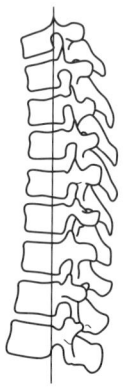

胸 椎 5

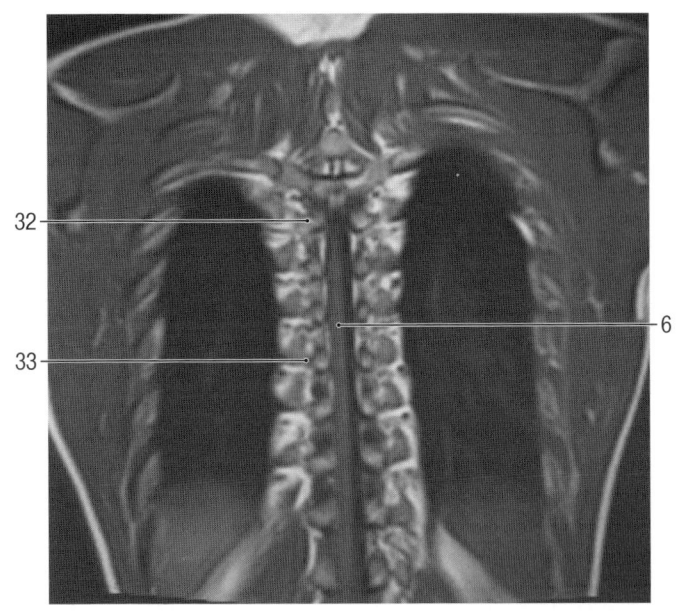

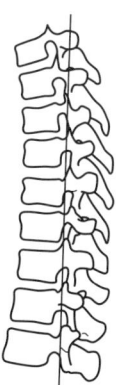

T1強調矢状断像

6: 脊　髄　spinal cord
32: 第5胸椎椎弓根　pedicle of D5
33: 第8胸椎椎弓根　pedicle of D8

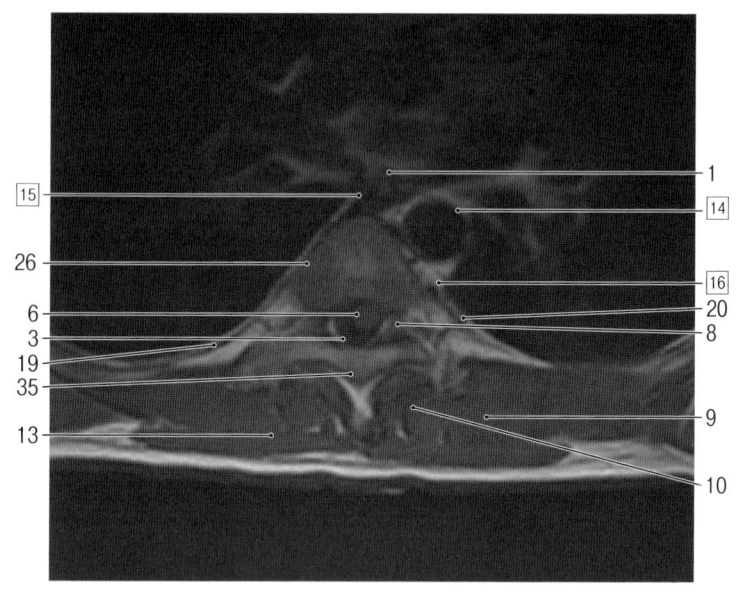

胸 椎 6

T1強調水平断像

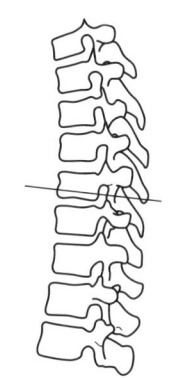

- 1: 食 道　esophagus
- 3: くも膜下腔　subarachnoid space
- 6: 脊 髄　spinal cord
- 8: 第8胸椎神経根
     nerve root of D8
- 9: 最長筋　longissimus m.
- 10: 多裂筋　multifidus m.
- 13: 広背筋　latissimus dorsi m.
- 14: 大動脈　aorta
- 15: 奇静脈　azygos v.
- 16: 半奇静脈　hemiazygos v.
- 19: 第9肋骨　9th rib
- 20: 肋椎関節
     costovertebral articulation
- 26: 第8-9胸椎椎間板
     intervertebral disc of D8-D9
- 35: 第8胸椎椎弓　lamina of D8

胸椎 7

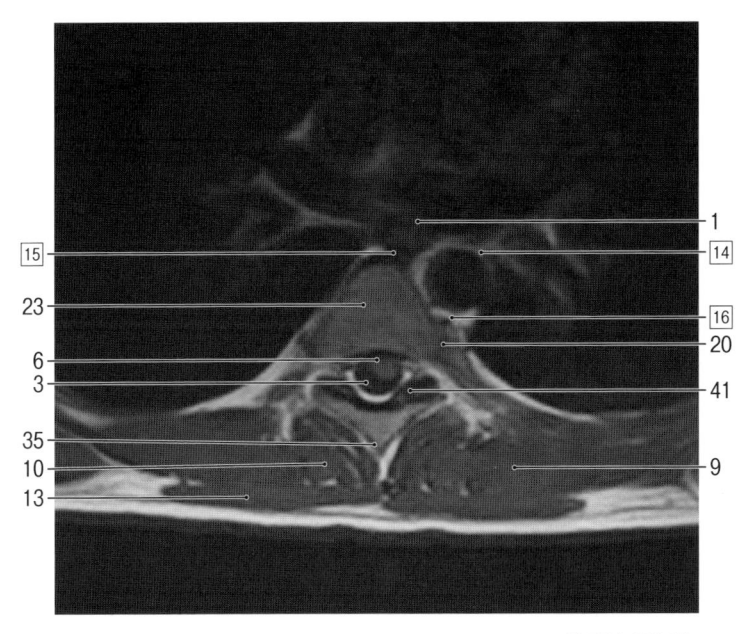

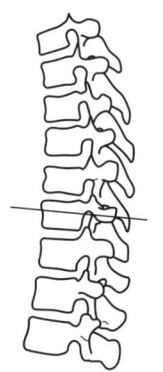

T1 強調水平断像

- 1: 食道　esophagus
- 3: くも膜下腔　subarachnoid space
- 6: 脊髄　spinal cord
- 9: 最長筋　longissimus m.
- 10: 多裂筋　multifidus m.
- 13: 広背筋　latissimus dorsi m.
- 14: 大動脈　aorta
- 15: 奇静脈　azygos v.
- 16: 半奇静脈　hemiazygos v.
- 20: 肋椎関節
      costovertebral articulation
- 23: 第9胸椎椎体
      vertebral body of D9
- 35: 第8胸椎弓　lamina of D8
- 41: 黄色靱帯
      flavor ligament (yellow lig.)

C 腰 椎

解剖項目一覧

1. 横隔膜脚　　　　　　　　　diaphragmatic crus
2. 右　腎　　　　　　　　　　right kidney
3. 左　腎　　　　　　　　　　left kidney
4. 下行結腸　　　　　　　　　descending colon
5. 後側硬膜外腔脂肪組織　　　posterior epidural fat
6. 前側硬膜外腔脂肪組織　　　anterior epidural fat
7. 皮下脂肪　　　　　　　　　subcutaneous fat
8. くも膜下腔　　　　　　　　subarachnoid space
9. 硬膜外腔　　　　　　　　　epidural space
10. 脊髄円索　　　　　　　　　conus medullaris
11. 馬　尾　　　　　　　　　　cauda equina
12. 神経根　　　　　　　　　　nerve root
13. 背側神経節　　　　　　　　dorsal nerve root ganglion
14. 第3腰神経　　　　　　　　spinal nerve of L3
15. 腰神経叢　　　　　　　　　lumbar plexus
16. 第12胸神経根　　　　　　　spinal nerve root of D12
17. 第1腰神経根　　　　　　　spinal nerve root of L1
18. 第2腰神経根　　　　　　　spinal nerve root of L2
19. 第3腰神経根　　　　　　　spinal nerve root of L3
20. 第4腰神経根　　　　　　　spinal nerve root of L4
21. 腸骨筋　　　　　　　　　　iliacus m.
22. 中・下殿筋　　　　　　　　gluteus medius/minimus m.
23. 外腹斜筋　　　　　　　　　external oblique m.
24. 内膜斜筋　　　　　　　　　internal oblique m.
25. 腹横筋　　　　　　　　　　transverse abdominis m.
26. 大腰筋　　　　　　　　　　psoas major m.
27. 腰方形筋　　　　　　　　　quadratus lumborum m.

28.	腰肋筋	iliocostalis m.
29.	最長筋	longissimus m.
30.	多裂筋	multifidus m.

31	大動脈	aorta
32	総腸骨動脈	common iliac a.
33	下大静脈	inferior vena cava
34	前内椎骨静脈叢	anterior internal venous plexus
35	椎体静脈	basivertebral v.
36	腹腔動脈	celiac a.
37	硬膜外静脈	epidural v.
38	腰動脈	lumbar a.
39	上腸間膜動脈	superior mesenteric a.（SMA）

40.	第1腰椎椎体	vertebral body of L1
41.	第2腰椎椎体	vertebral body of L2
42.	第3腰椎椎体	vertebral body of L3
43.	第4腰椎椎体	vertebral body of L4
44.	第4腰椎椎体上縁	superior surface of L4
45.	第4腰椎椎体下縁	inferior surface of L4
46.	第5腰椎椎体	vertebral body of L5
47.	第1仙椎椎体	vertebral body of S1
48.	第2仙椎椎体	vertebral body of S2
49.	第3仙椎椎体	vertebral body of S3
50.	第4仙椎椎体	vertebral body of S4
51.	第1腰椎椎弓根	pedicle of L1
52.	第2腰椎椎弓根	pedicle of L2
53.	第3腰椎椎弓根	pedicle of L3
54.	第4腰椎椎弓根	pedicle of L4
55.	第5腰椎椎弓根	pedicle of L5

56.	第12胸椎棘突起	spinous process of D12
57.	第1腰椎棘突起	spinous process of L1
58.	第2腰椎棘突起	spinous process of L2
59.	第3腰椎棘突起	spinous process of L3
60.	第4腰椎棘突起	spinous process of L4
61.	第5腰椎棘突起	spinous process of L5
62.	第4腰椎横突起	transverse process of L4
63.	第4腰椎椎弓	lamina of L4
64.	第1腰椎下関節突起	inferior articular process of L1
65.	第2腰椎上関節突起	superior articular process of L2
66.	第2腰椎下関節突起	inferior articular process of L2
67.	第3腰椎上関節突起	superior articular process of L3
68.	第3腰椎下関節突起	inferior articular process of L3
69.	第4腰椎上関節突起	superior articular process of L4
70.	第4腰椎下関節突起	inferior articular process of L4
71.	第5腰椎上関節突起	superior articular process of L5
72.	第12胸椎-第1腰椎椎間板	D12-L1 intervertebral disc
73.	第12胸椎-第1腰椎髄核内裂	intranuclear cleft of D12-L1 disc
74.	第1-2腰椎椎間板	intervertebral disc of L1-L2
75.	第2-3腰椎椎間板	intervertebral disc of L2-L3
76.	第3-4腰椎椎間板	intervertebral disc of L3-L4
77.	第3-4腰椎椎間板髄核	nucleus pulposus of L3-L4 intervertebral disc
78.	第3-4腰椎椎間板線維輪	annulus fibrosus of L3-L4 intervertebral disc
79.	第3-4腰椎椎間関節	facet joint of L3-L4
80.	第4腰椎椎間間部	pars interarticularis of L4
81.	第4-5腰椎椎間板	intervertebral disc of L4-L5
82.	第4-5腰椎椎間関節	facet joint of L4-L5
83.	第5腰椎-第1仙椎椎間板	intervertebral disc of L5-S1

84.	腸　骨	ilium
85.	仙　骨	sacrum
86.	正中仙骨稜	median sacral crest
87.	仙腸関節	sacroiliac joint
88.	前縦靭帯	anterior longitudinal ligament
89.	後縦靭帯および硬膜	posterior longitudinal ligament & dura
90.	黄色靭帯	flavor ligament（yellow lig.）

腰椎 1

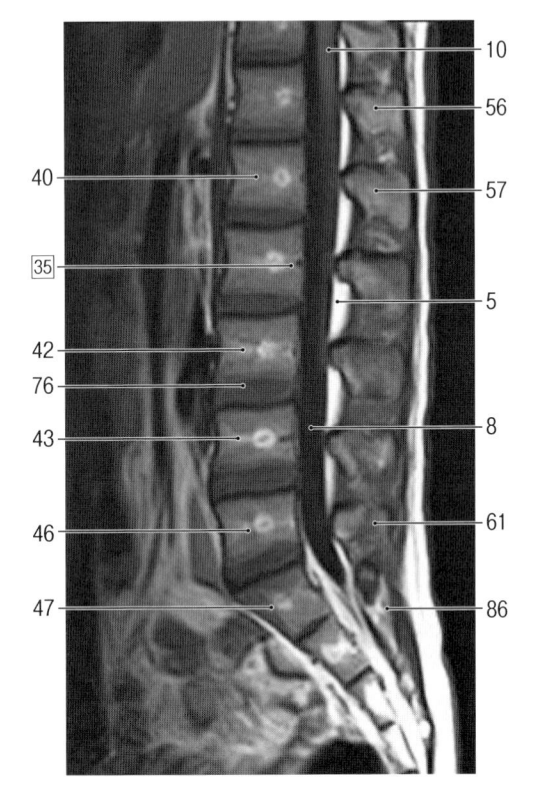

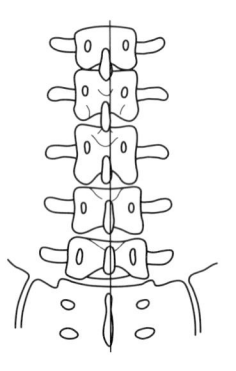

T1強調矢状断像

- 5: 後側硬膜外腔脂肪組織
    posterior epidural fat
- 8: くも膜下腔　subarachnoid space
- 10: 脊髄円錐　conus medullaris
- 35: 椎体静脈　basivertebral v.
- 42: 第3腰椎椎体
    vertebral body of L3
- 43: 第4腰椎椎体
    vertebral body of L4
- 46: 第5腰椎椎体
    vertebral body of L5
- 47: 第1仙椎椎体
    vertebral body of S1
- 56: 第12胸椎棘突起
    spinous process of D12
- 57: 第1腰椎棘突起
    spinous process of L1
- 61: 第5腰椎棘突起
    spinous process of L5
- 76: 第3-4腰椎椎間板
    intervertebral disc of L3-L4
- 86: 正中仙骨稜　median sacral crest

腰椎 2

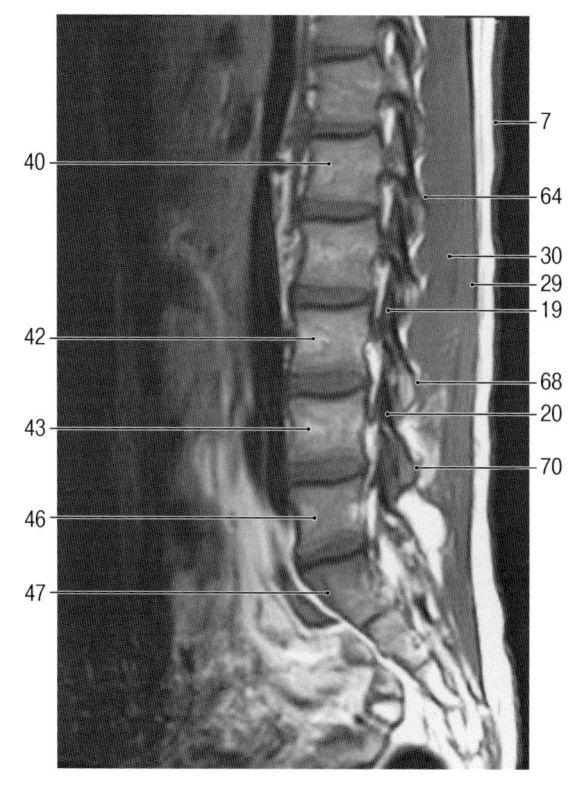

T1強調矢状断像

- 7: 皮下脂肪　subcutaneous fat
- 19: 第3腰神経根
    spinal nerve root of L3
- 20: 第4腰神経根
    spinal nerve root of L4
- 29: 最長筋　longissimus m.
- 30: 多裂筋　multifidus m.
- 40: 第1腰椎椎体
    vertebral body of L1
- 42: 第3腰椎椎体
    vertebral body of L3
- 43: 第4腰椎椎体
    vertebral body of L4
- 46: 第5腰椎椎体
    vertebral body of L5
- 47: 第1仙椎椎体
    vertebral body of S1
- 64: 第1腰椎下関節突起
    inferior articular process of L1
- 68: 第3腰椎下関節突起
    inferior articular process of L3
- 70: 第4腰椎下関節突起
    inferior articular process of L4

腰椎 3

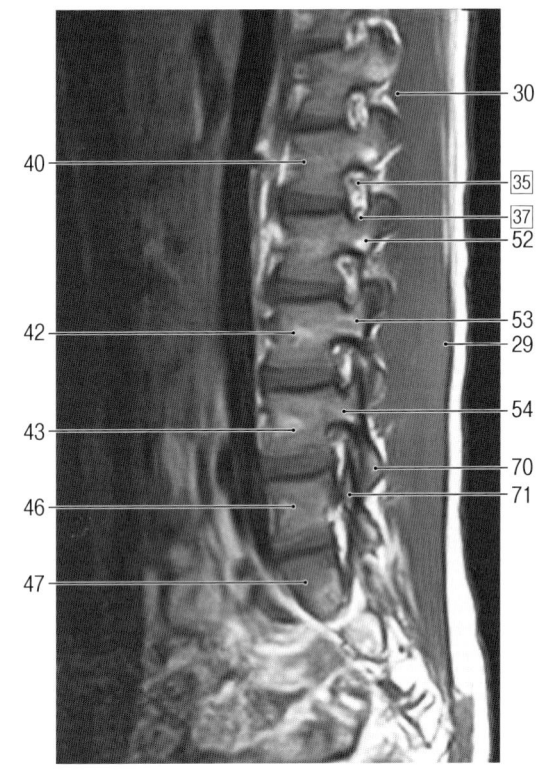

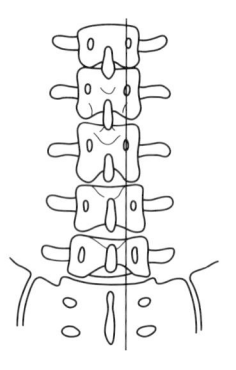

T1 強調矢状断像

- 29: 最長筋　longissimus m.
- 30: 多裂筋　multifidus m.
- 35: 椎体静脈　basivertebral v.
- 37: 硬膜外静脈　epidural v.
- 40: 第1腰椎椎体　vertebral body of L1
- 42: 第3腰椎椎体　vertebral body of L3
- 43: 第4腰椎椎体　vertebral body of L4
- 46: 第5腰椎椎体　vertebral body of L5
- 47: 第1仙椎椎体　vertebral body of S1
- 52: 第2腰椎弓根　pedicle of L2
- 53: 第3腰椎弓根　pedicle of L3
- 54: 第4腰椎弓根　pedicle of L4
- 70: 第4腰椎下関節突起　inferior articular process of L4
- 71: 第5腰椎上関節突起　superior articular process of L5

腰椎 4

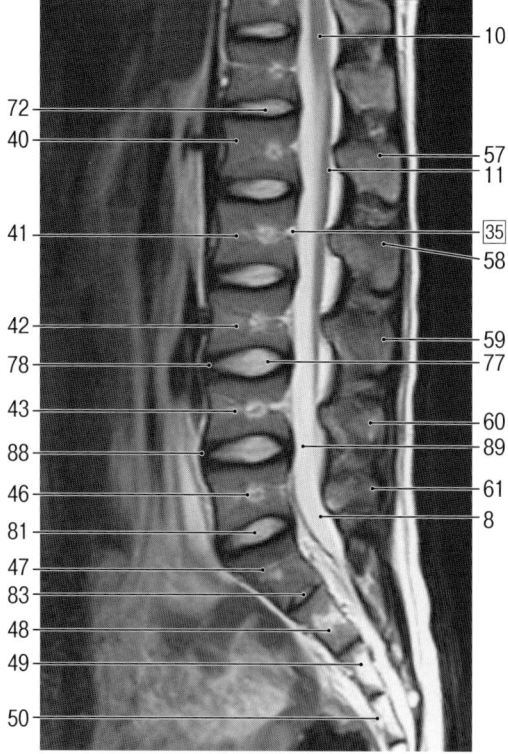

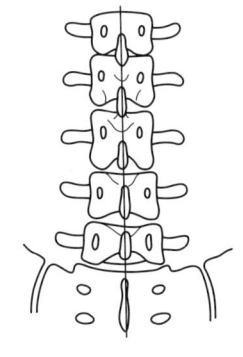

T2強調矢状断像

- 8: くも膜下腔　subarachnoid space
- 10: 脊髄円錐　conus medullaris
- 11: 馬　尾　cauda equina
- 35: 椎体静脈　basivertebral v.
- 40: 第1腰椎椎体
   vertebral body of L1
- 41: 第2腰椎椎体
   vertebral body of L2
- 42: 第3腰椎椎体
   vertebral body of L3
- 43: 第4腰椎椎体
   vertebral body of L4
- 46: 第5腰椎椎体
   vertebral body of L5
- 47: 第1仙椎椎体
   vertebral body of S1
- 48: 第2仙椎椎体
   vertebral body of S2
- 49: 第3仙椎椎体
   vertebral body of S3
- 50: 第4仙椎椎体
   vertebral body of S4
- 57: 第1腰椎棘突起
   spinous process of L1
- 58: 第2腰椎棘突起
   spinous process of L2
- 59: 第3腰椎棘突起
   spinous process of L3
- 60: 第4腰椎棘突起
   spinous process of L4
- 61: 第5腰椎棘突起
   spinous process of L5
- 72: 第12胸椎-第1腰椎椎間板
   D12-L1 intervertebral disc
- 77: 第3-4腰椎椎間板髄核
   nucleus pulposus of L3-L4 intervertebral disc
- 78: 第3-4腰椎椎間板線維輪
   annulus fibrosus of L3-L4 intervertebral disc
- 81: 第4-5腰椎椎間板
   intervertebral disc of L4-L5
- 83: 第5腰椎-第1仙椎椎間板
   intervertebral disc of L5-S1
- 88: 前縦靱帯
   anterior longitudinal ligament
- 89: 後縦靱帯および硬膜
   posterior longitudinal ligament & dura

腰椎 5

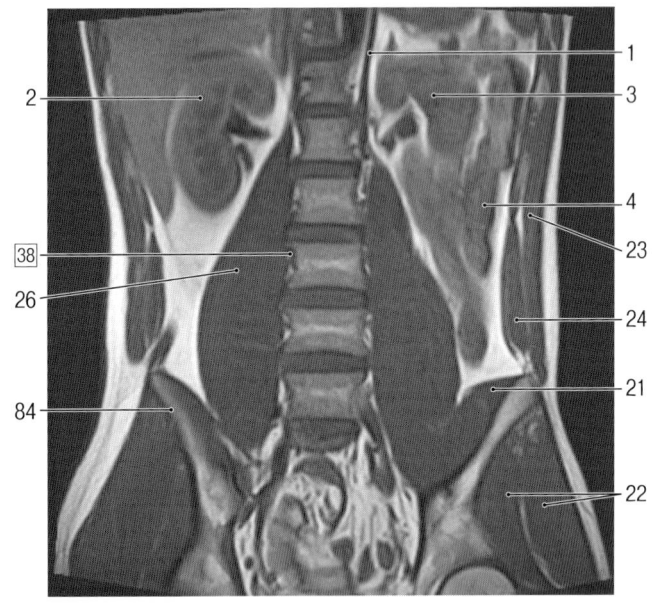

T1強調冠状断像

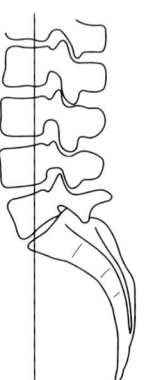

- 1: 横隔膜脚　diaphragmatic crus
- 2: 右　腎　right kidney
- 3: 左　腎　left kidney
- 4: 下行結腸　descending colon
- 21: 腸骨筋　iliacus m.
- 22: 中・下殿筋
　　　gluteus medius/minimus m.
- 23: 外腹斜筋　external oblique m.
- 24: 内腹斜筋　internal oblique m.
- 26: 大腰筋　psoas major m.
- 38: 腰動脈　lumbar a.
- 84: 腸　骨　ilium

腰椎 6

T1 強調冠状断像

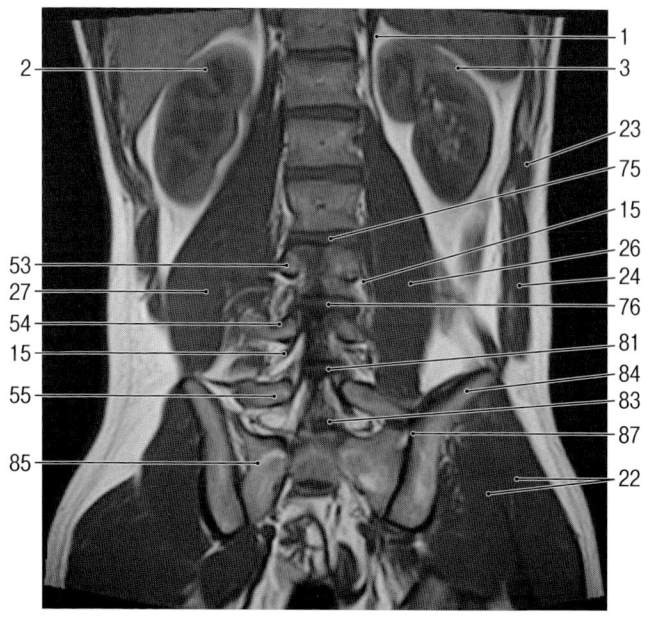

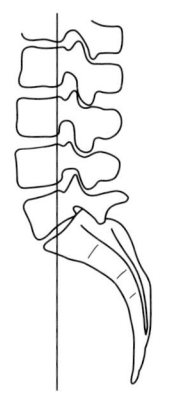

- 1: 横隔膜脚　diaphragmatic crus
- 2: 右　腎　right kidney
- 3: 左　腎　left kidney
- 15: 腰神経叢　lumbar plexus
- 22: 中・下殿筋　gluteus medius/minimus m.
- 23: 外腹斜筋　external oblique m.
- 24: 内腹斜筋　internal oblique m.
- 26: 大腰筋　psoas major m.
- 27: 腰方形筋　quadratus lumborum m.
- 53: 第3腰椎椎弓根　pedicle of L3
- 54: 第4腰椎椎弓根　pedicle of L4
- 55: 第5腰椎椎弓根　pedicle of L5
- 75: 第2-3腰椎椎間板　intervertebral disc of L2-L3
- 76: 第3-4腰椎椎間板　intervertebral disc of L3-L4
- 81: 第4-5腰椎椎間板　intervertebral disc of L4-L5
- 83: 第5腰椎-第1仙椎椎間板　intervertebral disc of L5-S1
- 84: 腸　骨　ilium
- 85: 仙　骨　sacrum
- 87: 仙腸関節　sacroiliac joint

腰 椎 7

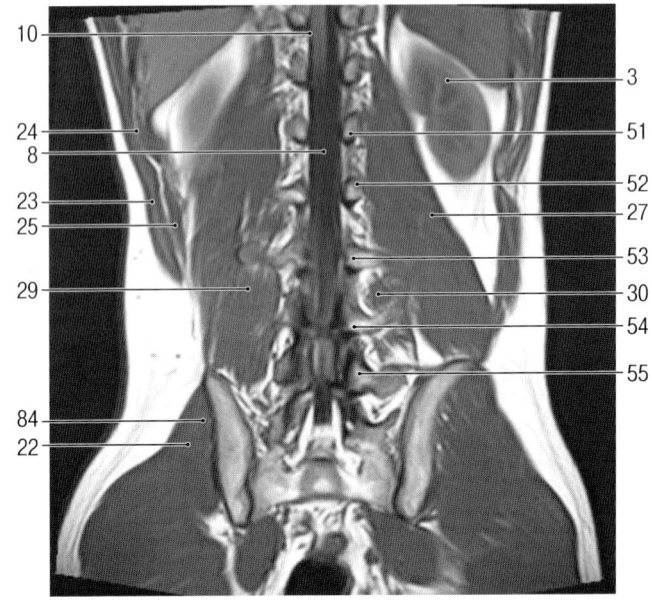

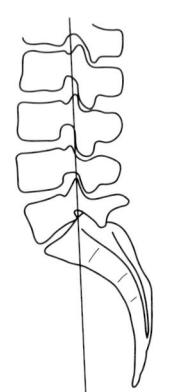

T1強調冠状断像

- 3: 左 腎　left kidney
- 8: くも膜下腔　subarachnoid space
- 10: 脊髄円索　conus medullaris
- 22: 中・下殿筋　gluteus medius/minimus m.
- 23: 外腹斜筋　external oblique m.
- 24: 内腹斜筋　internal oblique m.
- 25: 腹横筋　transverse abdominis m.
- 27: 腰方形筋　quadratus lumborum m.
- 29: 最長筋　longissimus m.
- 30: 多裂筋　multifidus m.
- 51: 第1腰椎椎弓根　pedicle of L1
- 52: 第2腰椎椎弓根　pedicle of L2
- 53: 第3腰椎椎弓根　pedicle of L3
- 54: 第4腰椎椎弓根　pedicle of L4
- 55: 第5腰椎椎弓根　pedicle of L5
- 84: 腸 骨　ilium

腰椎 8

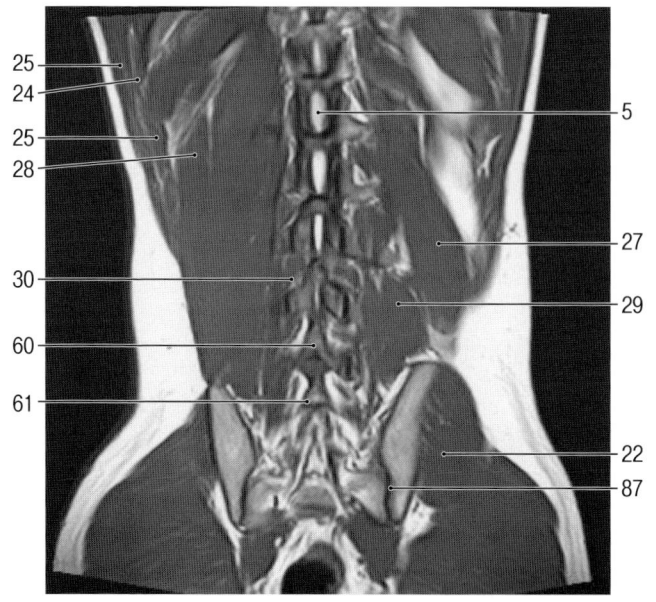

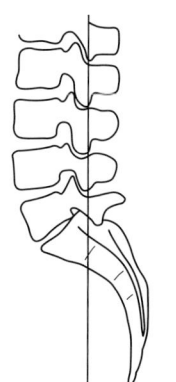

T1 強調冠状断像

- 5: 後側硬膜外腔脂肪組織
     posterior epidural fat
- 22: 中・下殿筋
     gluteus medius/minimus m.
- 24: 内腹斜筋 internal oblique m.
- 25: 腹横筋 transverse abdominis m.
- 27: 腰方形筋 quadratus lumborum m.
- 28: 腰肋筋 iliocostalis m.
- 29: 最長筋 longissimus m.
- 30: 多裂筋 multifidus m.
- 60: 第4腰椎棘突起
     spinous process of L4
- 61: 第5腰椎棘突起
     spinous process of L5
- 87: 仙腸関節 sacroiliac joint

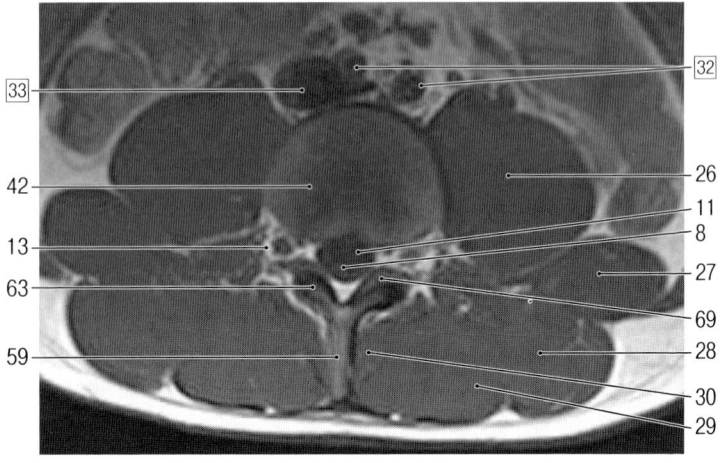

腰　椎　9

T1強調水平断像

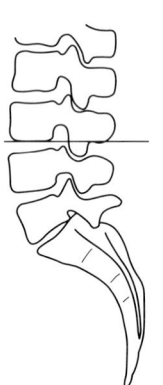

- 8： くも膜下腔　subarachnoid space
- 11： 馬　尾　cauda equina
- 13： 背側神経節　dorsal nerve root ganglion
- 26： 大腰筋　psoas major m.
- 27： 腰方形筋　quadratus lumborum m.
- 28： 腰肋筋　iliocostalis m.
- 29： 最長筋　longissimus m.
- 30： 多裂筋　multifidus m.
- 32： 総腸骨動脈　common iliac a.
- 33： 下大静脈　inferior vena cava
- 42： 第3腰椎椎体　vertebral body of L3
- 59： 第3腰椎棘突起　spinous process of L3
- 63： 第4腰椎椎弓　lamina of L4
- 69： 第4腰椎上関節突起　superior articular process of L4

腰 椎 10

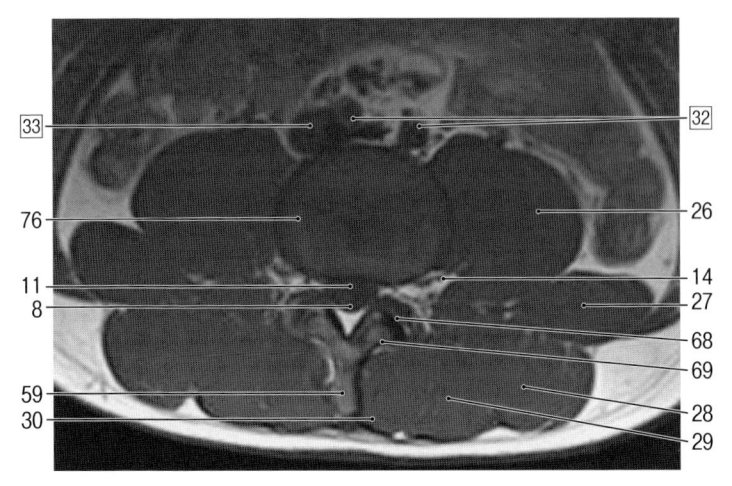

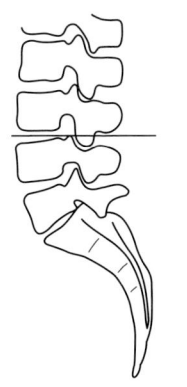

T1強調水平断像

- 8: くも膜下腔　subarachnoid space
- 11: 馬　尾　cauda equina
- 14: 第3腰神経　spinal nerve of L3
- 26: 大腰筋　psoas major m.
- 27: 腰方形筋　quadratus lumborum m.
- 28: 腰肋筋　iliocostalis m.
- 29: 最長筋　longissimus m.
- 30: 多裂筋　multifidus m.
- 32: 総腸骨動脈　common iliac a.
- 33: 下大静脈　inferior vena cava
- 59: 第3腰椎棘突起　spinous process of L3
- 68: 第3腰椎下関節突起　inferior articular process of L3
- 69: 第4腰椎上関節突起　superior articular process of L4
- 76: 第3-4腰椎椎間板　intervertebral disc of L3-L4

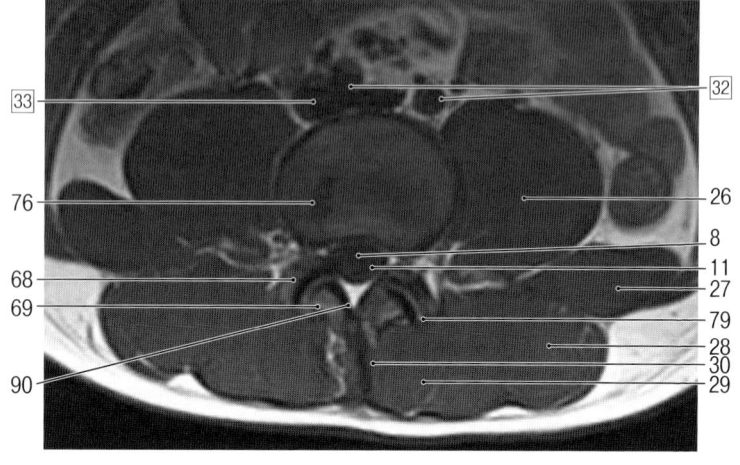

腰 椎 11

T1 強調水平断像

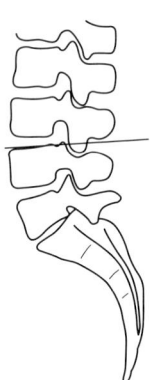

- 8: くも膜下腔　subarachnoid space
- 11: 馬　尾　cauda equina
- 26: 大腰筋　psoas major m.
- 27: 腰方形筋　quadratus lumborum m.
- 28: 腰肋筋　iliocostalis m.
- 29: 最長筋　longissimus m.
- 30: 多裂筋　multifidus m.
- 32: 総腸骨動脈　common iliac a.
- 33: 下大静脈　inferior vena cava
- 68: 第3腰椎下関節突起
    inferior articular process of L3
- 69: 第4腰椎上関節突起
    superior articular process of L4
- 76: 第3-4腰椎椎間板
    intervertebral disc of L3-L4
- 79: 第3-4腰椎椎間関節
    facet joint of L3-L4
- 90: 黄色靭帯
    flavor ligament（yellow lig.）

腰　椎　12

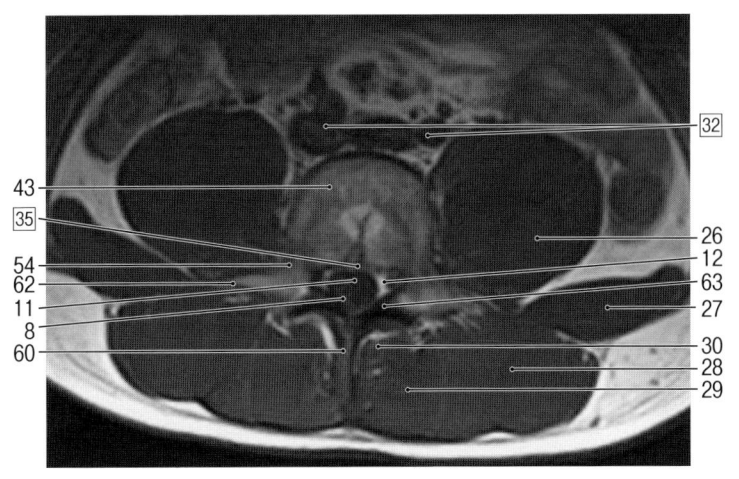

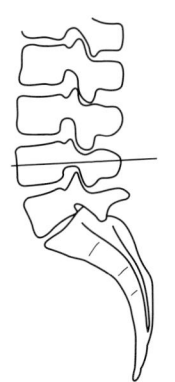

T1 強調水平断像

- 8：くも膜下腔　subarachnoid space
- 11：馬　尾　cauda equina
- 12：神経根　nerve root
- 26：大腰筋　psoas major m.
- 27：腰方形筋　quadratus lumborum m.
- 28：腰肋筋　iliocostalis m.
- 29：最長筋　longissimus m.
- 30：多裂筋　multifidus m.
- 32：総腸骨動脈　common iliac a.
- 35：椎体静脈　basivertebral v.
- 43：第4腰椎椎体
     vertebral body of L4
- 54：第4腰椎椎弓根　pedicle of L4
- 60：第4腰椎棘突起
     spinous process of L4
- 62：第4腰椎横突起
     transverse process of L4
- 63：第4腰椎椎弓　lamina of L4

上肢，下肢 11

■ 検査のポイント ■

上肢は肢位の工夫をしない限り，すべての関節が magnetic field の中心からはずれることを念頭において撮像に臨む必要がある．下肢は両側を撮像することも可能であり，左右差を比較することも容易である．ただし，靱帯など小さな構造が重要である場合はコイル，肢位などの工夫が必要となる．

■ 体位 ■

肩関節：背臥位．患者が小柄な場合は撮像側の関節をガントリー中心に寄せることができるが，たいていはスペースの余裕はないため，特に工夫ができないことが多い．上肢は中間位からやや外旋位が望ましい．

肘関節：進展し，回外位（解剖学的肢位）をとる．スペースに余裕があれば撮像側をガントリー中央に寄せる．

手関節：腹臥位で上肢を挙上し，肘を軽度屈曲させて手掌面を検査台につける．あるいは中間位をとる．手の位置は magnetic center にくるように設定する．クロールを泳いでいるような肢位である．肩関節，肘関節に痛みがあるような患者の場合は肘関節撮像時と同様の肢位が推奨される．

股関節：背臥位．分解能が落ちても両側を一度に撮像することで，骨頭の形態などの左右差が確認できることで変形を確認しやすくなることがある．関節唇などの小構造はサーフェスコイルを使用して分解能を上げる必要がある．

膝関節：関節内構造の撮像を行う際はできるだけ屈曲させる必要がある．特に前十字靱帯の大腿骨付着部は伸展位で撮像すると骨の partial volume effect により観察ができなくなる．コイル内でも屈曲させるような工夫を考慮する必要がある．

足関節:固定で特に難しいことはないが,極度の底屈,背屈は避ける.

▌撮像条件▐

　撮像対象が小さく表層近くにあるため,各々の関節に適したサーフェスコイルを使用することが肝要である.ルーチンメニューを組むことは可能であるが,それぞれ疑われる疾患ごとに撮像方法を変えるのが理想である.たとえば肘関節で内側上顆炎が疑われる場合は内側側副靭帯が良好に撮像される条件を選択すべきであるし,感染性の関節炎が疑われる場合は細かい靭帯の評価よりも炎症の範囲を的確に描出するための撮像が必要となる,という具合である.シークエンスも,骨髄信号を確認したければT2系の他にもT1強調画像が必須であるし,靭帯損傷を確認したければ,脂肪抑制T2系の他,T2*強調画像が重要な役割をはたす.撮像方向も3方向すべてを撮像するのが理想的であるが,検査時間が無駄に延長しないようなシークエンスとの組合せを考慮するべきである.

▌読影のポイント▐

　この領域の特徴として,解剖の複雑さがあげられる.またそれぞれの小さな構造が治療対象となりうるため,画像検査に求められる条件(たいていは「分解能」)も厳しくなる.一方で,よく遭遇する疾患は比較的限られており,症状から診断できるものも非常に多い.

外傷性疾患:多くはスポーツ歴や受傷機転,症状,年齢などから推測することができ,撮像条件も考慮しやすい(つまり不適切な検査をした場合はより恥をかく).

炎症性疾患:MRIに求められるのは炎症の範囲,炎症にともなう周囲構造の損傷確認である.骨の変形や全身的な炎症の分布把握などは単純写真や核医学が適している.

軟部腫瘍:治療方針を決定するうえで,進展範囲の把握がもっとも重要であり,MRIは必要不可欠な検査である.特に神経,血管との関係をより詳しく描出するようなシークエンス,撮像方向を考慮し,読影する.

骨腫瘍:存在診断・質的診断ともにMRIが大きな役割をはたす.T1強調

画像や脂肪抑制 T2 強調画像では正常骨髄と腫瘍成分を造影することなく明瞭に分離でき，時に骨シンチ以上の感度を示す．骨外進展の有無，血管・神経との関係を描出するには最適の画像検査である．内部性状に言及することも重要であるが，治療方針により大きな影響を与えるのは進展範囲であることを念頭におく必要がある．

A 上　肢

■ 解剖項目一覧

1. 正中神経　　　　　　　median n.
2. 尺骨神経　　　　　　　ulnar n.
3. 橈骨神経　　　　　　　radial n.

----

4. 棘下筋　　　　　　　　infraspinatus m.
5. 棘上筋　　　　　　　　supraspinatus m.
6. 小胸筋　　　　　　　　pectoralis minor m.
7. 三角筋　　　　　　　　deltoid m.
8. 大円筋　　　　　　　　teres major m.
9. 肩甲下筋　　　　　　　subscapularis m.
10. 上腕二頭筋　　　　　　biceps brachii m.
11. 上腕二頭筋短頭　　　　short head of biceps brachii m.
12. 烏口腕筋　　　　　　　coracobrachialis m.
13. 上腕筋　　　　　　　　brachialis m.
14. 上腕三頭筋　　　　　　triceps brachii m.
15. 上腕三頭筋長頭　　　　triceps brachii m.（long head）
16. 上腕三頭筋腱　　　　　triceps tendon
17. 肘　筋　　　　　　　　anconeus m.
18. 円回内筋　　　　　　　pronator teres m.
19. 橈側手根屈筋　　　　　flexor carpi radialis m.
20. 尺側手根屈筋　　　　　flexor carpi ulnaris m.
21. 浅指屈筋　　　　　　　flexor digitorum superficialis m.
22. 深指屈筋　　　　　　　flexor digitorum profundus m.
23. 腕橈骨筋　　　　　　　brachioradialis m.
24. 長橈側手根伸筋　　　　extensor carpi radialis longus m.
25. 短橈側手根伸筋　　　　extensor carpi radialis brevis m.
26. 尺側手根伸筋　　　　　extensor carpi ulnaris m.

27.	回外筋	spinator m.
28.	長母指外転筋	abductor pollicis longus m.
29.	固有総指伸筋	extensor digitorum m.
30.	総指屈筋腱	common flexor tendon
31.	総指伸筋腱	common extensor tendon
32.	小指外転筋	abductor digiti minimi m.
33.	母指球筋群	thenar m.
34.	小指対立筋	opponens digiti minimi m.
35.	母指内転筋	adductor pollicis m.
36.	虫様筋	lumbricalis m.
37.	骨間筋	interosseous m.
38.	屈筋支帯	flexor retinaculum
39.	棘上筋腱	supraspinatus tendon
40.	棘下筋腱	infraspinatus tendon
41.	肩甲下筋腱	subscapularis tendon
42.	上腕二頭筋長頭筋腱	long head of biceps brachii tendon
43.	上腕二頭筋腱	biceps brachii tendon
44.	橈側手根屈筋腱	flexor carpi radialis tendon
45.	尺側手根屈筋	flexor carpi ulnalis tendon
46.	浅指屈筋腱	flexor digitorum superficialis tendon
47.	深指屈筋腱	flexor digitorum profundus tendon
48.	長母指屈筋腱	flexor pollicis longus tendon
49.	長母指伸筋腱	extensor pollicis longus tendon
50.	長橈側手根伸筋腱	extensor carpi radialis longus tendon
51.	短橈側手根伸筋腱	extensor carpi radialis brevis tendon
52.	尺側手根伸筋腱	extensor carpi ulnalis tendon
53.	小指伸筋腱	extensor digiti minimi tendon
54.	短母指伸筋腱	extensor pollicis brevis tendon
55.	指伸筋腱	extensor digitorum tendon
56.	短橈側手根伸筋腱	extensor carpi radialis brevis tendon

57	腋窩動脈	axillary a.
58	腋窩静脈	axillary v.
59	肩甲上動脈	suprascapular a.
60	橈骨動脈	radial a.
61	尺骨動脈	ulnar a.
62	橈側皮静脈	cephalic v.
63	尺側皮静脈	basilic v.

64. 肩甲骨　　　　　　　scapula
65. 肩甲骨関節窩　　　　glenoid fossa of scapula
66. 肩甲棘　　　　　　　scapural spine
67. 烏口突起　　　　　　coracoid process
68. 鎖　骨　　　　　　　clavicle
69. 大結節　　　　　　　greater tuberosity
70. 小結節　　　　　　　lesser tuberosity
71. 肩　峰　　　　　　　acromion
72. 関節唇　　　　　　　labrum
73. 前関節唇　　　　　　anterior labrum
74. 後関節唇　　　　　　posterior labrum
75. 結節間溝　　　　　　intertubercular sulcus
76. 上腕骨　　　　　　　humerus
77. 上腕骨骨頭　　　　　humeral head
78. 上腕骨骨幹部　　　　diaphysis of the humerus
79. 上腕骨内側上顆　　　medial epicondyle of humerus
80. 上腕骨外側上顆　　　lateral epicondyle of humerus
81. 肘　頭　　　　　　　olecranon
82. 肘頭窩　　　　　　　olecranon fossa
83. 滑　車　　　　　　　trochlea
84. 小　頭　　　　　　　capitulum

85.	橈　骨	radius
86.	橈骨小頭	head of radius
87.	橈骨粗面	radial tuberosity
88.	尺　骨	ulna
89.	尺骨茎状突起	styloid process of the ulna
90.	舟状骨	scaphoid
91.	月状骨	lunate
92.	三角骨	triquetrum
93.	大菱形骨	trapezium
94.	小菱形骨	trapezoid
95.	有頭骨	capitate
96.	有鉤骨	hamate
97.	豆状骨	pisiform
98.	有鉤骨鉤	hook of the hamate
99.	第1中手骨	first metacalpal
100.	第2中手骨	second metacalpal
101.	第3中手骨	third metacalpal
102.	第4中手骨	fourth metacalpal
103.	第5中手骨	fifth metacalpal
104.	三角線維軟骨	triangular fibrocartilage
105.	外側側副靭帯	lateral collateral lig.
106.	内側側副靭帯	medial collateral lig.
107.	posterior fat pad	

肩 1

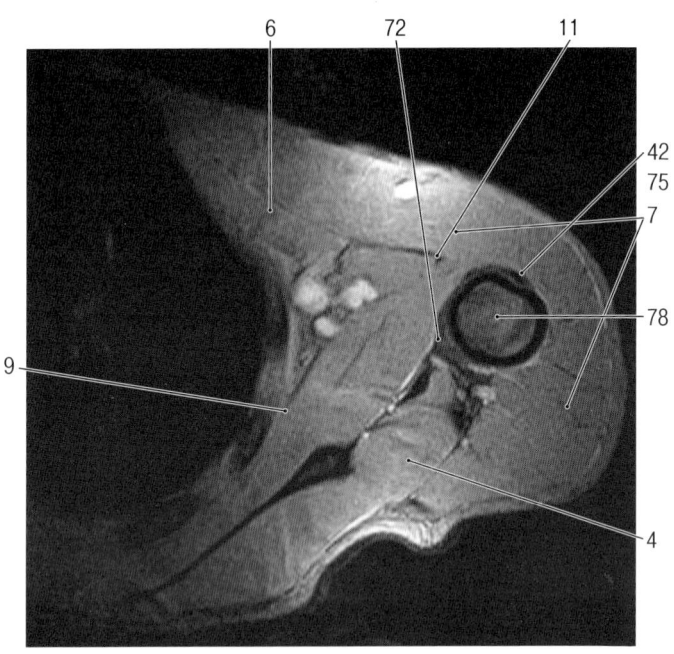

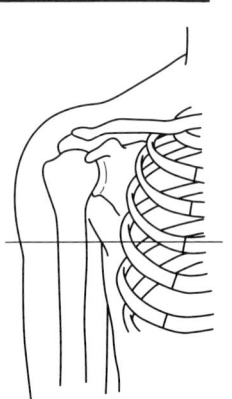

T2*強調横断像

- 4: 棘下筋　infraspinatus m.
- 6: 小胸筋　pectoralis minor m.
- 7: 三角筋　deltoid m.
- 9: 肩甲下筋　subscapularis m.
- 11: 上腕二頭筋短頭
    short head of biceps brachii m.
- 42: 上腕二頭筋長頭筋腱
    long head of biceps brachii tendon
- 72: 関節唇　labrum
- 75: 結節間溝
    intertubercular sulcus
- 78: 上腕骨骨幹部
    diaphysis of the humerus

肩 2

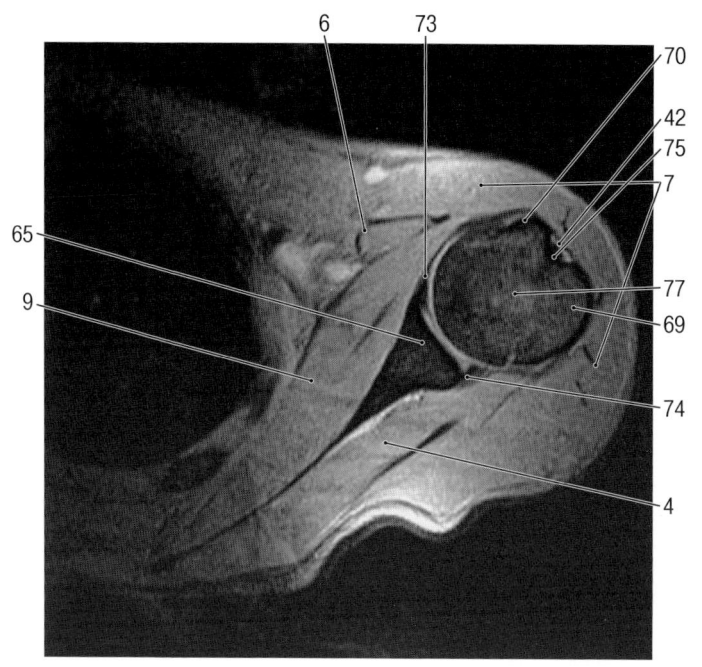

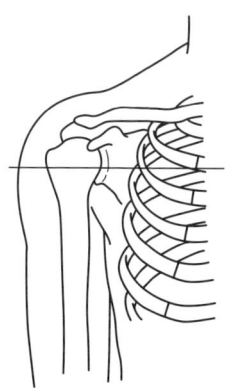

T2* 強調横断像

- 4: 棘下筋　infraspinatus m.
- 6: 小胸筋　pectoralis minor m.
- 7: 三角筋　deltoid m.
- 9: 肩甲下筋　subscapularis m.
- 42: 上腕二頭筋長頭筋腱
  　　long head of biceps brachii tendon
- 65: 肩甲骨関節窩
  　　glenoid fossa of scapula
- 69: 大結節　greater tuberosity
- 70: 小結節　lesser tuberosity
- 73: 前関節唇　anterior labrum
- 74: 後関節唇　posterior labrum
- 75: 結節間溝　intertubercular sulcus
- 77: 上腕骨骨頭　humeral head

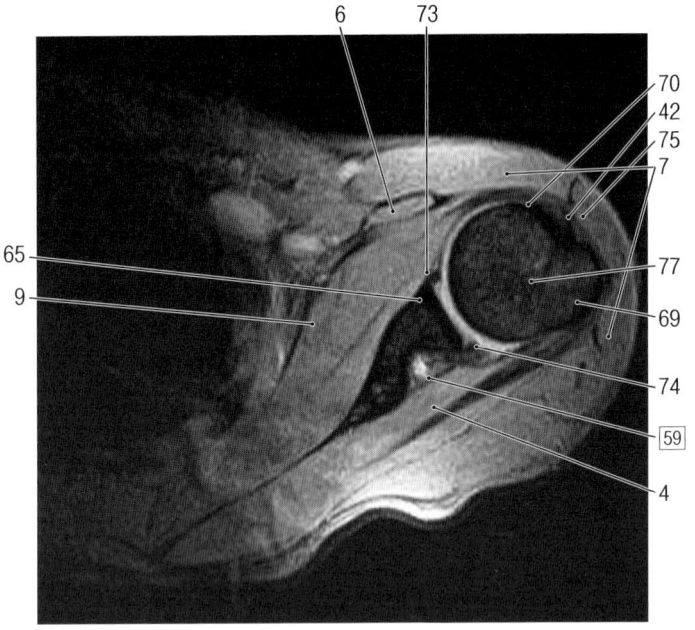

肩 3

T2*強調横断像

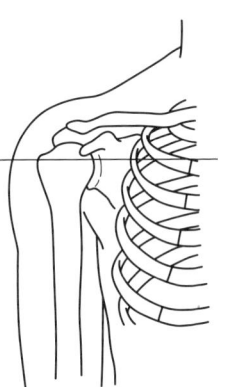

- 4: 棘下筋　infraspinatus m.
- 6: 小胸筋　pectoralis minor m.
- 7: 三角筋　deltoid m.
- 9: 肩甲下筋　subscapularis m.
- 42: 上腕二頭筋長頭筋腱
  long head of biceps brachii tendon
- 59: 肩甲上動脈　suprascapular a.
- 65: 肩甲骨関節窩
  glenoid fossa of scapula
- 69: 大結節　greater tuberosity
- 70: 小結節　lesser tuberosity
- 73: 前関節唇　anterior labrum
- 74: 後関節唇　posterior labrum
- 75: 結節間溝　intertubercular sulcus
- 77: 上腕骨骨頭　humeral head

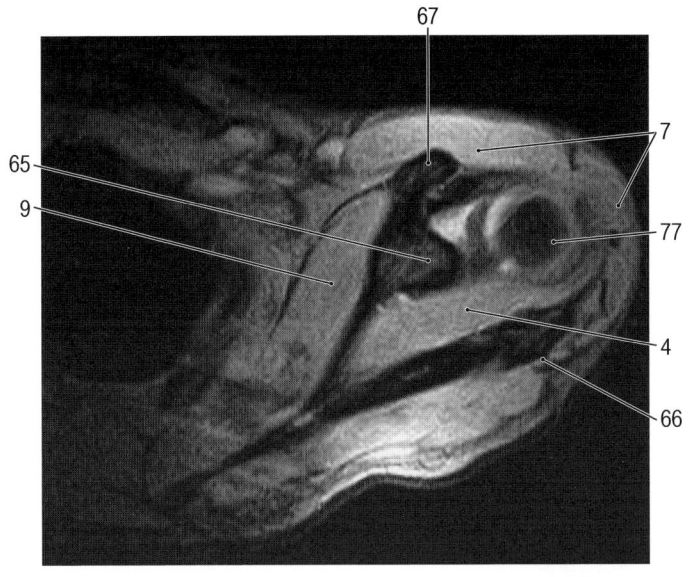

肩 4

T2*強調横断像

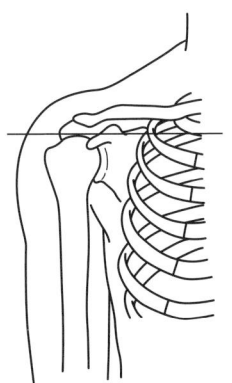

4: 棘下筋　infraspinatus m.
7: 三角筋　deltoid m.
9: 肩甲下筋　subscapularis m.
65: 肩甲骨関節窩
　　 glenoid fossa of scapula
66: 肩甲棘　scapural spine
67: 烏口突起　coracoid process
77: 上腕骨骨頭　humeral head

肩 5

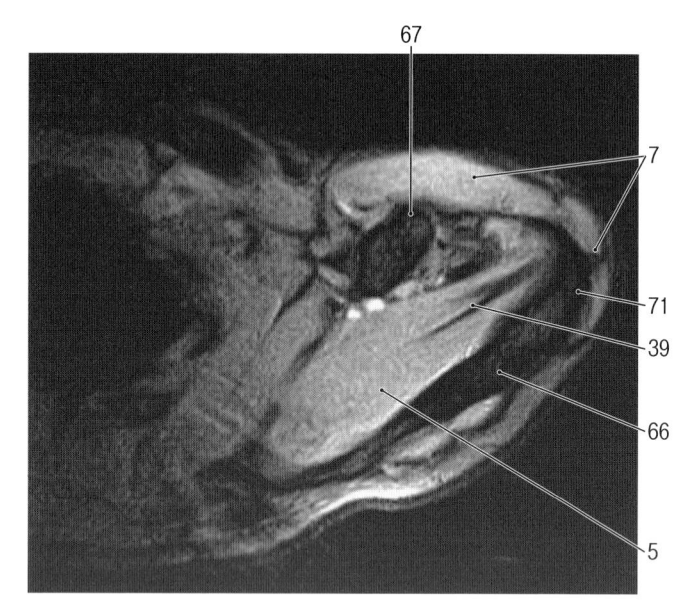

T2*強調横断像

5：棘上筋　supraspinatus m.
7：三角筋　deltoid m.
39：棘上筋腱　supraspinatus tendon
66：肩甲棘　scapural spine
67：烏口突起　coracoid process
71：肩　峰　acromion

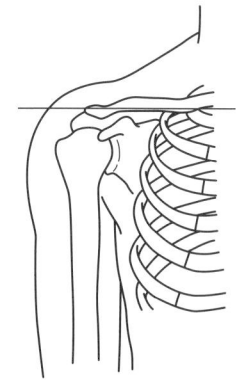

肩 6

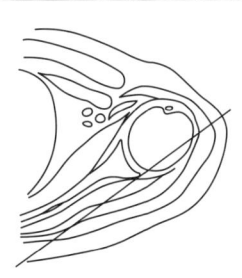

T1強調斜位冠状断像

- 4: 棘下筋　infraspinatus m.
- 7: 三角筋　deltoid m.
- 8: 大円筋　teres major m.
- 40: 棘下筋腱　infraspinatus tendon
- 71: 肩　峰　acromion
- 77: 上腕骨骨頭　humeral head

肩 7

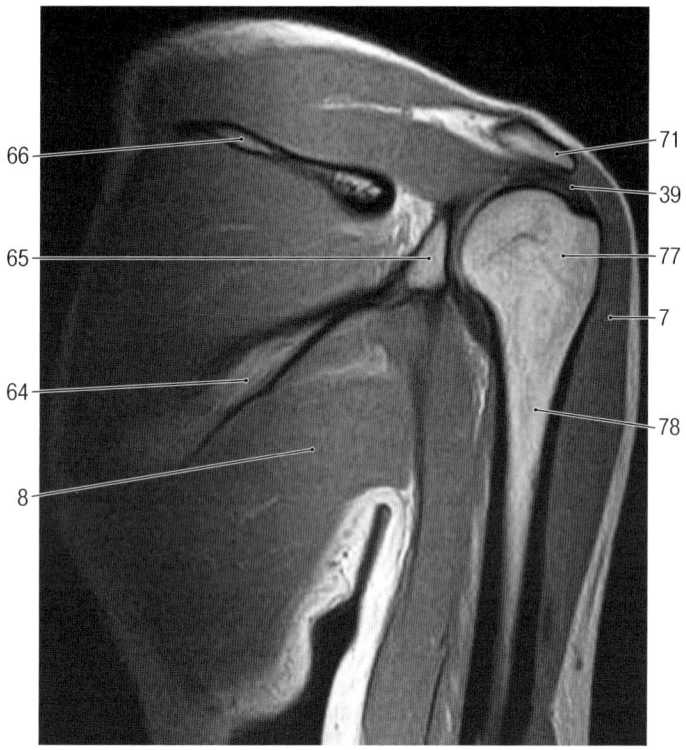

T1強調斜位冠状断像

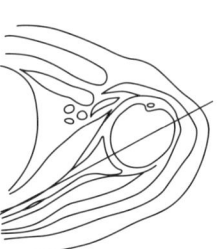

- 7: 三角筋　deltoid m.
- 8: 大円筋　teres major m.
- 39: 棘上筋腱　supraspinatus tendon
- 64: 肩甲骨　scapula
- 65: 肩甲骨関節窩
    glenoid fossa of scapula
- 66: 肩甲棘　scapural spine
- 71: 肩　峰　acromion
- 77: 上腕骨骨頭　humeral head
- 78: 上腕骨骨幹部
    diaphysis of the humerus

肩 8

T1 強調斜位冠状断像

42: 上腕二頭筋長頭筋腱
long head of biceps brachii tendon
64: 肩甲骨　scapula
65: 肩甲骨関節窩
glenoid fossa of scapula
66: 肩甲棘　scapural spine
71: 肩　峰　acromion
72: 関節唇　labrum
77: 上腕骨骨頭　humeral head
78: 上腕骨骨幹部
diaphysis of the humerus

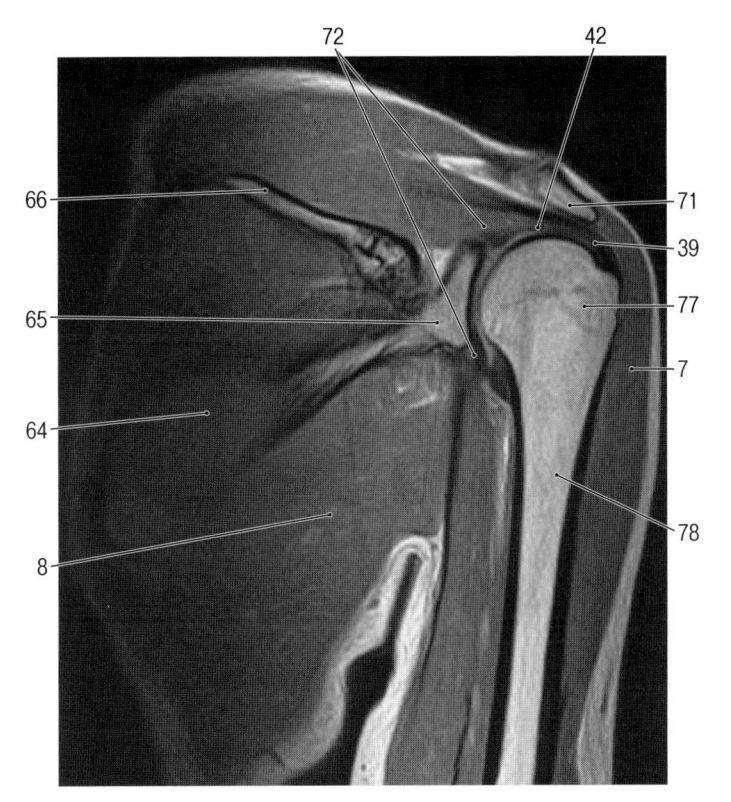

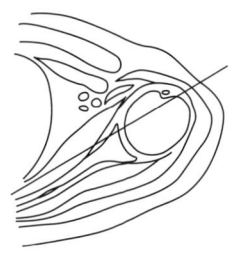

7: 三角筋　deltoid m.
8: 大円筋　teres major m.
39: 棘上筋腱　supraspinatus tendon

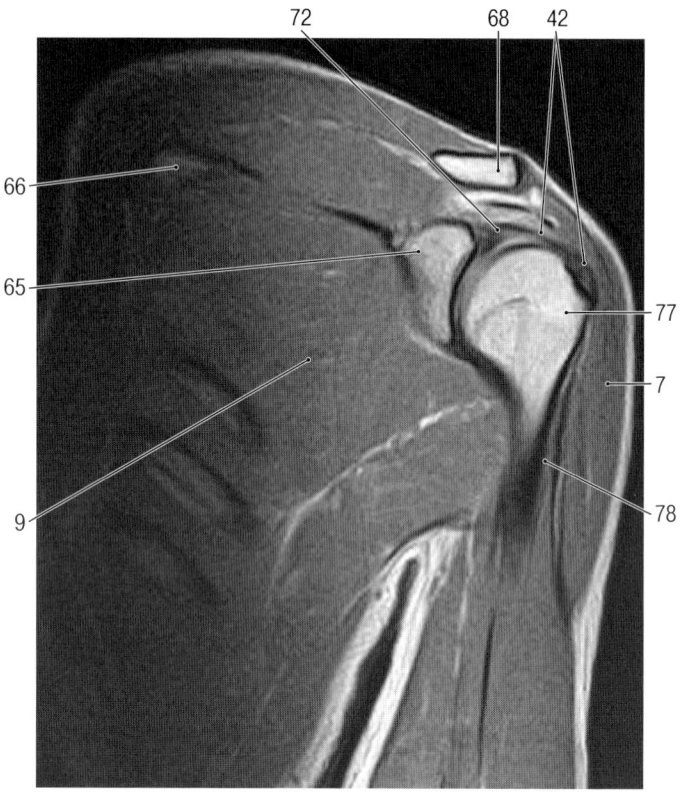

肩 9

T1強調斜位冠状断像

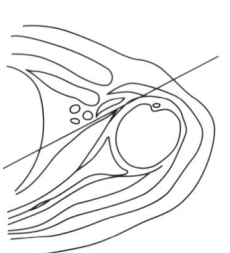

- 7: 三角筋　deltoid m.
- 9: 肩甲下筋　subscapularis m.
- 42: 上腕二頭筋長頭筋腱
     long head of biceps brachii tendon
- 65: 肩甲骨関節窩
     glenoid fossa of scapula
- 66: 肩甲棘　scapural spine
- 68: 鎖　骨　clavicle
- 72: 関節唇　labrum
- 77: 上腕骨骨頭　humeral head
- 78: 上腕骨骨幹部
     diaphysis of the humerus

肩 10

T1強調斜位矢状断像

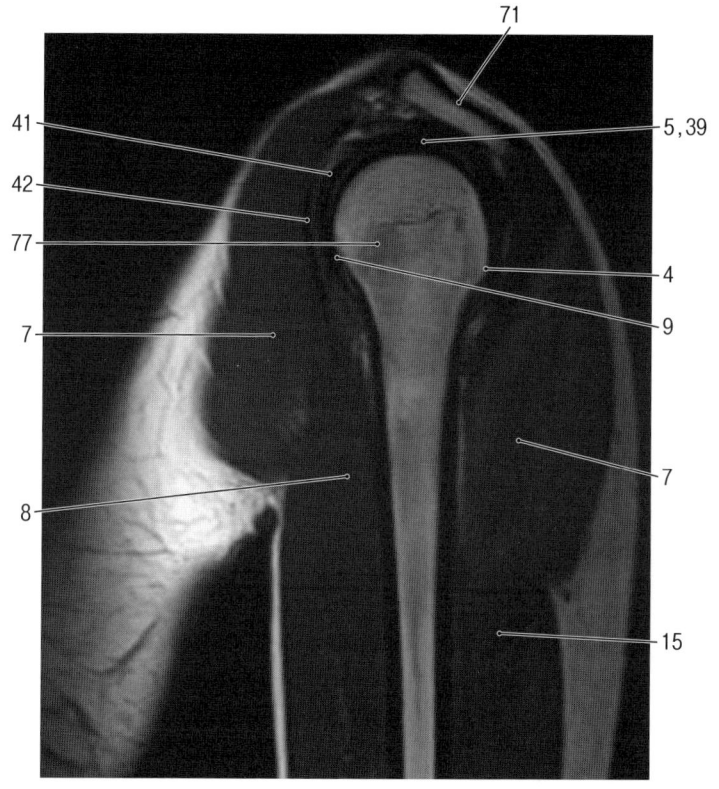

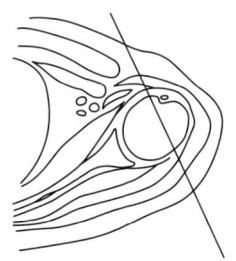

- 4: 棘下筋　infraspinatus m.
- 5: 棘上筋　supraspinatus m.
- 7: 三角筋　deltoid m.
- 8: 大円筋　teres major m.
- 9: 肩甲下筋　subscapularis m.
- 15: 上腕三頭筋長頭
     triceps brachii m.（long head）
- 39: 棘上筋腱　supraspinatus tendon
- 41: 肩甲下筋腱　subscapularis tendon
- 42: 上腕二頭筋長頭筋腱
     long head of biceps brachii tendon
- 71: 肩　峰　acromion
- 77: 上腕骨骨頭　humeral head

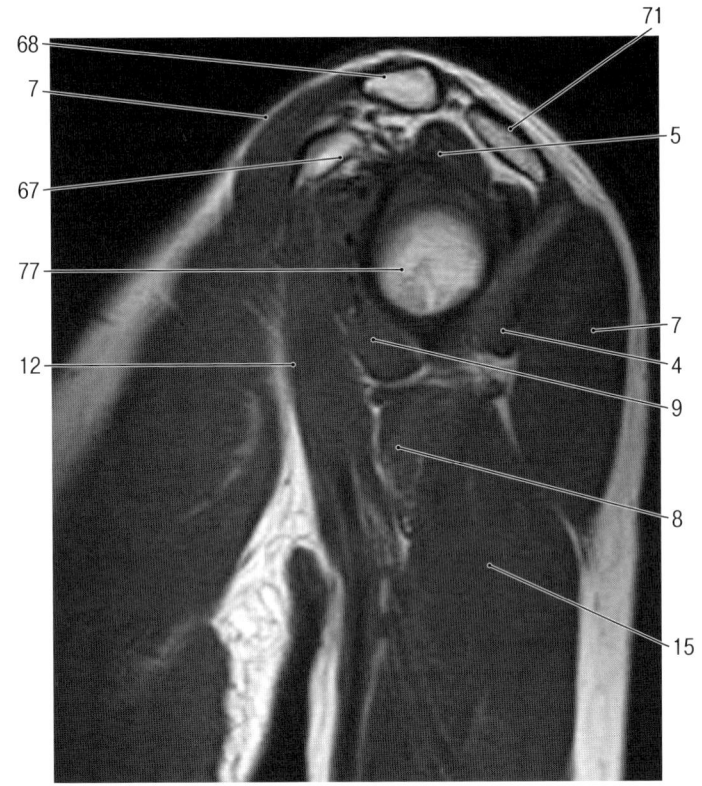

肩　11

T1 強調斜位矢状断像

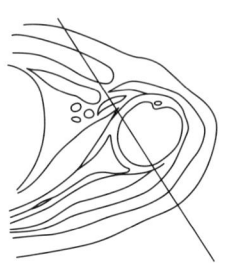

- 4：棘下筋　infraspinatus m.
- 5：棘上筋　supraspinatus m.
- 7：三角筋　deltoid m.
- 8：大円筋　teres major m.
- 9：肩甲下筋　subscapularis m.
- 12：烏口腕筋　coracobrachialis m.
- 15：上腕三頭筋長頭
  　　triceps brachii m.（long head）
- 67：烏口突起　coracoid process
- 68：鎖　骨　clavicle
- 71：肩　峰　acromion
- 77：上腕骨骨頭　humeral head

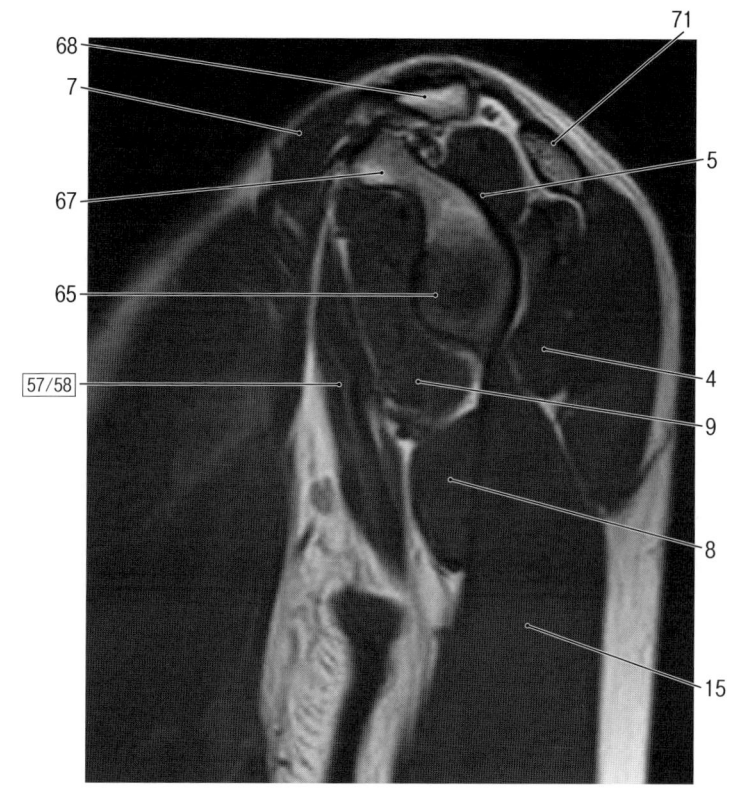

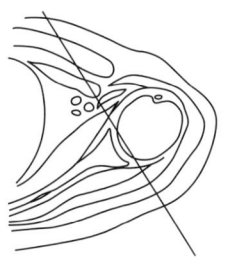

肩 12

T1強調斜位矢状断像

- 7: 三角筋　deltoid m.
- 8: 大円筋　teres major m.
- 9: 肩甲下筋　subscapularis m.
- 15: 上腕三頭筋長頭
    triceps brachii m.（long head）
- 57: 腋窩動脈　axillary a.
- 58: 腋窩静脈　axillary v.
- 65: 肩甲骨関節窩
    glenoid fossa of scapula
- 67: 烏口突起　coracoid process
- 68: 鎖　骨　clavicle
- 71: 肩　峰　acromion
- 4: 棘下筋　infraspinatus m.
- 5: 棘上筋　supraspinatus m.

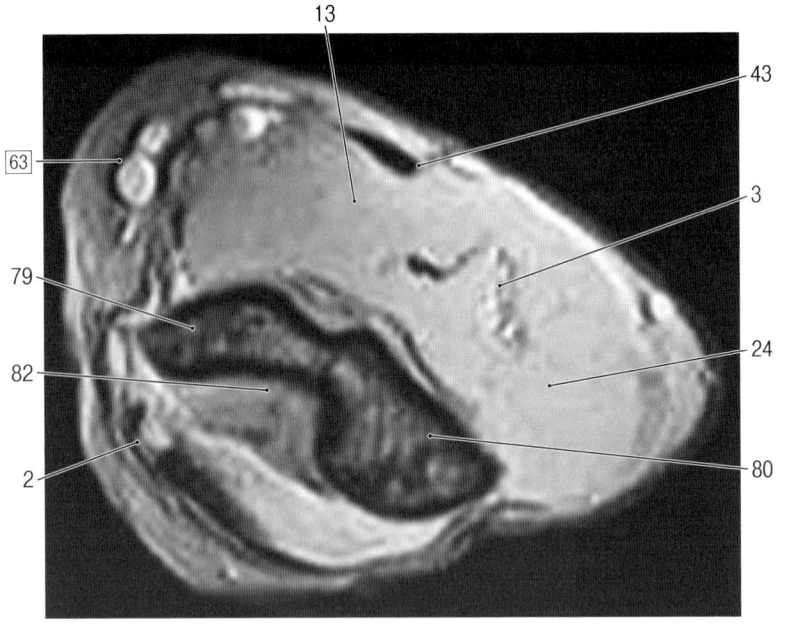

肘 1

T2*強調横断像

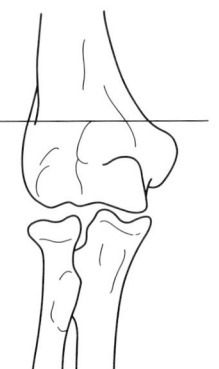

2: 尺骨神経　ulnar n.
3: 橈骨神経　radial n.
13: 上腕筋　brachialis m.
24: 長橈側手根伸筋
　　　extensor carpi radialis longus m.
43: 上腕二頭筋腱
　　　biceps brachii tendon
63: 尺側皮静脈　basilic v.
79: 上腕骨内側上顆
　　　medial epicondyle of humerus
80: 上腕骨外側上顆
　　　lateral epicondyle of humerus
82: 肘頭窩　olecranon fossa

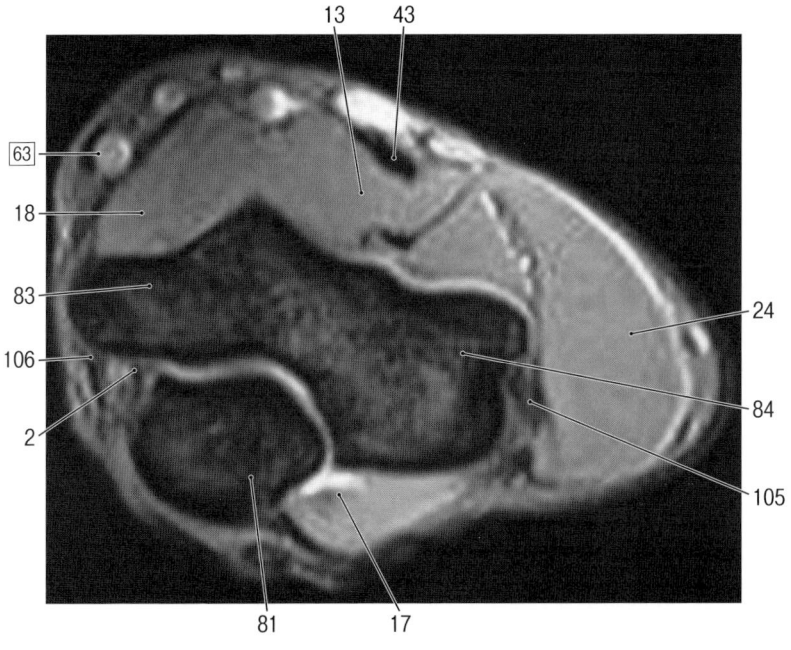

肘 2

T2*強調横断像

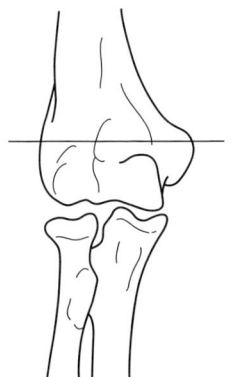

- 17: 肘　筋　anconeus m.
- 18: 円回内筋　pronator teres m.
- 24: 長橈側手根伸筋
     extensor carpi radialis longus m.
- 43: 上腕二頭筋腱
     biceps brachii tendon
- 63: 尺側皮静脈　basilic v.
- 81: 肘　頭　olecranon
- 83: 滑　車　trochlea
- 84: 小　頭　capitulum
- 105: 外側側副靭帯
     lateral collateral lig.
- 106: 内側側副靭帯
     medial collateral lig.
- 2: 尺骨神経　ulnar n.
- 13: 上腕筋　brachialis m.

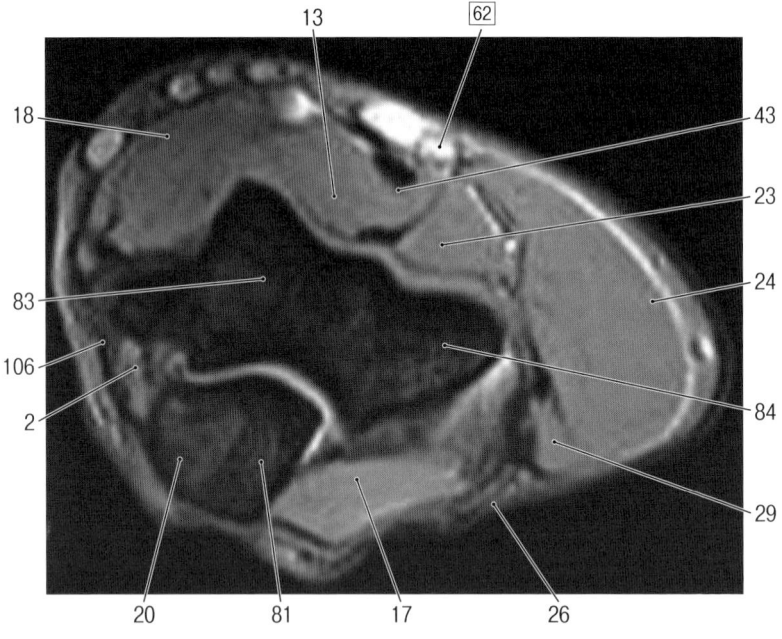

肘 3

T2*強調横断像

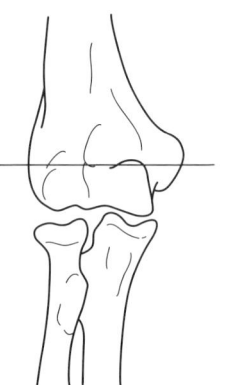

- 2: 尺骨神経　ulnar n.
- 13: 上腕筋　brachialis m.
- 17: 肘　筋　anconeus m.
- 18: 円回内筋　pronator teres m.
- 20: 尺側手根屈筋
     flexor carpi ulnaris m.
- 23: 腕橈骨筋　brachioradialis m.
- 24: 長橈側手根伸筋
     extensor carpi radialis longus m.
- 26: 尺側手根伸筋
     extensor carpi ulnalis m.
- 29: 固有総指伸筋
     extensor digitorum m.
- 43: 上腕二頭筋腱
     biceps brachii tendon
- 62: 橈側皮静脈　cephalic v.
- 81: 肘　頭　olecranon
- 83: 滑　車　trochlea
- 84: 小　頭　capitulum
- 106: 内側側副靭帯
     medial collateral lig.

肘 4

T2*強調横断像

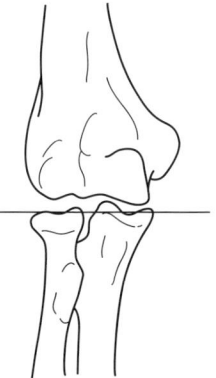

13: 上腕筋　brachialis m.
17: 肘　筋　anconeus m.
18: 円回内筋　pronator teres m.
19: 橈側手根屈筋
　　 flexor carpi radialis m.
20: 尺側手根屈筋
　　 flexor carpi ulnaris m.
21: 浅指屈筋
　　 flexor digitorum superficialis m.
23: 腕橈骨筋　brachioradialis m.
24: 長橈側手根伸筋
　　 extensor carpi radialis longus m.
26: 尺側手根伸筋
　　 extensor carpi ulnalis m.
29: 固有総指伸筋
　　 extensor digitorum m.
43: 上腕二頭筋腱
　　 biceps brachii tendon
60: 橈骨動脈　radial a.
61: 尺骨動脈　ulnar a.
85: 橈　骨　radius
88: 尺　骨　ulna

肘 5

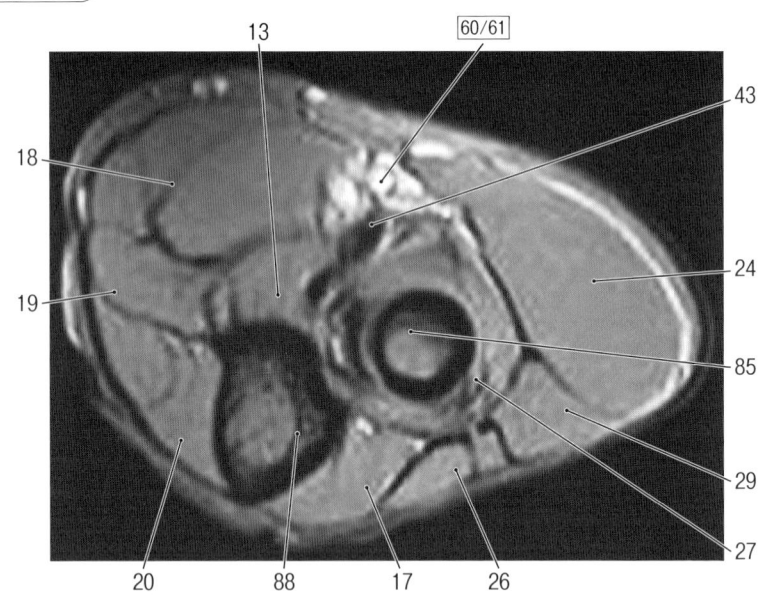

T2*強調横断像

- 13： 上腕筋　brachialis m.
- 17： 肘　筋　anconeus m.
- 18： 円回内筋　pronator teres m.
- 19： 橈側手根屈筋
    flexor carpi radialis m.
- 20： 尺側手根屈筋
    flexor carpi ulnaris m.
- 24： 長橈側手根伸筋
    extensor carpi radialis longus m.
- 26： 尺側手根伸筋
    extensor carpi ulnalis m.
- 27： 回外筋　spinator m.
- 29： 固有総指伸筋
    extensor digitorum m.
- 43： 上腕二頭筋腱
    biceps brachii tendon
- 60： 橈骨動脈　radial a.
- 61： 尺骨動脈　ulnar a.
- 85： 橈　骨　radius
- 88： 尺　骨　ulna

肘 6

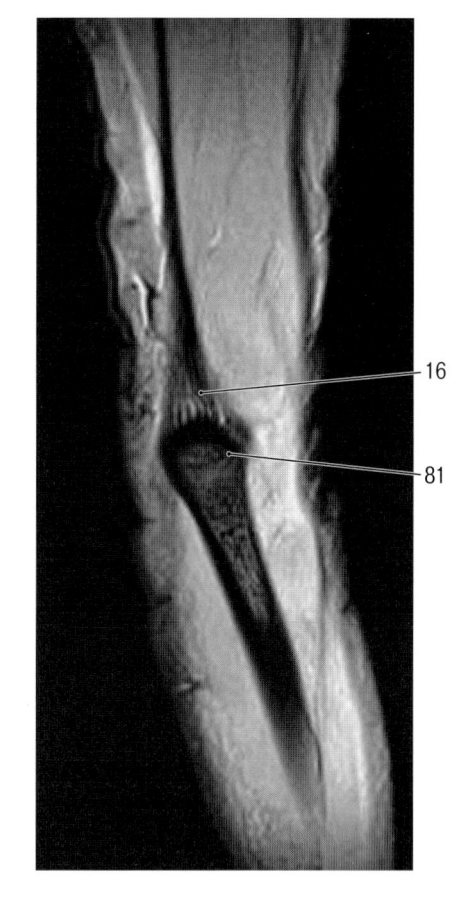

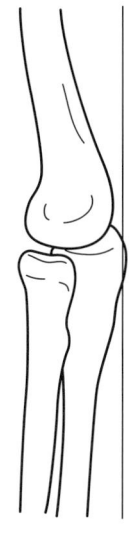

T2*強調冠状断像

16: 上腕三頭筋腱　triceps tendon
81: 肘　頭　olecranon

肘 7

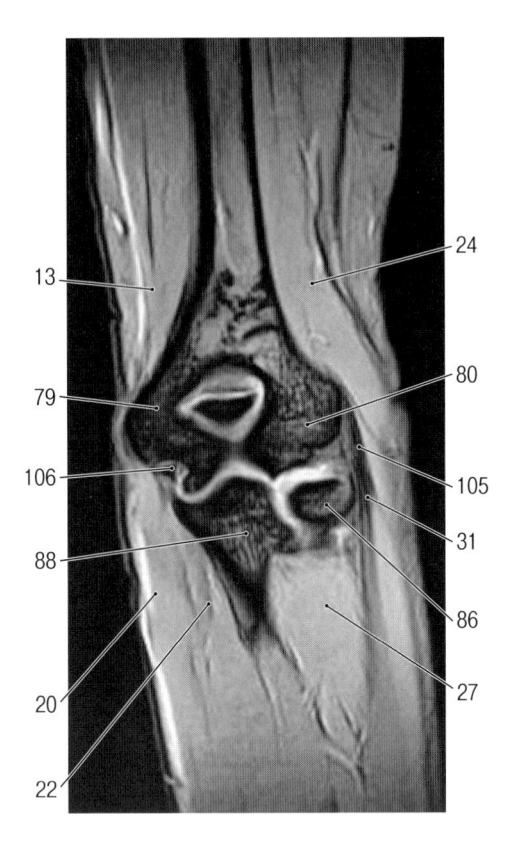

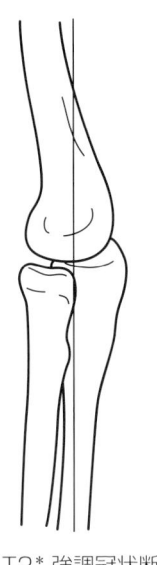

T2*強調冠状断像

- 13: 上腕筋　brachialis m.
- 20: 尺側手根屈筋
    flexor carpi ulnaris m.
- 22: 深指屈筋
    flexor digitorum profundus m.
- 24: 長橈側手根伸筋
    extensor carpi radialis longus m.
- 27: 回外筋　spinator m.
- 31: 総指伸筋腱
    common extensor tendon
- 79: 上腕骨内側上顆
    medial epicondyle of humerus
- 80: 上腕骨外側上顆
    lateral epicondyle of humerus
- 86: 橈骨小頭　head of radius
- 88: 尺　骨　ulna
- 105: 外側側副靭帯
    lateral collateral lig.
- 106: 内側側副靭帯
    medial collateral lig.

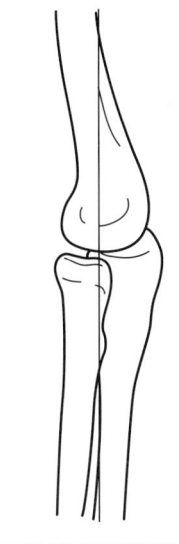

肘 8

T2*強調冠状断像

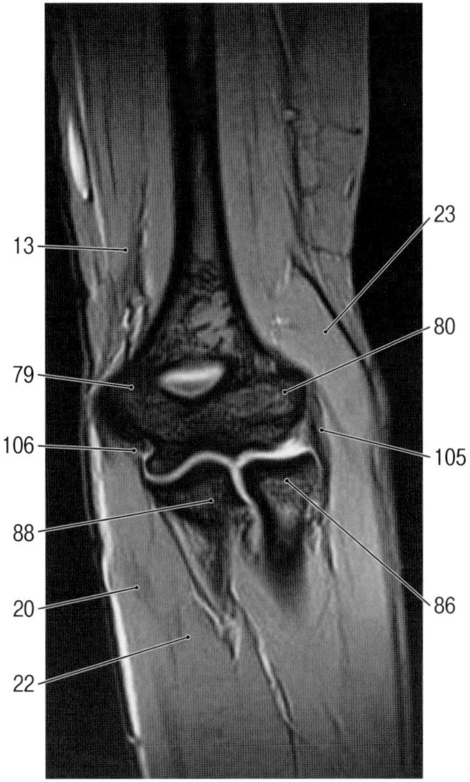

13: 上腕筋　brachialis m.
20: 尺側手根屈筋
　　　flexor carpi ulnaris m.
22: 深指屈筋
　　　flexor digitorum profundus m.
23: 腕橈骨筋
　　　brachioradialis m.
79: 上腕骨内側上顆
　　　medial epicondyle of humerus
80: 上腕骨外側上顆
　　　lateral epicondyle of humerus
86: 橈骨小頭　head of radius
88: 尺　骨　ulna
105: 外側側副靭帯
　　　lateral collateral lig.
106: 内側側副靭帯
　　　medial collateral lig.

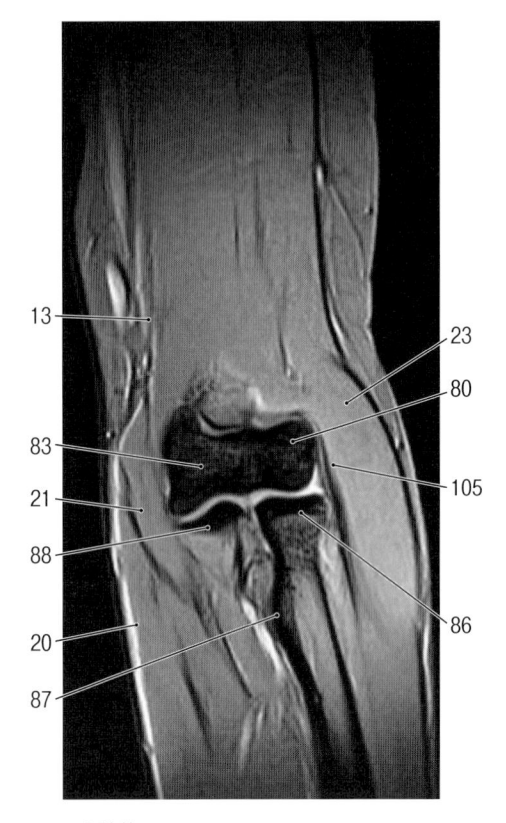

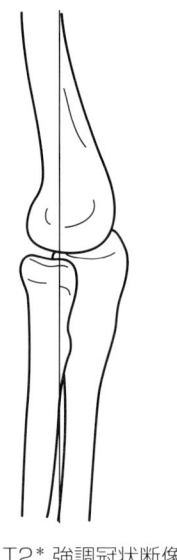

肘 9

T2*強調冠状断像

- 13: 上腕筋　brachialis m.
- 20: 尺側手根屈筋　flexor carpi ulnaris m.
- 21: 浅指屈筋　flexor digitorum superficialis m.
- 23: 腕橈骨筋　brachioradialis m.
- 80: 上腕骨外側上顆　lateral epicondyle of humerus
- 83: 滑　車　trochlea
- 86: 橈骨小頭　head of radius
- 87: 橈骨粗面　radial tuberosity
- 88: 尺　骨　ulna
- 105: 外側側副靭帯　lateral collateral lig.

肘 10

T2*強調冠状断像

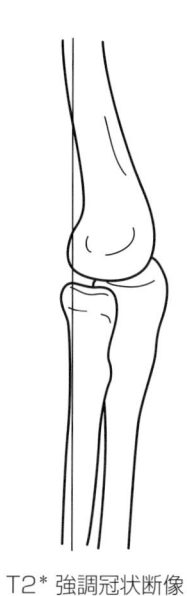

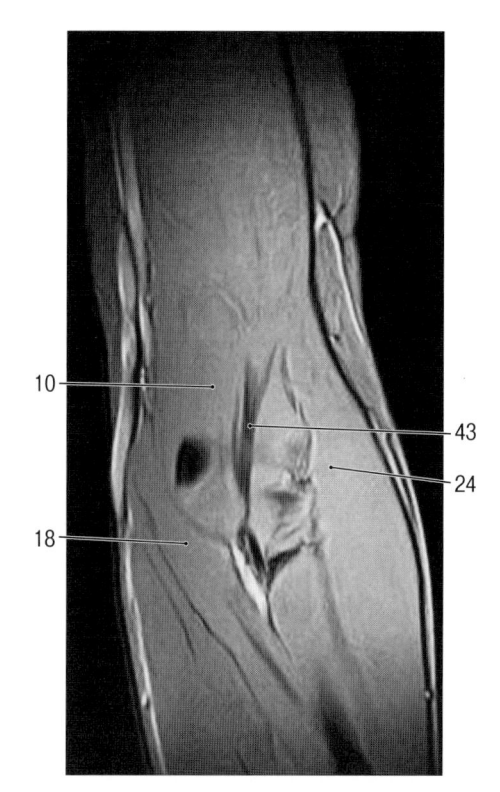

10: 上腕二頭筋　biceps brachii m.
18: 円回内筋　pronator teres m.
24: 長橈側手根伸筋
　　　extensor carpi radialis longus m.
43: 上腕二頭筋腱
　　　biceps brachii tendon

肘 11

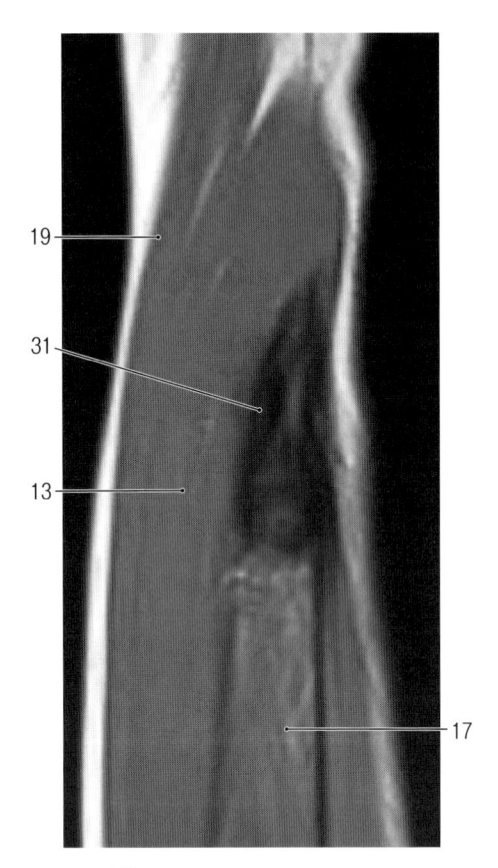

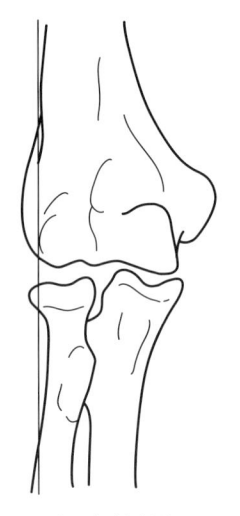

T1強調矢状断像

- 13: 上腕筋　brachialis m.
- 17: 肘　筋　anconeus m.
- 19: 橈側手根屈筋
    flexor carpi radialis m.
- 31: 総指伸筋腱
    common extensor tendon

肘 12

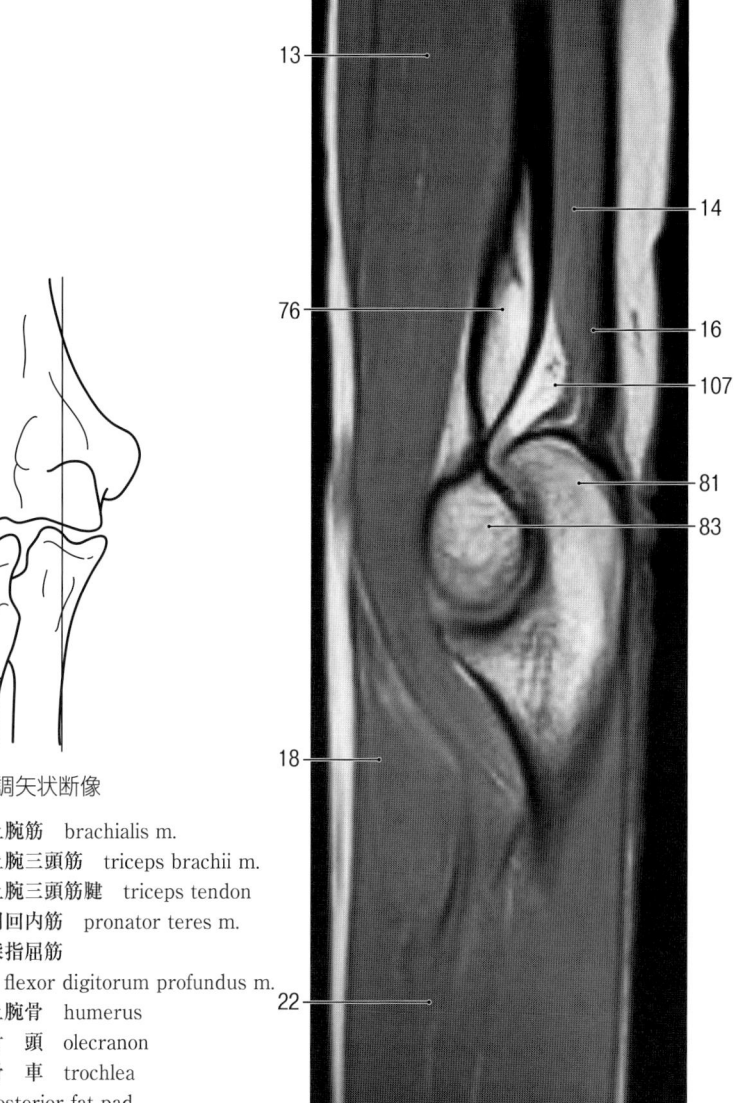

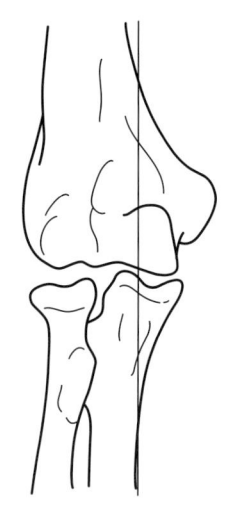

T1 強調矢状断像

13: 上腕筋　brachialis m.
14: 上腕三頭筋　triceps brachii m.
16: 上腕三頭筋腱　triceps tendon
18: 円回内筋　pronator teres m.
22: 深指屈筋
　　　flexor digitorum profundus m.
76: 上腕骨　humerus
81: 肘　頭　olecranon
83: 滑　車　trochlea
107: posterior fat pad

肘 13

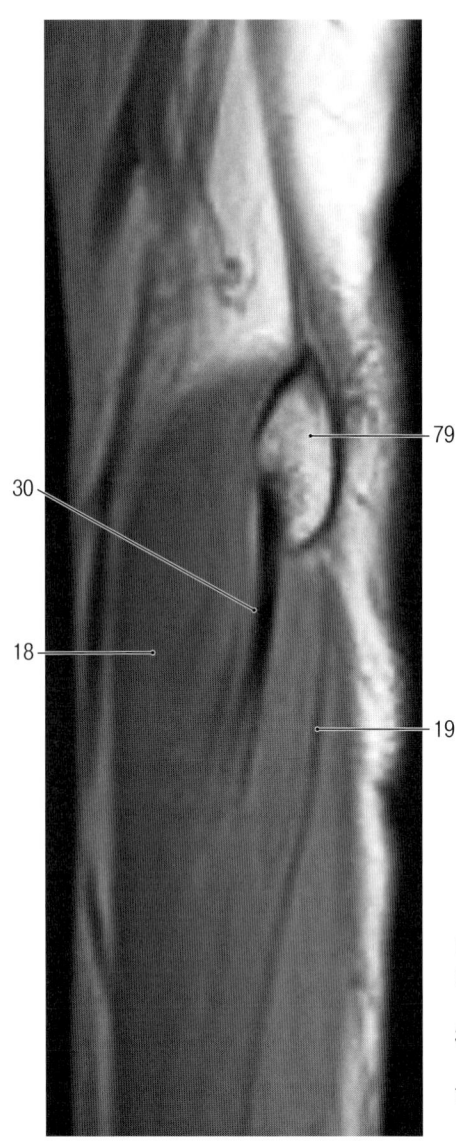

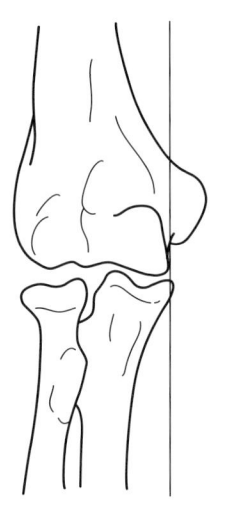

T1 強調矢状断像

18: 円回内筋　pronator teres m.
19: 橈側手根屈筋
　　 flexor carpi radialis m.
30: 総指屈筋腱
　　 common flexsor tendon
79: 上腕骨内側上顆
　　 medial epicondyle of humerus

手 1

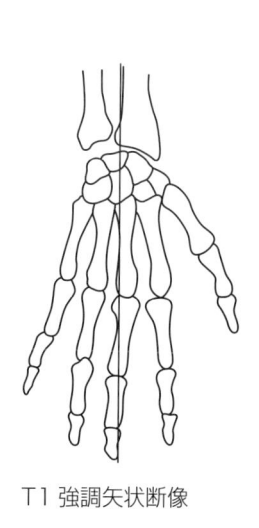

T1強調矢状断像

- 31: 総指伸筋腱　common extensor tendon
- 46: 浅指屈筋腱　flexor digitorum superficialis tendon
- 47: 深指屈筋腱　flexor digitorum profundus tendon
- 85: 橈　骨　radius
- 91: 月状骨　lunate
- 95: 有頭骨　capitate

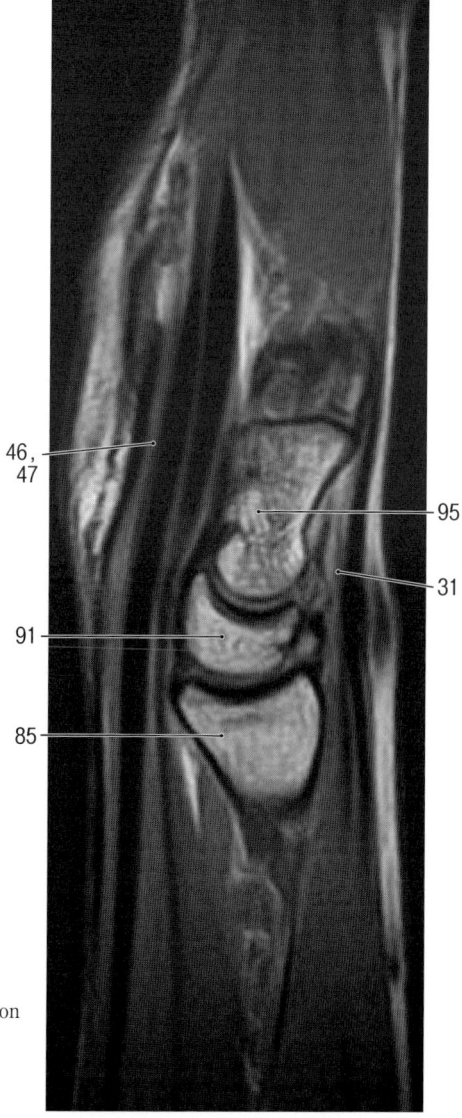

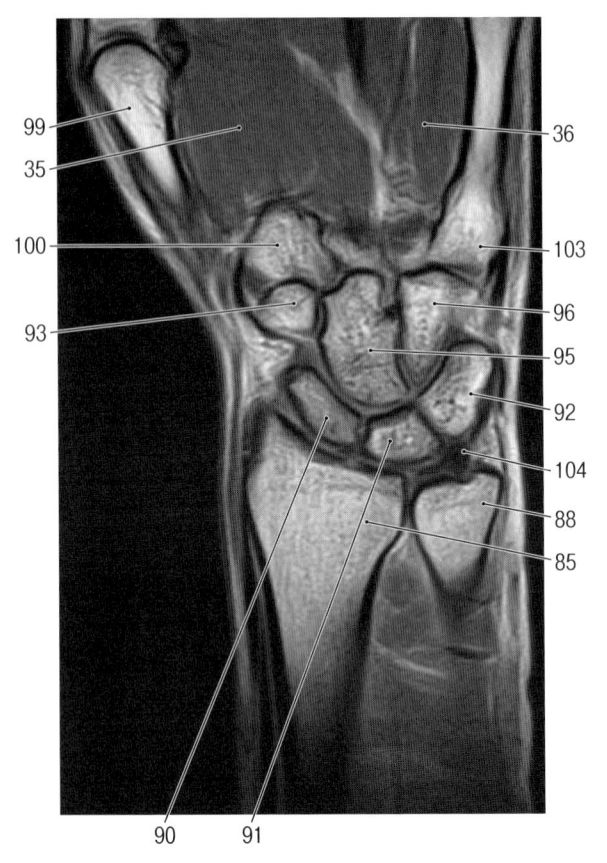

手 2

T1強調冠状断像

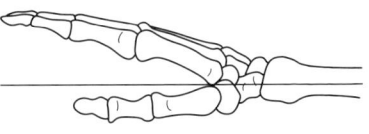

- 35: 母指内転筋　adductor pollicis m.
- 36: 虫様筋　lumbricalis m.
- 85: 橈 骨　radius
- 88: 尺 骨　ulna
- 90: 舟状骨　scaphoid
- 91: 月状骨　lunate
- 92: 三角骨　triquetrum
- 93: 大菱形骨　trapezium
- 95: 有頭骨　capitate
- 96: 有鉤骨　hamate
- 99: 第1中手骨　first metacalpal
- 100: 第2中手骨　second metacalpal
- 103: 第5中手骨　fifth metacalpal
- 104: 三角線維軟骨　triangular fibrocartilage

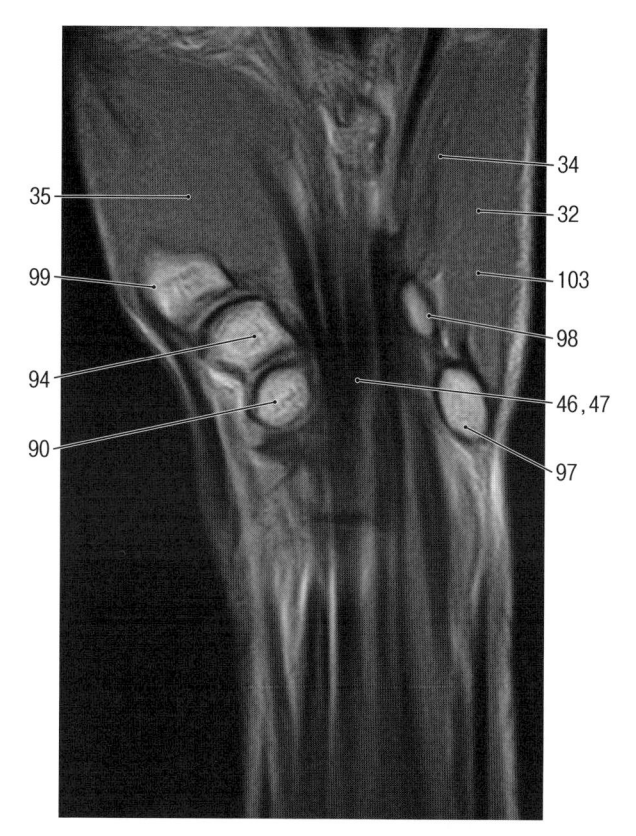

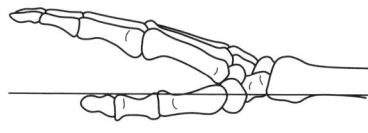

手 3

T1強調冠状断像

- 32: 小指外転筋 abductor digiti minimi m.
- 34: 小指対立筋 opponens digiti minimi m.
- 35: 母指内転筋 adductor pollicis m.
- 46: 浅指屈筋腱 flexor digitorum superficialis tendon
- 47: 深指屈筋腱 flexor digitorum profundus tendon
- 90: 舟状骨 scaphoid
- 94: 小菱形骨 trapezoid
- 97: 豆状骨 pisiform
- 98: 有鉤骨鉤 hook of the hamate
- 99: 第1中手骨 first metacalpal
- 103: 第5中手骨 fifth metacalpal

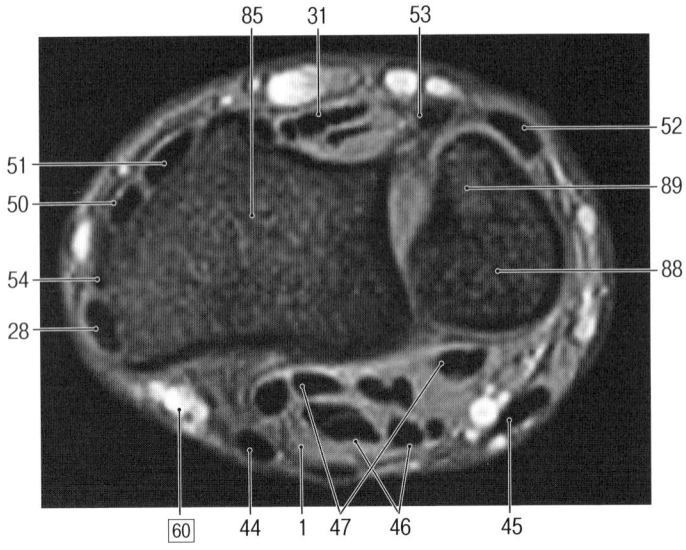

手 4

T2*強調横断像

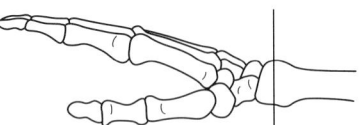

- 1: 正中神経　median n.
- 28: 長母指外転筋
    abductor pollicis longus m.
- 31: 総指伸筋腱
    common extensor tendon
- 44: 橈側手根屈筋腱
    flexor carpi radialis tendon
- 45: 尺側手根屈筋
    flexor carpi ulnalis tendon
- 46: 浅指屈筋腱
    flexor digitorum superficialis tendon
- 47: 深指屈筋腱
    flexor digitorum profundus tendon
- 50: 長橈側手根伸筋腱
    extensor carpi radialis longus tendon
- 51: 短橈側手根伸筋腱
    extensor carpi radialis brevis tendon
- 52: 尺側手根伸筋腱
    extensor carpi ulnalis tendon
- 53: 小指伸筋腱
    extensor digiti minimi tendon
- 54: 短母指伸筋腱
    extensor pollicis brevis tendon
- 60: 橈骨動脈　radial a.
- 85: 橈　骨　radius
- 88: 尺　骨　ulna
- 89: 尺骨茎状突起
    styloid process of the ulna

手 5

T2*強調横断像

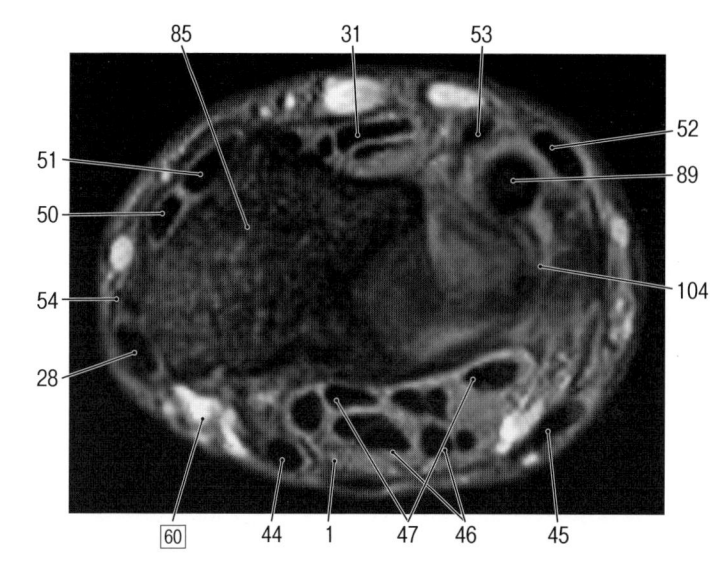

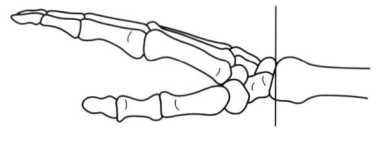

- 1: 正中神経　median n.
- 28: 長母指外転筋
    abductor pollicis longus m.
- 31: 総指伸筋腱
    common extensor tendon
- 44: 橈側手根屈筋腱
    flexor carpi radialis tendon
- 45: 尺側手根屈筋
    flexor carpi ulnalis tendon
- 46: 浅指屈筋腱
    flexor digitorum superficialis tendon
- 47: 深指屈筋腱
    flexor digitorum profundus tendon
- 50: 長橈側手根伸筋腱
    extensor carpi radialis longus tendon
- 51: 短橈側手根伸筋腱
    extensor carpi radialis brevis tendon
- 52: 尺側手根伸筋腱
    extensor carpi ulnalis tendon
- 53: 小指伸筋腱
    extensor digiti minimi tendon
- 54: 短母指伸筋腱
    extensor pollicis brevis tendon
- 60: 橈骨動脈　radial a.
- 85: 橈　骨　radius
- 89: 尺骨茎状突起
    styloid process of the ulna
- 104: 三角線維軟骨
    triangular fibrocartilage

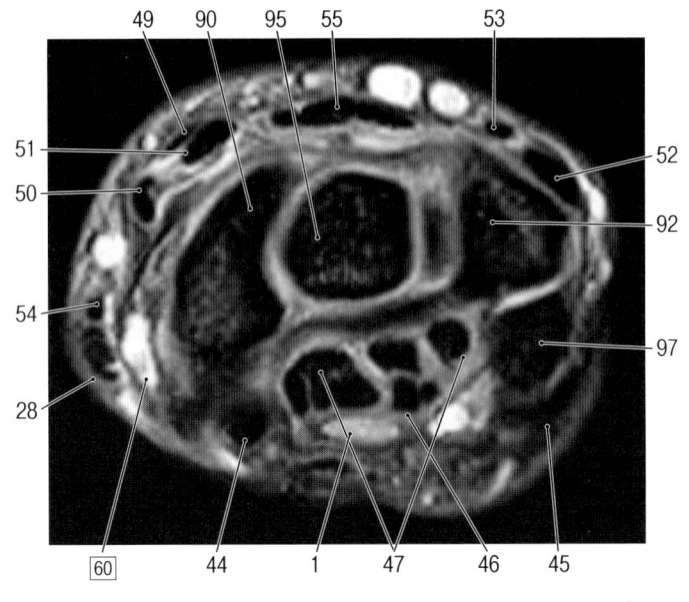

手 6

T2*強調横断像

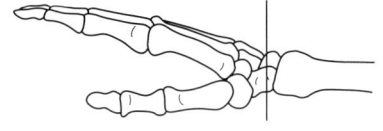

- 1: 正中神経　median n.
- 28: 長母指外転筋　abductor pollicis longus m.
- 44: 橈側手根屈筋腱　flexor carpi radialis tendon
- 45: 尺側手根屈筋　flexor carpi ulnaris tendon
- 46: 浅指屈筋腱　flexor digitorum superficialis tendon
- 47: 深指屈筋腱　flexor digitorum profundus tendon
- 49: 長母指伸筋腱　extensor pollicis longus tendon
- 50: 長橈側手根伸筋腱　extensor carpi radialis longus tendon
- 51: 短橈側手根伸筋腱　extensor carpi radialis brevis tendon
- 52: 尺側手根伸筋腱　extensor carpi ulnaris tendon
- 53: 小指伸筋腱　extensor digiti minimi tendon
- 54: 短母指伸筋腱　extensor pollicis brevis tendon
- 55: 指伸筋腱　extensor digitorum tendon
- 60: 橈骨動脈　radial a.
- 90: 舟状骨　scaphoid
- 92: 三角骨　triquetrum
- 95: 有頭骨　capitate
- 97: 豆状骨　pisiform

手 7

T2*強調横断像

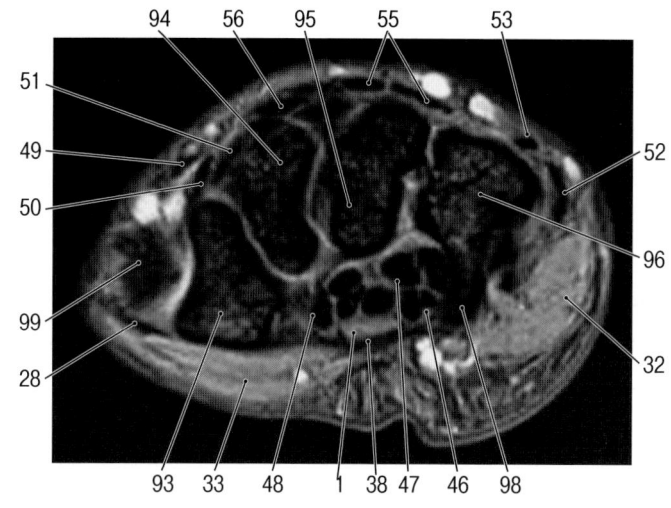

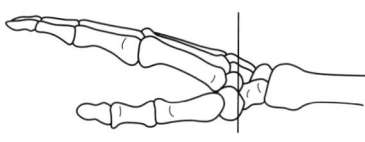

- 1: 正中神経　median n.
- 28: 長母指外転筋　abductor pollicis longus m.
- 32: 小指外転筋　abductor digiti minimi m.
- 33: 母指球筋群　thenar m.
- 38: 屈筋支帯　flexor retinaculum
- 46: 浅指屈筋腱　flexor digitorum superficialis tendon
- 47: 深指屈筋腱　flexor digitorum profundus tendon
- 48: 長母指屈筋腱　flexor pollicis longus tendon
- 49: 長母指伸筋腱　extensor pollicis longus tendon
- 50: 長橈側手根伸筋腱　extensor carpi radialis longus tendon
- 51: 短橈側手根伸筋腱　extensor carpi radialis brevis tendon
- 52: 尺側手根伸筋腱　extensor carpi ulnalis tendon
- 53: 小指伸筋腱　extensor digiti minimi tendon
- 55: 指伸筋腱　extensor digitorum tendon
- 56: 短橈側手根伸筋腱　extensor carpi radialis brevis tendon
- 93: 大菱形骨　trapezium
- 94: 小菱形骨　trapezoid
- 95: 有頭骨　capitate
- 96: 有鉤骨　hamate
- 98: 有鉤骨鉤　hook of the hamate
- 99: 第1中手骨　first metacarpal

手 8

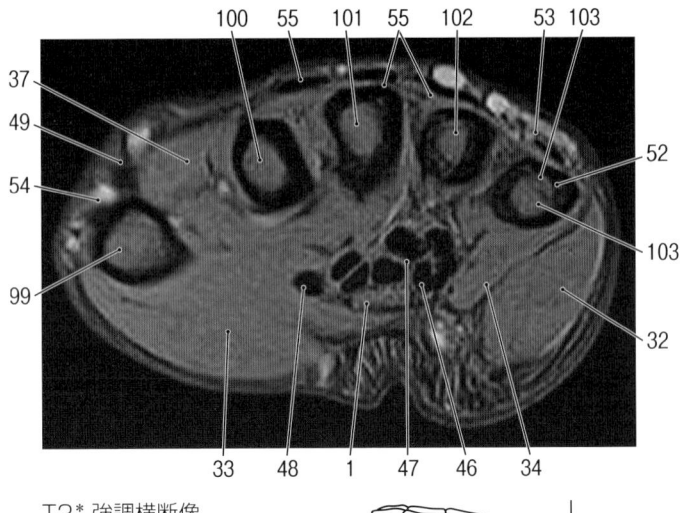

T2* 強調横断像

- 1: 正中神経　median n.
- 32: 小指外転筋　abductor digiti minimi m.
- 33: 母指球筋群　thenar m.
- 34: 小指対立筋　opponens digiti minimi m.
- 37: 骨間筋　interosseous m.
- 46: 浅指屈筋腱　flexor digitorum superficialis tendon
- 47: 深指屈筋腱　flexor digitorum profundus tendon
- 48: 長母指屈筋腱　flexor pollicis longus tendon
- 49: 長母指伸筋腱　extensor pollicis longus tendon
- 52: 尺側手根伸筋腱　extensor carpi ulnaris tendon
- 53: 小指伸筋腱　extensor digiti minimi tendon
- 54: 短母指伸筋腱　extensor pollicis brevis tendon
- 55: 指伸筋腱　extensor digitorum tendon
- 99: 第1中手骨　first metacalpal
- 100: 第2中手骨　second metacalpal
- 101: 第3中手骨　third metacalpal
- 102: 第4中手骨　fourth metacalpal
- 103: 第5中手骨　fifth metacalpal

B 下　肢

■ 解剖項目一覧

1. 坐骨神経　　　　　　　sciatic n.
2. 総腓骨神経　　　　　　common peroneal n.
3. 脛骨神経　　　　　　　tibial n.

4. 腸腰筋　　　　　　　　iliopsoas m.
5. 大殿筋　　　　　　　　gluteus maximus m.
6. 大腿筋膜張筋　　　　　tensor fasciae latae m.
7. 内閉鎖筋　　　　　　　internal obturator m.
8. 大腿方形筋　　　　　　quadratus femoris m.
9. 縫工筋　　　　　　　　sartorius m.
10. 大腿直筋　　　　　　　rectus femoris m.
11. 外側広筋　　　　　　　vastus lateralis m.
12. 中間広筋　　　　　　　vastus intermedius m.
13. 内側広筋　　　　　　　vastus medialis m.
14. 恥骨筋　　　　　　　　pectineus m.
15. 長内転筋　　　　　　　adductor longus m.
16. 短内転筋　　　　　　　adductor brevis m.
17. 大内転筋　　　　　　　adductor magnus m.
18. 薄　筋　　　　　　　　gracilis m.
19. 外閉鎖筋　　　　　　　external obturator m.
20. 大腿二頭筋　　　　　　biceps femoris m.
21. 大腿二頭筋長頭　　　　long head of biceps femoris m.
22. 大腿二頭筋短頭　　　　short head of biceps femoris m.
23. 半腱様筋　　　　　　　semitendinosus m.
24. 半膜様筋　　　　　　　semimembranosus m.
25. 前脛骨筋　　　　　　　tibialis anterior m.
26. 長趾伸筋　　　　　　　extensor digitorum longus m.

27.	長母趾伸筋	extensor hallucis longus m.
28.	長腓骨筋	peroneus longus m.
29.	腓腹筋外側頭	lateral head of gastrocnemius m.
30.	腓腹筋内側頭	medial head of gastrocnemius m.
31.	ヒラメ筋	soleus m.
32.	アキレス腱	Achilles tendon
33.	足底筋	plantaris m.
34.	膝窩筋	popliteus m.
35.	後脛骨筋	tibialis posterior m.
36.	長趾屈筋	flexor digitorum longus m.
37.	長母趾屈筋	flexor hallucis longus m.
38.	小殿筋	gluteus minimus m.
39.	中殿筋	gluteus medius m.
40.	腸骨筋	iliacus m.
41.	双子筋	gemellus m.
42.	短指屈筋	flexor digitorum brevis m.
43.	母指外転筋	abductor hallucis m.
44.	小指外転筋	abductor digiti minimi m.
45.	足底方形筋	quadratus plantae m.
46.	大腿直筋腱	rectus femoris tendon
47.	薄筋腱	gracilis tendon
48.	半腱様筋腱	semitendinosus tendon
49.	半膜様筋腱	semimembranosus tendon
50.	長指伸筋腱	extensor digitorum longus tendon
51.	長母指伸筋腱	extensor hallucis longus tendon
52.	長腓骨筋腱	peroneus longus tendon
53.	短腓骨筋腱	peroneus brevis tendon
54.	膝窩筋腱	popliteus tendon
55.	後脛骨筋腱	posterior tibial tendon
56.	長母趾屈筋腱	flexor hallucis longus tendon

57.	ハムストリング	hamstring m.
58.	足底腱膜	aponeurosis plantalis

....

59	大腿動静脈	femoral a. & v.
60	大伏在静脈	greater saphenous v.
61	貫通動静脈	perforating a. & v.
62	膝窩動静脈	popliteal a. & v.
63	後脛骨動静脈	posterior tibial a. & v.
64	腓骨動静脈	peroneal a. & v.
65	膝窩動脈	popliteal a.

....

66.	恥　骨	pubis
67.	腸　骨	ilium
68.	坐　骨	ischium
69.	大腿骨	femur
70.	大腿骨頭	femoral head
71.	大腿骨頸部	femoral neck
72.	大腿骨大転子	greater trochanter of femur
73.	大腿骨小転子	lesser trochanter of femur
74.	大腿骨内側顆	medial condyle of femur
75.	大腿骨外側顆	lateral condyle of femur
76.	Hoffaの脂肪体	Hoffa's fat pad
77.	坐骨結節	ischial tuberosity
78.	寛骨臼（臼蓋）	acetabulum
79.	寛骨臼窩（臼蓋窩）	acetabular fossa
80.	関節軟骨	articular cartilage
81.	関節唇	acetabular labrum
82.	関節包	articular capsule
83.	内側半月板	medial meniscus
84.	内側支帯	medial patellar retinaculum

85.	内側半月板前角	medial meniscus（anterior horn）
86.	内側半月板後角	medial meniscus（posterior horn）
87.	外側半月板	lateral meniscus
88.	外側半月板前角	latral meniscus（anterior horn）
89.	外側半月板後角	latral meniscus（posterior horn）
90.	ファベラ	fabella
91.	鵞足の一部	
92.	脛　骨	tibia
93.	腓　骨	fibula
94.	膝蓋骨	patella
95.	載距突起	sustentaculum tali of the calcaneus
96.	距　骨	talus
97.	踵　骨	calcaneus
98.	舟状骨	navicular
99.	内側楔状骨	medial cuneiform
100.	外側楔状骨	lateral cuneiform
101.	立方骨	cuboid
102.	腸骨大腿靭帯	iliofemoral ligament（lig.）
103.	後十字靭帯	posterior cruciate lig.
104.	前十字靭帯	anterior cruciate lig.
105.	弓状膝窩靭帯	arcuate popliteus lig.
106.	腸脛靭帯	iliotibial tract
107.	外側側副靭帯	lateral collateral lig.
108.	内側側副靭帯	medial collateral lig.
109.	膝蓋靭帯	patellar lig.
110.	三角靭帯	deltoid lig.
111.	前距腓靭帯	anterior talofibular ligament
112.	後距腓靭帯	posterior talofibular ligament
113.	脛踵部	tibiocalcaneal part
114.	脛距部	tibiotalar part
115.	踵立方靭帯	calcaneocuboid lig.

股関節 1

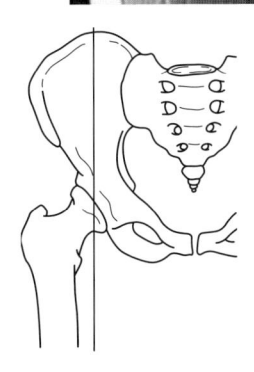

T1 強調矢状断像

- 4: 腸腰筋　iliopsoas m.
- 5: 大殿筋　gluteus maximus m.
- 8: 大腿方形筋　quadratus femoris m.
- 10: 大腿直筋　rectus femoris m.
- 19: 外閉鎖筋　external obturator m.
- 38: 小殿筋　gluteus minimus m.
- 39: 中殿筋　gluteus medius m.
- 57: ハムストリング　hamstring m.
- 67: 腸　骨　ilium
- 70: 大腿骨頭　femoral head
- 80: 関節軟骨　articular cartilage

股関節 2

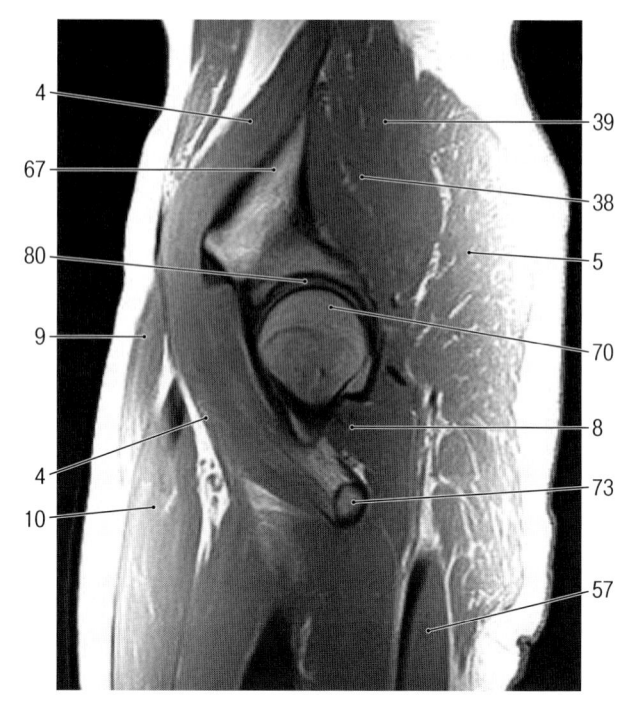

T1強調矢状断像

- 4: 腸腰筋　iliopsoas m.
- 5: 大殿筋　gluteus maximus m.
- 8: 大腿方形筋　quadratus femoris m.
- 9: 縫工筋　sartorius m.
- 10: 大腿直筋　rectus femoris m.
- 38: 小殿筋　gluteus minimus m.
- 39: 中殿筋　gluteus medius m.
- 57: ハムストリング　hamstring m.
- 67: 腸　骨　ilium
- 70: 大腿骨頭　femoral head
- 73: 大腿骨小転子
　　　lesser trochanter of femur
- 80: 関節軟骨　articular cartilage

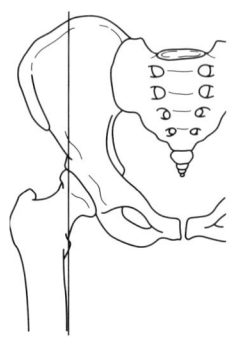

股関節 3

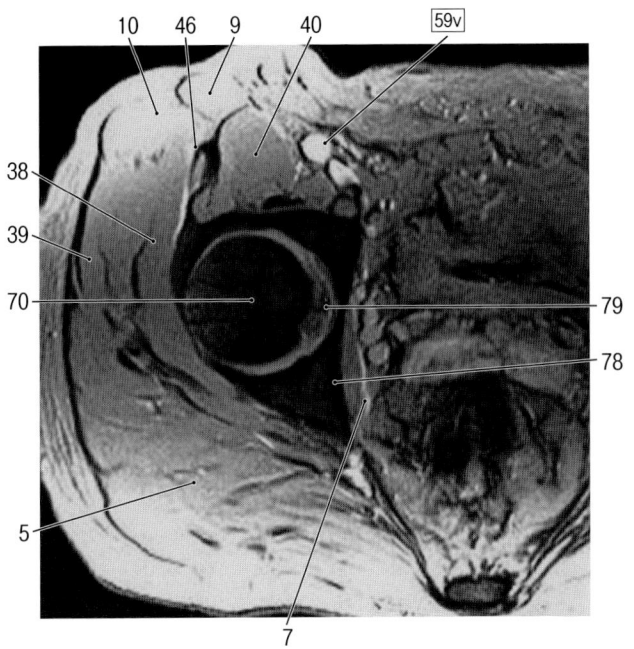

T2*強調横断像

- 5: 大殿筋　gluteus maximus m.
- 7: 内閉鎖筋　internal obturator m.
- 9: 縫工筋　sartorius m.
- 10: 大腿直筋　rectus femoris m.
- 38: 小殿筋　gluteus minimus m.
- 39: 中殿筋　gluteus medius m.
- 40: 腸骨筋　iliacus m.
- 46: 大腿直筋腱　rectus femoris tendon
- 59: 大腿動静脈　femoral a. & v.
- 70: 大腿骨頭　femoral head
- 78: 寛骨臼（臼蓋）　acetabulum
- 79: 寛骨臼窩（臼蓋窩）　acetabular fossa

股関節 4

T2*強調横断像

- 4: 腸腰筋　iliopsoas m.
- 5: 大殿筋　gluteus maximus m.
- 6: 大腿筋膜張筋　tensor fasciae latae m.
- 7: 内閉鎖筋　internal obturator m.
- 9: 縫工筋　sartorius m.
- 10: 大腿直筋　rectus femoris m.
- 11: 外側広筋　vastus lateralis m.
- 40: 腸骨筋　iliacus m.
- 41: 双子筋　gemellus m.
- 46: 大腿直筋腱　rectus femoris tendon
- 59: 大腿動静脈　femoral a. & v.
- 70: 大腿骨頭　femoral head
- 77: 坐骨結節　ischial tuberosity
- 78: 寛骨臼（臼蓋）　acetabulum
- 79: 寛骨臼窩（臼蓋窩）　acetabular fossa
- 81: 関節唇　acetabular labrum

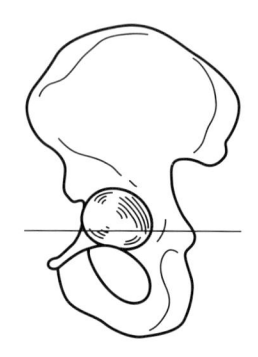

股関節 5

T2*強調横断像

- 7: 内閉鎖筋　internal obturator m.
- 8: 大腿方形筋　quadratus femoris m.
- 9: 縫工筋　sartorius m.
- 10: 大腿直筋　rectus femoris m.
- 11: 外側広筋　vastus lateralis m.
- 14: 恥骨筋　pectineus m.
- 19: 外閉鎖筋　external obturator m.
- 59: 大腿動静脈　femoral a. & v.
- 66: 恥　骨　pubis
- 71: 大腿骨頸部　femoral neck
- 72: 大腿骨大転子
　　　greater trochanter of femur
- 77: 坐骨結節　ischial tuberosity
- 102: 腸骨大腿靱帯
　　　iliofemoral ligament（lig.）

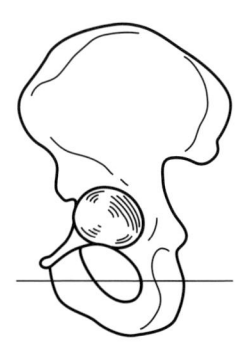

- 1: 坐骨神経　sciatic n.
- 5: 大殿筋　gluteus maximus m.
- 6: 大腿筋膜張筋
　　tensor fasciae latae m.

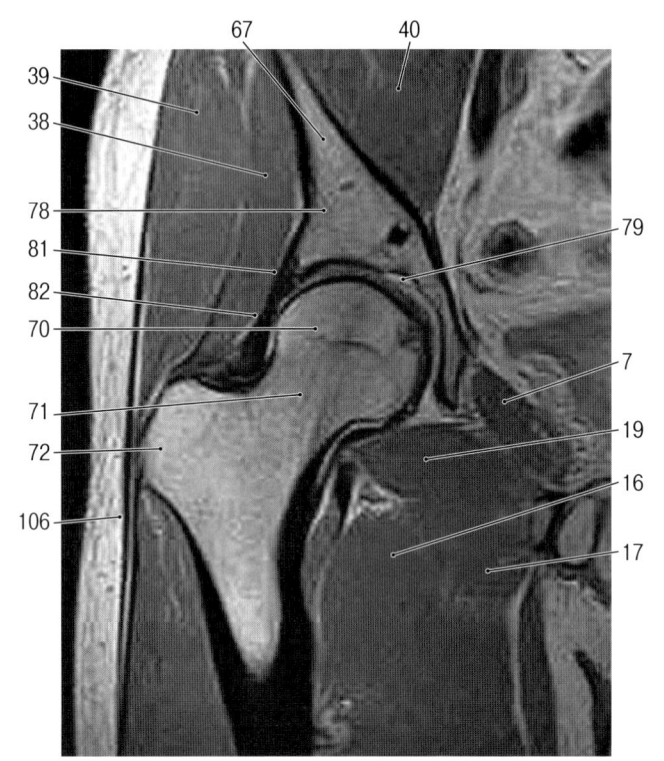

股関節 6

T1強調冠状断像

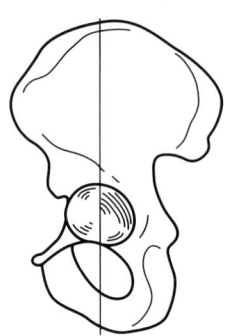

- 7: 内閉鎖筋　internal obturator m.
- 16: 短内転筋　adductor brevis m.
- 17: 大内転筋　adductor magnus m.
- 19: 外閉鎖筋　external obturator m.
- 38: 小殿筋　gluteus minimus m.
- 39: 中殿筋　gluteus medius m.
- 40: 腸骨筋　iliacus m.
- 67: 腸　骨　ilium
- 70: 大腿骨頭　femoral head
- 71: 大腿骨頸部　femoral neck
- 72: 大腿骨大転子
　　　greater trochanter of femur
- 78: 寛骨臼（臼蓋）　acetabulum
- 79: 寛骨臼窩（臼蓋窩）
　　　acetabular fossa
- 81: 関節唇　acetabular labrum
- 82: 関節包　articular capsule
- 106: 腸脛靭帯　iliotibial tract

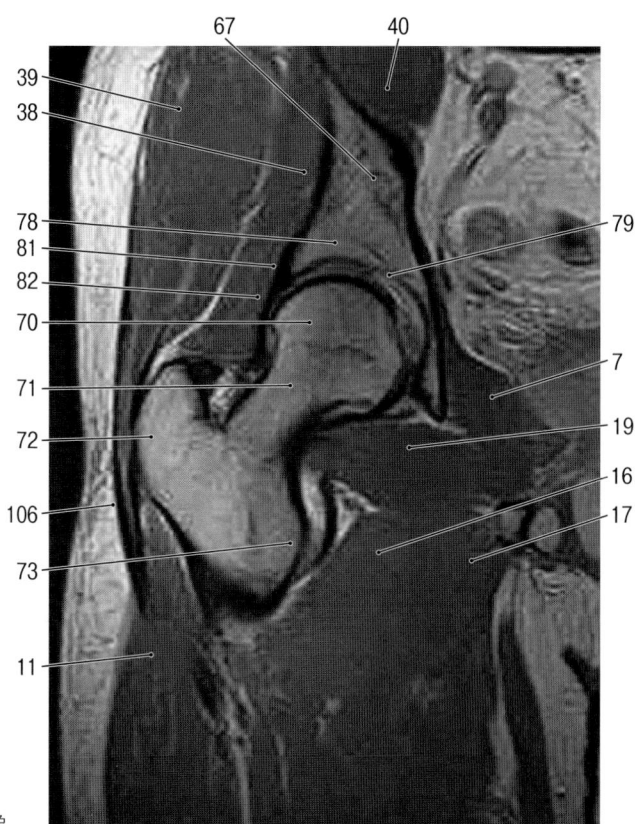

股関節 7

T1 強調冠状断像

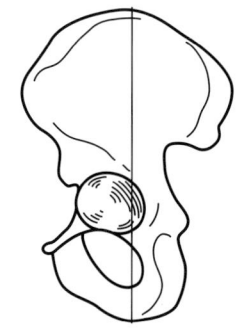

- 7: 内閉鎖筋　internal obturator m.
- 11: 外側広筋　vastus lateralis m.
- 16: 短内転筋　adductor brevis m.
- 17: 大内転筋　adductor magnus m.
- 19: 外閉鎖筋　external obturator m.
- 38: 小殿筋　gluteus minimus m.
- 39: 中殿筋　gluteus medius m.
- 40: 腸骨筋　iliacus m.
- 67: 腸骨　ilium
- 70: 大腿骨頭　femoral head
- 71: 大腿骨頸部　femoral neck
- 72: 大腿骨大転子　greater trochanter of femur
- 73: 大腿骨小転子　lesser trochanter of femur
- 78: 寛骨臼（臼蓋）　acetabulum
- 79: 寛骨臼窩（臼蓋窩）　acetabular fossa
- 81: 関節唇　acetabular labrum
- 82: 関節包　articular capsule
- 106: 腸脛靭帯　iliotibial tract

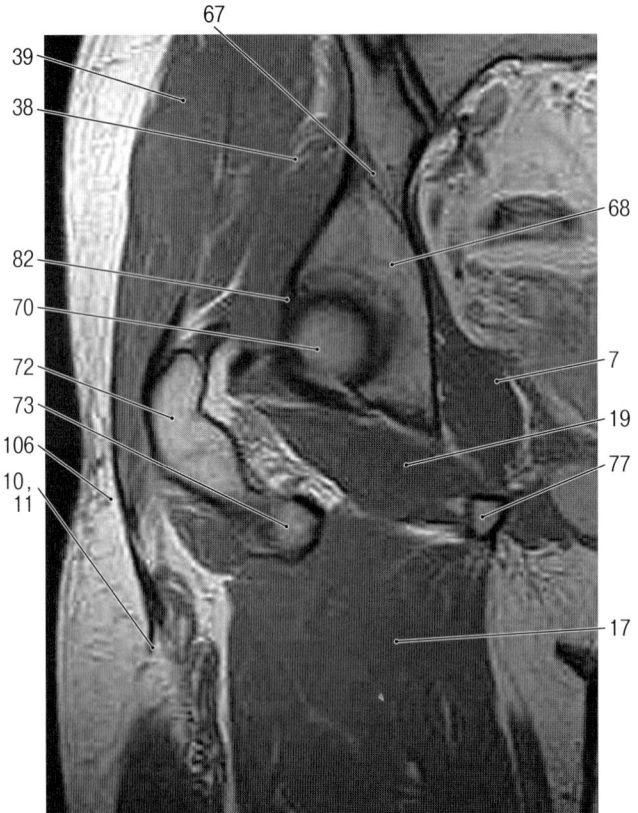

股関節 8

T1強調冠状断像

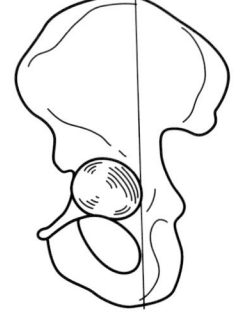

- 7: 内閉鎖筋　internal obturator m.
- 10: 大腿直筋　rectus femoris m.
- 11: 外側広筋　vastus lateralis m.
- 17: 大内転筋　adductor magnus m.
- 19: 外閉鎖筋　external obturator m.
- 38: 小殿筋　gluteus minimus m.
- 39: 中殿筋　gluteus medius m.
- 67: 腸　骨　ilium
- 68: 坐　骨　ischium
- 70: 大腿骨頭　femoral head
- 72: 大腿骨大転子　greater trochanter of femur
- 73: 大腿骨小転子　lesser trochanter of femur
- 77: 坐骨結節　ischial tuberosity
- 82: 関節包　articular capsule
- 106: 腸脛靭帯　iliotibial tract

大腿下腿 1

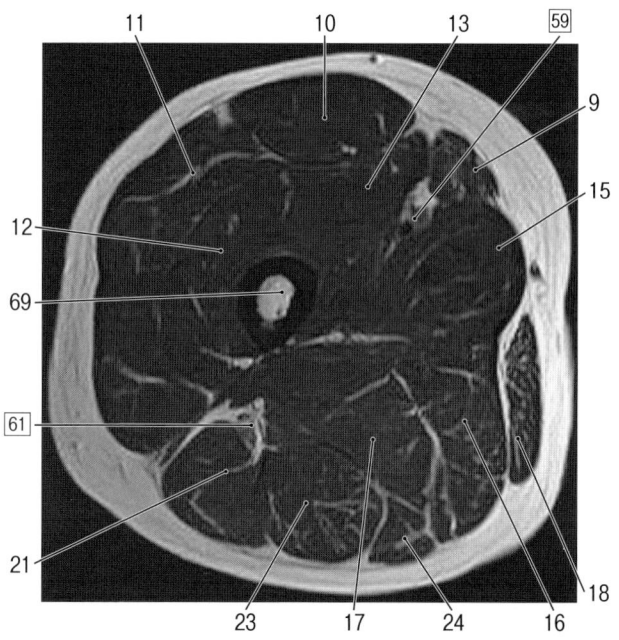

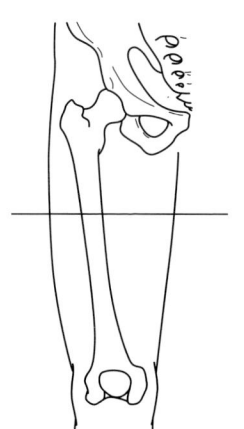

T1 強調横断像

- 9: 縫工筋　sartorius m.
- 10: 大腿直筋　rectus femoris m.
- 11: 外側広筋　vastus lateralis m.
- 12: 中間広筋　vastus intermedius m.
- 13: 内側広筋　vastus medialis m.
- 15: 長内転筋　adductor longus m.
- 16: 短内転筋　adductor brevis m.
- 17: 大内転筋　adductor magnus m.
- 18: 薄　筋　gracilis m.
- 21: 大腿二頭筋長頭
    long head of biceps femoris m.
- 23: 半腱様筋　semitendinosus m.
- 24: 半膜様筋　semimembranosus m.
- 59: 大腿動静脈　femoral a. & v.
- 61: 貫通動静脈　perforating a. & v.
- 69: 大腿骨　femur

大腿下腿 2

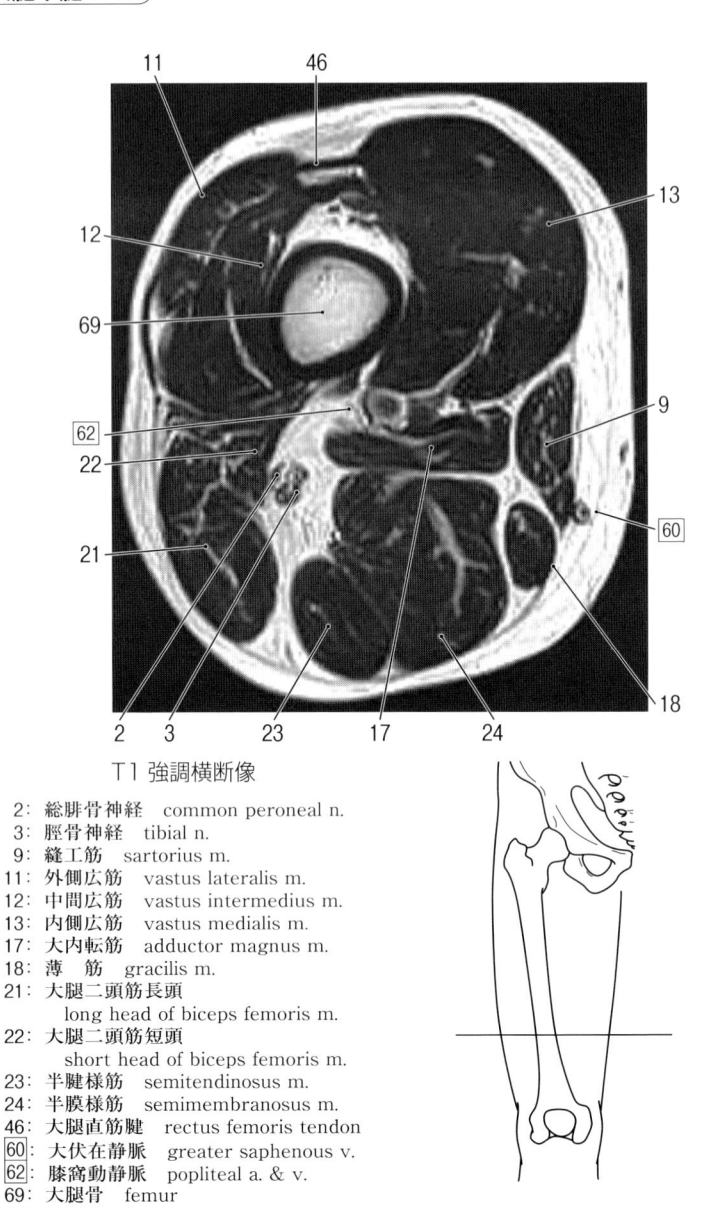

T1 強調横断像

- 2: 総腓骨神経　common peroneal n.
- 3: 脛骨神経　tibial n.
- 9: 縫工筋　sartorius m.
- 11: 外側広筋　vastus lateralis m.
- 12: 中間広筋　vastus intermedius m.
- 13: 内側広筋　vastus medialis m.
- 17: 大内転筋　adductor magnus m.
- 18: 薄　筋　gracilis m.
- 21: 大腿二頭筋長頭
      long head of biceps femoris m.
- 22: 大腿二頭筋短頭
      short head of biceps femoris m.
- 23: 半腱様筋　semitendinosus m.
- 24: 半膜様筋　semimembranosus m.
- 46: 大腿直筋腱　rectus femoris tendon
- 60: 大伏在静脈　greater saphenous v.
- 62: 膝窩動静脈　popliteal a. & v.
- 69: 大腿骨　femur

大腿下腿 3

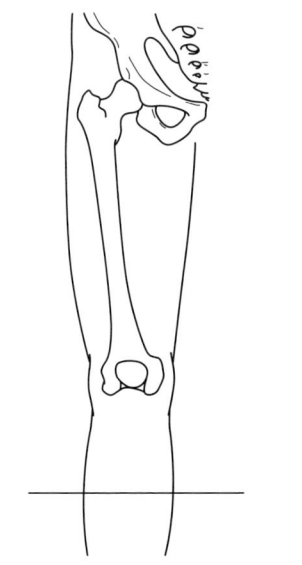

T1 強調横断像

- 3: 脛骨神経　tibial n.
- 25: 前脛骨筋　tibialis anterior m.
- 26: 長趾伸筋
     extensor digitorum longus m.
- 27: 長母趾伸筋
     extensor hallucis longus m.
- 29: 腓腹筋外側頭
     lateral head of gastrocnemius m.
- 30: 腓腹筋内側頭
     medial head of gastrocnemius m.
- 31: ヒラメ筋　soleus m.
- 34: 膝窩筋　popliteus m.
- 35: 後脛骨筋　tibialis posterior m.
- 36: 長趾屈筋
     flexor digitorum longus m.
- 37: 長母趾屈筋
     flexor hallucis longus m.
- 63: 後脛骨動静脈
     posterior tibial a. & v.
- 64: 腓骨動静脈　peroneal a. & v.
- 92: 脛　骨　tibia
- 93: 腓　骨　fibula

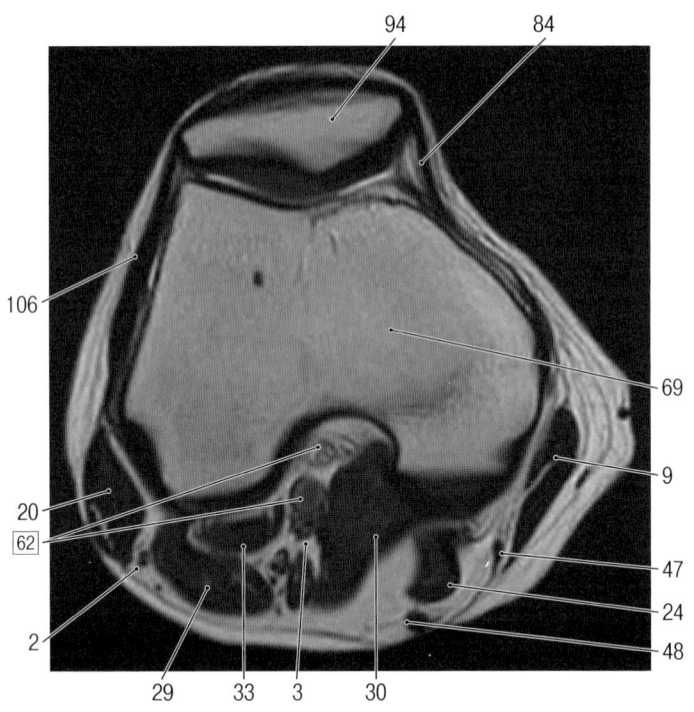

膝 1

T2 強調横断像

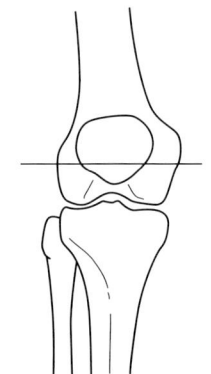

- 2: 総腓骨神経　common peroneal n.
- 3: 脛骨神経　tibial n.
- 9: 縫工筋　sartorius m.
- 20: 大腿二頭筋　biceps femoris m.
- 24: 半膜様筋　semimembranosus m.
- 29: 腓腹筋外側頭　lateral head of gastrocnemius m.
- 30: 腓腹筋内側頭　medial head of gastrocnemius m.
- 33: 足底筋　plantaris m.
- 47: 薄筋腱　gracilis tendon
- 48: 半腱様筋腱　semitendinosus tendon
- 62: 膝窩動静脈　popliteal a. & v.
- 69: 大腿骨　femur
- 84: 内側支帯　medial patellar retinaculum
- 94: 膝蓋骨　patella
- 106: 腸脛靭帯　iliotibial tract

膝 2

T2 強調横断像

29: 腓腹筋外側頭　lateral head of gastrocnemius m.
30: 腓腹筋内側頭　medial head of gastrocnemius m.
33: 足底筋　plantaris m.
47: 薄筋腱　gracilis tendon
48: 半腱様筋腱　semitendinosus tendon
49: 半膜様筋腱　semimembranosus tendon
54: 膝窩筋腱　popliteus tendon
62: 膝窩動静脈　popliteal a. & v.
83: 内側半月板　medial meniscus
87: 外側半月板　lateral meniscus
103: 後十字靱帯　posterior cruciate lig.
106: 腸脛靱帯　iliotibial tract
107: 外側側副靱帯　lateral collateral lig.
108: 内側側副靱帯　medial collateral lig.
109: 膝蓋靱帯　patellar lig.

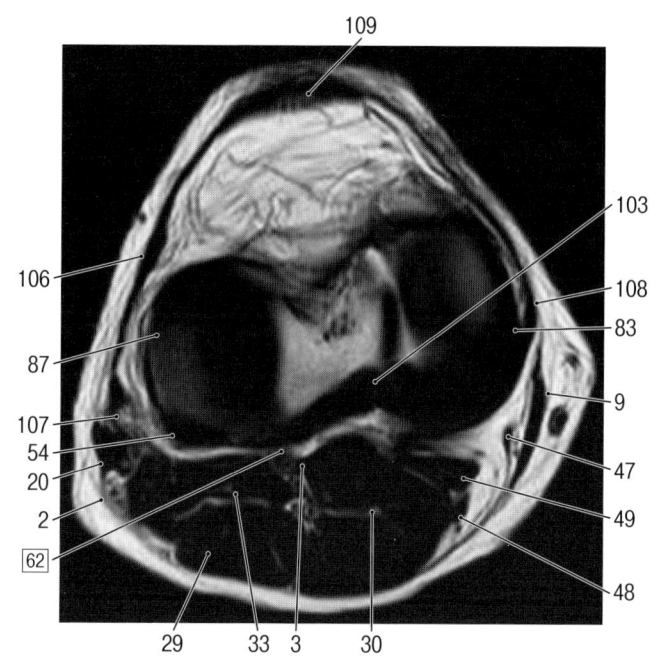

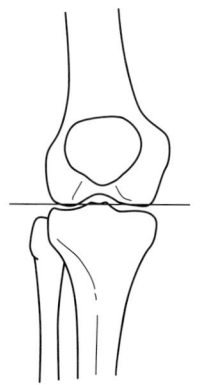

2: 総腓骨神経　common peroneal n.
3: 脛骨神経　tibial n.
9: 縫工筋　sartorius m.
20: 大腿二頭筋　biceps femoris m.

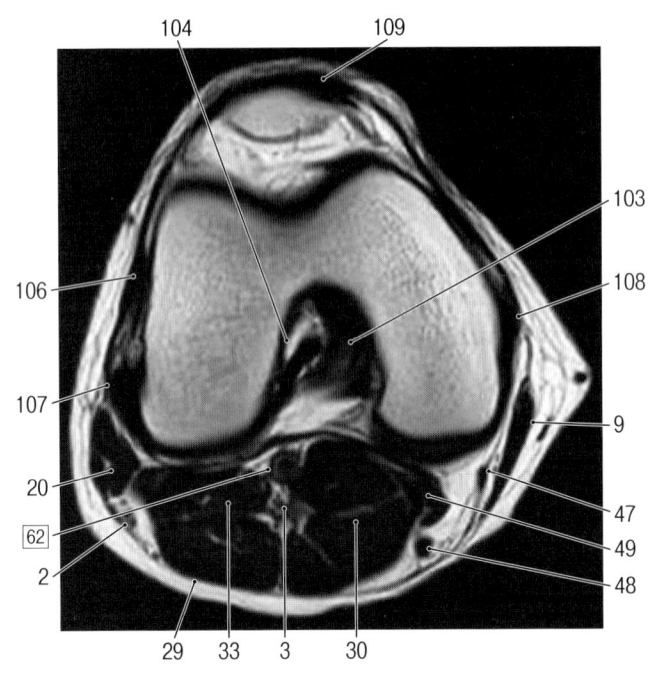

膝 3

T2 強調横断像

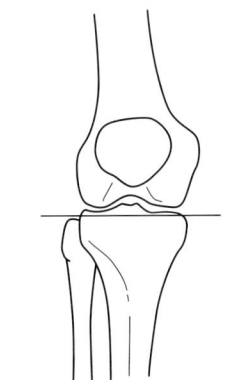

- 2: 総腓骨神経　common peroneal n.
- 3: 脛骨神経　tibial n.
- 9: 縫工筋　sartorius m.
- 20: 大腿二頭筋　biceps femoris m.
- 29: 腓腹筋外側頭
    lateral head of gastrocnemius m.
- 30: 腓腹筋内側頭
    medial head of gastrocnemius m.
- 33: 足底筋　plantaris m.
- 47: 薄筋腱　gracilis tendon
- 48: 半腱様筋腱
    semitendinosus tendon
- 49: 半膜様筋腱
    semimembranosus tendon
- 62: 膝窩動静脈　popliteal a. & v.
- 103: 後十字靱帯　posterior cruciate lig.
- 104: 前十字靱帯　anterior cruciate lig.
- 106: 腸脛靱帯　iliotibial tract
- 107: 外側側副靱帯
    lateral collateral lig.
- 108: 内側側副靱帯
    medial collateral lig.
- 109: 膝蓋靱帯　patellar lig.

膝 4

T2強調横断像

- 30: 腓腹筋内側頭 medial head of gastrocnemius m.
- 33: 足底筋　plantaris m.
- 34: 膝窩筋　popliteus m.
- 48: 半腱様筋腱 semitendinosus tendon
- 62: 膝窩動静脈　popliteal a. & v.
- 85: 内側半月板前角 medial meniscus (anterior horn)
- 93: 腓　骨　fibula
- 106: 腸脛靭帯　iliotibial tract
- 107: 外側側副靭帯 lateral collateral lig.
- 108: 内側側副靭帯 medial collateral lig.
- 109: 膝蓋靭帯　patellar lig.
- 9: 縫工筋　sartorius m.
- 29: 腓腹筋外側頭 lateral head of gastrocnemius m.

膝 5

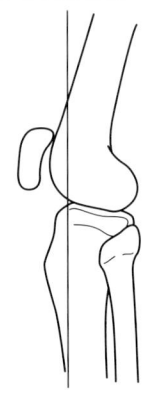

T2*強調冠状断像

- 11: 外側広筋　vastus lateralis m.
- 13: 内側広筋　vastus medialis m.
- 26: 長趾伸筋　extensor digitorum longus m.
- 69: 大腿骨　femur
- 83: 内側半月板　medial meniscus
- 87: 外側半月板　lateral meniscus
- 92: 脛　骨　tibia
- 106: 腸脛靭帯　iliotibial tract
- 108: 内側側副靭帯　medial collateral lig.

膝 6

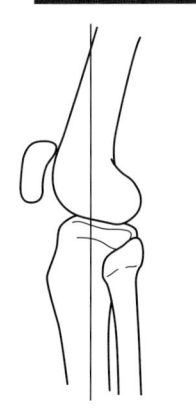

T2*強調冠状断像

11: 外側広筋　vastus lateralis m.
13: 内側広筋　vastus medialis m.
26: 長趾伸筋　extensor digitorum longus m.
69: 大腿骨　femur
83: 内側半月板　medial meniscus
87: 外側半月板　lateral meniscus
92: 脛　骨　tibia
103: 後十字靭帯　posterior cruciate lig.
104: 前十字靭帯　anterior cruciate lig.
106: 腸脛靭帯　iliotibial tract
108: 内側側副靭帯　medial collateral lig.

膝 7

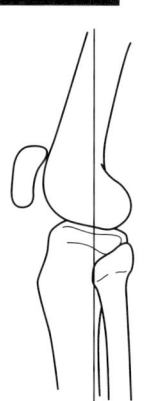

T2*強調冠状断像

- 20: 大腿二頭筋　biceps femoris m.
- 26: 長趾伸筋
    extensor digitorum longus m.
- 30: 腓腹筋内側頭
    medial head of gastrocnemius m.
- 75: 大腿骨外側顆
    lateral condyle of femur
- 83: 内側半月板　medial meniscus
- 87: 外側半月板　lateral meniscus
- 92: 脛　骨　tibia
- 103: 後十字靱帯　posterior cruciate lig.
- 105: 弓状膝窩靱帯
    arcuate popliteus lig.
- 108: 内側側副靱帯
    medial collateral lig.

膝 8

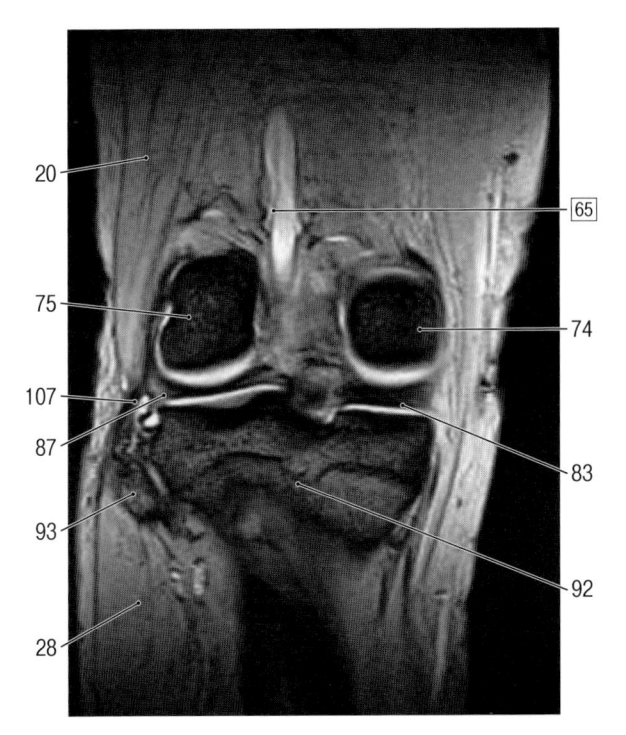

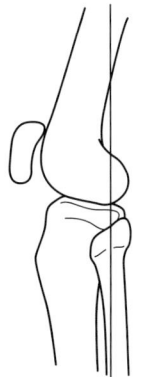

T2* 強調冠状断像

- 20: 大腿二頭筋　biceps femoris m.
- 28: 長腓骨筋　peroneus longus m.
- 65: 膝窩動脈　popliteal a.
- 74: 大腿骨内側顆
    medial condyle of femur
- 75: 大腿骨外側顆
    lateral condyle of femur
- 83: 内側半月板　medial meniscus
- 87: 外側半月板　lateral meniscus
- 92: 脛　骨　tibia
- 93: 腓　骨　fibula
- 107: 外側側副靱帯
    lateral collateral lig.

膝 9

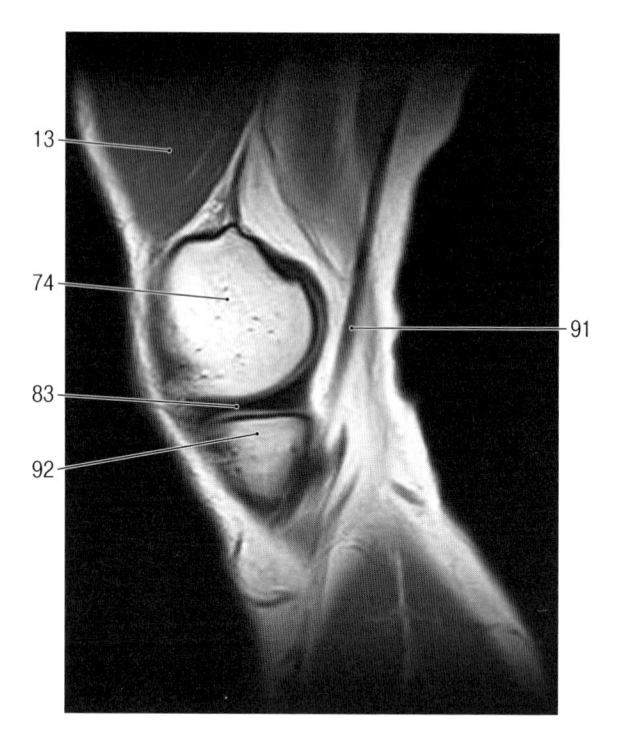

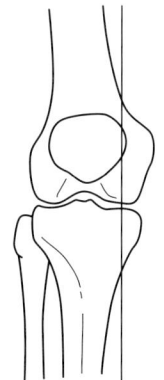

T1強調矢状断像

- 13: 内側広筋　vastus medialis m.
- 74: 大腿骨内側顆　medial condyle of femur
- 83: 内側半月板　medial meniscus
- 91: 鵞足の一部
- 92: 脛　骨　tibia

膝 10

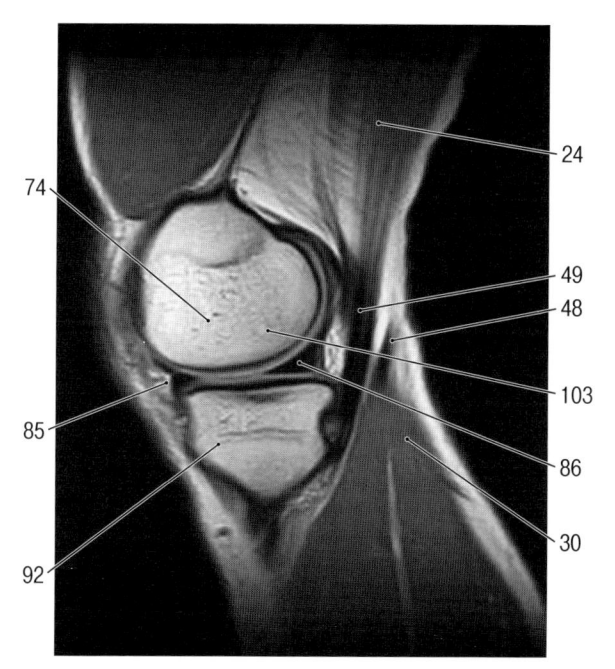

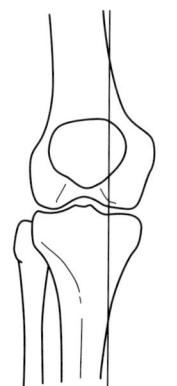

T1 強調矢状断像

- 24: 半膜様筋　semimembranosus m.
- 30: 腓腹筋内側頭
    medial head of gastrocnemius m.
- 48: 半腱様筋腱
    semitendinosus tendon
- 49: 半膜様筋腱
    semimembranosus tendon
- 74: 大腿骨内側顆
    medial condyle of femur
- 85: 内側半月板前角
    medial meniscus (anterior horn)
- 86: 内側半月板後角
    medial meniscus (posterior horn)
- 92: 脛　骨　tibia
- 103: 後十字靭帯　posterior cruciate lig.

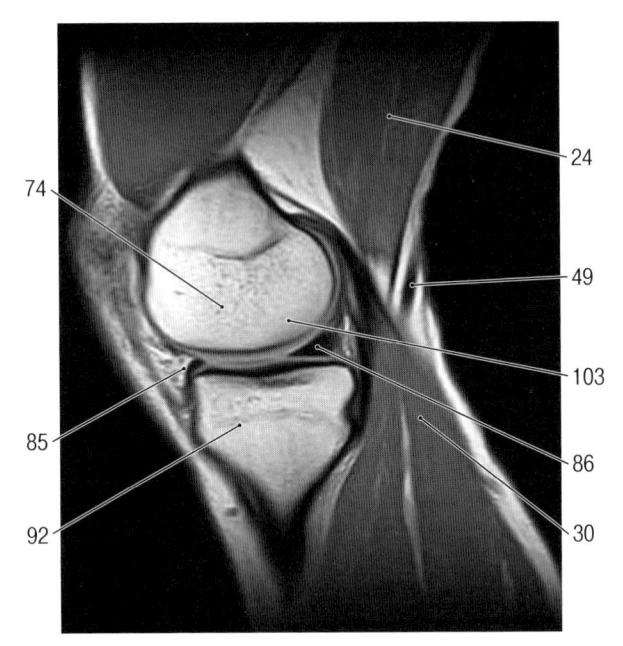

膝 11

T1 強調矢状断像

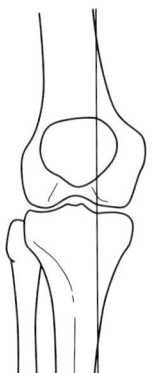

- 24: 半膜様筋　semimembranosus m.
- 30: 腓腹筋内側頭
    medial head of gastrocnemius m.
- 49: 半膜様筋腱
    semimembranosus tendon
- 74: 大腿骨内側顆
    medial condyle of femur
- 85: 内側半月板前角
    medial meniscus (anterior horn)
- 86: 内側半月板後角
    medial meniscus (posterior horn)
- 92: 脛　骨　tibia
- 103: 後十字靱帯　posterior cruciate lig.

膝 12

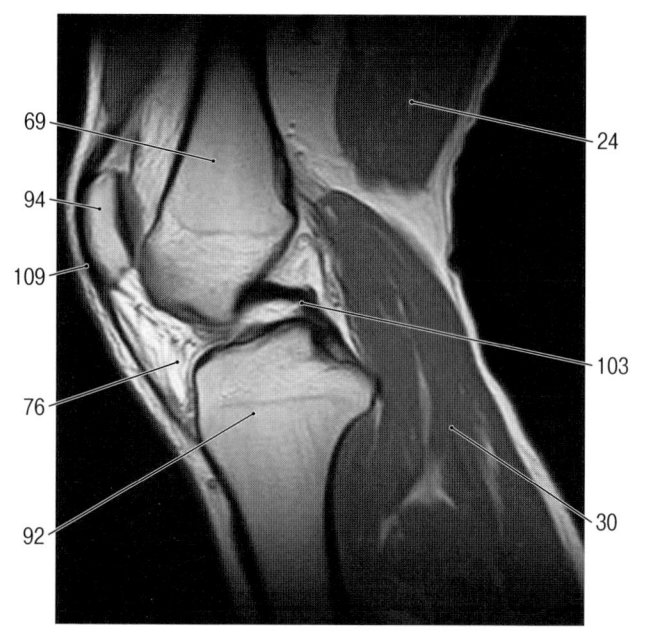

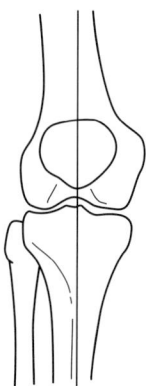

T1強調矢状断像

24: 半膜様筋　semimembranosus m.
30: 腓腹筋内側頭
　　　medial head of gastrocnemius m.
69: 大腿骨　femur
76: Hoffaの脂肪体　Hoffa's fat pad
92: 脛　骨　tibia
94: 膝蓋骨　patella
103: 後十字靭帯　posterior cruciate lig.
109: 膝蓋靭帯　patellar lig.

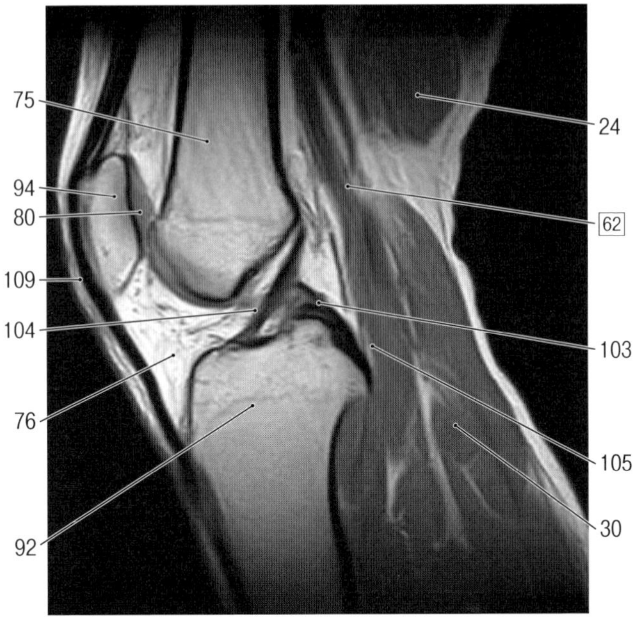

膝 13

T1 強調矢状断像

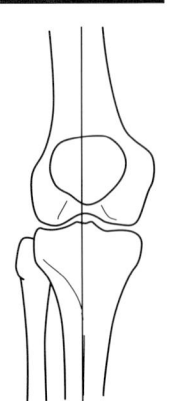

- 24: 半膜様筋　semimembranosus m.
- 30: 腓腹筋内側頭　medial head of gastrocnemius m.
- 62: 膝窩動静脈　popliteal a. & v.
- 75: 大腿骨外側顆　lateral condyle of femur
- 76: Hoffa の脂肪体　Hoffa's fat pad
- 80: 関節軟骨　articular cartilage
- 92: 脛　骨　tibia
- 94: 膝蓋骨　patella
- 103: 後十字靭帯　posterior cruciate lig.
- 104: 前十字靭帯　anterior cruciate lig.
- 105: 弓状膝窩靭帯　arcuate popliteus lig.
- 109: 膝蓋靭帯　patellar lig.

膝 14

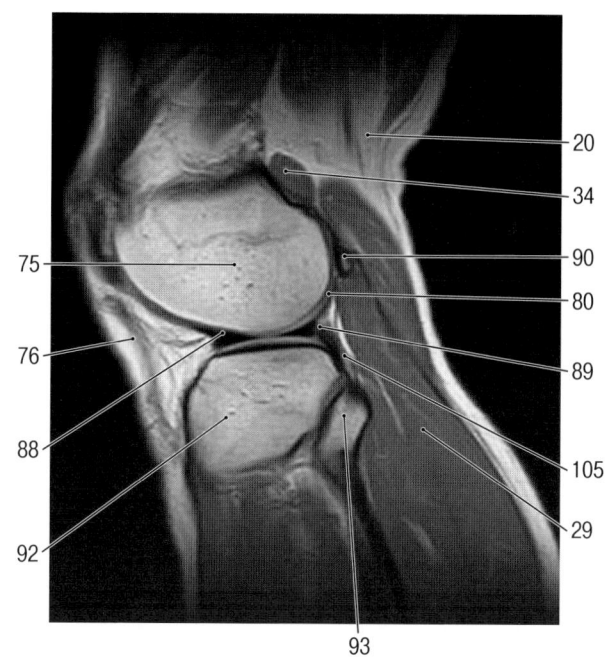

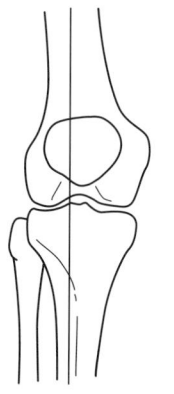

T1 強調矢状断像

- 20: 大腿二頭筋　biceps femoris m.
- 29: 腓腹筋外側頭
    lateral head of gastrocnemius m.
- 34: 膝窩筋　popliteus m.
- 75: 大腿骨外側顆
    lateral condyle of femur
- 76: Hoffa の脂肪体　Hoffa's fat pad
- 80: 関節軟骨　articular cartilage
- 88: 外側半月板前角
    lateral meniscus (anterior horn)
- 89: 外側半月板後角
    lateral meniscus (posterior horn)
- 90: ファベラ　fabella
- 92: 脛　骨　tibia
- 93: 腓　骨　fibula
- 105: 弓状膝窩靭帯
    arcuate popliteus lig.

膝 15

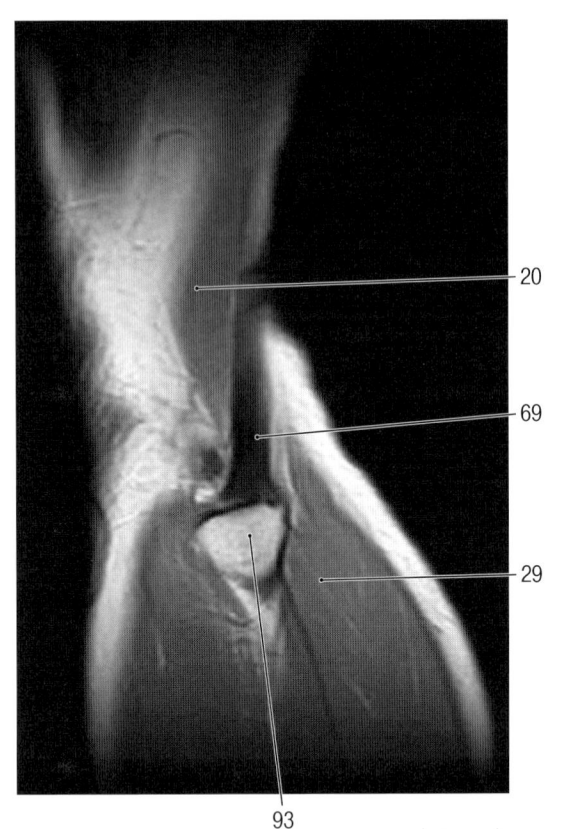

T1強調矢状断像

20: 大腿二頭筋　biceps femoris m.
29: 腓腹筋外側頭
　　lateral head of gastrocnemius m.
69: 大腿骨　femur
93: 腓骨　fibula

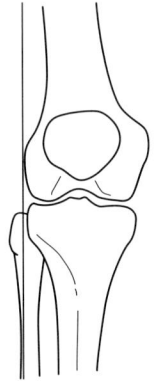

足 1

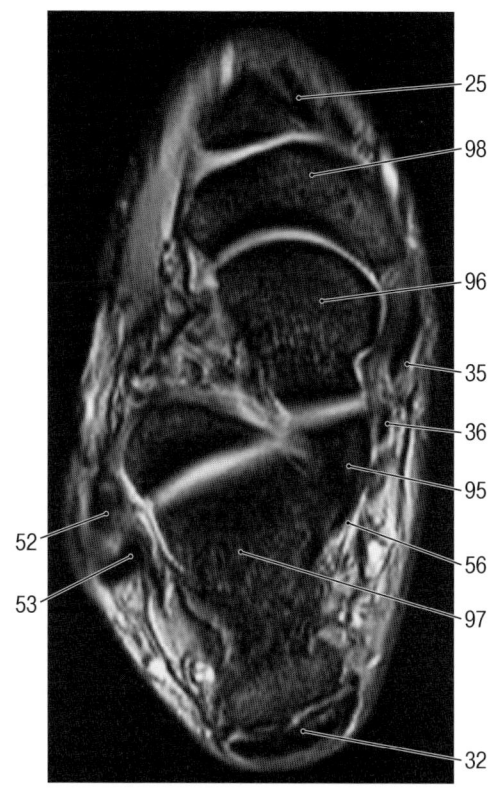

T2*強調横断像

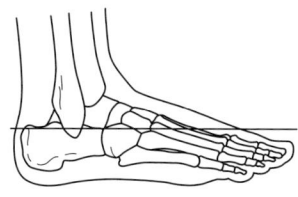

- 25: 前脛骨筋　tibialis anterior m.
- 32: アキレス腱　Achilles tendon
- 35: 後脛骨筋　tibialis posterior m.
- 36: 長趾屈筋
    flexor digitorum longus m.
- 52: 長腓骨筋腱
    peroneus longus tendon
- 53: 短腓骨筋腱
    peroneus brevis tendon
- 56: 長母趾屈筋腱
    flexor hallucis longus tendon
- 95: 載距突起
    sustentaculum tali of the calcaneus
- 96: 距　骨　talus
- 97: 踵　骨　calcaneus
- 98: 舟状骨　navicular

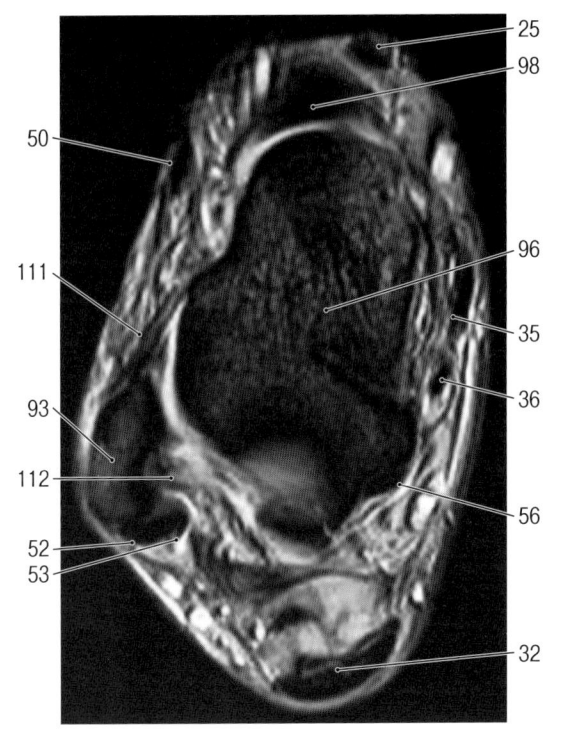

足 2

T2*強調横断像

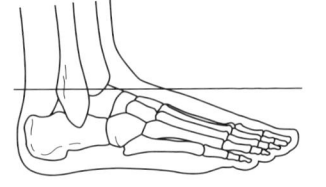

- 25: 前脛骨筋　tibialis anterior m.
- 32: アキレス腱　Achilles tendon
- 35: 後脛骨筋　tibialis posterior m.
- 36: 長趾屈筋　flexor digitorum longus m.
- 50: 長指伸筋腱　extensor digitorum longus tendon
- 52: 長腓骨筋腱　peroneus longus tendon
- 53: 短腓骨筋腱　peroneus brevis tendon
- 56: 長母趾屈筋腱　flexor hallucis longus tendon
- 93: 腓　骨　fibula
- 96: 距　骨　talus
- 98: 舟状骨　navicular
- 111: 前距腓靱帯　antorior talofibular ligament
- 112: 後距腓靱帯　posterior talofibular ligament

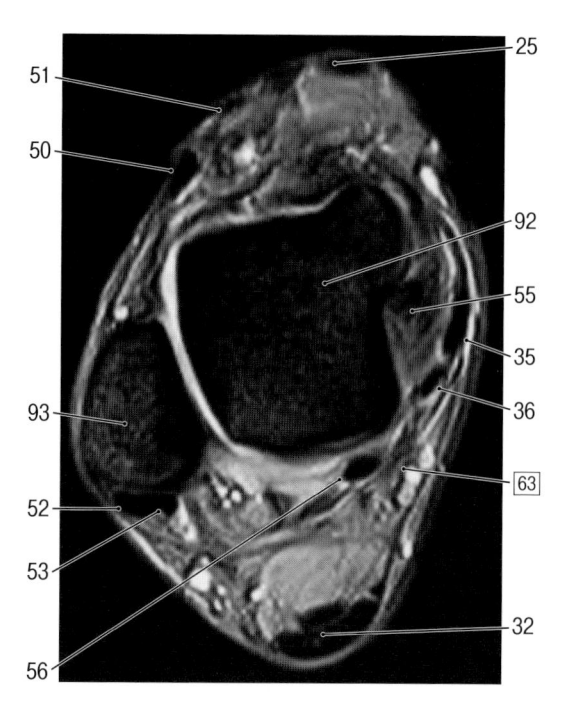

足 3

T2*強調横断像

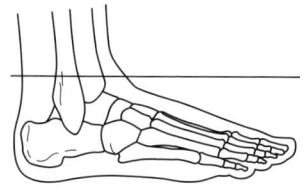

50: 長指伸筋腱　extensor digitorum longus tendon
51: 長母指伸筋腱　extensor hallucis longus tendon
52: 長腓骨筋腱　peroneus longus tendon
53: 短腓骨筋腱　peroneus brevis tendon
55: 後脛骨筋腱　posterior tibial tendon
56: 長母趾屈筋腱　flexor hallucis longus tendon
63: 後脛骨動静脈　posterior tibial a. & v.
92: 脛　骨　tibia
93: 腓　骨　fibula

25: 前脛骨筋　tibialis anterior m.
32: アキレス腱　Achilles tendon
35: 後脛骨筋　tibialis posterior m.
36: 長趾屈筋　flexor digitorum longus m.

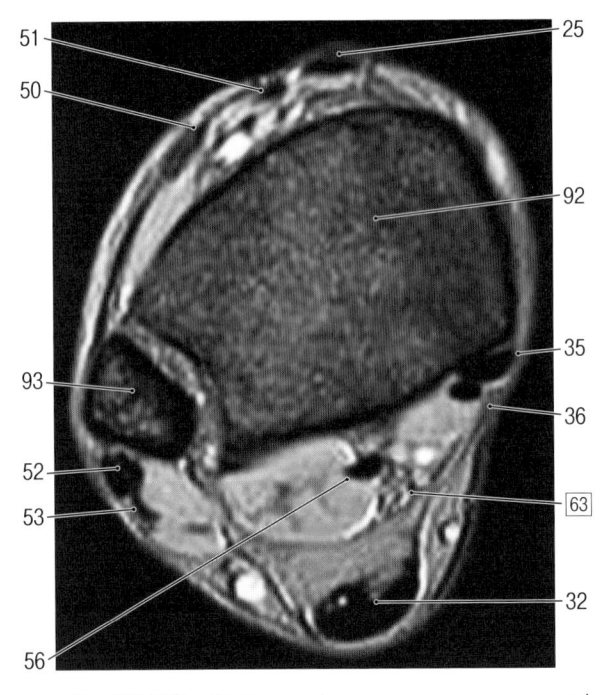

足 4

T2*強調横断像

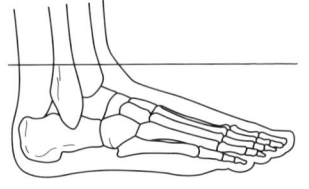

- 25: 前脛骨筋　tibialis anterior m.
- 32: アキレス腱　Achilles tendon
- 35: 後脛骨筋　tibialis posterior m.
- 36: 長趾屈筋
    flexor digitorum longus m.
- 50: 長指伸筋腱
    extensor digitorum longus tendon
- 51: 長母指伸筋腱
    extensor hallucis longus tendon
- 52: 長腓骨筋腱
    peroneus longus tendon
- 53: 短腓骨筋腱
    peroneus brevis tendon
- 56: 長母趾屈筋腱
    flexor hallucis longus tendon
- 63: 後脛骨動静脈
    posterior tibial a. & v.
- 92: 脛　骨　tibia
- 93: 腓　骨　fibula

足 5

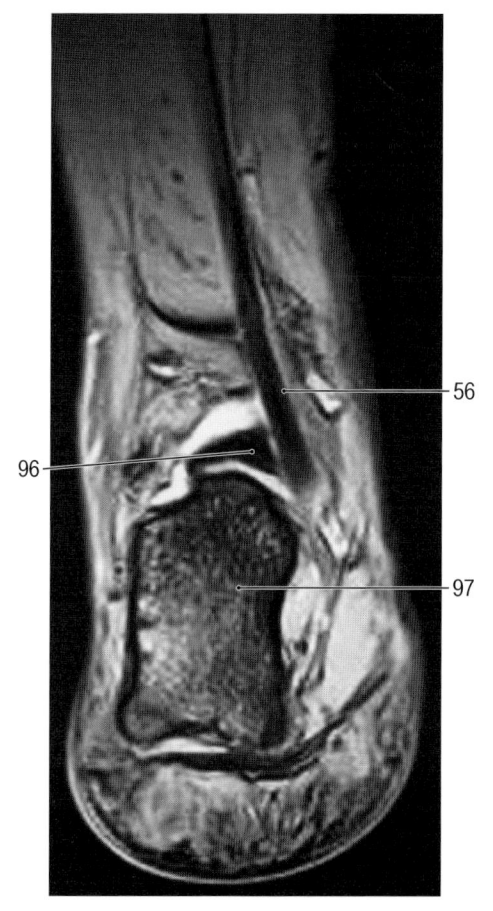

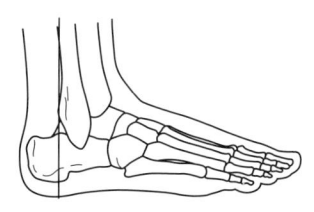

T2*強調冠状断像

56: 長母趾屈筋腱
　　flexor hallucis longus tendon
96: 距　骨　talus
97: 踵　骨　calcaneus

足 6

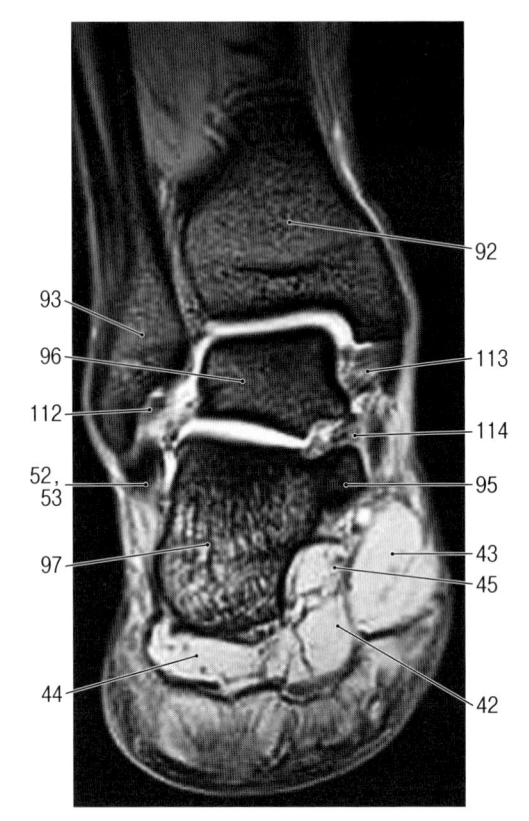

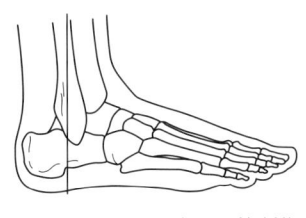

T2*強調冠状断像

- 42: 短指屈筋 flexor digitorum brevis m.
- 43: 母指外転筋 abductor hallucis m.
- 44: 小指外転筋 abductor digiti minimi m.
- 45: 足底方形筋 quadratus plantae m.
- 52: 長腓骨筋腱 peroneus longus tendon
- 53: 短腓骨筋腱 peroneus brevis tendon
- 92: 脛 骨 tibia
- 93: 腓 骨 fibula
- 95: 載距突起 sustentaculum tali of the calcaneus
- 96: 距 骨 talus
- 97: 踵 骨 calcaneus
- 112: 後距腓靭帯 posterior talofibular ligament
- 113: 脛踵部 tibiocalcaneal part
- 114: 脛距部 tibiotalar part

足 7

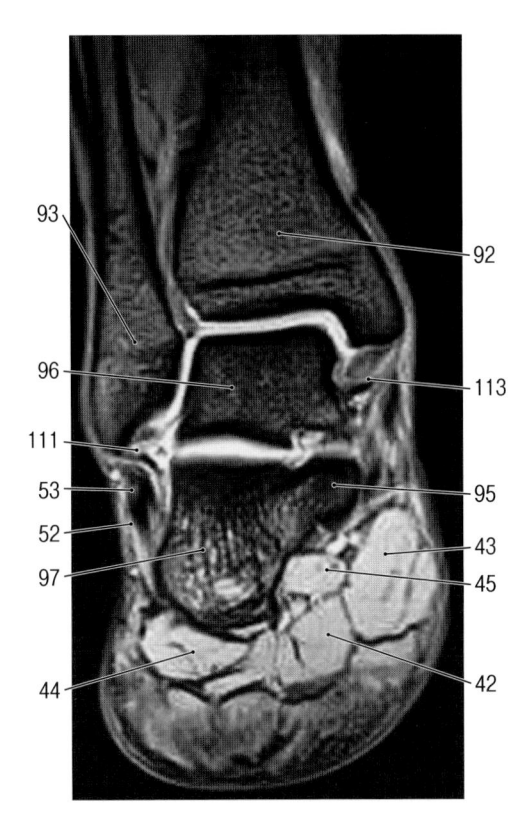

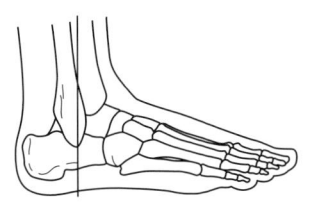

T2*強調冠状断像

42: 短指屈筋
　　　flexor digitorum brevis m.
43: 母指外転筋　abductor hallucis m.
44: 小指外転筋
　　　abductor digiti minimi m.
45: 足底方形筋　quadratus plantae m.
52: 長腓骨筋腱
　　　peroneus longus tendon
53: 短腓骨筋腱
　　　peroneus brevis tendon
92: 脛　骨　tibia
93: 腓　骨　fibula
95: 載距突起
　　　sustentaculum tali of the calcaneus
96: 距　骨　talus
97: 踵　骨　calcaneus
111: 前距腓靭帯
　　　anterior talofibular ligament
113: 脛踵部　tibiocalcaneal part

足 8

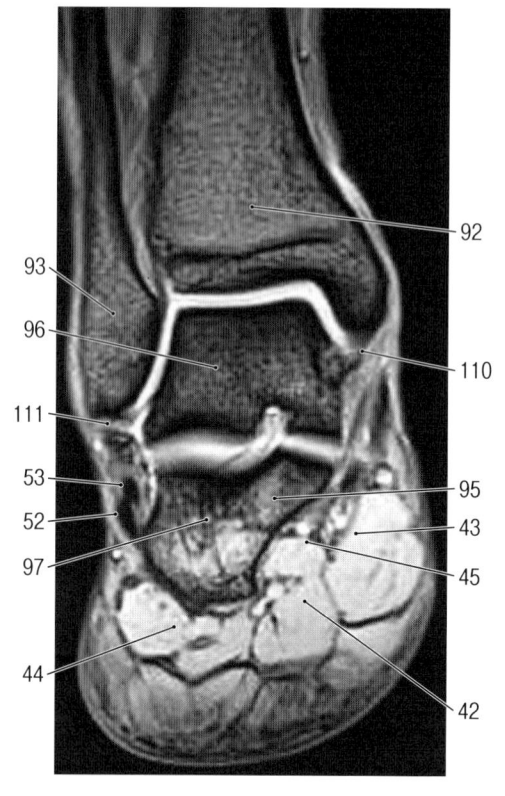

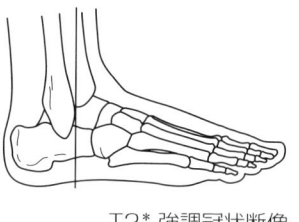

T2*強調冠状断像

- 42: 短指屈筋 flexor digitorum brevis m.
- 43: 母指外転筋　abductor hallucis m.
- 44: 小指外転筋　abductor digiti minimi m.
- 45: 足底方形筋　quadratus plantae m.
- 52: 長腓骨筋腱 peroneus longus tendon
- 53: 短腓骨筋腱 peroneus brevis tendon
- 92: 脛　骨　tibia
- 93: 腓　骨　fibula
- 95: 載距突起 sustentaculum tali of the calcaneus
- 96: 距　骨　talus
- 97: 踵　骨　calcaneus
- 110: 三角靱帯　deltoid lig.
- 111: 前距腓靱帯 anterior talofibular ligament

足 9

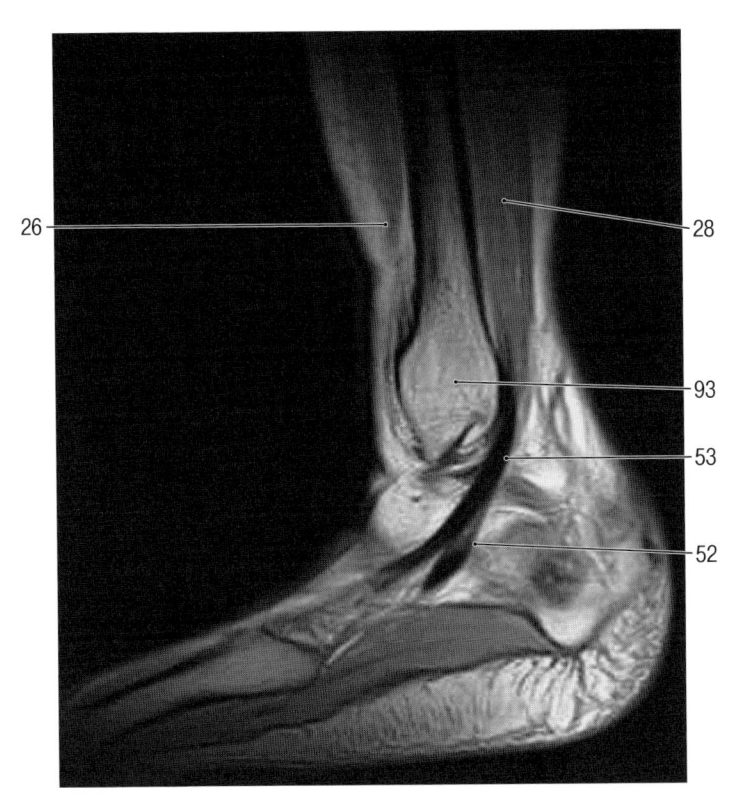

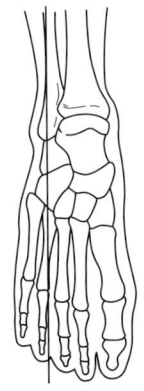

プロトン密度強調矢状断像

26: 長趾伸筋　extensor digitorum longus m.
28: 長腓骨筋　peroneus longus m.
52: 長腓骨筋腱　peroneus longus tendon
53: 短腓骨筋腱　peroneus brevis tendon
93: 腓　骨　fibula

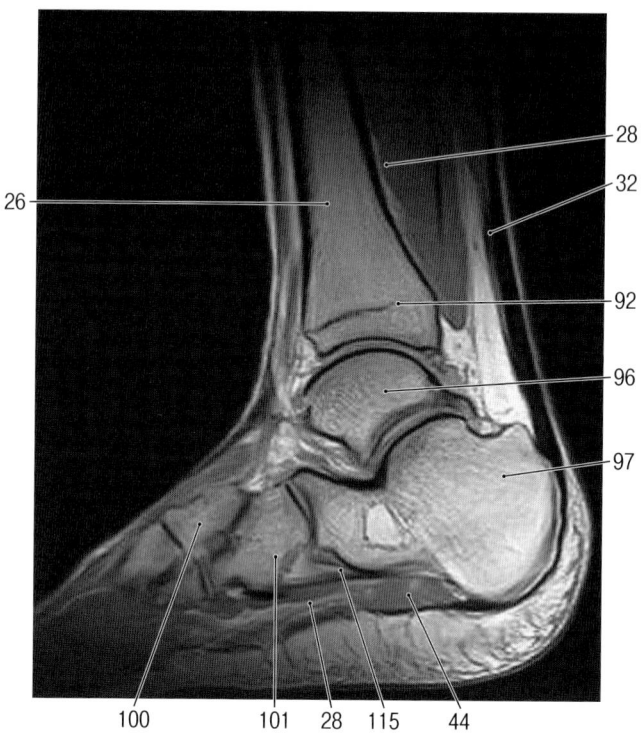

足 10

プロトン密度強調矢状断像

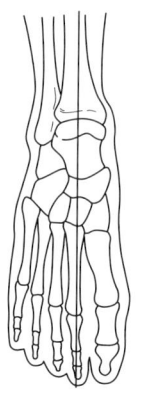

26: 長趾伸筋　extensor digitorum longus m.
28: 長腓骨筋　peroneus longus m.
32: アキレス腱　Achilles tendon
44: 小指外転筋　abductor digiti minimi m.
92: 脛　骨　tibia
96: 距　骨　talus
97: 踵　骨　calcaneus
100: 外側楔状骨　lateral cuneiform
101: 立方骨　cuboid
115: 踵立方靱帯　calcaneocuboid lig.

足 11

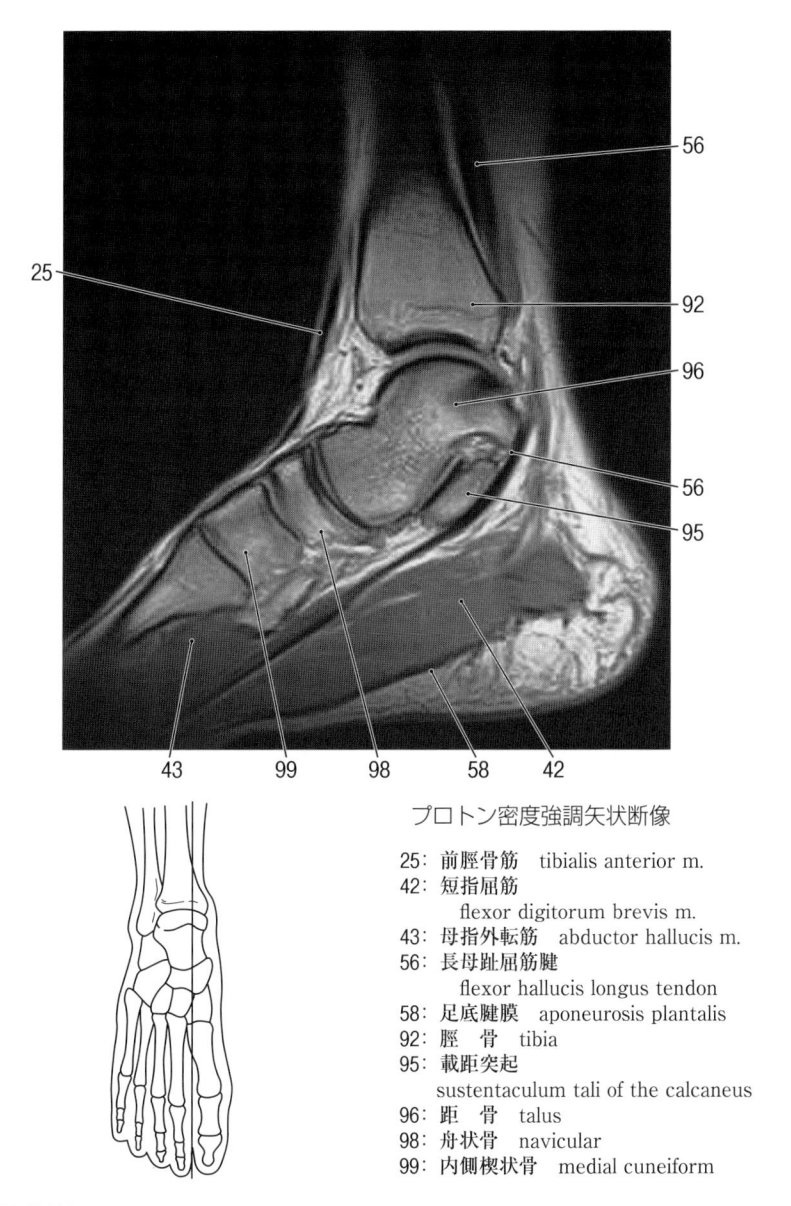

プロトン密度強調矢状断像

25: 前脛骨筋　tibialis anterior m.
42: 短指屈筋
　　flexor digitorum brevis m.
43: 母指外転筋　abductor hallucis m.
56: 長母趾屈筋腱
　　flexor hallucis longus tendon
58: 足底腱膜　aponeurosis plantalis
92: 脛　骨　tibia
95: 載距突起
　　sustentaculum tali of the calcaneus
96: 距　骨　talus
98: 舟状骨　navicular
99: 内側楔状骨　medial cuneiform

足 12

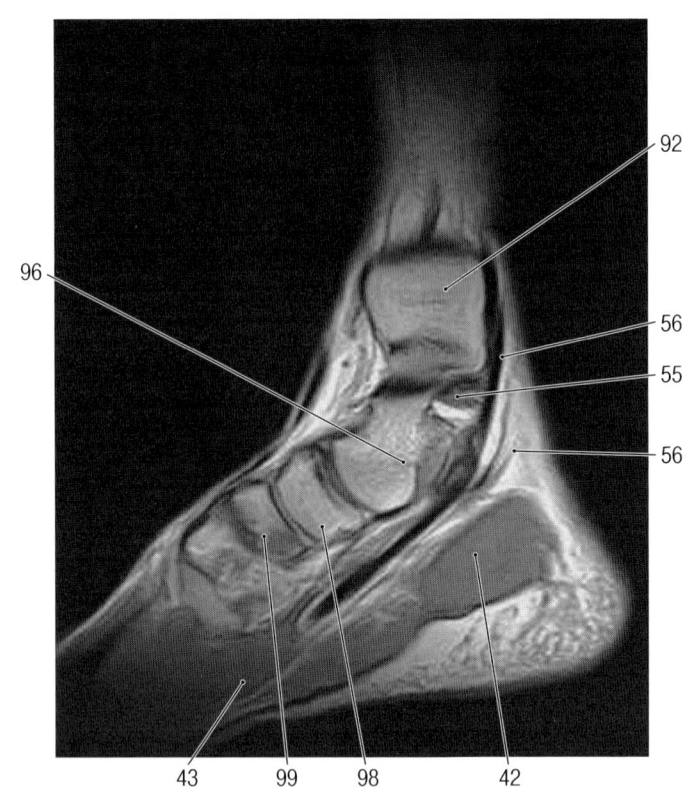

プロトン密度強調矢状断像

42: 短指屈筋 flexor digitorum brevis m.
43: 母指外転筋 abductor hallucis m.
55: 後脛骨筋腱 posterior tibial tendon
56: 長母趾屈筋腱 flexor hallucis longus tendon
92: 脛 骨 tibia
96: 距 骨 talus
98: 舟状骨 navicular
99: 内側楔状骨 medial cuneiform

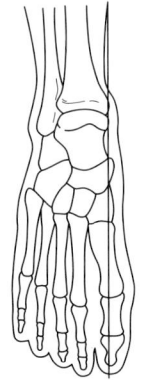

和文索引

■ あ ■

アキレス腱	381～384, 390
鞍上槽	11, 20, 32, 46～48, 50, 52, 53
鞍背	10, 50～52

■ い ■

胃	138～142, 177～179, 193, 207, 209, 211～216
胃穹窿部	180～185, 193, 202, 203, 206, 217～219
胃体部	180～183, 185, 204～206, 210, 219
咽頭後間隙	110, 111
咽頭頭底筋膜	103
咽頭扁桃	126
陰茎	232, 236, 239
陰茎海綿体	232, 236, 238～242
陰嚢	239

■ う ■

右室壁	158
右心耳	155, 167
右心室	156～158, 166, 167, 204, 205, 210, 211
右心房	141, 142, 145, 146, 156, 158, 166, 167, 201, 203, 212～214
右腎	186, 189～191, 194～197, 199, 200, 213～218, 302, 303
右腎静脈	215
右腎動静脈	196
右腎動脈	201～203, 214～216
迂回槽	12, 13, 21, 22, 49, 50
烏口突起	138, 147, 321, 322, 328, 329
烏口腕筋	328

■ え ■

腋窩静脈	329
腋窩動脈	147, 329
円回内筋	331～334, 339, 341, 342
延髄	9, 29, 61, 64, 69, 103
縁上回	17, 18, 28, 34, 36

■ お ■

オトガイ下間隙	109
オトガイ下リンパ節	110
オトガイ舌筋	106～108, 119, 126
オトガイ舌骨筋	108～110, 119, 126～129
黄色靱帯	289, 293, 308
横隔神経	149～151, 158
横隔膜	141, 170, 177, 182, 184, 186, 193, 194, 199, 200, 206～208
横隔膜脚	302, 303
横行結腸	183～190, 194～197, 199～207, 209, 210
横静脈洞	12, 21
横舌筋	106, 107, 119, 126～128
横頭頂溝（非恒常的な脳溝）	19, 32
横突起	177, 181

■ か ■

項目	ページ
ガレン大静脈	31
下咽頭収縮筋	110〜115
下顎顆	36
下顎後静脈	104〜107
下顎骨	104〜108, 119, 121, 122, 126〜129
下顎骨筋突起	103
下顎骨枝	120
下顎骨体部	120
下顎骨頭	103, 130
下眼窩神経	119
下眼瞼	80, 81
下丘	31
下口唇	106
下甲状腺静脈	123, 148
下甲状腺動脈	116, 117
下行結腸	183〜192, 194〜198, 208, 213〜216, 226, 302
下行大動脈	139, 145, 146, 151〜158, 168
下歯槽神経	105, 106
下斜筋	81, 83, 84
下縦舌筋	106, 119, 120, 127, 128
下唇下制筋	108, 128
下垂体	26, 31, 59
下垂体茎（柄）	10, 11, 20, 31, 46, 50, 53, 82, 92
下垂体後葉	47, 51〜53, 82, 90
下垂体前葉	44〜46, 51〜53, 81, 82, 90, 93
下前庭神経	60, 63, 73
下前頭回	12〜18, 21〜26, 36
下前頭溝	26
下双子筋	250, 254
下側頭回	10〜12, 20, 21, 27〜30, 306
下大静脈	139, 140, 166, 178〜186, 188, 189, 191〜195, 197, 198, 200〜203, 214, 215, 306〜308
下腸間膜静脈	190, 191, 197, 213
下腸間膜動脈	188, 192
下直筋	9, 25, 81, 83, 84〜86, 91
下殿動静脈	227〜229, 233
下頭斜筋	105〜107, 128, 129, 273, 275, 279, 281
下頭頂小葉	19, 29
下肺静脈	138, 139, 145, 155, 169
下鼻甲介	25, 82〜86, 103, 119, 120, 127
下鼻道	119, 120
下腹壁動静脈	228
下葉気管支	154
仮声帯	113
蝸牛	60, 62, 63, 65, 66, 72〜74
蝸牛神経	60, 63, 65, 66, 73
蝸牛前庭神経	61, 64
鵞足の一部	374
回外筋	334, 336
回結腸移行部	212
回腸	190, 210〜212
海馬	11, 12, 14, 20, 21, 23, 27, 34, 35
海馬傍回	11〜14, 20〜23, 28, 34
海綿静脈洞	44〜46
外頸静脈	108〜117, 162
外頸動脈	108
外肛門括約筋	261
外耳道	61, 64
外側咽頭後リンパ節	104
外側円錐筋膜	191, 196, 198
外側胸動脈	154
外側楔状骨	390
外側広筋	229〜235, 240〜244, 358, 359, 361〜364, 370, 371
外側後頭側頭回	14, 23

外側溝	16, 26〜28, 36	肝右葉前区域	178, 179, 181, 183
外側溝後枝	14, 15, 23, 24	肝円索	182〜198, 201, 202, 209
外側溝前枝	14, 15, 23, 24	肝左葉	177, 203, 205, 209
外側側副靱帯	331, 336〜338, 367〜369, 373	肝左葉外側区	178, 179, 181, 183〜185, 193, 213
外側直筋	80, 85, 86, 89, 90, 92, 93	肝左葉内側区	178, 179, 181, 183, 193
外側半規管	60, 62, 63, 67, 68, 71, 72	肝静脈	140, 166
外側半月板	367, 370〜373	肝臓	138〜142, 166, 199〜202, 204, 209, 218
外側半月板後角	379	肝尾状葉	182, 183, 193, 201〜203, 214, 215
外側半月板前角	379		
外側翼状突起	103	冠状静脈洞	140
外側翼突筋	103, 121, 130	貫通動静脈	363
外側輪状披裂筋	115, 127, 128	寛骨	228〜230, 233, 234, 240
外腸骨静脈	226〜229, 240, 254〜257, 260, 263	寛骨臼（臼蓋）	250〜253, 258, 357, 358, 360, 361
外腸骨動脈	226〜229, 240, 254〜257, 260, 263	寛骨臼窩（臼蓋窩）	357, 358, 360, 361
外直筋	25	関節唇	318, 325, 326, 358, 360, 361
外腹斜筋	189, 191, 192, 208, 210, 215, 216, 258, 302〜304	関節軟骨	355, 356, 378, 379
外閉鎖筋	241〜243, 258, 260, 263, 355, 359〜362	関節包	360〜362
		環椎	104, 126
		環椎横靱帯	274
外包	14, 15, 23, 24	環椎外側塊	275〜277
角回	17, 18, 29, 34, 36	環椎後弓	272〜274
角膜	89, 90	環椎十字靱帯	280, 281
顎下間隙	109	環椎前弓	272, 274, 280
顎下腺	107〜109, 120〜124	眼窩	9, 10
顎下リンパ節	109, 122, 123	眼窩下神経	85
顎関節窩	61, 64	眼窩回	25, 33, 34
顎舌骨筋	107, 108, 110, 120〜122	眼窩脂肪体	83, 85, 89, 91
顎二腹筋	276, 277	眼球	9, 10, 35
顎二腹筋後腹	105〜109, 123, 130	眼動脈	87〜90, 93
顎二腹筋前腹	109, 119, 122	眼輪筋	80〜82
顎二腹筋リンパ節	107, 108	顔面静脈	103〜106, 109〜112, 119, 130
滑車	87, 331, 332, 338, 341	顔面神経後膝部	68, 74
肝右葉	177, 190, 193〜197	顔面神経水平部	60, 63, 67, 73
肝右葉後区域	178, 179, 181, 183	顔面神経前膝部	60, 62, 63, 65, 66, 71

顔面神経内耳道部	60, 62, 63, 65, 66, 71, 72
顔面神経迷路部	62, 65, 66, 71
顔面動脈	103, 104, 106

■ き ■

気管	116～118, 123～126, 139～141, 147～150, 167
気管軟骨	116, 123, 124
奇静脈	138, 139, 151, 153, 158, 178, 180, 292, 293
胸間槽	12, 21, 27, 49
弓状膝窩靱帯	372, 378, 379
嗅溝	11, 20
距骨	381, 382, 385～388, 390～392
胸管	148～151, 153, 154, 157
胸骨（柄）	202～204, 209
胸骨甲状筋	111, 113～118, 122, 126～129
胸骨舌骨筋	111～118, 122, 126～129
胸骨体	143, 153～156, 158, 166, 167
胸骨柄	122, 126～129, 142, 149, 150, 159, 166～168
胸骨柄結合	151, 152, 167
胸鎖関節	122, 140, 147, 149, 160, 161, 169, 275～277, 281～284
胸鎖乳突筋	104～117, 122～125, 130
胸腺	151
胸椎椎体	177, 202, 203
胸背動脈	154
胸部下行大動脈	177, 179, 205
胸肋関節	209
強膜	81, 83, 84, 89, 92, 93
橋	10, 11, 20, 27, 31, 32, 50～53, 65～68, 82, 91
橋・延髄	272, 274, 278
橋前槽	10, 31, 32, 51～53

頬筋	104～106, 119
頬骨	85, 89～93, 119, 120
頬骨弓	121
棘下筋	149～156, 163～165, 318～321, 323, 327～329
棘下筋腱	323
棘間筋	111～113, 115, 272, 274
棘筋	147～158
棘上筋	147～150, 164, 165, 322, 327～329
棘上筋腱	322, 324, 325, 327
棘上靱帯	287, 289
棘突起	179, 180, 192

■ く ■

くも膜下腔	218, 287, 289, 292, 293, 298, 301, 304, 306～309
空腸	185～189, 192, 194, 195, 197, 206, 207, 209, 210～212
屈筋支帯	349

■ け ■

茎突咽頭筋	105
茎突舌筋	105, 107, 121, 123
茎突舌骨筋	105, 108, 110
脛距部	386
脛骨	365, 370～379, 383, 384, 386～388, 390～392
脛骨神経	364～368
脛踵部	386, 387
頸横静脈	162～164
頸棘筋	104
頸最長筋	106, 107, 110～118, 130, 273, 280
頸静脈孔	61, 64, 69
頸神経叢	275
頸長筋	105～116, 126～129

頸半棘筋	108〜118, 127〜130, 273, 282, 283	甲状頸動脈	125
頸板状筋	107〜117, 127	甲状舌骨間膜	123, 124
鶏冠	86〜88	甲状腺	115〜117, 123, 127〜129, 147, 159, 168
結節間溝	318〜320	甲状軟骨	111〜114, 123, 124, 126
結腸肝彎曲部	186, 194, 200, 209〜211	甲状軟骨上角	112
結腸脾彎曲部	180〜182, 193, 199, 208	甲状披裂筋	114, 122, 123
楔前部	18, 32, 33	交感神経	116
楔部	16〜18, 32, 33	肛門管	232, 236, 238, 239, 244, 259, 261
月状骨	343, 344	肛門挙筋	230, 231, 234, 235, 237〜239, 243, 244, 250, 251
肩甲下筋	138, 148〜156, 163〜165, 318〜321, 326〜329	咬筋	86, 103〜106, 120, 121, 130
肩甲下筋腱	327	後下小脳動脈	38, 39
肩甲挙筋	106〜118, 125, 130, 147, 159〜162, 278, 279	後関節唇	319, 320
肩甲棘	150, 164, 165, 321, 322, 324〜326	後距腓靱帯	382, 386
肩甲頸	148	後脛骨筋	365, 381〜384
肩甲骨	149〜152, 154, 155, 157, 163, 324, 325	後脛骨筋腱	383, 392
肩甲骨関節窩	148, 319〜321, 324〜326, 329	後脛骨動静脈	365, 383, 384
		後頸間隙	110〜113
肩甲上動脈	320	後交連	31
肩甲切痕	147	後斜角筋	108〜117, 125, 130, 138, 161, 162
肩甲舌骨筋	111〜116, 122, 128	後十字靱帯	367, 368, 371, 372, 375〜378
肩峰	147, 322〜325, 327〜329	後縦靱帯	274, 287, 289, 301

■ こ ■

		後腎筋膜	191, 196, 198, 215〜217
		後側硬膜外腔脂肪組織	298, 305
固有総指伸筋	332〜334	後大脳動脈	21, 22, 37〜39
口蓋垂	105, 121, 126	後腟円蓋	262
口蓋帆挙筋	103	後頭顆	277
口蓋帆張筋	103, 121	後頭骨	103, 272〜274
口蓋扁桃	105〜107, 121, 129	後頭側頭溝	14, 23
口角下制筋	108, 127, 128	後頭直筋	273, 279〜281
口輪筋	104〜107, 126〜129	後頭動脈	104
広頸筋	108〜117, 119, 121〜129	後頭葉	15, 24, 128, 129
広背筋	138, 155〜158, 177〜179, 200, 292, 293	後半規管	62, 63, 68, 69, 71〜74
		後腹膜脂肪織	191, 192
		後輪状披裂筋	115

喉頭蓋	110, 126, 127
喉頭蓋谷	127
硬口蓋	119, 126
硬膜	287, 289, 301
硬膜外静脈	300
項靭帯	106〜116, 272, 274
鉤	12, 21, 27
黒質	22
骨間筋	350

■ さ ■

左室下後壁	146
左室下壁	169
左室自由壁	145, 157, 158
左室前壁	146, 170
左室壁心尖部	146
左心耳	141
左心室	141, 142, 145, 146, 154, 157, 158, 168〜170, 206, 207, 211〜215
左心房	139〜141, 145, 154〜157, 166〜168, 205, 216, 217
左腎	186, 187, 189〜191, 194〜198, 205〜207, 215〜218, 302〜304
左腎静脈	188, 189, 196, 200, 214〜216
左腎動脈	215, 216
鎖骨	118, 122, 129, 130, 138〜141, 147, 148, 159〜166, 169, 170, 326, 328, 329
鎖骨下筋	138〜141, 163, 164
鎖骨下静脈	118, 123, 124
鎖骨下動脈	118, 125, 130
鎖骨胸骨端	149
坐骨	232, 236, 243, 244, 259, 362
坐骨結節	231, 235, 358, 359, 362
坐骨神経	232, 236, 250, 359
坐骨直腸窩	243, 244

最長筋	118, 191, 292, 293, 299, 300, 304〜309
載距突起	381, 386〜388, 391
臍	203, 209
三角筋	165, 318〜329
三角骨	344, 348
三角靭帯	388
三角線維軟骨	344, 347
三叉（第Ⅴ脳）神経	59, 65〜67
三叉神経	10
三叉神経第3枝	103
三尖弁	166

■ し ■

子宮筋層	256〜258, 261
子宮頸管上皮	254〜256, 259, 262
子宮頸部	252, 253
子宮頸部間質	254〜256, 259, 262
子宮体部	253〜255, 262
子宮内膜	256〜258, 261
子宮傍組織	253
四丘体槽	13, 14, 22, 23, 31, 32, 49, 53
指伸筋腱	348〜350
脂肪組織	143, 144
視交叉	11, 20, 26, 31, 44〜46, 48, 52, 53, 89, 92
視索	12, 21, 32, 49, 88
視床	15, 24, 27, 32〜34, 44, 45
視床下部	12, 21, 31, 52
視床下部乳頭体	49, 52, 53, 81
視床間橋	31
視神経	10, 25, 43, 47, 50, 51, 81, 86, 89, 90, 93
視神経乳頭	89, 90, 93
篩骨洞	9, 25, 32, 51, 82〜88, 90〜93
耳下腺	104〜106
耳介	103

耳管開口部	103, 121	小後頭直筋	104, 105, 127, 128
耳管軟骨	103	小指外転筋	345, 349, 350, 386〜388, 390
耳管隆起	103, 121	小指伸筋腱	346〜350
軸椎	105, 106	小指対立筋	345, 350
軸椎歯状突起	104, 126	小腸	196〜198, 200〜208, 227, 237
軸椎歯突起	272〜276, 280, 281	小殿筋	227〜229, 232, 233, 236, 240〜244, 252, 253, 255〜258, 355〜357, 360〜362
膝窩筋	365, 369, 379		
膝窩筋腱	367		
膝窩動静脈	364, 366〜369, 378	小頭	331, 332
膝窩動脈	373	小脳橋角槽	10, 11, 20, 33
膝蓋骨	366, 377, 378	小脳水平裂	30〜35
膝蓋靭帯	367〜369, 377, 378	小脳第一裂	31, 34, 35
射精管	239	小脳虫部	10〜13, 15, 20〜22, 24, 31, 60, 63
斜台	9, 31, 32, 47, 48, 52, 53, 60, 61, 63, 64, 81, 82, 103, 126〜128, 272〜274		
		小脳天幕	11, 20, 31
尺骨	333, 334, 336〜338, 344, 346	小脳半球	9〜12, 20, 21, 30, 33〜36, 59〜64, 68, 69, 103, 127〜130
尺骨茎状突起	346, 347		
尺骨神経	330〜332	小脳扁桃	9, 31, 32, 272, 274
尺骨動脈	333, 334	小菱形筋	116, 127, 129, 147〜150, 156, 159〜162
尺側手根屈筋	332〜334, 336〜338, 346〜348		
		小菱形骨	345, 349
尺側手根伸筋	332〜334	松果体	15, 24, 31
尺側手根伸筋腱	346〜350	松果体陥凹	31
尺側皮静脈	330, 331	笑筋	107, 108, 127
主膵管	219	硝子体	81, 83〜85, 87〜93
踵骨	381, 385〜388, 390	上咽頭	44〜46
踵立方靭帯	390	上咽頭収縮筋	127
舟状骨	344, 345, 348, 381, 382, 391, 392	上顎骨	80, 81, 104, 127〜130
十二指腸下行部	186, 187, 195, 196, 213, 214, 219	上顎歯	105, 119
		上顎歯槽骨	119, 120, 126
十二指腸球部	194, 201, 213, 219	上顎洞	25, 80, 83〜86, 103, 119, 120, 129
十二指腸水平部	190, 197, 219	上幹動脈	139
十二指腸乳頭	185, 219	上眼瞼	80, 81
小胸筋	139〜141, 143, 144, 148〜155, 163〜165, 318〜320	上眼瞼挙筋	81, 85, 86
		上眼静脈	81, 84〜89, 93
小頬骨筋	104, 105	上丘	14, 23, 31
小結節	319, 320	上甲状腺動脈	110〜113

上行咽頭動脈	104, 105	上腕二頭筋短頭	318
上行結腸	188～192, 195～199, 211～214, 226	上腕二頭筋長頭筋腱	318～320, 325～327
上行大動脈	141, 151～155, 167	静脈洞交会	15, 24
上行大動脈起始部	156	食道	116～118, 125, 126, 138, 147～158, 177～180, 292, 293
上後鋸筋	104, 117, 118, 129, 130, 161	食道・胃接合部	140, 181
上矢状静脈洞	16～18, 29～31	心外膜脂肪層	145
上斜筋	84～86	心室中隔	145, 157, 158
上縦舌筋	106, 107, 119, 120, 126～128	心膜	168
上小脳脚	11, 20, 29	心膜横隔動静脈	158
上小脳槽	15, 24, 29, 31	心膜横洞	141
上小脳動脈	37～39	心膜上洞	167
上前庭神経	60, 62, 63, 67, 71, 72	神経血管束	231
上前頭回	12～19, 21～26, 33, 34, 36	神経孔	187, 192, 204
上前頭溝	16～19, 25～27	神経根	283, 309
上双子筋	259	深頸筋膜浅葉	104, 105
上側頭回	10～16, 20～24, 26～29, 36	深頸静脈	109～113, 281
上大静脈	140, 141, 150～155, 166	深頸動脈	281
上腸間膜静脈	188, 189, 195～197, 203, 211, 212	深指屈筋	336, 337, 341
上腸間膜動脈	195～197, 204, 211～214	深指屈筋腱	343, 345～350
上直筋	25, 81, 84～88	腎（髄質）	187, 188
上直腸動静脈	238	腎（皮質）	187, 188
上頭頂小葉	18, 19, 29	腎周囲腔脂肪織	198, 217, 218
上半規管	59, 62, 67, 68, 70	腎洞内脂肪	199, 206, 207
上腹壁動脈	226, 227		

■ す ■

上腕筋	330～334, 336～338, 340, 341
上腕骨	341
上腕骨外側上顆	330, 336～338
上腕骨骨幹部	318, 324～326
上腕骨骨頭	319～321, 323～328
上腕骨内側上顆	330, 336, 337, 342
上腕三頭筋	341
上腕三頭筋腱	335, 341
上腕三頭筋長頭	327～329
上腕二頭筋	339
上腕二頭筋腱	330～334, 339

ステノン管	104
水晶体	89, 90, 92, 93
垂直舌筋	119
膵鈎部	196
膵臓	186, 204
膵体部	184, 185, 194, 213, 214
膵頭部	188, 189, 195, 196, 202, 203, 205
膵尾部	184, 185, 194, 206, 207
錐体筋	230, 231, 234, 235, 251
錐体尖	60, 62, 63

■ せ ■

語	ページ
正中神経	346〜350
正中仙骨稜	298
声帯	114
声門	114
声門下腔	115
精管	241
精索	230〜232, 234〜236
精巣	237〜239
精嚢	229, 233, 237〜239, 241, 242
赤核	22
脊髄	178, 203, 272, 274, 280〜283, 287, 289, 291〜293
脊髄液（くも膜下腔）	272, 274, 276, 280〜283
脊髄円索	298, 301, 304
脊髄円錐	203
脊柱管	177, 226, 238, 239, 259, 261
脊柱起立筋	149〜158, 177, 179, 181, 182, 188, 190, 192, 199, 200〜202, 204〜207, 226, 237, 239, 260, 261, 263
切歯管	104, 126
舌	104
舌下神経	103
舌下神経管	103
舌下腺	107, 108, 119
舌区気管支	154, 170
舌骨舌筋	107, 108, 110, 120〜122
舌骨体部	110, 120, 122, 123
舌骨大角	110, 126〜129
舌根部	126, 128
舌根扁桃	109
舌状回	14〜16, 23, 24, 32〜34
舌静脈	107
舌神経	107
舌中隔	105
舌動脈	107, 119
仙結節靭帯	229, 233
仙骨	226〜229, 233, 237〜239, 241〜244, 259〜263, 303
仙腸関節	226, 243, 244, 303, 305
浅指屈筋	333, 338
浅指屈筋腱	343, 345〜350
前下小脳動脈	38, 39
前関節唇	319, 320
前眼房	90, 92, 93
前距腓靭帯	382, 387, 388
前鋸筋	116〜118, 139〜143, 151〜158, 162〜165, 177〜179
前脛骨筋	365, 381〜384, 391
前頚筋群	148
前頚静脈	116, 123, 147, 148
前交通動脈	38
前交連	114
前喉頭蓋間隙	110, 111, 120, 122, 126, 127
前斜角筋	108〜117, 130, 140, 147, 160, 161, 170, 275〜277, 282〜284
前十字靭帯	368, 371, 378
前縦隔脂肪層	152
前縦靭帯	274, 276, 287, 289, 301
前床突起	53
前障	14, 15, 23, 24
前腎筋膜	191, 196, 198
前仙骨静脈	238
前線維筋束	235
前大脳動脈	20, 21, 37〜39
前庭	60, 63, 67, 73, 74
前頭骨	80, 83, 84
前頭神経	83, 84
前頭洞	82
前立腺	230, 231
前立腺移行域	234, 235, 238, 239, 241
前立腺中心域	238, 239, 241, 242

| 前立腺尿道 | 232, 234, 236, 238, 239, 242 |
| 前立腺辺縁域 | 234, 235, 238, 239, 241, 242 |

■ そ ■

疎性結合組織，乳房後隙	143, 144
双子筋	230〜232, 234〜236, 358
僧帽筋	106〜118, 126, 127, 129, 130, 147〜166, 168, 177, 193, 201, 273, 278〜280, 282〜284
僧帽弁	169
総肝管	219
総肝動脈	184
総頸動脈	109〜118, 124, 129, 273
総指屈筋腱	342
総指伸筋腱	336, 340, 343, 346, 347
総胆管	187, 219
総腸骨静脈	237
総腸骨動脈	237, 306〜309
総腓骨神経	364, 366〜368
足底筋	366〜369
足底腱膜	391
足底方形筋	386〜388
側頭下窩	103
側頭筋	9, 11, 12, 20, 21, 25, 80, 86〜93, 103, 120, 130
側頭骨	91
側頭葉	59, 62, 65〜68
側脳室	43〜48, 52, 53, 82, 89, 92
側脳室下角	11, 12, 20, 21, 27, 34, 35
側脳室後角	15, 24, 29, 30
側脳室三角部	15, 24, 28, 34, 35
側脳室前角	14〜16, 23, 24
側脳室体部	17, 26, 27, 32, 33
側副溝	14, 15, 23, 24, 27〜29

■ た ■

多裂筋	106, 110〜118, 128, 129, 147〜158, 273, 278, 279, 282〜284, 292, 293, 299, 300, 304〜309
帯状回	14〜18, 23, 24, 26〜28, 31, 32
帯状溝	14〜18, 23, 24, 26〜28, 31, 32
帯状溝縁部	19, 31, 32
大円筋	323〜325, 327〜329
大胸筋	138〜144, 147〜155, 160〜165
大頬骨筋	105〜107
大結節	319, 320
大口蓋神経	120
大口蓋神経孔	120
大後頭直筋	104〜106, 127, 128
大槽	31, 103
大腿筋膜張筋	229〜236, 250〜252, 358, 359
大腿骨	232, 236, 241, 242, 363, 364, 366, 370, 371, 377, 380
大腿骨外側顆	372, 373, 378, 379
大腿骨頸部	231, 235, 241, 242, 250, 359〜361
大腿骨小転子	232, 236, 356, 361, 362
大腿骨大転子	229〜231, 233〜235, 241〜243, 251, 258, 259, 359〜362
大腿骨頭	229, 230, 233, 234, 240〜242, 251, 252, 258, 355〜358, 360〜362
大腿骨内側顆	373〜376
大腿静脈	230〜236, 250〜253
大腿神経	227, 228, 231
大腿直筋	229〜236, 250〜252, 355〜359, 362, 363
大腿直筋腱	357, 358, 364
大腿動静脈	357〜359, 363
大腿動脈	230〜236, 250〜253

和文索引

大腿二頭筋	232, 236, 366〜368, 372, 373, 379, 380	第2頸椎歯状突起	67, 68
大腿二頭筋短頭	364	第2頸椎椎体	272〜275
大腿二頭筋長頭	363, 364	第2仙椎椎体	301
大腿方形筋	244, 250〜253, 355, 356, 359	第2中手骨	344, 350
大殿筋	226〜233, 235, 236, 244, 250〜256, 259, 260, 263, 355〜359	第2腰椎棘突起	301
		第2腰椎弓根	300, 304
大動脈	238, 292, 293	第2腰椎椎体	301
大動脈弓	124, 125, 139, 140, 146, 150, 168	第2-3腰椎椎間板	303
		第3頸椎横突起	276
大内転筋	240〜244, 258, 360〜364	第3頸椎椎弓	273
大脳脚	12, 13, 21, 22, 27	第3頸椎椎体	274
大脳鎌	17〜19, 25, 28, 29	第3仙椎椎体	301
大脳縦裂	18, 19	第3中手骨	350
大伏在静脈	232, 364	第3脳室	13, 14, 22, 23, 27, 46〜48, 65〜68
大腰筋	190〜192, 197, 198, 200, 205, 206, 215〜218, 258, 260, 263, 302, 303, 306〜309	第3腰神経	307
		第3腰神経根	299
		第3腰椎下関節突起	299, 307, 308
大菱形筋	117, 118, 129, 130, 148〜155, 157, 159〜164	第3腰椎棘突起	301, 306, 307
		第3腰椎弓根	300, 303, 304
大菱形骨	344, 349	第3腰椎椎体	298〜301, 306
第1胸椎横突起	276, 277	第3-4腰椎椎間関節	308
第1胸椎下関節突起	273	第3-4腰椎椎間板	298, 303, 307, 308
第1胸椎棘突起	278, 279	第3-4腰椎椎間板髄核	301
第1胸椎椎体	275	第3-4腰椎椎間板線維輪	301
第1頸椎	67, 68	第Ⅲ脳（動眼）神経	43
第1仙椎椎体	298〜301	第4頸椎横突起	276
第1中手骨	344, 345, 349, 350	第4頸椎下関節突起	273
第1腰椎下関節突起	299	第4頸椎棘突起	272, 274
第1腰椎棘突起	298, 301	第4頸椎椎体	272, 274
第1腰椎弓根	304	第4仙椎椎体	301
第1腰椎椎体	299〜301	第4中手骨	350
第1肋骨	277	第4脳室	9〜11, 20, 29, 31, 32, 59, 60, 62, 63
第2胸椎棘突起	287, 289		
第2胸椎椎体	287, 289	第4腰神経根	299
第2頸椎横突起	276, 277	第4腰椎横突起	309
第2頸椎棘突起	272, 274	第4腰椎下関節突起	299, 300

第4腰椎棘突起	301, 305, 309	第8胸椎椎弓	292, 293
第4腰椎上関節突起	306〜308	第8胸椎椎弓根	288, 291
第4腰椎椎弓	306, 309	第8胸椎椎体	287〜290
第4腰椎椎弓根	300, 303, 304, 309	第8-9胸椎椎間板	292
第4腰椎椎体	298〜301, 309	第8-9胸椎椎間板髄核	289
第4-5頸椎椎間関節	282	第8-9胸椎椎間板線維輪	289
第4-5頸椎椎間板	272, 274, 282, 283	第9胸椎棘突起	287, 289
第4-5腰椎椎間板	301, 303	第9胸椎椎体	287〜290, 293
第Ⅳ脳（外転）神経	43	第9肋骨	292
第5胸椎椎弓根	291	第12胸椎棘突起	298
第5頸椎横突起	276	第12胸椎-第1腰椎椎間板	301
第5頸椎下関節突起	273	第12胸椎椎体	287, 289, 290
第5頸椎棘突起	272, 274	胆嚢	184, 185, 199, 210〜212
第5頸椎神経根	282	胆嚢管	219
第5頸椎椎体	272, 274	胆嚢頸部	219
第5中手骨	344, 345, 350	胆嚢体部	219
第5腰椎	237〜239, 241, 242	胆嚢底部	219
第5腰椎棘突起	298, 301, 305	淡蒼球	14, 15, 23, 24, 26, 27, 34
第5腰椎上関節突起	300	短指屈筋	386〜388, 391, 392
第5腰椎-第1仙椎椎間板	301, 303	短橈側手根伸筋腱	346〜349
第5腰椎椎弓根	303, 304	短内転筋	232, 236, 240〜244,
第5腰椎椎体	298〜301		260, 263, 360, 361, 363
第5-6頸椎椎間板	283	短腓骨筋腱	381〜384, 386〜389
第Ⅴ脳（三叉）神経	43	短母指伸筋腱	346〜348, 350
第6頸神経後根	284		

■ ち ■

第6頸神経前根	284
第6頸椎横突起	276, 284
第6頸椎下関節突起	273
第6頸椎棘突起	284
第6頸椎椎弓	284
第6頸椎椎体	274, 284
第7頸椎下関節突起	273
第7頸椎棘突起	272, 274, 278, 279
第7頸椎椎体	272, 274, 275
第8胸椎棘突起	287, 289
第8胸椎上下関節突起	288
第8胸椎神経根	292

恥骨	231, 235, 237, 250, 261, 262, 359
恥骨下枝	260
恥骨筋	230, 231, 234, 240, 241,
	250, 258〜260, 263, 359
恥骨結合	231, 235, 238〜240
恥骨上枝	260, 263
腟	250, 251, 261
中咽頭収縮筋	105, 108, 109,
	121, 127〜129
中・下殿筋	302〜305
中肝静脈	177〜184, 199〜201, 212〜214

中間気管支幹	153
中間広筋	240〜242, 363, 364
中間肺動脈幹	138, 139
中斜角筋	108〜117, 125, 130, 139, 161
中小脳脚	10
中心後回	16〜19, 28, 34〜36
中心後溝	18
中心溝	16〜19, 34〜36
中心前回	16〜19, 34, 36
中心前溝	17, 18
中心傍小葉	19, 28, 31〜33
中前頭回	12〜19, 21〜26, 35, 36
中側頭回	10〜15, 20〜24, 26〜28, 36
中大脳動脈	21, 37〜39
中殿筋	226〜228, 240〜244, 250〜254, 256〜259, 355〜357, 360〜362
中脳	31, 49, 52, 53
中脳水道	12, 13, 21, 22, 28, 31, 49
中鼻甲介	25, 82〜86, 119, 120, 127
中鼻道	120
中葉気管支	154
虫様筋	344
肘筋	331〜334, 340
肘頭	331, 332, 335, 341
肘頭窩	330
長頸筋	147
長指伸筋腱	382〜384
長趾屈筋	365, 381〜384
長趾伸筋	365, 370〜372, 389, 390
長橈側手根伸筋	330〜334, 336, 339
長橈側手根伸筋腱	346〜349
長内転筋	237, 258〜260, 263, 363
長腓骨筋	373, 389, 390
長腓骨筋腱	381〜384, 386〜389
長母指外転筋	346〜349
長母指屈筋腱	349, 350
長母指伸筋腱	348〜350, 383, 384
長母趾屈筋	365
長母趾屈筋腱	381〜383, 384, 385, 391, 392
長母趾伸筋	365
鳥距溝	16, 29, 30, 32, 33
腸間膜動静脈分枝	186〜191, 195〜198, 205, 206, 209〜213
腸脛靭帯	360〜362, 366〜371
腸骨	226, 227, 240〜244, 254〜257, 259, 302〜304, 355, 356, 360〜362
腸骨筋	226, 240, 242, 302, 357, 358, 360, 361
腸骨大腿靭帯	359
腸腰筋	227〜233, 235, 236, 240, 250〜252, 254〜257, 355, 356, 358
腸肋筋	117, 118, 191, 192
蝶形骨洞	9, 10, 26, 31, 32, 43〜45, 47, 51〜53, 59〜64, 80〜82, 90, 91, 121, 126
直静脈洞	16, 30, 31
直腸	230, 231, 234, 235, 238, 243, 244, 251〜257, 261, 262
直回	11, 20, 32

■ つ ■

椎間孔	288
椎間板	204, 216, 258, 261, 262
椎弓根	184, 188
椎骨静脈	111, 114, 116, 117
椎骨動脈	37〜39, 103〜107, 109〜117, 125, 129, 140, 147, 273, 275, 277, 281〜284
椎前筋	280, 281, 284
椎体静脈	289, 298, 300, 301, 309

■ と ■

トルコ鞍底	44, 45, 53

豆状骨	345, 348	内側半月板	367, 370～374
島	14, 15, 23, 24, 26, 27, 35	内側半月板後角	375, 376
透明中隔	15, 16, 24, 26, 31, 44～48	内側半月板前角	369, 375, 376
頭最長筋	105～107, 110～117, 125, 130	内側翼状突起	103
頭長筋	103～106, 127	内側翼突筋	104～106, 121
頭頂間溝	18, 19	内大脳静脈	27, 28, 31
頭頂後頭溝	16～18, 30, 32～34	内腸骨静脈	226, 241, 258, 259
頭半棘筋	103～108, 110～118, 126～130, 273, 278, 281～284	内腸骨動脈	226, 241, 258
		内直筋	25
頭板状筋	105～115, 127～129, 273, 278, 279, 281～284	内腹斜筋	189, 191, 192, 208～210, 215, 216, 226～228
橈骨	333, 334, 343, 344, 346, 347	内閉鎖筋	228～231, 233, 235, 237, 241～244, 250, 258～260, 263, 357～362
橈骨小頭	336～338		
橈骨神経	330		
橈骨粗面	338	内包後脚	15, 24, 34
橈骨動脈	333, 334, 346～348	内包膝	24
橈側手根屈筋	333, 334, 340, 342	内包前脚	14, 15, 23, 24, 26, 27
橈側手根屈筋腱	346～348	内膜斜筋	302～305
橈側皮静脈	332	内リンパ管	75
		内リンパ嚢	63, 76
■ な ■		軟口蓋	105, 121, 127
内胸静脈	143, 150～158		
内胸動脈	143, 148～158	■ に ■	
内頚静脈	103～117, 123, 124, 275, 280～284	乳腺	143, 144
		乳腺提靱帯（クーパー）	143, 144
内頚動脈	10, 20, 26, 37～39, 44～46, 50, 51, 59～66, 81, 89～93, 103～108, 275, 280～284	乳突蜂巣	60, 63, 103
		乳頭	143, 144
		乳頭筋	145, 157, 170
内耳道	62, 65, 66, 125	乳頭体	12, 21, 31
内深頚リンパ節	130	乳様突起	104
内側楔状骨	391, 392	乳輪	143, 144
内側広筋	363, 364, 370, 371, 374	尿管	198, 215, 216
内側後頭側頭（紡錘状回）	14, 23, 35	尿道	239, 250, 258
内側支帯	366	尿道海綿体	239～242
内側側副靱帯	331, 332, 336, 337, 367～372	尿道球	232, 236, 239
内側直筋	82～86, 89, 90, 92		

■ の ■

脳弓	31, 32
脳弓前柱	15, 24
脳底動脈	20, 37〜39, 50, 51, 59, 60, 62, 63, 65〜68
脳梁溝	32
脳梁膝	15, 24, 31, 32
脳梁周囲動脈	14, 23
脳梁体	26〜28, 31, 32
脳梁膨大	16, 31, 32

■ は ■

ハムストリング	355, 356
馬尾	301, 306〜309
背側神経節	306
肺底気管支	155
肺底動脈幹	138, 154
肺動脈	152〜155, 168, 169
肺動脈幹	141, 142
白線	197, 203, 218
薄筋	237, 363, 364
薄筋腱	366〜368
反回神経	116〜118
半奇静脈	178, 180, 292, 293
半挙筋	147〜158
半腱様筋	363, 364
半腱様筋腱	232, 236, 366〜369, 375
半膜様筋	232, 236, 363, 364, 366, 375〜378
半膜様筋腱	367, 368, 375, 376
半卵円中心	17, 18, 27
板状筋	159, 160

■ ひ ■

ヒラメ筋	365
皮下脂肪	192, 208, 209, 218, 272, 274, 287, 289, 299
披裂喉頭蓋ヒダ	110, 111, 124
披裂軟骨	114, 123, 127, 128
披裂部	126
被殻	14, 15, 23, 24, 26, 27, 34
脾静脈	184〜187, 194, 204, 212, 213, 215〜217
脾静脈門脈合流部	187, 203
脾臓	178〜187, 193, 194, 206〜208, 215〜218
脾動静脈	205〜207, 214
脾動脈	213
腓骨	365, 369, 373, 379, 380, 382〜384, 386〜389
腓骨動静脈	365
腓腹筋外側頭	365〜369, 379, 380
腓腹筋内側頭	365〜369, 372, 375〜378
尾骨	230, 234, 238, 252, 254, 256, 261
尾状核体	27, 33
尾状核頭	14, 15, 23, 24, 26, 33
鼻中隔	83〜86, 91, 103, 119, 120
鼻涙管	83, 85, 89, 91, 92
左胃動静脈	183, 194
左胃動脈	193, 204, 214
左横隔膜脚	183, 187, 188, 194〜196, 217, 218
左下葉気管支	156, 170
左肝管	213, 219
左肝静脈	177〜180, 212, 213
左冠動脈	154
左冠動脈回旋枝	142, 155, 156
左冠動脈前下行枝	142, 155, 156
左鎖骨下静脈	139, 140, 148, 170
左鎖骨下動脈	139, 140, 148, 149, 168, 170
左主気管	139
左主気管支	146, 151〜153, 168, 169

左上肺静脈	139, 140, 152, 153, 169	縫工筋	229～236, 356～359, 363, 364, 366～369
左上葉気管支	153	傍咽頭間隙	105, 121
左総頸動脈	141, 147～149, 168	傍声帯間隙	112～114, 121, 123, 124
左総腸骨動脈	214	傍脊椎脂肪組織	290
左内頸静脈	147, 169	膀胱	229, 230, 233, 234, 237～240, 250～255, 258, 260～262
左肺動脈	139, 140, 146, 151～153, 170		
左反回神経	148, 149		
左腕頭静脈	141, 148～150, 167～169		
表情筋群	103		

■ み ■

右横隔膜脚　183, 187, 188, 193～196, 218
右肝管　213, 219
右肝静脈　177～187, 199, 200, 214～217
右冠動脈　155～157
右鎖骨下静脈　139, 148, 161～165
右鎖骨下動脈　140, 147, 148, 160～166
右主気管支　139, 151, 166
右上肺静脈　140, 153～155
右上葉気管支　151, 152
右総頸動脈　141, 147, 159, 166
右総腸骨動脈　213, 214
右内頸静脈　141, 147, 160
右肺動脈　139, 140, 152, 153, 166, 167
右腕頭静脈　141, 148, 159, 160
脈絡裂　28

■ ふ ■

ファベラ　379
副腎　184, 185, 217, 218
副腎（外側脚）　185, 186, 194
副腎（内側脚）　185～187, 194
副腎（稜）　185～187
腹横筋　189, 192, 207, 208, 215, 216, 258, 304, 305
腹腔動脈　204, 213, 214
腹直筋　182, 189～192, 197, 198, 201, 202, 204, 205, 209, 210, 226～229, 233, 237～239, 252～257, 260～263
腹部大動脈　181, 182, 184, 188, 190～198, 204, 213, 214, 217

■ へ ■

閉鎖神経　253
閉鎖動静脈　228, 230, 253
扁桃体　11, 12, 20, 21, 26, 33, 34

■ ほ ■

母指外転筋　386～388, 391, 392
母指球筋群　349, 350
母指内転筋　344, 345
放射冠　16, 33, 34

■ め ■

迷走神経　116, 149, 150

■ も ■

モンロー孔　15
毛様体　90
盲腸　199, 211～213
網膜/脈絡膜　81, 83, 84, 88, 89
門脈右後下区域枝　186, 187, 212
門脈右後区域枝　184, 185, 199
門脈右後上区域枝　179～184, 215～217
門脈右枝　213, 214

門脈右前下区域枝	184〜186, 210〜212
門脈右前区域枝	183, 199
門脈右前上区域枝	178〜182, 210〜212
門脈左外側下区域枝	180, 181
門脈左外側上区域枝	178〜180
門脈左枝	193, 212, 213
門脈左枝（臍部）	181, 193, 201, 211
門脈左内側区域枝	180, 182, 210
門脈本幹	186, 194, 201, 202, 213

■ ゆ ■

有鉤骨	344, 349
有鉤骨鉤	345, 349
有頭骨	343, 344, 348, 349

■ よ ■

腰筋	226, 240〜242
腰神経叢	303
腰椎椎体	190, 202, 218, 258, 261, 262
腰動脈	302
腰方形筋	191, 192, 197〜200, 206, 207, 218, 303, 304〜309
腰肋筋	305〜309
翼突管	121

■ ら ■

卵円孔	61, 64
卵円窓（前庭窓）	60, 63
卵胞	254〜258, 260, 263

■ り ■

梨状陥凹	110, 111, 123, 124, 129
梨状筋	227, 228, 254, 255, 257
立方骨	390
梁下野	32
輪状甲状間膜	123
輪状後部	126〜128
輪状軟骨	114, 115, 122〜124, 126〜128

■ る ■

涙腺	80, 83〜85, 88〜90, 92
涙腺神経	85

■ ろ ■

ローゼンミュラ窩	103
肋間筋	159〜164, 177〜179
肋間動脈	151, 155, 156
肋骨	117, 118, 159〜164, 177, 199, 216
肋椎関節	180, 193, 292, 293
肋軟骨	122, 177, 179, 206

■ わ ■

腕神経叢	117, 118, 125, 130, 138, 147, 148, 162〜165, 170
腕頭静脈	123, 124, 129, 130
腕頭動脈	118, 124, 141, 148, 149, 167
腕橈骨筋	332, 333, 337, 338

欧文索引

1st rib	277
3rd branch of trigeminal n.	103
9th rib	292

■ A ■

abdominal aorta	181, 182, 184, 188, 190〜198, 204, 213, 214, 217
abducens n.	43
abductor digiti minimi m.	345, 349, 350, 386〜388, 390
── hallucis m.	386〜388, 391, 392
── pollicis longus m.	346〜349
acetabular fossa	357, 358, 360, 361
── labrum	358, 360, 361
acetabulum	228〜230, 233, 234, 240, 250〜253, 258, 357, 358, 360, 361
Achilles tendon	381〜384, 390
acromion	147, 322〜325, 327〜329
adductor brevis m.	232, 236, 240〜244, 260, 263, 360, 361, 363
── longus m.	237, 258〜260, 263, 363
── magnus m.	240〜244, 258, 360〜364
── pollicis m.	344, 345
adipose tissue	143, 144
adrenal gland	184, 185, 217, 218
── gland (lateral limb)	185, 186, 194
── gland (medial limb)	185〜187, 194
── gland (ridge)	185〜187
alveolar bone of maxilla	119, 120, 126
ambient cistern	12, 13, 21, 22, 49, 50
amina of C6	284
ampulla of duodenum	194, 201, 213, 219
amygdaloid body	11, 12, 20, 21, 26, 33, 34
anal canal	232, 236, 238, 239, 244, 259, 261
anconeus m.	331〜334, 340
angular gyrus	17, 18, 29, 34, 36
annulus fibrosus of D8-D9 intervertebral disc	289
annulus fibrosus of L3-L4 intervertebral disc	301
anterior arch of atlas	272, 274, 280
── branch of lateral sulcus	14, 15, 23, 24
── belly of digastric m.	109, 119, 122
── cerebral a.	20, 21, 37〜39
── chamber	90, 92, 93
── clinoid process	53
── column of fornix	15, 24
── comissure	114
── communicating a.	38
── cruciate lig.	368, 371, 378

—— epiglottic space 110, 111, 120, 122, 126, 127
—— fibromuscular band 235
—— genu of facial n. 60, 62, 63, 65, 66, 71
—— horn of lateral ventricle 14~16, 23, 24
—— inferior cerebellar a. 38, 39
—— jugular v. 116, 123, 147, 148
—— labrum 319, 320
—— limb of internal capsule 14, 15, 23, 24, 26, 27
—— lobe of pituitary gland 44~46, 51~53, 81, 82, 90, 93
—— longitudinal ligament 274, 276, 287, 289, 301
—— mediastinal fat 152
—— nerve root of C6 284
—— renal fascia 191, 196, 198
—— sacral v. 238
—— scalene m. 108~117, 130, 140, 147, 160, 161, 170, 275~277, 282~284
—— serratus m. 116~118, 139~143, 151, 152~158, 162~165, 177~179
—— strap m. 148
—— talofibular ligament 382, 387, 388
—— wall of left ventricle 146, 170
antrum of stomach 184, 185, 202, 203, 219
aorta 238, 292, 293
aortic arch 124, 125, 139, 140, 146, 150, 168
apical wall of left ventricle 146
aponeurosis plantalis 391
arcuate popliteus lig. 372, 378, 379
areola 143, 144
articular capsule 360~362
—— cartilage 355, 356, 378, 379
aryepiglottic fold 110, 111, 124
arytenoid 126
—— cartilage 114, 123, 127, 128
ascending aorta 141, 151~155, 167
—— colon 188~192, 195~199, 211~214, 226
—— pharyngeal a. 104, 105
atlas 104, 126
auditory cartilage 103
auricle 103
axillary a. 147, 329
—— v. 329
axis 105, 106
azygos v. 138, 139, 151, 153, 158, 178, 180, 292, 293

■ B ■

basal arterial trunk 138, 154
—— bronchus 155
basilar a. 20, 37~39, 50, 51, 59, 60, 62, 63, 65~68
basilic v. 330, 331
basivertebral v. 289, 298, 300, 301, 309
biceps brachii m. 339
—— brachii tendon 330~334, 339
—— femoris m. 232, 236, 366~368, 372, 373, 379, 380
body of caudate nucleus 27, 33
—— of corpus callosum 26~28, 31, 32
—— of gallbladder 219
—— of hyoid bone 110, 120, 122, 123
—— of lateral ventricle 17, 26, 27, 32, 33

411

—— of lumbar vertebra	190, 202, 218
—— of mandible	120
—— of pancreas	184, 185, 194, 213, 214
—— of sternum	143, 153~156, 158, 166, 167
—— of stomach	180~183, 185, 204~206, 210, 219
—— of thoracic vertebra	177, 202, 203
brachial plexus	117, 118, 125, 130, 138, 147, 148, 162~165, 170
brachialis m.	330~334, 336~338, 340, 341
brachiocephalic a.	118, 124, 141, 148, 149, 167
—— v.	123, 124, 129, 130
brachioradialis m.	332, 333, 337, 338
branches of mesenteric a. & v.	186~191, 195~198, 205, 206, 209~213
buccal m.	104~106, 119
bulb of penis	232, 236, 239

■ C ■

C1	67, 68
calcaneocuboid lig.	390
calcaneus	381, 385~388, 390
calcarine sulcus	16, 29, 30, 32, 33
callosal sulcus	32
capitate	343, 344, 348, 349
capitulum	331, 332
cauda equina	301, 306~309
caudate lobe (liver)	182, 183, 193, 201~203, 214, 215
cavernous sinus	44, 45, 46
cecum	199, 211~213
celiac a.	204, 213, 214
central sulcus	16~19, 34~36
—— zone of prostate	238, 239, 241, 242
centrum semiovale	17, 18, 27
cephalic v.	332
cerebellar hemisphere	9~12, 20, 21, 30, 33~36, 59~64, 68, 69, 103, 127~130
—— tonsil	9, 31, 32, 272, 274
—— vermis	10~13, 15, 20~22, 24, 31, 60, 63
cerebellopontine cistern	10, 11, 20, 33
cerebral aqueduct	12, 13, 21, 22, 28, 31, 49
cerebral peduncle	12, 13, 21, 22, 27
cervical plexus	275
—— stroma	254~256, 259, 262
choroidal fissure	28
ciliary body	90
cingulate gyrus	14~18, 23, 24, 26~28, 31, 32
cingulate sulcus	14~18, 23, 24, 26~28, 31, 32
cisterna magna	31, 103
claustrum	14, 15, 23, 24
clavicle	118, 122, 129, 130, 138~141, 147, 148, 159~166, 169, 170, 326, 328, 329
clivus	9, 31, 32, 47, 48, 52, 53, 60, 61, 63, 64, 81, 82, 103, 126~128, 272~274
coccyx	230, 234, 238, 252, 254, 256, 261
cochlea	60, 62, 63, 65, 66, 72, 73, 74
cochlear n.	60, 63, 65, 66, 73
collateral sulcus	14, 15, 23, 24, 27~29
common bile duct	187, 219

—— carotid a.	109～118, 124, 129, 273
—— extensor tendon	336, 340, 343, 346, 347
—— flexsor tendon	342
—— hepatic a.	184
—— hepatic duct	219
—— iliac a.	237, 306～309
—— iliac v.	237
—— peroneal n.	364, 366～368
condylar process of mandible	103, 130
confluens sinuum (forcular herophili)	15, 24
conus medullaris	203, 298, 301, 304
coracobrachialis m.	328
coracoid process	138, 147, 321, 322, 328, 329
cornea	89, 90
corona radiata	16, 33, 34
coronary sinus	140
coronoid process	103
corpus cavernosum penis	232, 236, 238～242
—— cavernosum urethrae	239～242
costal cartilage	177, 179, 206
costalis cartilage	122
costovertebral articulation	292, 293
—— joint	180, 193
cricoid cartilage	114, 115, 122～124, 126～128
crista galli	86～88
cruciform ligament of atlas	280, 281
CSF (subarachnoid space)	272, 274, 276, 280～283
cuboid	390
cuneus	16～18, 32, 33
cystic duct	219

■ D ■

D12-L1 intervertebral disc	301
deep cervical a.	281
—— cervical v.	109～113, 281
deltoid lig.	388
—— m.	318～329
dens (odontoid process) of axis	272～276, 280, 281
dental process of axis	104, 126
depressor anguli oris m.	108, 127, 128
—— labii inferioris m.	108, 128
dertoid m.	165
descending aorta	139, 145, 146, 151～158, 168
—— colon	183～192, 194～198, 208, 213～216, 226, 302
—— part of duodenum	186, 187, 195, 196, 213, 214, 219
diaphragm	141, 170, 177, 182, 184, 186, 193, 194, 199, 200, 206～208
diaphragmatic crus	302, 303
diaphysis of the humerus	318, 324～326
digastric LN	107, 108
—— m.	276, 277
dorsal nerve root ganglion	306
dorsum sellae	10, 50～52
ductus deferens (vas deferens)	241
duodenal pappila	185, 219

■ E ■

ejaculatory duct	239
endolymphatic duct	75
—— sac	63, 76
endometrium	256～258, 261
epidural v.	300

epiglottis	110, 126, 127
epiphalynx	44～46
epithelium of cervical canal	254, 255, 256, 259, 262
erector spinae m.	149～158, 177, 179, 181, 182, 188, 190, 192, 199～202, 204～207, 226, 237, 239, 260, 261, 263
esophagogastric junction	140, 181
esophagus	116～118, 125, 126, 138, 147～158, 177～180, 292, 293
ethmoid sinus	9, 25, 32, 51, 82～88, 90～93
extensor carpi radialis brevis tendon	346～349
—— carpi radialis longus m.	330～334, 336, 339
—— carpi radialis longus tendon	346～349
—— carpi ulnalis m.	332～334
—— carpi ulnalis tendon	346～350
—— digiti minimi tendon	346～350
—— digitorum longus m.	365, 370～372, 389, 390
—— digitorum longus tendon	382～384
—— digitorum m.	332～334
—— digitorum tendon	348～350
—— hallucis longus m.	365
—— hallucis longus tendon	383, 384
—— pollicis brevis tendon	346～348, 350
—— pollicis longus tendon	348～350
external anal sphincter m.	261
—— auditory canal	61, 64
—— capsule	14, 15, 23, 24
—— carotid a.	108
—— iliac a.	226～229, 240, 254～257, 260, 263
—— iliac v.	226～229, 240, 254～257, 260, 263
—— jugular v.	108～117, 162
—— oblique m.	189, 191, 192, 208, 210, 215, 216, 258, 302～304
—— obturator m.	241～243, 258, 260, 263, 355, 359～362

■ F ■

fabella	379
facet joint of C4-C5	282
—— joint of L3-L4	308
facial a.	103, 104, 106
—— expression muscles	103
—— v.	105, 106, 109～112, 119, 130
false vocal cord	113
falx cerebri	17～19, 25, 28, 29
femoral a.	230～236, 250～253
—— a. & v.	357～359, 363
—— head	229, 230, 233, 234, 240～242, 251, 252, 258, 355～358, 360～362
—— neck	231, 235, 241, 242, 250, 359～361
—— nerve	227, 228, 231
—— v.	230～236, 250～253
femur	232, 236, 241, 242, 363, 364, 366, 370, 371, 377, 380
fibula	365, 369, 373, 379, 380, 382～384, 386～389
ficaial v.	103, 104
fifth metacalpal	344, 345, 350
first metacalpal	344, 345, 349, 350
flavor ligament (yellow lig.)	289, 293, 308

flexor carpi radialis m.	333, 334, 340, 342	—— sinus	82
		fundus of gallbladder	219

■G■

flexor carpi radialis tendon	346, 347, 348
—— carpi ulnalis tendon	346〜348
—— carpi ulnaris m.	332〜334, 336〜338
—— digitorum brevis m.	386〜388, 391, 392
—— digitorum longus m.	365, 381〜384
—— digitorum profundus m.	336, 337, 341
—— digitorum profundus tendon	343, 345〜350
—— digitorum superficialis m.	333, 338
—— digitorum superficialis tendon	343, 345〜350
—— hallucis longus m.	365
—— hallucis longus tendon	381〜385, 391, 392
—— pollicis longus tendon	349, 350
—— retinaculum	349
follicle	254〜258, 260, 263
foramen of Monro	15
—— ovale	61, 64
fornix	31, 32
—— of stomach	180〜183, 193, 206, 217〜219
fourth metacalpal	350
—— ventricle	9〜11, 20, 29, 31, 32, 59, 60, 62, 63
free wall of left ventricle	145, 157, 158
frontal bone	80, 83, 84
—— n.	83, 84

gallbladder	184, 185, 199, 210〜212
gemellus m.	230〜232, 234〜236, 358
genioglossus m.	106〜108, 119, 126
geniohyoid m.	108〜110, 119, 126〜129
genu of corpus callosum	15, 24, 31, 32
—— of internal capsule	24
glenoid cavity of scapula	148
—— fossa of scapula	319〜321, 324〜326, 329
globus pallidus	14, 15, 23, 24, 26, 27, 34
glottic space	114
glottis	114
gluteus maximus m.	226〜233, 235, 236, 244, 250〜256, 259, 260, 263, 355〜359
—— medius m.	226〜228, 240〜244, 250〜254, 256〜259, 355〜357, 360〜362
—— medius/minimus m.	302〜305
—— minimus m.	227〜229, 232, 233, 236, 240〜244, 252, 253, 255〜258, 355〜357, 360〜362
gracilis m.	237, 363, 364
—— tendon	366〜368
great vein of Galen	31
greater cornu of hyoid bone	110, 126, 127〜129
—— palatine n.	120
—— palatine n. canal	120
—— saphenous v.	232, 364
—— trochanter of femur	229〜231, 233〜235, 241〜243, 251, 258, 259, 359〜362

—— tuberosity	319, 320

■ H ■

hamate	344, 349
hamstring m.	355, 356
hard palate	119, 126
head of caudate nucleus	14, 15, 23, 24, 26, 33
—— of radius	336〜338
hemiazygos v.	292, 293
hemi-azygos v.	178, 180
hepatic flexure of colon	186, 194, 200, 209〜211
—— v.	140, 166
hippocampus	11, 12, 14, 20, 21, 23, 27, 34, 35
Hoffa's fat pad	377〜379
hook of the hamate	345, 349
horizontal fissure	30〜35
—— portion of duodenum	190, 197, 219
—— portion of facial n.	60, 63, 67, 73
humeral head	319〜321, 323〜328
humerus	341
hypoglossus m.	107, 108, 110, 120〜122
—— n.	103
—— n. canal	103
hypothalamus	12, 21, 31, 52

■ I ■

IAC portion of facial n.	60, 62, 63, 65, 66, 71, 72
ileo-colic junction	212
ileum	190, 210〜212
iliacus m.	226, 240, 242, 302, 357, 358, 360, 361
iliocostal m.	117, 118
iliocostalis m.	191, 192, 305〜309
iliofemoral ligament（lig.）	359
iliopsoas m.	227〜233, 235, 236, 240, 250〜252, 254〜257, 355, 356, 358
iliotibial tract	360〜362, 366〜371
ilium	226, 227, 240〜244, 254〜257, 259, 302〜304, 355, 356, 360〜362
incisive canal	104, 126
inferior alveolar n.	105, 106
—— articular process of C4	273
—— articular process of C5	273
—— articular process of C6	273
—— articular process of C7	273
—— articular process of D1	273
—— articular process of L1	299
—— articular process of L3	299, 307, 308
—— articular process of L4	299, 300
—— colliculus	31
—— epigastric a. & v.	228
—— frontal gyrus	12〜18, 21〜26, 36
—— frontal sulcus	26
—— gemellus m.	250, 254
—— gluteal a. & v.	227〜229, 233
—— horn of lateral ventricle	11, 12, 20, 21, 27, 34, 35
—— lip	106
—— londitudinal m. fibers	106, 119, 120, 127, 128
—— mesenteric a.	188, 192
—— mesenteric v.	190, 191, 197, 213
—— nasal concha	82〜86, 103, 119, 120, 127
—— nasal meatus	119, 120
—— oblique capitis m.	273, 275, 279, 281
—— oblique m.	81, 83, 84

—— orbital n.	119	—— iliac v.	226, 241, 258, 259
—— parietal lobule	19, 29	—— jugular LN	125, 130
—— pharyngeal constrictor m.	110～115	—— jugular v.	103～117, 123, 124, 275, 280～284
—— posterior wall of left ventricle	146	—— oblique m.	189, 191, 192, 208～210, 215, 216, 226～228, 302～305
—— pulmonary v.	138, 139, 145, 155, 169	—— obturator m.	228～231, 233, 235, 237, 241～244, 250, 258～260, 263, 357～362
—— ramus of pubis	260	—— thoracic a.	143, 148～158
—— rectus m.	9, 25, 81, 83～86, 91	—— thoracic v.	143, 150～158
—— temporal gyrus	10～12, 20, 21, 27～29, 30, 36	interosseous m.	350
—— thyroid a.	116, 117	interpeduncular cistern	12, 21, 27, 49
—— thyroid v.	123, 148	interspinal m.	272, 274
—— turbinate	25	interspinalis m.	111～113, 115
—— vena cava	139, 140, 166, 178～186, 188, 189, 191～195, 197, 198, 200～203, 214, 215, 306～308	intertubercular sulcus	318～320
—— vestibular n.	60, 63, 73	intervertebral disc	204, 216, 258, 261, 262
—— wall of left ventricle	169	—— disc of C4-C5	272, 274, 282, 283
—— /superior articular process of D8	288	—— disc of C5-C6	283
infraorbital n.	85	—— disc of D8-D9	292
infraspinatus m.	149～156, 163～165, 318～321, 323, 327～329	—— disc of L2-L3	303
—— tendon	323	—— disc of L3-L4	298, 303, 307, 308
infratemporal fossa	103	—— disc of L4-L5	301, 303
insula	14, 15, 23, 24, 26, 27, 35	—— disc of L5-S1	301, 303
intercostal a.	151, 155, 156	—— foramen	288
—— m.	159～164, 177～179	intraparietal sulcus	18, 19
intermediate arterial trunk	138, 139	ischial tuberosity	231, 235, 358, 359, 362
internal auditory canal	62, 65, 66	ischiorectal fossa	243, 244
—— carotid a.	10, 20, 26, 37～39, 44～46, 50, 51, 59, 60～66, 81, 89, 90～93, 103～108, 275, 280～284	ischium	232, 236, 243, 244, 259, 362
—— cerebral v.	27, 28, 31		
—— iliac a.	226, 241, 258		

■ J ■

jejunum	185～189, 192, 194, 195, 197, 206, 207, 209～212
juctional zone	256, 258, 261

■K■

jugular fossa	61, 64, 69
kidney (cortex)	187, 188
—— (medulla)	187, 188

■L■

L5	237～239, 241, 242
labrum	318, 325, 326
lacrimal gland	80, 83～85, 88～90, 92
—— n.	85
lamina of C3	273
—— of D8	292, 293
—— of L4	306, 309
lamus of mandible	120
lateral collateral lig.	331, 336～338, 367～369, 373
—— condyle of femur	372, 373, 378, 379
—— cricoarytenoid m.	115, 127, 128
—— cuneiform	390
—— epicondyle of humerus	330, 336～338
—— head of gastrocnemius m.	365～369, 379, 380
—— mass of atlas	275～277
—— meniscus	367, 370～373
—— meniscus (anterior horn)	379
—— meniscus (posterior horn)	379
—— occipitotemporal gyrus	14, 23
—— pterygoid m.	103, 121, 130
—— pterygoid plate	103
—— rectus m.	25, 80, 85, 86, 89, 90, 92, 93
—— retropharyngeal LN	104
—— semicircular canal	60, 62, 63, 67, 68, 71, 72
—— sulcus	16, 26～28, 36
—— thracic a.	154
—— ventricle	43～48, 52, 53, 82, 89, 92
lateroconal fascia	191, 196, 198
latissimus dorsi m.	138, 155～158, 177～179, 200, 292, 293
left anterior descending a.	142, 155, 156
—— atrial appendage	141
—— atrium	139～141, 145, 154～157, 166～168, 205, 216, 217
—— brachiocephalic v.	141, 148～150, 167～169
—— circumflex a.	142, 155, 156
—— common carotid a.	141, 147～149, 168
—— common iliac a.	214
—— coronary a.	154
—— crus of diaphragm	183, 187, 188, 194～196, 217, 218
—— gastric a.	193, 204, 214
—— gastric a. & v.	183, 194
—— hepatic duct	213, 219
—— hepatic lobe	177, 203, 205, 209
—— hepatic v.	177～180, 212, 213
—— internal jugular v.	147, 169
—— kidney	186, 187, 189～191, 194～198, 205～207, 215～218, 302～304
—— lateral inferior subsegmental portal v. (P3)	180, 181
—— lateral segment of liver	178, 179, 181, 183～185, 193, 213
—— lateral superior subsegmental portal v. (P2)	178～180
—— lower lobe bronchus	156, 170

―― main bronchus　　139, 146, 151〜153, 168, 169
―― medial segment of liver　　178, 179, 181, 183, 193
―― medial subsegmental portal v. (P4)　　180, 182, 210
―― portal v.　　193, 212, 213
―― portal v. (umbilical portion)　　181, 193, 201, 211
―― pulmonary a.　　139, 140, 146, 151〜153, 170
―― renal a.　　215, 216
―― renal v.　　188, 189, 196, 200, 214〜216
―― subclavian a.　　139, 140, 148, 149, 168, 170
―― subclavian v.　　139, 140, 148, 170
―― superior pulmonary v.　　139, 140, 152, 153, 169
―― upper lobe bronchus　　153
―― ventricle　　141, 142, 145, 146, 154, 157, 158, 168〜170, 206, 207, 211〜215
lens　　89, 90, 92, 93
lesser trochanter of femur　　232, 236, 356, 361, 362
―― tuberosity　　319, 320
levator ani m.　　230, 231, 234, 235, 237〜239, 243, 244, 250, 251
―― palpabrae m.　　81, 85, 86
―― scaplae m.　　106〜118, 125, 130
―― scapulae m.　　147, 159〜162, 278, 279
―― veli palatini m.　　103
linea alba　　197, 203, 218
lingual a.　　107, 119
―― gyrus　　14〜16, 23, 24, 32〜34
―― n.　　107
―― septum　　105
―― tonsil　　109
―― v.　　107
lingular bronchus　　154, 170
liver　　138〜142, 166, 199〜202, 204, 209, 218
long head of biceps brachii tendon　　318〜320, 325〜327
―― head of biceps femoris m.　　363, 364
longissimus capitis m.　　105〜107, 110〜117, 125, 130
―― cervicis m.　　106, 107, 110〜118, 130, 273, 280
―― m.　　118, 191, 292, 293, 299, 300, 304〜309
longitudinal fissure　　18, 19
longus capitis m.　　103〜106, 127
―― colli m.　　105〜116, 126〜129, 147
lower eyelid　　80, 81
―― lobe bronchus　　154
lumbar a.　　302
―― plexus　　303
lumbricalis m.　　344
lunate　　343, 344

■ M ■

main pancreatic duct　　219
―― portal v.　　186, 194, 201, 202, 213
mamillary body　　12, 21, 31
mammary gland　　143, 144
mammillary body of hypothalamus　　49, 52, 53, 81
mandible　　104〜108, 119, 121, 122, 126〜129
mandibular condyle　　36

419

manubriosternal synchondrosis 151, 152, 167
manubrium 142, 149, 150, 159, 166〜168
—— of sternum 122, 126〜129
massa intermedia, interthalamic adhesion 31
masseter m. 86, 103〜106, 120, 121, 130
mastoid air cells 60, 63, 103
—— process 104
maxilla 80, 81, 104, 127〜130
maxillary sinus 25, 80, 83〜86, 103, 119, 120, 129
medial collateral lig. 331, 332, 336, 337, 367〜372
—— condyle of femur 373〜376
—— cuneiform 391, 392
—— epicondyle of humerus 330, 336, 337, 342
—— head of gastrocnemius m. 365〜369, 372, 375〜378
—— meniscus 367, 370〜374
—— meniscus（anterior horn） 369, 375, 376
—— meniscus（posterior horn） 375, 376
—— occipitotemporal gyrus （fusiform gyrus） 14, 23, 35
—— patellar retinaculum 366
—— pterygoid m. 104〜106, 121
—— pterygoid plate 103
—— rectus m. 25, 82〜86, 89, 90, 92
median n. 346〜350
—— sacral crest 298
medulla oblongata 9, 29, 61, 64, 69, 103
midbrain 31, 49, 52, 53
middle cerebellar peduncle 10

—— cerebral a. 21, 37〜39
—— frontal gyrus 12〜19, 21〜26, 35, 36
—— hepatic v. 177〜184, 199〜201, 212〜214
—— lobe bronchus 154
—— nasal concha 82〜86, 119, 120, 127
—— nasal meatus 120
—— pharyngeal constrictor m. 105, 108, 109, 121, 127〜129
—— scalene m. 108〜117, 125, 130, 139, 161
—— temporal gyrus 10〜15, 20〜24, 26〜28, 36
—— turbinate 25
mitral valve 169
multifidus m. 106, 110〜118, 128, 129, 273, 278, 279, 282〜284, 292, 293, 299, 300, 304〜309
myohyoid m. 107, 108, 110, 120〜122
myometrium 256〜258, 261

■N■

nasal septum 83〜86, 91, 103, 119, 120
nasolacrimal duct 83, 85, 89, 91, 92
navel 203, 209
navicular 381, 382, 391, 392
neck of gallbladder 219
—— of scapula 148
nerve root 283, 309
—— root of C5 282
—— root of D8 292
neural foramen 187, 192, 204
neurovascular bundle 231
nipple 143, 144
nuchal ligament 106〜116, 272, 274

nucleus pulposus of D8-D9
    intervertebral disc 289
  —— pulposus of L3-L4
        intervertebral disc 301

■ O ■

obliquus capitis inf. m.
                $105\sim107$, 128, 129
obturator a. & v. 228, 230, 253
—— n. 253
occipital a. 104
—— bone 103, $272\sim274$
—— condyle 277
—— lobe 15, 24, 128, 129
occipitotemporal sulcus 14, 23
ocular bulb 9, 10, 35
oculomotor n. 43
odontoid process of C2 67, 68
olecranon 331, 332, 335, 341
—— fossa 330
olfactory sulcus 11, 20
omohyoid m. $111\sim116$, 122, 128
opening of Eustachian tube 103, 121
ophthalmic a. $87\sim90$, 93
opponens digiti minimi m. 345, 350
optic chiasm 11, 20, 26, 31, $44\sim$
        46, 48, 52, 53, 89, 92
—— n. 10, 25, 43, 47, 50,
        51, 81, 86, 89, 90, 93
—— papilla 89, 90, 93
—— tract 12, 21, 32, 49, 88
orbicularis oculi m. $80\sim82$
—— oris m. $104\sim107$, $126\sim129$
orbit 9, 10
orbital gyrus 25, 33, 34
origin of ascending aorta 156
oval window 60, 63

■ P ■

palatine tonsil $105\sim107$, 121, 129
pancreas 186, 204
pancreatic head 188, 189,
        195, 196, 202, 203, 205
—— tail 184, 185, 194, 206, 207
—— uncinate process 196
papillary m. 145, 157, 170
paracentral lobule 19, 28, $31\sim33$
paraglottic space $112\sim114$,
        121, 123, 124
parahippocampal gyrus $11\sim14$,
        $20\sim23$, 28, 34
parametrium 253
parapharyngeal space 105, 121
paravertebral fat 290
parieto-occipital sulcus $16\sim18$,
        30, 32, 33, 34
parotid gland $104\sim106$
pars marginalis of cingulate sulcus
        19, 31, 32
patella $366\sim378$
patellar lig. $367\sim369$, 377, 378
pectineus m. 230, 231, 234, 240, 241,
        250, $258\sim260$, 263, 359
pectoralis major m. $138\sim144$,
        $147\sim155$, $160\sim165$
—— minor m. $139\sim141$, 143, 144,
        $148\sim155$, $163\sim165$, $318\sim320$
pedicle 184, 188
—— of D5 291
—— of D8 288, 291
—— of L1 304
—— of L2 300, 304
—— of L3 300, 303, 304
—— of L4 300, 303, 304, 309

421

欧文索引

—— of L5　　　　　　　　303, 304
pellucid septum　　　　　15, 16, 24,
　　　　　　　　　　　　26, 31, 44～48
penis　　　　　　　　　　232, 236, 239
perforating a. & v.　　　　363
pericallosal a.　　　　　　14, 23
pericardiacophrenic a. & v.　158
pericardium　　　　　　　168
peripheral zone of prostate　234, 235,
　　　　　　　　　　　　238, 239, 241, 242
perirenal fat　　　　　　　198, 217, 218
peroneal a. & v.　　　　　365
peroneus brevis tendon
　　　　　　　　　　　　381～384, 386～389
—— longus m.　　　　　373, 389, 390
—— longus tendon
　　　　　　　　　　　　381～384, 386～389
petrous apex　　　　　　　60, 62, 63
pharyngeal tonsil　　　　　126
pharyngobasilar fascia　　　103
pharyngo-styloid m.　　　　105
phrenic n.　　　　　　　　149～151, 158
pineal gland　　　　　　　15, 24, 31
—— recess　　　　　　　　31
piriformis m.　　　　　　227, 228, 254, 255, 257
pisiform　　　　　　　　　345, 348
pituitary gland　　　　　　26, 31, 59
—— stalk　　　　　　　　10, 11, 20, 31,
　　　　　　　　　　　　46, 50, 53, 82, 92
plantaris m.　　　　　　　366～369
platysma　　　　　　　　108～117, 119, 121～129
pons　　　　　　　　　　10, 11, 20, 27, 31, 32,
　　　　　　　　　　　　50～53, 65～68, 82, 91
—— and medulla oblongata
　　　　　　　　　　　　272, 274, 278
popliteal a.　　　　　　　373
—— a. & v.　　　　　　　364, 366～369, 378

popliteus m.　　　　　　　365, 369, 379
—— tendon　　　　　　　367
postcentral gyrus　　16～19, 28, 34, 35, 36
—— sulcus　　　　　　　18
posterior arch of atlas　　　272～274
—— belly of digastric m.
　　　　　　　　　　　　105～109, 123, 130
—— branch of lateral sulcus
　　　　　　　　　　　　15, 23, 24
—— branch of lateral sulcus　14
—— cerebral a.　　21, 22, 37, 38, 39
—— cervical space　　　　110～113
—— commissure　　　　　31
—— cricoarytenoid m.　　　115
—— cricoid　　　　　　　126～128
—— cruciate lig.　　　　　367, 368,
　　　　　　　　　　　　371, 372, 375～378
—— epidural fat　　　　　298, 305
—— fat pad　　　　　　　341
—— genu of facial n.　　　68, 74
—— horn of lateral ventricle
　　　　　　　　　　　　15, 24, 29, 30
—— inferior cerebellar a.　　38, 39
—— labrum　　　　　　　319, 320
—— limb of internal capsule
　　　　　　　　　　　　15, 24, 34
—— lobe of pituitary gland
　　　　　　　　　　　　47, 51～53, 82, 90
—— longitudinal ligament　274
—— longitudinal ligament & dura
　　　　　　　　　　　　287, 289, 301
—— nerve root of C6　　　284
—— rectus capitis m.　273, 279～281
—— renal fascia　　　　　191, 196,
　　　　　　　　　　　　198, 215～217
—— scalene m.　　　　　108～117,
　　　　　　　　　　　　125, 130, 138, 161, 162

―― semicircular canal　　62, 63, 68, 69, 71～74
―― talofibular ligament　　382, 386
―― tibial a. & v.　　365, 383, 384
―― tibial tendon　　383, 392
―― vaginal fornix　　262
precentral gyrus　　16～19, 34, 36
―― sulcus　　17, 18
precuneus　　18, 32, 33
prepontine cistern　　10, 31, 32, 51～53
prevertebral m.　　280, 281, 284
primary fissure　　31, 34, 35
pronator teres m.　　331～334, 339, 341, 342
prostate gland　　230, 231
prostatic urethra　　232, 234, 236, 238, 239, 242
psoas m.　　226, 240～242
―― major m.　　190～192, 197, 198, 200, 205, 206, 215～218, 258, 260, 263, 302, 303, 306～309
pterygoid canal　　121
pubic symphysis　　231, 235, 238～240
pubis　　231, 235, 237, 250, 261, 262, 359
pulmonary a.　　152～155, 168, 169
―― a. truncus　　141, 142
putamen　　14, 15, 23, 24, 26, 27, 34
pyramidalis m.　　230, 231, 234, 235, 251
pyriform sinus　　110, 111, 123, 124, 129

■ Q ■

quadratus femoris m.　　244, 250～253, 355, 356, 359
―― lumborum m.　　191, 192, 197～200, 206, 207, 218, 303～309
―― plantae m.　　386～388

quadrigeminal cistern　　13, 14, 22, 23, 31, 32, 49, 53

■ R ■

radial a.　　333, 334, 346～348
―― n.　　330
―― tuberosity　　338
radius　　333, 334, 343, 344, 346, 347
rectal gyrus　　11, 20, 32
rectum　　230, 231, 234, 235, 238, 243, 244, 251～257, 261, 262
rectus abdominis m.　　182, 189～192, 197, 198, 201, 202, 204, 205, 209, 210, 226～229, 233, 237～239, 252～257, 260～263
―― capitis post. major m.　　104～106, 127, 128
―― capitus post. minor m.　　104, 105, 127, 128
―― femoris m.　　229～236, 250～252, 355～359, 362, 363
―― femoris tendon　　357, 358, 364
recurrent n.　　116～118, 148, 149
red nucleus　　22
renal sinus fat　　199, 206, 207
retina/choroid　　81, 83, 84, 88, 89
retrobulbar fat　　83, 85, 89, 91
retromammary space filled with loose areolar tissue　　143, 144
retromandibular v.　　104～107
retroperitoneal fat　　191, 192
retropharyngeal space　　110, 111
rhomboid, major m.　　148～155, 157, 159～164
―― , minor m.　　147～150, 156, 159～162

rhomboideus major m.
　　　　　　　　117, 118, 129, 130
—— minor m.　　　116, 127, 129
rib　　117, 118, 159〜164, 177, 199, 216
right anterior inferior subsegmental
　portal v.（P5）　184〜186, 210〜212
—— anterior segment of liver
　　　　　　　　178, 179, 181, 183
—— anterior segmental portal v.
　　　　　　　　183, 199
—— anterior superior subsegmental
　portal v.（P8）
　　　　　　　　178〜182, 210〜212
—— atrial appendage　　155, 167
—— atrium　141, 142, 145, 146, 156,
　158, 166, 167, 201, 203, 212〜214
—— brachiocephalic v.　　　141,
　　　　　　　　148, 159, 160
—— common carotid a.　　　141,
　　　　　　　　147, 159, 166
—— common iliac a.　　　213, 214
—— coronary a.　　　　　155〜157
—— crus of diaphragm　　183, 187,
　　　　　　　　188, 193〜218
—— hepatic duct　　　　　213, 219
—— hepatic lobe　177, 190, 193〜197
—— hepatic v.　　　　　　177〜187,
　　　　　　　　199, 200, 214〜217
—— internal jugular v.　141, 147, 160
—— kidney　　186, 189〜191, 194〜
　197, 199, 200, 213〜218, 302, 303
—— main bronchus　　139, 151, 166
—— portal v.　　　　　　213, 214
—— posterior inferior subsegmental
　portal v.（P6）　　186, 187, 212
—— posterior segment of liver
　　　　　　　　178, 179, 181, 183
—— posterior segmental portal v.
　　　　　　　　184, 185, 199
—— posterior superior subsegmental
　portal v.（P7）
　　　　　　　　179〜184, 215〜217
—— pulmonary a.　　　　　139, 140,
　　　　　　　　152, 153, 166, 167
—— renal a.　　201〜203, 214〜216
—— renal a. & v.　　　　　　196
—— renal v.　　　　　　　　215
—— subclavian a.　　　　　140, 147,
　　　　　　　　148, 160〜166
—— subclavian v.　139, 148, 161〜165
—— superior pulmonary v.
　　　　　　　　140, 153〜155
—— ventricle　　　　　156〜158, 166,
　　　　　　　　167, 204, 205, 210, 211
—— ventricular wall　　　　158
risorius m.　　　　　　　107, 108, 127
Rosenmüller fossa　　　　　103
round ligament of liver　　182〜198,
　　　　　　　　201, 202, 209

■ S ■

S状結腸　　　　　　　　227〜229, 233
S状静脈洞　　　　　　10, 11, 20, 30
sacroiliac joint　226, 243, 244, 303, 305
sacrotuberous ligament　　229, 233
sacrum　　226〜229, 233, 237〜239,
　　　　　　241〜244, 259〜263, 303
sartorius m.　　　　　229〜236, 356〜
　　　　　　359, 363, 364, 366〜369
scaphoid　　　　　　　　344, 345, 348
scapula　　　　　　　　149〜152, 154,
　　　　　　　155, 157, 163, 324, 325
scapular notch　　　　　　　147
scapural spine　　　321, 322, 324〜326

sciatic n.	232, 236, 250, 359
sclera	81, 83, 84, 89, 92, 93
scrotum	239
second metacalpal	344, 350
sellar floor	44, 45, 53
semimembranosus m.	232, 236, 363, 364, 366, 375~378
—— tendon	367, 368, 375, 376
seminal vesicle	229, 233, 237~239, 241, 242
semispinalis capitis m.	103~108, 110~118, 126~130, 273, 278, 281~284
—— cervicis m.	108~118, 127~130, 273, 282, 283
—— m.	147~158
semitendinosus m.	363, 364
—— tendon	232, 236, 366~369, 375
short head of biceps brachii m.	318
—— head of biceps femoris m.	364
sigmoid colon	227~229, 233
—— sinus	10, 11, 20, 30
small bowel	227, 237
—— intestine	196~198, 200~208
soft palate	105, 121, 127
soleus m.	365
spermatic cord	230~232, 234~236
sphenoid sinus	9, 10, 26, 31, 32, 43~45, 47, 51~53, 59~64, 80~82, 90, 91, 121, 126
spinal canal	177, 226, 238, 239, 259, 261
—— cord	178, 203, 272, 274, 280~283, 287, 289, 291~293
—— nerve of L3	307
—— nerve root of L3	299
—— nerve root of L4	299
spinalis cervicis m.	104
—— m. & multifidus m.	147~158
spinator m.	334, 336
spine of scapula	150, 164, 165
spinous process	179, 180, 192
—— process of C2	272, 274
—— process of C4	272, 274
—— process of C5	272, 274
—— process of C6	284
—— process of C7	272, 274, 278, 279
—— process of D1	278, 279
—— process of D2	287, 289
—— process of D8	287, 289
—— process of D9	287, 289
—— process of D12	298
—— process of L1	298, 301
—— process of L2	301
—— process of L3	301, 306, 307
—— process of L4	301, 305, 309
—— process of L5	298, 301, 305
spleen	178~187, 193, 194, 206~208, 215~218
splenic a.	213
—— a. & v.	205~207, 214
—— flexure of colon	180~182, 193, 199, 208
—— v.	184~187, 194, 204, 212, 213, 215~217
splenium of corpus callosum	16, 31, 32
splenius capitis m.	105~115, 127~129, 273, 278, 279, 281~284
—— cervical m.	107~117, 127
—— m.	159, 160
splenoportal junction	187, 203
Stenon's duct	104
sternal end of clavicle	149
sternoclavicular joint	122, 149

sternocleidomastoid m.	104~117, 122~125, 130, 140, 147, 160, 161, 169, 275~277, 281~284
sternocostal joint	209
sternohyoid m.	111~118, 122, 126~129
sternothyroid m.	111, 113~118, 122, 126~129
sternum (manubrium)	202~204, 209
stomach	138~142, 177~179, 193, 207, 209, 211~216
straight sinus	16, 30, 31
styloglossus m.	105, 107, 121, 123
stylohyoid m.	105, 108, 110
styloid process of the ulna	346, 347
subarachnoid space	218, 287, 289, 292, 293, 298, 301, 304, 306~309
subcallosal area	32
subclavicular a.	118, 125, 130
—— v.	118, 123, 124
subclavius m.	138~141, 163, 164
subcutaneous fat	192, 208, 209, 218, 272, 274, 287, 289, 299
subglottic space	115
sublingual gland	107~119
submandibular gland	107~109, 120~124
—— LN	109, 122, 123
—— space	109
submental LN	110
—— space	109
subpericardial fat layer	145
subscapularis m.	138, 148~156, 163~165, 318~321, 326~329
subscapularis tendon	327
substantia nigra	22
superficial layer of deep cervical fascia	104, 105
superior articular process of L4	306~308
—— articular process of L5	300
—— cerebellar a.	37~39
—— cerebellar cistern	15, 24, 29, 31
—— cerebellar peduncle	11, 20, 29
—— colliculus	14, 23, 31
—— epigastric a.	226, 227
—— frontal gyrus	12~19, 21~26, 33, 34, 36
—— frontal sulcus	16~19, 25~27
—— gemellus m.	259
—— horn of thyroid cartilage	112
—— londitudinal m. fibers	106, 107, 119, 120, 126~128
—— mesenteric a.	195~197, 204, 211~214
—— mesenteric v.	188, 189, 195~197, 203, 211, 212
—— oblique m.	84~89, 93
—— ophthalmic v.	81, 84~86
—— parietal lobule	18, 19, 29
—— pharyngeal constrictor m.	127
—— posterior serratus m.	104, 117, 118, 129, 130, 161
—— ramus of pubis	260, 263
—— recess of pericardium	167
—— rectal a. & v.	238
—— rectus m.	25, 81, 84~88
—— sagittal sinus	16~18, 29~31
—— semicircular canal	59, 62, 67, 68, 70
—— temporal gyrus	10~16, 20~24, 26~29, 36
—— thyroid a.	110~113
—— vena cava	140, 141, 150~155, 166

—— vestibular n.	60, 62, 63, 67, 71, 72
supramarginal gyrus	17, 18, 28, 34, 36
suprascapular a.	320
suprasellar cistern	11, 20, 32, 46~48, 50, 52, 53
supraspinal ligament	287, 289
supraspinatus m.	147~150, 164, 165, 322, 327~329
—— tendon	322, 324, 325, 327
suspensory ligaments (Cooper)	143, 144
sustentaculum tali of the calcaneus	381, 386~388, 391
sympathetic chain	116

■ T ■

talus	381, 382, 385~392
temporal bone	91
—— lobe	59, 62, 65~68
temporalis m.	9, 11, 12, 20, 21, 25, 80, 86~93, 103, 120, 130
temporomandibular joint	61, 64
tensor fasciae latae m.	229~236, 250~252, 358, 359
—— veli palatini m.	103, 121
tentrium of cerebellum	11, 20, 31
teres major m.	323~325, 327~329
testis	237~239
thalamus	15, 24, 27, 32~34, 44, 45
thenar m.	349, 350
third metacalpal	350
—— ventricle	13, 14, 22, 23, 27, 46~48, 65~68
thoracic descending aorta	177, 179, 205
—— duct	148~151, 153, 154, 157

thoracodorsal a.	154
thymus	151
thyroaritenoid m.	114, 122, 123
thyrocervical trunk	125
thyrocricoid membrane	123
thyrohyoid membrane	123, 124
thyroid cartilage	111~114, 123, 124, 126
—— gland	115~117, 123, 127~129, 147, 159, 168
tibia	365, 370~379, 383, 384, 386~388, 390~392
tibial n.	364~368
tibialis anterior m.	365, 381~384, 391
—— posterior m.	365, 381~384
tibiocalcaneal part	386, 387
tibiotalar part	386
tongue	104
—— base	126, 128
tooth of maxilla	105, 119
torus tubarius	103, 121
trachea	116~118, 123~126, 139~141, 147~150, 167
tracheal ring	116, 123, 124
transition zone of prostate	234, 235, 238, 239, 241
transvers process	177, 181
—— abdominis m.	258, 304, 305
—— cervival v.	162~164
—— colon	183~190, 194~197, 199~207, 209, 210
—— ligament of atlas	274
—— m. fibers	106, 107, 119, 126~128
—— parietal sulcus	19, 32
—— process of C2	276, 277
—— process of C3	276
—— process of C4	276

427

—— process of C5	276
—— process of C6	276, 284
—— process of D1	276, 277
—— process of L4	309
—— sinus	12, 21
—— sinus of pericardium	141
transversus abdominis m.	189, 192, 207, 208, 215, 216
trapezium	344, 349
trapezius m.	106～118, 126, 127, 129, 130, 147～166, 168, 177, 193, 201, 273, 278～280, 282～284
trapezoid	345, 349
triangular fibrocartilage	344, 347
triceps brachii m.	341
—— brachii m. (long head)	327～329
—— tendon	335, 341
tricuspid valve	166
trigeminal n.	10, 43, 59, 65～67
trigone of lateral ventricle	15, 24, 28, 34, 35
triquetrum	344, 348
trochlea	87, 331, 332, 338, 341
trunchus intermedius	153
truncus superior a.	139

■ U ■

ulna	333, 334, 336～338, 344, 346
ulnar a.	333, 334
—— n.	330～332
uncus	12, 21, 27
upper eyelid	80, 81
—— lobe bronchus	151, 152
ureter	198, 215, 216
urethra	239, 250, 258
urinary bladder	229, 230, 233, 234, 237～240, 250～255, 258, 260～262
uterus (body)	253～255, 262
—— (cervix)	252, 253
uvula	105, 121, 126

■ V ■

vagina	250, 251, 261
vagus n.	116, 149, 150
vallecula	127
vastus intermedius m.	240～242, 363, 364
—— lateralis m.	229～235, 240～244, 358, 359, 361～364, 370, 371
—— medialis m.	363, 364, 370, 371, 374
ventricular septum	145, 157, 158
vertebral a.	37～39, 103～107, 109～117, 125, 129, 140, 147, 273, 275, 277, 281～284
—— body	258, 261, 262
—— body of C2	272～275
—— body of C3	274
—— body of C4	272, 274
—— body of C5	272, 274
—— body of C6	274, 284
—— body of C7	272, 274, 275
—— body of D1	275
—— body of D2	287, 289
—— body of D8	287～290
—— body of D9	287～290, 293
—— body of D12	287, 289, 290
—— body of L1	299～301
—— body of L2	301
—— body of L3	298～301, 306
—— body of L4	298～301, 309
—— body of L5	298～301

—— body of S1	298～301	vestibulocochlear n.	61, 64
—— body of S2	301	vitreous body	81, 83～85, 87～93
—— body of S3	301		
—— body of S4	301		

■Z■

—— v.	111, 114, 116, 117
vertical m. fibers	119
—— portion of facial n.	62, 65, 66, 71
vestibule	60, 63, 67, 73, 74

zygoma	85, 89～93, 119, 120
zygomatic arch	121
zygomaticus major m.	105～107
—— minor m.	104, 105

新版 ポケットMRI解剖<ruby>アトラス</ruby>	ⓒ	
発　行	2008年9月10日　初版1刷	
編著者	河野　敦	
発行者	株式会社　中外医学社	
	代表取締役　青木三千雄	

〒162-0805 東京都新宿区矢来町62
電　話（03）3268-2701(代)
振替口座　00190-1-98814番

印刷／横山印刷　　　　〈TO・SH〉
製本／田中製本　　　　Printed in Japan

JCLS 〈(株)日本著作出版権管理システム委託出版物〉
ISBN978-4-498-0034-6